생활화학제품의
급성중독 초기 대응 매뉴얼

생활화학제품의

급성중독
초기 대응 매뉴얼

공익재단법인 일본중독정보센터 엮음 ｜ 요시오카 도시하루·시마즈 다케시·미즈타니 다로 감수

순천향대학교 부속 구미병원 환경독성환경보건센터 기획 ｜ 최성용·윤성용·이지호·최재원 옮김

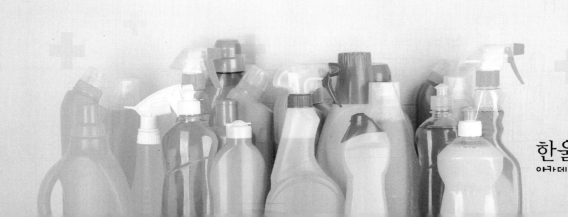

한울
아카데미

| 일러두기 |

- 이 책에 나오는 법령과 기준 등은 모두 일본의 지침을 따른 것입니다.

- 이 책에서 말하는 '연령'은 '만 나이' 기준입니다.

이 책은 환경부와 환경독성환경보건센터의 운영예산으로 발간되었습니다.

추천사

『생활화학제품의 급성중독 초기 대응 매뉴얼』의 발간을 진심으로 환영합니다. 이 책은 일본 중독정보센터에서 30년간 시행된 급성중독에 대한 130만 건의 정보 제공 경험을 근간으로 만들어진 책을 번역한 것으로, 교과서나 저널에서 접할 수 없는 생생한 노하우로 가득합니다.

특히 중독의 원인 물질별로 목차를 정리하지 않고, 화장품류, 연료류, 문구류 등과 같이 사용 용도에 따라 계통별로 분류하여 응급 상황에서 해당 물질을 찾아보기 쉽게 구성했다는 점에서 매우 실용적인 지침서라고 할 수 있습니다. 이뿐만 아니라 각 물질에 의한 중독 및 노출의 연간 발생 건수와 연령층, 사고 상황 등 자세한 정보를 제공함으로써 치료뿐 아니라 중독의 예방을 위한 정책을 수립하는 데에도 많은 도움이 되도록 했으며, 남용이나 자살 시도에 사용될 수 있는 물질들에 대한 상세한 기재는 피함으로써 부작용을 예방하려는 세심함도 갖추었습니다.

다만, 이 자료들이 일본의 사례에 기반한 것이고, 참고 자료들 또한 일본의 법령이나 자료들이 포함되어 있다는 점에 유의할 필요가 있겠습니다. 궁극적으로는 우리나라에서도 중독 노출 및 발생 건수에 대한 자료들을 체계적으로 수집하고, 중독정보센터가 개설되어 상담과 정보 제공이 이루어짐으로써 국내 데이터에 근거한 책자의 발간으로 나아가기를 바랍니다.

방대한 작업을 세심하게 진행해 주신 순천향대학교 부속 구미병원 환경독성환경보건센터의 노력에 경의를 표하며, 생활화학제품에 의한 급성중독 환자를 진료하는 의료진들에게 초기 대응을 위한 길잡이가 되기를 기대하며 적극적으로 추천하는 바입니다.

아울러 '생활화학제품' 편에 이어서 '농약·공업용품·화학작용제' 편도 나올 예정이라고 하니, 후속편에 대한 번역 및 발간이 이루어질 수 있도록 환경부의 적극적인 지원을 기대하겠습니다. 감사합니다.

대한임상독성학회 이사장
정성필

생활화학제품에 의한 중독을 제품의 사용 목적별로 잘 정리한 책의 출간을 축하드리고, 바쁘신 와중에 중독 환자 처치를 위한 좋은 책을 번역해 주서서 감사드립니다.

이 책은 각 생활화학제품을 용도별로 정리했고, 제품군별로 성분과 증상, 초기 대응을 위한 지침, 노출 상황과 경로, 환자의 상태와 증상에 대해 잘 기술했으며, 초기 대응 지침까지 정리하여 실제 중독 환자를 진료할 때 신속하게 상황을 파악할 수 있는 내용을 담고 있습니다.

이는 일본의 자료를 정리한 것이지만, 우리나라에서 발생하는 중독의 적절한 조치와 신속한 치료에 중요한 지침으로 활용할 수 있을 것으로 기대됩니다.

이 책을 기본으로 향후 우리나라 중독 사례 정리와 치료 지침을 개발하기 위한 중요한 기초 자료로 활용할 수 있기를 기원합니다. 감사합니다.

대한직업환경의학과 환경위원장
정경숙

2011년 가습기 살균제 참사가 세상에 알려진 이후 일상생활 속 생활화학제품과 화학물질 안전에 대한 사회적 우려가 급속하게 커졌습니다. '케모포비아(Chemophobia, 화학물질공포증)'와 '노케미족(No-Chemi)'이라는 용어도 새롭게 등장했지만, 최근 전 세계적인 코비드-19의 대유행으로 방역과 살균, 소독 관련 위생 제품에 대한 판매와 수요가 급증하기도 했습니다.

화학물질과의 접촉을 완전히 피하는 것이 현실적으로 불가능하다면 선제적인 대응 전략을 적극적으로 마련할 필요가 있습니다. 가정에서 주로 사용되는 생활화학제품군과 제품에 함유된 화학물질의 종류를 파악하고, 해당 물질이 인체에 노출되었을 경우 발생 가능한 증상을 파악해야 합니다. 생활화학제품과 화학물질에 의한 노출 사고가 어떤 상황에서 발생했는지, 환자가 발생했을 경우 어떤 종류의 긴급 처치가 필요한지도 미리 파악해야 신속한 대응이 가능합니다.

이 책은 일본중독정보센터의 30년 동안의 누적 130만 건, 연간 4만 건 이상의 급성중독 정보 제공 상담 실적을 바탕으로 가정에서 일상적으로 사용하는 생활화학제품에 의한 중독 사고 발생 시 노출 환자의 응급처치를 위한 관련 정보를 종합적으로 제공합니다. 화학물질에 안전하고 환경유해인자로부터 사람의 건강을 보호하는 환경보건학에 유용한 자료가 될 것으로 기대합니다.

한국환경보건학회
임미영

발간사

북핵 위험뿐 아니라 전 세계적으로 발생하는 테러는 가까운 미래에 화학제 테러의 빈발 가능성을 배제할 수 없습니다.

화학자는 화학물질의 특성이나 체내 동태, 합성과 분석 전문가가 많고, 약학자는 인체에 대한 약물 동태나 대사, 작용기전 등에는 정통하지만, 대부분 중독 환자의 진단이나 치료 경험은 없습니다. 중독 환자를 진료하고 그 치료를 책임지는 임상의와 이러한 과학자를 연결하여 중독을 다(多)학제적 임상의학으로 발전시키는 것은 일본중독정보센터에 부과된 가장 중요한 역할입니다.

일본중독정보센터가 개설된 지 올해로 30년이 되었습니다. 그동안 오사카중독110번과 츠쿠바중독110번에서는 365일, 24시간 체제로 급성중독에 관한 문의에 대응해 왔습니다. 일본중독정보센터의 주요 업무는 의료기관이나 시민으로부터 오는 중독에 관한 문의에 응답하는 것이고, 연간 약 4만여 건의 문의를 받았습니다. 개설 이래 누적 정보 제공 건수는 130만 건이 넘고, 그중 약 60%는 생활화학제품의 잘못된 섭취·삼킴, 흡입이나 눈·피부의 오염 등에 의한 것입니다.

이 책은 이 30년간의 정보 제공 실적을 바탕으로, 과반수가 넘는 생활화학제품 중독에 대한 초기 대응 시 포인트를 정리한 것입니다. 환자에게 문의나 상담을 받는 의사와 간호사, 약품 정보실의 약사, 약국 직원, 심지어 제조·판매업자에게도 매우 유용한 정보원이 될 것이라 자부합니다.

이 책의 본판이라 할 수 있는 『급성중독 처치 안내』는 의학서로서 특기할 만한 개정 제3판 4쇄까지 발행했는데, 이 책은 그 전면 개정으로 좋은 점은 유지하고, 일본중독정보센터만이 제공할 수 있는 제품 정보나 문의 상황을 새롭게 추가했습니다. 발간 전에 시용판(β판)을 작성하여, 일본중독정보센터의 직원이 실제 정보 제공에 사용하고, 내용이나 구성을 수정하여 더욱 실용적인 책이 되었습니다.

이 책의 사용 방법이라고 할 수 있는 채택된 제품군과 집필 항목에 대한 설명을 정리하여 목차 앞에 실었습니다. 제품군별로, '개요', '초기 대응을 위한 확인 사항', '초기 대응 포인트', '해설'의 순서로 기재했지만, '개요'와 '초기 대응을 위한 확인 사항', '초기 대응 포인트'만 보고도 시민들 대부분의 문의에 정보를 제공할 수 있게 구성했습니다. '해설'에는 의료기관의 치료에 대해서도 비교적 상세하게 기재했으나, 의사의 질문이나 실제 치료 시 충분한 정보라고는 할 수 없으므로, 필요에 따라 중독110번으로 문의하여 주시기 바랍니다.

또한 가정용 살충제는 형태나 사용법이 매우 다양하기 때문에 "50번. 가정용 살충제(전반)"을 추가하여 수록했습니다. 어느 제품군을 참조하면 좋을지 판단할 수 없는 경우에는 이 부분을 먼저 확인해 주었으면 합니다.

현대사회에서는 새로운 화학제품의 개발이나 제품·형태의 변화가 날마다 일어나고 있으며, 말 그대로 다양한 중독이 발생하고 있습니다. 일본중독정보센터의 30년간의 정보 제공 경험을 바탕으로 집필된 이 책은 중독110번에서 실제로 사용되고 있는 안내서이며, 진료 전 환자를 분류하는 데 큰 효과를 발휘하리라 자부합니다.

이 책은 일본중독정보센터 설립 30주년을 기념하여 발간하는 것이지만, '생활화학제품' 편에 이어 조만간 '농약·공업용품·화학작용제' 편의 출판을 준비하고 있습니다. 아울러 활용하시기를 바랍니다.

2016년 9월
공익재단 일본중독정보센터 이사장, 모리노미야의료대학 부학장
요시오카 도시하루

옮긴이의 말

현재 국내에는 약 5만여 종의 화학물질이 유통되고 있고, 매년 200~400종의 신규 화학물질이 보고되고 있습니다.

일상생활에서도 주방용 세제, 세탁용 세제, 화장품류, 위생용품, 손소독제, 살균제, 방충제, 보존제 등과 같이 생활화학제품의 사용은 필수적이고, 앞으로도 다양한 형태의 제품 개발과 사용 증가가 예상됩니다.

2011년 가습기 살균제 피해 사고 이후, 생활화학제품의 유해성·위해성에 관한 국민적 관심과 불안이 증가했습니다. 이러한 불안감은 화학물질에 대한 막연한 공포심과 거부감이 사회 전반으로 확산되는 케모포비아 현상으로 나타나기도 했습니다. 케모포비아는 화학물질의 유해성·위해성에 관한 실체를 정확하게 알지 못하는 상태에서 무분별하게 각종 정보에 노출될 때 발생합니다. 화학물질 및 생활화학제품에 관한 근거 없는 거부감과 공포심을 해소하기 위해서는 공신력 있는 기관에서 제공하는 신뢰할 수 있는 정보가 필요합니다.

저희 환경부 지정 환경독성환경보건센터는 2020년 생활화학제품 및 화학물질이 건강에 미치는 영향과 중독 사고를 예방하고, 치료에 필요한 정보 제공을 목적으로 지정되었습니다. 환경 전반에서 발생하는 화학물질 중독 사고를 체계적이고 과학적으로 조사·연구하여 대국민 건강정보 전달을 위해 노력하고 있습니다. 이러한 노력의 일환으로 생활화학제품에 포함된 화학물질의 유해성·위해성 데이터베이스(DB)를 다양한 방법으로 수집하여 전문 의료진을 포함한 전문가 그룹이 활용 가능한 정보로 제공하여 환경보건 종합정보 체계 구축에 기여하고자 합니다.

이 책은 1986년 설립되어 36년간 운영되고 있는 일본중독정보센터(Japan Poison Information Center: JPIC)에서 발간한 『발생 상황에서 본 급성중독 초기 대응 포인트: 가정용품 편』을 전문 기술로 번역했고, 이를 대한응급의학회, 대한임상독성학회, 대한직업환경의학회, 한국환경보건학회의 감수를 거쳐 공신력과 활용성을 높여 책으로 발간한 것입니다.

생활화학제품 노출에 의한 급성중독 사고 발생 시, 일본중독정보센터(JPIC) 소속 의사, 약사,

수의사 등 중독 관련 전문가들이 365일 24시간 콜센터 형태로 직접 상담·제공한 자료(연간 4만 건 이상, 누적 데이터 130만 건 이상)를 데이터베이스로 작성되었습니다. 구성 내용을 보면 생활화학제품 급성중독에 관한 정보, 제품 내 문제가 되는 성분과 관련 독성 정보, 중독학적 약리 작용, 발생 증상, 가정 및 의료기관에서의 처치, 치료상의 주의점, 체내 동태, 중독 사고 통계 등의 정보가 수록되어 있습니다. 이 책을 통해 확인할 수 있는 일본의 130만 건의 중독 사고 통계를 보면, 약 60% 이상이 가정용품의 잘못된 섭취, 잘못 삼킴, 흡입이나 눈·피부의 오염에 의한 것이었습니다. 이들 중 5세 이하 소아의 중독 사고가 가장 많았고, 이는 미국의 생활화학제품 중독 사고 사례 분석 결과와도 일치합니다. 과거 국내에는 생활화학제품 급성중독 관련 상담 및 정보 제공, 관련 DB 수집, 활용 기관이 없어 국내 통계는 없으나, 향후 의도하지 않은 생활화학제품 중독 사고의 근거 기반 효과적 예방에 중요한 참고 자료가 될 것으로 판단됩니다. 그리고 2022년 3월 24일 개소한 국내 최초이자 유일한 독성물질 중독관리센터인 서울시 독성물질 중독관리센터의 운영에 이 책의 축적된 정보와 정보 제공 경험이 매우 유용한 길잡이가 되기를 바랍니다. 또한 의료기관 종사자뿐만 아니라 일반 국민, 생활화학제품을 제조하고 판매하는 분들에게도 유용한 참고 자료로 활용되기를 바랍니다.

향후 우리나라에서도 생활화학제품 중독 사고와 발생에 관한 자료들을 체계적으로 수집하고, 국내 중독관리센터의 상담 정보를 데이터베이스화하여 근거 중심의 효과적이고 적극적인 중독 사고 예방 활동이 가능하도록 해야 합니다. 이를 위해 앞으로도 저희 환경부 지정 환경독성환경보건센터가 노력하겠습니다.

2022년 6월
환경독성환경보건센터장, 순천향대학교 부속 구미병원 직업환경의학과 교수
윤성용

이 책의 사용 방법

/

각론의 구성과 기재 내용

이 책은 공익재단법인 일본중독정보센터(JPIC)가 운영하는 '중독110번'의 30년 경험을 바탕으로 의료기관을 방문하기 전 초기 대응 방법과 그 해설을 정리한 것이다. 일반인의 문의 빈도가 높은 가정용 생활화학제품에 관련한 사고 발생 시, 상황에 따라 초기 대응을 하기 위한 포인트를 용도별·제품군별로 정리했다. 이 책은 실제로 사고가 발생했을 때 상담을 받은 의사나 약사, 간호사, 재택 간호 복지사 등이 상황을 객관적으로 파악하고, 응급조치나 진료의 필요성을 정확하게 판단하기 위해 이용하는 것을 상정하고 있다.

또한 이 책의 내용은 2016년 현재의 정보를 바탕으로 한다. 모든 제품을 망라하고 있다고는 할 수 없으므로 실제로 급성중독 환자가 발생했거나 발생할 우려가 있는 긴급 상황에서 이 책 내용에 해당하지 않는 경우나 판단이 어려운 경우에는 '중독110번'에 전화하여 문의하기를 바란다.

▌중독110번 전화번호

● 일반 시민 전용 전화(정보 제공료 무료, 통화료만 부담)
  오사카 072-727-2499(365일, 24시간)
  츠쿠바 029-852-9999(365일, 9~21시)

● 의료기관 전용 전화(정보 제공료: 1건당 2000엔)
  오사카 072-726-9923(365일, 24시간)
  츠쿠바 029-851-9999(365일, 9~21시)

● 찬조회원 전용 전화(연회비제)
  비공개

1. 채택한 제품군에 대하여

이 책은 가정용 생활화학제품 중에서도 중독110번에 문의 빈도가 높은 제품을 용도별로 제품군을 정리하여 100개의 제품군을 채택했다.

▌ 제품군의 분류 및 기재 내용

- 예를 들어 '건조제'라고 해도 석회건조제도 있고, 실리카겔도 있으며, 성분이나 독성이 다를 수 있다. 이 책에서는 '같은 제품군이라도 여러 가지 제품이 있으며, 사고 발생 시에는 구별하여 대응할 필요가 있다'는 것을 알 수 있도록, 그 구별 방법에 대해서도 기재했다.

- 세제류, 살충제류는 생활화학제품 중에서도 특히 주의가 필요하므로 제품군을 자세하게 나누었다.

- 가정용 살충제는 제품 형태와 사용법이 다양하므로 실제 제품 사진을 함께 실어 "50. 가정용 살충제(전반)" 항목으로 작성했다. 어떤 제품군을 참조하면 좋을지 판단할 수 없는 경우에는 이 부분을 먼저 확인해 주었으면 한다.

2. 각 항목의 구성에 대하여

제품군별로 '개요', '초기 대응을 위한 확인 사항', '초기 대응 포인트', '해설'의 순서로 기재했다.

- '개요', '초기 대응을 위한 확인 사항', '초기 대응 포인트': 실제로 사고가 발생하여 상담을 받았을 때, 이 부분을 읽으면 병원에 가기 전 대응할 수 있도록 고안했다.
- '해설': 이해를 돕기 위한 목적으로 상세히 기술했다. '의료기관에서의 처치'에 대해서도 언급하지만, 병원에 가기 전 단계에서 고려해야 할 정보를 기술한 것이다. 실제 치료에서는 충분한 정보라고 할 수 없으므로 필요에 따라 중독110번으로 문의하기를 바란다.
- 완구 중에서도 외관이나 사용법을 알기 어려운 제품군은 사진을 제시했다.

3. 각 항목에 대하여

화학물질명은 원칙 IUPAC 명명법, 법령 등을 바탕으로 기재했다.

▌개요

각 항목의 급성중독에 관한 개요를 제품, 문제가 되는 성분과 증상, 일본중독정보센터의 수신 상황(JPIC 수신 상황)으로 나누어서 정리했다. 급성중독의 개요를 파악하기 위해 대응 전에 읽어 보는 것을 권장한다.

제품 제품 형태, 사용 방법, 성분 등 포함되는 제품군의 개요를 정리했다.
문제가 되는 성분과 증상 급성중독의 관점에서 문제가 되는 성분과 증상을 정리했다.
JPIC 수신 상황 사고 발생에 대한 정보로, JPIC에서 받은 연간 수신 건수와 빈도가 높은 사고에 대한 구체적인 예를 제시했다.

▌초기 대응을 위한 확인 사항

평소 JPIC에서 문의를 받을 때 주의해서 확인하는 사항을 포함했다.

1. 제품

- 중독 원인을 특정하기 위해 제품명 이외에 확인해야 할 항목을 정리했다.
- 가능하면 제품 자체를 확인하는 것이 좋다(전화일 경우, 제품을 곁에 두어 알려달라고 하는 것이 좋다).

- '제품표시 성분'에서는 화학물질명을 제품표시에 맞추어 표기한 것도 있다.

  예: 에탄올(제품표시) → 에탄올

  케로신(제품표시) → 등유

  DME(제품표시) → 디메틸에테르

  탄산가스(제품표시) → 이산화탄소

2. 노출 상황·경로

- 일어날 수 있는 건강 피해를 예상하는 데 필요한 항목을 정리했다.
- 사고를 당한 당사자라도 사고 직후에는 당황하여 냉정하게 판단하지 못하는 경우가 있다. 또한 소아나 치매가 있는 고령자는 주변 사람이 상황으로 미루어 판단할 수밖에 없는 경우가 많다. 이러한 경우 당황하지 말고 여기에 있는 항목을 하나씩 확인하는 것이 좋다.

3. 환자의 상태·증상

- 환자가 어떤 상태에 있는지 긴급도를 판단하는 데 필요한 항목을 정리했다.
- 특히 소아는 물질이 입에 들어간 경우라도 눈, 피부 등에 이상이 없는지 반드시 확인해야 한다.

▌ 초기 대응 포인트

확인 사항을 고려한 후, 초기 대응에 판단해야 할 내용을 경로별로 정리했다.

- 맨 먼저 가정에서 가능한 긴급 처치를 예로 들었다.
- 다음으로 진찰의 필요성에 대해 **즉시 진료, 만약을 위한 진료, 경과 관찰**의 3단계로 나누어 판단 기준을 정리했다.

  【즉시 진료】 건강 피해가 예상되므로 가능한 한 빨리 진찰하는 것이 좋은 경우.

  【만약을 위한 진료】 건강 피해의 가능성이 있으므로 만약을 위해 진찰하는 것이 좋은 경우.

  【경과 관찰】 진찰의 필요성이 없다고 판단되어 충분히 주의하여 상태를 지켜봐야 하는 경우. 경과 관찰은 건강 피해가 출현할 가능성이 낮은 경우나 건강 피해가 있어도 경미하고, 자연스럽게 나아질 것으로 예상되어 진찰의 필요성이 없다고 판단되는 경우를 상정한다. 이 경우도 환자의 상태나 상황에 따라서 진찰을 권할 필요가 있다.

▌해설

'개요', '초기 대응을 위한 확인 사항', '초기 대응 포인트' 기재의 기초가 된 정보를 항목별로 정리했다.

1. 제품에 대하여

- 제품군의 용도, 형태, 사용 방법, 성분, 화학적·물리적 특성, 법적 규제 등에 관하여 중독의 관점에서 정리했다.
- 일본중독정보센터가 수집한 제품에 관한 정보(기업에서 받은 정보나 중독정보센터 자체 제작 정보)를 비롯하여, 행정기관이나 사업자 단체가 작성한 자료 및 다양한 서적을 바탕으로 정리한 정보이다.

2. 사고 발생 상황

일본중독정보센터의 수신 상황과 의료기관 진찰 사례를 포함하고, 필요에 따라 간단한 사례도 추가했다.

JPIC 수신 상황

연간 건수	연간 문의 건수와 조회자의 구분(일반, 의료기관, 기타)
환자 연령층	연령층별 비율
사고 상황	사고 발생 현황(경로, 빈도가 높은 사고 사례)
증상 출현율	중독110번 수신 시 증상이 나타난 비율과 빈도가 높았던 증상

- 일본중독정보센터에서 받은 문의 중, 해당 생활화학제품과 관련한 연간 건수(2010~2014년 평균)와 그 특징을 정리했다.
- 과거 5년간 수신 건수의 변동이 컸던 제품군에 대해서는 최근(2014년) 데이터를 채용했다.
- 남용이나 자살 기도 등 사회적으로 영향을 미칠 가능성이 있는 정보에 대해서는 일부 상세한 기재는 피했다.

JPIC에서 파악한 의료기관 진료 예

일본중독정보센터에서 받은 의료기관의 문의에 대해서는 정보 제공 종료 후, 추적조사(급성중독 증례 조사 용지 발송과 의료기관에서 회수)를 시행하고 있다. 회수된 급성중독 증례 조사 용지의 해석 결과를 바탕으로 아래의 세 항목에 대해서 정리했다.

【2003~2005(2006, 2007)년에 파악한 00건】

과거 일본중독정보센터에서 실시하고 후생노동과학연구에서 검토한 제품군에 대한 검토 결과를 정리했다.

> ※ 2006~2008년도 후생노동성과학연구보조금(화학물질 리스크 연구사업)「가정용 화학제품 리스크 관리의 휴먼 데이터 이용에 관한 연구」(주임 연구자: 요시오카 도시하루).

【1986~2009년까지 24년간 파악한 소아(12세 이하)의 불의의 사고 사례】

상기 기간에 파악한 12세 이하 소아의 불의의 사고 사례 중 입원 치료를 해야 하는 심각한 사례에 대해, 주로 증상에 관한 정보를 정리했다.

【1986~2010년까지 25년간 파악한 고령자(65세 이상)의 불의의 사고 사례】

상기 기간에 파악한 65세 이상 고령자의 불의의 사고 사례 중 입원 치료를 해야 하는 심각한 사례에 대해, 주로 증상에 관한 정보를 정리했다. 또 자살 기도와 같은 의도적인 사례는 포함하지 않았다.

문헌 보고 예

상기 이외에 참고해야 할 문헌 보고(증례 보고)가 있는 경우는, 문헌 서적 정보와 함께 기재했다.

3. 독성

가정용품에는 제품의 독성 정보는 거의 없어 급성중독에 관한 독성을 평가하기 매우 어렵다. 제조업자도 함유 성분의 독성과 함유율에서 제품의 독성을 유추하는 경우가 많은 것이 현실이다. 한편, 가정용품에는 경험적으로 급성중독으로 문제가 되지 않는(독성이 약한) 것으로 알려진 제품군도 적지 않다. 따라서 이 책은 제품군별 독성을 아래와 같이 나누어서 기재했다.

1) 독성이 약하다고 생각되는 제품군의 경우

하나의 지표로서 중독 및 약물 과다복용(Poisoning & Drug Overdose 6th ed, Olson KR)에서 무독성 혹은 최소 독성 제품(Nontoxic or Minimally Toxic Products) 또는 경도 소화기 자극제(Mild Gastrointestinal Irritants)의 분류를 바탕으로 해당하는 제품군을 먼저 기재했다.

- 무독성 혹은 최소 독성 제품으로 분류되는 경우: "무독 또는 독성이 약한 물질로 분류되므로, 소량~중등량 섭취 시 사실상 독성이 없지만, 제품의 맛이나 감촉에 의한 가벼운 복부 불쾌감이 있을 수 있다".
- 경도 소화기 자극제에 분류되는 경우: "약한 소화기 자극물로 분류되므로, 소량 섭취 시 대개 영향은 없지만 있다 하더라도 극히 미약하다".

2) 문제가 되는 성분을 함유한 제품군의 경우

문제가 되는 성분의 독성에 관한 정보를 기재했다. 문제가 되는 성분은 ① 제품에 함유된 성분과 함유량, ② 성분에 관한 일본 정부의 GHS 분류 결과, ③ 실제 그 제품에 의한 사례로 보고된 증상, 이렇게 세 가지 고려하여 추출했다.

※ GHS와 일본 정부에 의한 GHS 분류 결과에 대해서는 관련 기관의 웹사이트(2016년 7월 현재)를 참조하기 바란다.

　　경제산업성, http://www.meti.go.jp/policy/chemical_management/int/ghs.html

　　후생노동성, http://anzeninfo.mhlw.go.jp/user/anzen/kag/an_{kg}_ghs.html

　　환경성, http://www.env.go.jp/chemi/ghs/

　　독립행정법인 제품평가기술기반기강, http://www.safe.nite.go.jp/ghs/ghs_index.html

또, 각각의 함유 성분도 급성중독의 독성치(중독량·치사량)가 확립되어 있지 않은 것이 많다. 부식성 물질과 같이 양뿐만 아니라 농도, 점도, pH, 접촉 시간 등 여러 요인이 생체 작용에 영향을 미치는 것도 있고, 중독량의 개념 자체가 건강 피해의 실태에 맞지 않는 경우도 있다. 구체적인 수치를 제시한 것도, 어디까지나 하나의 기준이라고 생각해야 한다.

4. 중독학적 약리작용

제품군 전체로 생각되는 작용을 기본으로 하고, 그것이 어려운 경우에는 상기 항목인 "3. 독성"에서 언급한 문제가 되는 성분의 작용을 기재했다.

5. 증상

• 출현할 가능성이 있는 증상을 경로별로 기재했다.

• 경증의 경우와 중증의 경우를 가능한 나누어 기재했다.

6. 처치

• 가정에서의 응급처치와 의료기관에서의 처치로 나누어 기재했다.

• 가정에서의 응급처치는 "초기 대응 포인트"보다 자세하게 그 이유도 기재했다.

• 의료기관에서의 처치는 병원에 가기 전 단계에서 고려해야 할 정보를 기재했다.

7. 치료상의 주의점

주로 의료기관에서 일하는 의료인을 대상으로 상정하여 기재했으나 참고 정도로 하고, 필요 최소한으로 제한했다.

8. 체내 동태

제품군에 맞는 정보로 하고 그것이 어려운 경우에는 상기 항목인 "3. 독성"에서 언급한 문제가 되는 성분의 정보를 기재했다.

4. 참고자료

이 책을 작성하면서 참고한 자료를 게재했다(URL 기준 2016년 7월 현재). 또 증례 보고 등의 문헌에는 문장 끝에 괄호로 출처를 표기했다.

1. 법률·공정서·행정기관 자료 등

의약품, 의료기기 등의 품질, 유효성 및 안전성의 확보 등에 관한 법률(의약품의료기기등 법)

지도 필요·일반용의료품, http://www.mhlw.go.jp/stf/seidakunitsuite/bunya/0000092787.html

가정용품품질표시법, http://www.caa.go.jp/hinpyo/outline/outline_01.html

일본약국방, http://www.mhlw.go.jp/stf/seidakunitsuite/bunya/0000066530.html

문부과학성 일본식품표준성분표 2015년판, http://www.mext.go.jp/a_menu/syoluhinseibun/1365297.html

제8판 식품첨가물 공정서, http://www.mhlw.go.jp/seidakunitsuite/bunya/kenkou_iryou/shokuhin/syokuten/kouteisho8e.html

일본공업규격(JIS), http://www.jisc.go.jp/

독립행정법인 의약품의료기기종합기강(PADA), http://www.pmda.go.jp/

후생노동성 의약식품국심사관리과 화학물질안전대책실 안전확보매뉴얼작성 안내, http://www.mhlw.go.jp/stf/seidakunitsuite/bunya/0000066530.html

- 방수 스프레이 안전 확보 매뉴얼 작성 안내(제2판)(1998년 4월 20일)
- 방향·소취·탈취·방취제 안전 확보 매뉴얼 작성 안내(2000년 3월 31일)
- 가정용 곰팡이 제거·방곰팡이제 안전 확보 매뉴얼 작성 안내(2002년 1월 25일)
- 가정용 불쾌 해충용 살충제 안전 확보 매뉴얼 작성 안내(2005년 9월 1일)
- 가정용 세정제·표백제 안전확보 매뉴얼 작성 안내(2011년 3월 31일 작성; 2011년 5월 26일 개정)
- 가정용 방수 스프레이 제품 등 안전 확보 매뉴얼 작성 안내(제3판)(2015년 3월)

일본의약품식품위생연구소(NIHS) 국제화학물질안전성가이드(ICSC) 일본어판, http://www.nihs.go.jp/ICSC/

독립행정법인 농림수산소비안전기술센터(FAMIC), http://www.acis.famic.go.jp/index.html

독립행정법인 제품평가기술기반기강(NITE) 우리 주변 제품에 포함된 화학물질 시리즈, http://www.nite.go.jp/chem/shiryo/product/producinfo.html

환경성 유해금속대책기초조사검토회, http://www.env.go.jp/chcmi/tmms/yugai-com.html

후생과학심의회 담배의 건강영향평가전문위원회심의회자료, http://www.mhlw.go.jp/stf/shingi/shingi-kousei.html?tid=127755

2. 도서

고토 시게루 외 편저. 1981. 『산업중독편람 증보판』 제2판. 도쿄: 이시야쿠출판.

나이토 히로시, 요코테 지카코(감역). 2000. 『화학물질 독성 핸드북』(Patty's Industrial Hygiene and Toxicology, 4th ed, 1994), 도쿄: 마루젠.

미나가와 모토이·후지이 도미코·오야 마사루 엮음. 2007. 『세제·세정백과사전』 신장판. 도쿄: 아사쿠라서점.

미츠이 타케오 편저. 2001. 『신화장품학』 제2판. 도쿄: 난잔도.

화학공업일보사 편. 2015. 『16615의 화학품』. 도쿄: 화학공업일보사.

Ford, MD et al.(eds). 2001. *Clinical Toxicology*. Philadelphia: WB Saunders.

- 나이토 히로시·요코테 지카코(감역): 화학물질독성 핸드북: 임상 편[(Ford MD, et al.(eds). 2001. *Clinical Toxicology*)], 도쿄: 마루젠. 2002, 2003.

Olson KR(eds). 2012. *Poisoning & Drug Overdose(6th ed)*. New York: McGraw-Hill.

Tisserand, R and Young, R(eds). 2014. *Essential Oil Safety(2nd ed)*. Edinburgh: Elsevier.

- 로버트 티스랜드 외 지음·타카야마 린타로 옮김. 『정유의 안전성 가이드』 제1판(Tisserand, R and Young, R(eds). 1995. *Essential Oil Safety*). 도쿄: 프레그런스 저널. 1996, 1998.

3. 중독 관계 데이터베이스, 연구보고서 등

공익재단법인 일본중독정보센터. 2015. 중독정보 데이터베이스 시스템 JP-M-TOX Ver.21.0 (DVD-ROM).

요시오카 도시하루. 후생노동성과학연구보조금 화학물질 리스크 연구사업 「가정용 화학제품 리스크 관리의 휴먼 데이터 이용에 관한 연구」. 2006년도~2008년도 종합 연구보고서.

일본산업위생학회 허용농도 등의 권고. https://www.sanei.or.jp/

POISINDEX System(electronic version). Truven Health Analytics, USA: Greenwood Village, Colorado, http://www.micromedexsolutions.com/

4. 각종 공업회 자료·홈페이지 등

일본가정용살충제공업회. 「가정용살충제 개론 III」. 2006년 11월 개정.

일본계면활성제공업회기술위원회. 1988. 「계면활성제의 안전성 및 생분해성에 관한 데이터 시트집」. 제4집.

일본완구협회. 「완구 안전 기준서」.

가정원예비료·용토협의회, http://a-hiryo-youdo.com/

방향소취탈취제협의회, http://www.houkou.gr.jp/

생활해충방제제협의회, http://www.seibokyo.com/

석유학회, http://www.sekiyu-gakkai.or.jp/

윤활유협회, http://www.jalos.or.jp/

일본가스협회, http://www.gas.or.jp/

일본가정용살충제공업회, http://saccuzai.jp/

일본가정용세정제공업회, http://www.senjozai.jp/

일본계면활성제공업회, http://www.jp-surfactant.jp/

일본그림물감크레용공업협동조합, http://www.jccma.jp/

일본도료공업회, http://www.toryo.or.jp/

일본목욕용제공업회, http://www.jbia.org/

일본보냉제공업회, http://www.horeizai.org/html/qanda.html

일본불꽃협회, http://www.hanabi-jpa.jp/

일본비누세제공업회, http://jsda.org/w/index.html

일본비료암모니아협회, http://www.jaf.gr.jp/

일본석탄건조제협의회, http://kansouzai.com/

일본섬유제품방충제공업회, http://www.bouchuko.org/

일본소다공업회, http://www.jsia.gr.jp/

일본소화기공업회, http://www.jfema.or.jp/

일본에어로졸협회, http://www.aiaj.or.jp/

일본완구협회, http://www.toys.or.jp/index.html

일본위생재료공업연합회, http://www.jhcia.or.jp/

일본인촌공업회, http://match.or.jp/jmma/index.html

일본접착제공업회, http://www.jaia.gr.jp/

일본치약공업회, http://www.hamigaki.gr.jp/

일본콘택트렌즈협회, http://japanfragrance.org/

일본퍼머넌트웨이브액 공업조합, http://www.perm.or.jp/

일본필기구공업회, http://www.jwima.org/

일본헤어컬러공업회, http://www.jhcia.org/

일본호신용품협회, http://www.jsdpa.com/

일본화장품공업연합회, http://www.jcia.org/

일본화학회화학뮤지엄, http://www.chemicalmuseum.jp/professional/index.html

전국비눗방울안전협회, http://soap.main.jp/

전일본양초공업회, http://rousoku.org/

전지공업회, http://www.bag.or.jp/

|차 례|

화장품류/기타

세제류/의류

세제류/부엌

세제류/주거

세제류/기타

문구류

화장품류/보디 케어

01

신체 세정제
손비누, 보디 클렌저, 클렌징, 청정제

█ 개요

제품 신체의 피지와 오래된 각질, 먼지나 화장품으로 인한 오염을 제거하고 건강한 피부를 유지하기 위한 제품이다. 거품을 내서 씻어내는 타입(주로 세안용, 손 세정용, 보디용), 기름이나 용제로 오염을 닦아내거나 씻어내는 타입(주로 메이크업 클렌저)이 있다. 또, 청정제는 물로 씻거나 목욕을 할 수 없을 때 사용한다.

문제가 되는 성분과 증상 거품을 내서 씻어내는 타입에는 주로 계면활성제가 사용되며, 제품을 핥은 정도라면 구강의 작열감, 섭취했다면 구역질이나 구토 등의 소화기 증상이 나타나는 경우가 많다. 오염을 닦아내거나 씻어내는 타입으로 유분을 포함한 제품을 대량으로 섭취했을 경우 구역질, 구토, 설사가 나타날 수 있다. 메이크업 클렌저나 청정제로 에탄올을 함유한 제품은 중추신경계 억제 작용이 문제가 된다.

JPIC 수신 상황 연간 약 700여 건의 문의가 있으며, 소아나 치매가 있는 고령자의 잘못된 섭취가 많고, 펌프 타입 제품의 경우, 펌프를 누르는 순간 세정제가 튀어 올라 입이나 눈에 들어간 사고도 있다.

초기 대응을 위한 확인 사항

제품에 따라 성분이 다르므로, 제품표시, 형태, 사용 방법 등을 되도록 정확하게 확인한다.

1. 제품

- 종류와 사용 방법: 거품을 내서 씻어내는 타입(고형 비누, 보디 샴푸, 손 비누, 클렌징폼 등), 오염을 닦아내거나 씻어내는 타입(클렌징크림, 오일, 젤 등), 닦아내는 타입(청정제, 물티슈) 등
- 형태(액상, 거품, 젤, 크림, 풀, 고형, 분말, 함침 시트 등)
- 제품표시 성분(계면활성제, 에탄올 등)
- 용기(페트병, 펌프식 스프레이, 튜브형, 리필 용기 등)

2. 노출 상황·경로

- 잘못 섭취한 경우인가, 핥은 정도인가, 제품이 든 용기에서 바로 마셨는가?
- 대량으로 마신 경우, 용기의 용량이 어느 정도 줄어들었는가?
- 제품이 묻은 손으로 눈을 만지지 않았는가?
- 사용 중에 입 또는 눈에 들어간 경우, 원액인가, 희석액인가, 거품을 먹었는가?

3. 환자 상태·증상

- 입술이나 구강의 발적·종창, 구역질, 구토, 복통 등의 소화기 증상은 없는가?
- 안면홍조, 흥분 상태, 휘청거림 등 술에 취한 듯한 증상은 없는가?
- 기침, 사레 등 기관에 들어가지 않았는가?
- 눈의 위화감, 통증, 충혈, 눈물 흘림은 없는가?
- 피부 통증, 발적, 발진은 없는가?

초기 대응 포인트

1. 경구 노출

입안의 물질을 제거한 후 입을 헹구고, 유제품 또는 물을 마시게 한다.

얼굴이나 손발, 의복에 묻어 있을 가능성이 있으면 샤워 등으로 전신을 씻고 옷을 갈아입는다.

【즉시 진료】
- 구토, 구강 점막의 종창, 안면홍조, 흥분 상태 등이 지속되는 경우
- 증상이 없어도 대량으로 섭취한 경우(특히 소아나 고령자), 기침 등 잘못 삼켰을 가능성이 있는 경우

【만약을 위한 진료】 증상이 없어도 알코올 함유 제품을 몇 모금 마신 경우(체중 1kg당 2ml 이상)

【경과 관찰】 핥거나 한 모금 마신 정도로 목의 통증, 구역질, 구강의 위화감 등 경증의 소화기 증상이 나타날 경우

2. 흡입한 경우

제품의 물리적·화학적 특성상 흡입해서 문제가 된다고 생각하기는 어렵다.

3. 눈에 들어간 경우

눈을 비비지 않도록 주의하여 즉시 눈을 씻는다.

【즉시 진료】 눈 뜨기 곤란한 경우, 눈 씻기가 어려운 경우, 콘택트렌즈가 빠지지 않는 경우

【만약을 위한 진료】 눈을 씻은 후에도 통증, 충혈이 있는 경우

4. 피부 노출

【만약을 위한 진료】 세척 후에도 발적, 통증, 발진이 있는 경우

▌해설

1. 제품에 대하여

신체의 피지와 오래된 각질, 먼지나 화장품으로 인한 오염을 제거하고 건강한 피부를 유지하기 위한 제품이다. 거품을 내서 씻어내는 타입(주로 세안용, 손 세정용, 보디용), 기름이나 용제로 더러움을 닦아내거나 씻어내는 타입(주로 메이크업 클렌저)이 있다. 청정제는 물로 씻거나 목욕을 할 수 없을 때 사용하는 제품이다.

1) 거품을 내서 씻어내는 타입(주로 세안용, 손 세정용, 보디용)

- 목욕용 비누, 화장비누, 보디 샴푸, 손 비누, 클렌징폼, 세안 파우더 등이 있다. 비누나 합성계 면활성제(음이온, 비이온, 양성)가 주성분이며, 거품을 내어 사용한 후 씻어낸다.
- 액체나 페이스트, 거품 타입은 계면활성제(수 %~40%)를 비롯하여 보습제(프로필렌글리콜, 글리세린, 유분 등), 용해보조제(에탄올 수 % 정도), 청량제(L-멘톨 등), 방부제, 향료 등을 포함한다. 각질을 쉽게 제거할 수 있도록 스크럽(진흙, 수지분말)을 배합한 제품도 있다. 액성은 중성~약산성인 제품이 많다.
- 약용을 빙자한 제품은 염화벤잘코늄, 트리클로카반, 트리클로산, 이소프로필메틸페놀 등의 살균제, 글리시리진산이나 알란토인 등의 화합물을 1% 전후 함유하며, 의약외품에 해당한다.

2) 더러움을 닦아내거나 씻어내는 타입(주로 메이크업 클렌저)

- 닦아내는 타입에는 클렌징크림, 클렌징밀크, 클렌징로션, 씻어내는 타입에는 클렌징오일, 클렌징 젤 등이 있다. 클렌징제를 시트에 적셔 휴대하기 간편하게 만든 클렌징 시트도 있다.
- 스쿠알렌이나 바세린 등의 유분이 주성분이고, 글리세린이나 이소프로필미리스테이트 등의 보습제, 기름 성분을 잘 용해하기 위한 에탄올, 비이온성 계면활성제 등으로 이루어진다. 씻어내는 타입은 닦아내는 타입에 비해서 유분이 30% 정도 적고, 씻어낼 때 유화시킨다.

3) 청정제

- 액체를 따뜻한 물 또는 물에 희석한 것을 타올에 묻혀 닦는 타입, 액체나 거품을 제품이 든 용기에서 타올에 묻혀 닦아내는 타입, 물티슈 타입 등이 있다. 주성분은 음이온성·비이온성 계면활성제나 보습제(프로필렌글리콜, 글리세린이나 유분 등)로 10% 이하의 에탄올을 함유한 제품도 있다.
- 유아용 물티슈나 화장실용 비데 물티슈 제품은 에탄올을 함유하지 않은 제품이 많다.

2. 사고 발생 상황

▌JPIC 수신 상황

연간 건수   약 700여 건(일반 88%, 의료기관 7%, 기타 5%).

환자 연령층   1세 미만 25%, 1~5세 56%, 20~64세 7%, 65세 이상 9%, 불명 3%.

사고 상황   소아나 치매가 있는 고령자의 잘못된 섭취 89%, 오용 9%(펌프를 누를 때 튀어 올라 입이나 눈에 들어간 경우 등), 기타·불명 2%.

증상 출현율   30%(구강·인후의 위화감, 구역질, 기침, 눈 통증 등).

▌JPIC에서 파악한 의료기관 진료 예

【1986~2009년까지 24년간 파악한 소아(12세 이하)의 불의의 사고 사례】

비누 84건, 세안제 19건, 보디 샴푸 38건, 합계 141건으로 중대한 사례는 없었다.

【1986~2010년까지 25년간 파악한 고령자(65세 이상)의 불의의 사고 사례】

비누 130건, 세안제 5건, 보디 샴푸 24건, 합계 159건 중 중대한 사례는 7건(비누 5건, 세안제 1건, 보디 샴푸 1건)이었다.

사례: 치매가 있는 고령자가 오인하여 세안 폼을 마셨다. 인두·후두 부종, 흡인성 폐렴 확인.

3. 독성

고형 비누, 액체 비누, 손 비누, 바셀린 등의 유분이나 글리세린은 약한 소화기 자극물로 분류된다. 소량 섭취 시 보통 영향은 없지만 있더라도 영향은 극히 적다. 노출 경로나 노출 양에 따라 계면활성제나 에탄올의 독성을 고려할 필요가 있다.

1) 계면활성제

계면활성제의 작용, 특히 국소작용은 농도에 의존한다. 저농도에서는 증상이 거의 없지만, 고농도에서는 중증화된다. 따라서 독성치가 낮다 하더라도 고농도의 물질은 위험하다고 생각할 필요가 있다.

2) 에탄올

95~99%의 에탄올은 성인은 체중 1kg당 1ml의 섭취로 경증~중경증의 중독이, 소아는 1kg당 0.5ml의 섭취로 중독 증상이 발현한다고 알려져 있다. 단, 개인차는 크며 중독량은 확립되어 있지 않다.

4. 중독학적 약리작용

1) 계면활성제

• 피부·점막 자극 작용
• 체내 순환계의 전신 작용으로, 혈관 투과성 항진·세포 팽윤 작용

2) 에탄올

점막 자극 작용, 중추신경 억제 작용

3) 유분

소화관 점막 자극 작용, 완하 작용

5. 증상

핥은 정도나 소량 섭취 시 심각한 중독은 일어나지 않지만, 대량으로 섭취했거나 잘못 마신 경우는 전신 증상이 나타나고 중증화될 수 있다.

1) 경구

【잘못 마신 경우】

- 거품을 내어 씻어내는 타입에서는 계면활성제에 의한 구강·인두의 염증, 구역질, 구토, 설사, 복통 등의 증상이 나타나며, 구토는 1시간 이내에 하는 경우가 많다.
- 오염을 닦아내거나 씻어내는 타입에서는 유분에 의해 일시적인 구토, 복통, 설사를 일으킨다.

【대량 섭취한 경우(특히 고령자의 경우)】

- 거품을 내어 씻어내는 타입에서는 계면활성제의 점막에 대한 작용으로 소화관 출혈, 마비성 장폐색증, 혈관 투과성 항진·세포 팽윤 작용에 기인한 전신성 부종, 순환 혈액량 감소성 쇼크를 일으킬 가능성이 있다.
- 에탄올 함유 제품은 에탄올의 중추신경 억제에 의해 만취 상태, 구역질, 구토, 의식장애 등이 발현할 가능성이 있다. 소아는 알코올 민감성이 높고, 저혈당성 경련이 나타날 가능성이 있기 때문에 혈당 저하에 주의가 필요하다.
- 잘못 삼키면 화학성 폐렴을 일으킬 가능성이 있다.

2) 흡입

제품의 성질상 흡입해서 문제가 된다고 생각하기는 어렵다.

3) 눈

결막 충혈, 눈 통증, 눈물이 날 가능성이 있다.

4) 피부

가려움이나 부기, 발적이 나타날 가능성이 있다.

▌ 가정에서의 응급처치

1) 경구

【금기】 오일은 토하게 하지 않는다.

【이유】 화학성 폐렴을 일으키기 쉽기 때문이다.

① 제거: 입안에 남아 있는 것을 뱉게 한다. 소아나 고령자의 경우는 입안을 확인하여 제거하고 닦아낸다.

② 헹굼: 입을 헹구고 가글한다. 가글할 수 없는 경우는 젖은 거즈로 닦아낸다.

③ 수분 섭취
  • 거품을 내어 씻어내는 타입은 유제품(우유나 요구르트) 또는 물을 마시게 한다. 마시는 양은 120~240ml(소아는 체중 1kg당 15ml 이하, 억지로 마시게 하여 구토를 유발하지 않도록 주의한다).
  【이유】 단백질에 의한 점막 보호나 희석으로 자극의 완화를 기대할 수 있다.
  • 오일의 경우는 수분 섭취를 피하는 것이 좋다(억지로 마시게 하여 구토를 유발하지 않도록 주의한다).

2) 눈

• 눈을 비비지 않도록 주의하고, 즉시 물로 씻는다.
• 콘택트렌즈를 착용하고 있는 경우, 쉽게 뺄 수 있으면 뺀다.

3) 피부

① 제거: 피부에 부착된 것을 제거하고 닦아낸다. 부착된 의복은 벗는다.
② 세척: 물로 충분히 씻는다.

▌ 의료기관에서의 처치

1) 경구

특별한 방법은 없으며, 우유 또는 물로 희석하는 것을 비롯하여 대증치료를 중심으로 한다. 대량 섭취한 경우는 호흡 상태, 순환 동태를 충분히 확인한다.

2) 눈

진료 전에 세척이 충분하지 않으면 의료기관에서 충분히 세척한다. 증상이 남아 있으면 안과적 진찰이 필요하다.

3) 피부

부착된 부위를 충분히 세정한다. 증상이 있으면 대증치료를 한다.

7. 치료상의 주의점

오염을 닦아내거나 씻어내는 타입

잘못 삼키지 않도록 하는 것이 가장 중요하다.

8. 체내 동태

1) 계면활성제

【흡수】 분자구조에 따라 차이는 있지만, 기본적으로 소화관에서 흡수된다.

【대사·배설】 간에서 대사된 후, 소변 또는 대변으로 배설된다.

2) 에탄올

【흡수】 위, 소장에서 빠르게 흡수되어 최고혈중농도 도달시간은 30분~2시간이다. 흡입이나 경피에 의해 흡수된다.

【대사】 간에서 아세트알데히드로 대사되며, 이후 초산으로 대사되어 물과 이산화탄소로 분해된다.

【배설】 약 5~10%는 미변화체로 날숨, 소변, 땀, 대변으로 배설된다.

02
고형 비누

█ 개요

제품 신체용과 기타로 분류되며, 신체용에는 화장비누(화장품), 약용비누(의약외품)가 있고, 신체용 이외에는 세탁용, 주방용(식기용)이 있으며 주성분은 계면활성제(지방산의 알칼리염)이다.

문제가 되는 성분과 증상 소아가 오인하여 삼킨 경우는 무증상 또는 구역질이나 구토 등의 점막 자극에 의한 소화기 증상이 많고, 치매가 있는 고령자가 식품으로 오인하여 섭취할 경우 입술이나 구강의 부종 또는 종창을 일으키는 경우가 있다. 세안 중에 거품이 들어간 사고에서는 기침 등 호흡기 증상이 나타난다.

JPIC 수신 상황 연간 약 300여 건의 문의가 있으며, 5세 이하의 잘못된 섭취가 90%를 차지하며, 치매가 있는 고령자가 식품으로 착각하여 섭취하는 사고도 드물게 일어난다.

초기 대응을 위한 확인 사항

1. 제품

- 종류(화장비누, 약용비누, 유아용 비누, 세탁비누, 주방용 비누 등)
- 형태(식품과 외관이 비슷하지 않은가), 1개의 크기와 중량
- 제품표시 성분(계면활성제의 종류 등)

2. 노출 상황·경로

- 잘못 섭취한 경우인가, 핥은 정도인가, 대량 섭취는 아닌가, 식품으로 착각하여 잘못 섭취했는가?
- 오염된 손으로 눈을 비비지는 않았는가?
- 사용 중 입이나 눈에 들어가지 않았는가, 거품을 먹었는가?

3. 환자 상태·증상

- 입안, 부착 부위에 비누 냄새는 나지 않는가?
- 구역질, 구토, 복통 등의 소화기 증상은 없는가, 입술, 구강에 부종이나 종창은 없는가?
- 눈의 위화감, 통증, 충혈, 눈물 흘림은 없는가?
- 피부 통증, 발적, 발진은 없는가?

초기 대응 포인트

1. 경구 노출

- 입안의 물질을 제거한 후, 입을 헹구고 유제품 또는 물을 마시게 한다.
- 얼굴이나 손발, 의복에 묻어 있을 가능성이 있으면 샤워 등으로 전신을 씻고 옷을 갈아입는다.

【즉시 진료】

- 구토, 구강 점막의 부종이나 종창, 연하곤란 및 호흡곤란이 있는 경우
- 기침 등 호흡기 증상이 있는 경우
- 증상은 없어도 대량으로 섭취했을 가능성이 있는 경우(특히 고령자)

【경과 관찰】 핥거나 한 모금 마신 정도로 목의 통증, 구역질, 구강이 위화간 등 경중의 소화기 증상이 있는 경우

2. 흡입한 경우

제품의 물리적·화학적 특성상 흡입해서 문제가 된다고 생각하기는 어렵다.

3. 눈에 들어간 경우

눈을 비비지 않도록 주의하여, 즉시 눈을 씻는다.

【즉시 진료】 눈 뜨기 곤란한 경우, 눈 씻기가 어려운 경우, 콘택트렌즈가 빠지지 않는 경우

【만약을 위한 진료】 눈을 씻은 후에도 통증, 충혈이 있는 경우

4. 피부 노출

【만약을 위한 진료】 세척 후에도 발적, 통증, 발진이 있는 경우

▌해설

1. 제품에 대하여

비누는 신체용과 기타로 분류되며, 신체용에는 화장비누(화장품), 약용비누(의약외품)가 있고, 신체용 이외에는 세탁용, 주방용(식기용)이 있으며, 계면활성제(지방산 알칼리염)가 주성분으로 용해된 액체는 약알카리성이 많다.

1) 신체용

• 화장비누라고 불리며 목욕용 비누, 세안 비누 등이 있다. 1개의 중량은 100g 정도가 많고, 휴대용이나 증정용은 10g 전후의 작은 제품도 있다. 선물용은 외관이 식품과 유사한 제품도 있다.
• 세안용은 투명성을 높일 목적으로 글리세린이나 설탕 등이 약 20~40% 배합된 투명 비누가 있다.
• 약용비누는 살균 성분(트리클로산, 이소프로필메틸페놀, 2-벤질-4-클로로페놀 등)을 소량 함유하며 의약외품이다.
• 유아용 비누는 정제도가 높은 야자유를 사용하고, 자극 성분이나 향료가 포함되지 않은 제품이다.

2) 신체용 이외

• 세탁용은 의류나 구두 등의 오염된 부분에 바른 후, 비벼 빤다. 지방산염, 인산염, 탄산염 등의 빌더(builder) 및 연마제를 함유한 제품이나 스틱 형태의 제품도 있다. 1개의 중량은 약 100~200g이다.
• 주방용은 스펀지 등에 바르고 거품을 내어서 사용한다. 1개의 중량은 약 100g이다.

2. 사고 발생 상황

▌JPIC 수신 상황

연간 건수   약 300여 건(일반 92%, 의료기관 4%, 기타 4%)

환자 연령층   1세 미만 28%, 1~5세 55%, 20~64세 5%, 65세 이상 9%, 기타·불명 3%

사고 상황   소아나 치매가 있는 고령자의 잘못된 섭취 93%, 오용 7%(세안 중 입에 들어가거나
              과자와 비슷하게 생긴 제품을 착각하여 먹은 경우 등)

증상 출현율   28%(구강·인후의 위화감, 구역질, 기침 등)

▌JPIC에서 파악한 의료기관 진료 예

【2003~2007년까지 파악한 87건】

- 대부분이 경구 섭취에 의한 사고로 소아 32건 중 증상이 발현한 것은 2건으로, 증상은 트림과 침 흘림 등이었다.

- 성인과 고령자 중, 비누를 그대로 먹었던 53건에서는 24건(45.3%)에서 증상이 발현했으며, 입술이나 구강의 부종·종창이 12건, 구강의 자극감·발적 8건, 구역질·구토 4건, 침 흘림 3건, 설사, 콧물이 각각 2건으로, 점막 자극에 의한 소화기 증상이 90% 이상을 차지했다. 세안 중에 거품이 기관지에 들어간 2건에서는 기침, 호흡곤란, 기도의 통증이 나타났다.

【1986~2009년까지 24년간 파악한 소아(12세 이하)의 불의의 사고 사례】

비누에 의한 사례는 84건으로 중대한 사례는 없었다.

【1986~2010년까지 25년간 파악한 고령자(65세 이상)의 불의의 사고 사례】

비누에 의한 사례는 130건으로 중대한 사례는 5건이었다.

사례: 치매가 있는 고령자가 떡으로 착각하여 비누 1개를 먹었다. 인두·후두의 부종, 위 미란(표층에 국한된 얕은 수준의 피부 궤양)이 확인되었다. 보존적 치료로 일주일 후 나아졌다.

3. 독성

고형 비누는 약한 소화기 자극물로 분류되므로, 소량 섭취 시 보통 영향이 없고, 있다고 하더라도 미비한 정도이다. 노출 경로나 노출 양, 접촉 시간에 따라 계면활성제에 의한 피부 및 점막 자극이 문제가 된다.

4. 중독학적 약리작용

계면활성제

- 피부·점막 자극 작용
- 체내 순환계 전신 작용으로 혈관 투과성 항진·세포 팽윤 작용

5. 증상

계면활성제의 자극 작용에 의한 증상이 나타날 가능성이 있다.

1) 경구

- 소아가 잘못 섭취한 경우, 구강의 위화감, 구역질, 구토 등 가벼운 소화기 증상이 나타나는 정도이다.
- 구토는 1시간 이내에 일어나는 경우가 많다.
- 식품으로 오인한 경우나 고령자는 대량으로 잘못 섭취한 경우가 많다. 특히 치매가 있는 고령자는 잘못 섭취했음을 알아차리기까지 시간이 걸리기 때문에 접촉 시간이 길어지며, 입술, 구강, 인후에서 부종이나 종창이 발생할 수 있다. 경우에 따라 연하곤란(dysphagia)이나 후두부종에 의한 호흡곤란이 나타날 가능성이 있다.
- 잘못 삼키면 화학성 폐렴을 일으킬 가능성이 있다.

2) 흡입

제품의 성질상 흡입해서 문제가 된다고 생각하기는 어렵다.

3) 눈

눈 통증, 충혈이 나타날 가능성이 있다.

4) 피부

가려움이나 부기, 발적이 나타날 가능성이 있다.

▌ 가정에서의 응급처치

1) 경구

① 제거: 입안에 남아 있는 것을 뱉게 한다. 소아나 고령자의 경우는 입안을 확인하여 제거하고 닦아낸다.

② 헹굼: 입을 헹구고 가글한다. 가글할 수 없는 경우는 젖은 거즈로 닦아낸다.

③ 수분 섭취: 유제품(우유나 요구르트) 또는 물을 마시게 한다. 마시는 양은 120~240ml(소아는 체중 1kg당 15ml 이하, 억지로 마시게 하여 구토를 유발하지 않도록 주의한다).

【이유】 단백질에 의한 점막 보호나 희석으로 자극의 완화를 기대할 수 있다. 단, 오일의 경우는 수분 섭취를 피하는 것이 좋다(억지로 마시게 하여 구토를 유발하지 않도록 주의한다).

2) 눈

• 눈을 비비지 않도록 주의하여, 즉시 물로 씻는다.

• 콘택트렌즈를 착용하고 있는 경우, 쉽게 뺄 수 있으면 뺀다.

3) 피부

① 제거: 피부에 부착된 것을 제거하고 닦아낸다. 부착된 의복은 벗는다.

② 세척: 물로 충분히 씻는다.

▌ 의료기관에서의 처치

1) 경구

• 특별한 치료법은 없으며, 우유 또는 물로 희석하는 것을 비롯하여 대중치료를 중심으로 한다.

• 대량 섭취한 경우는 호흡 상태, 순환 동태를 충분히 확인한다.

• 후두부종이 심한 경우는 기관 삽관도 고려한다. 또한 기침 등 호흡기 증상을 보일 경우 잘못 삼켰을 가능성을 고려한다.

2) 눈

진료 전에 세척이 충분하지 않으면 의료기관에서 충분히 세척한다. 증상이 남아 있다면 안과적 관찰이 필요하다.

3) 피부

부착 부위를 충분히 세정한다. 증상이 있으면 대증치료를 한다.

7. 체내 동태

계면활성제

【흡수】 분자구조에 따라 차이는 있지만, 기본적으로 소화관에서 흡수된다.

【대사·배설】 간에서 대사된 후, 소변 또는 대변으로 배설된다.

03

치약

분말 치약, 반죽 치약

▌개요

제품 충치나 치주염 예방 및 구취 제거를 목적으로 이용된다. 분말 치약, 페이스트(paste) 형태의 반죽 치약, 물과 거의 같은 점성의 액체 치약 등이 있다. 분말 치약, 반죽 치약의 주성분은 연마제, 발포제, 습윤제(솔비톨, 글리세린 등), 점결제이며, 그밖에 향미제, 착색제, 보존제 등이 배합된다. 의약품, 의약외품에 배합되는 약효 성분에는 치아의 내산성 증가나 재석탄화를 촉진하는 불소화합물(1000ppm 이하), 살균제, 생약 성분, 비타민, 염화나트륨 등이 있다.

  ※ 액체 치약은 "4. 구강청정제"(50쪽) 참조.

문제가 되는 성분과 증상 소아의 잘못된 섭취 등 소량 섭취한 경우는 불소 및 솔비톨에 의한 소화기 증상으로 설사를 동반할 가능성이 있다. 불소 함유 치약을 대량으로 섭취한 경우는 저칼슘혈증, 고칼륨혈증을 일으킬 가능성이 있다.

JPIC 수신 상황 연간 약 60여 건의 문의가 있으며, 소아나 치매가 있는 고령자의 잘못된 섭취가 많고, 양치 중 의도치 않게 섭취한 경우도 있다.

1. 제품

- 종류와 형태: 분말 치약, 반죽 치약(페이스트, 젤 형태), 액체 치약(구강청정제) 등
- 불소, 불화나트륨, 모노플루오린산나트륨 등의 물질은 함유되어 있지 않는가?

2. 노출 상황·경로

- 잘못 섭취한 경우, 핥은 정도인가? 제품이 든 용기에서 바로 먹었는가?
- 대량으로 섭취한 경우, 용기의 용량이 어느 정도 줄었는가?
- 눈에 들어가지 않았는가?

3. 환자 상태·증상

- 구토, 설사, 복통은 없는가?
- 기침, 사레 등 기관에 들어가지 않았는가?
- 눈의 위화감, 통증, 눈물 흘림은 없는가?

1. 경구 노출

입안의 물질을 제거한 후, 입을 헹구고 유제품 또는 물을 마시게 한다.

【즉시 진료】

- 구토, 설사 등 소화기 증상이 있는 경우
- 증상이 없더라도 불소 함유 치약을 체중 1kg당 5g 이상(불소로는 체중 1kg당 5mg 이상)을 먹은 경우(특히, 고령자의 경우)

【경과 관찰】

- 불소 함유 치약을 체중 1kg당 5g 미만(불소로는 체중 1kg당 5mg 미만) 섭취 후, 증상이 없는 경우
- 불소 미함유 치약 섭취 후 증상이 없는 경우

2. 흡입한 경우

반죽 치약은 제품 성질상 흡입해서 문제가 된다고 생각하기 어렵다.

【즉시 진료】

- 분말 치약의 분말을 흡입하여 기침이나 천식 등이 있는 경우

3. 눈에 들어간 경우

눈을 비비지 않도록 주의하여, 즉시 눈을 씻는다.

【즉시 진료】 눈 뜨기 곤란한 경우, 눈 씻기가 어려운 경우, 콘택트렌즈가 빠지지 않는 경우

【만약을 위한 진료】 눈을 씻은 후에도 통증, 충혈이 있는 경우

4. 피부 노출

제품 성질상 피부에 묻어서 문제가 된다고 생각하기 어렵다.

▌해설

1. 제품에 대하여

- 칫솔과 병용해서 균을 제거하고 입안의 청결 효과를 높여 충치나 치주 질환 예방, 구취 방지 등을 목적으로 사용된다. 치육염이나 치조농루 예방을 목적으로 약효 성분을 배합한 의약외품(약용 치약), 약효 성분이 배합되지 않은 화장품으로 분류되는 제품을 비롯하여 일반의약품에도 덴탈 페이스트로 분류되는 치은염·치조농루약이 있다.
- 분말 치약, 반죽 치약(덴탈 페이스트), 물과 거의 같은 점성을 가진 액체 치약이 있다.
- 분말 치약, 반죽 치약의 주성분은 연마제(무수규산, 탄산칼슘, 인산수소칼슘 등), 발포제(라우릴황산나트륨 등의 계면활성제), 습윤제(솔비톨, 글리세린 등), 점결제(CMC-Na, 알긴산나트륨, 카라지난 등)가 있으며, 그 외에도 향미제(멘톨 등), 착색제, 보존제 등이 배합된다. 용제에는 주로 정제수가 사용되지만, 에탄올이 첨가된 제품도 있다. 분말 치약은 연마제가 70% 이상 들어가며, 젤 형태의 반죽 치약은 습윤제가 많이 배합된다.
- 일반의약품, 의약외품에 배합되는 약효 성분에는 치아의 내산성 증가나 재석탄화를 촉진하는 불소화합물(불화나트륨, 모노플루오린산나트륨, 불화제일주석), 살균제(염화세틸피리디늄, 클로르헥시딘 등), 생약 성분, 비타민, 염화나트륨 등이 있다.
- 불소화합물은 약용 치약류 제조 판매 승인 기준으로 불소화합물 1000ppm 이하(불화나트륨 0.02~0.21%, 모노플로오린산나트륨 0.07~0.76%)로 정해져 있으며, 의약외품인 액체 치약이나 구강청정제에는 배합할 수 없다.

2. 사고 발생 상황

▌JPIC 수신 상황

연간 건수	약 60여 건(일반 93%, 의료기관 4%, 기타 3%)
환자 연령층	1세 미만 15%, 1~5세 64%, 20~64세 11%, 65세 이상 6%, 기타·불명 4%
사고 상황	소아나 치매가 있는 고령자의 잘못된 섭취 83%, 오용 15%(양치 중 잘못하여 삼킨 경우 등), 기타·불명 2%
증상 출현율	16%(구역질, 구토 등)

▌JPIC에서 파악한 의료기관 진료 예

【1986~2009년까지 24년간 파악한 소아(12세 이하)의 불의의 사고 사례】
양치에 의한 사건은 19건으로 중대한 사례는 없었다.

【1986~2010년까지 25년간 파악한 고령자(65세 이상)의 불의의 사고 사례】
양치에 의한 사건은 11건으로 중대한 사례는 없었다.

3. 독성

불소를 함유하지 않은 치약은 약한 소화기 자극물로 분류되므로, 소량 섭취 시 보통 영향이 없고, 있다고 하더라도 미비한 정도이다. 불소 및 솔비톨을 함유한 치약의 경우, 섭취량에 따라서 불소가 문제가 된다.

1) 솔비톨

솔비톨에 의한 설사 효과는 소아는 체중 1kg당 약 0.5g, 성인은 50g 이상에서 나타난다.

2) 불소

중독량: 체중 1kg당 약 5~10mg, 소화기 증상은 체중 1kg당 3~5mg

※ 참고: 불소 함유량의 환산 불화나트륨은 1g 중 452mg, 모노플루오린산나트륨 1g 중 130mg, 불화제일주석 1g 중 242mg의 불소를 함유한다.

4. 중독학적 약리작용

1) 솔비톨

삼투압 설사가 있으며 소량 섭취 시 완하 작용, 대량 섭취 시 설사를 한다.

2) 불소

- 점막 자극 작용
- 불소화합물은 원형질독이다. 불소 이온은 혈장 중의 칼슘 이온과 결합해서 불화칼슘이 되고 혈중 칼슘 농도를 저하시킨다.

5. 증상

경구

① 솔비톨 및 불소에 의한 주요 증상으로 설사, 복통이 있으며 설사는 섭취 후 1~1.5시간 이내에 한다.
  - 설사약 작용은 8~12시간으로, 경우에 따라 30시간 정도 계속된다.
② 대량 섭취한 경우 불소에 의한 중독 증상
  - 소화기 증상이 일반적이지만 중대한 경우 저칼슘혈증, 고칼륨혈증이 나타나기 쉽고, 이차적으로 순환기 증상, 신경 증상이 나타날 수 있다.
  - 소화기: 구역질, 구토, 설사, 눈물 흘림, 토혈, 복통
  - 순환기: 부정맥, 혈압 저하, 심정지(저칼슘혈증, 고칼륨혈증이 원인)

6. 처치

▌ 가정에서의 응급처치

1) 경구

① 제거: 입안에 남아 있는 것을 뱉게 한다. 소아나 고령자의 경우는 입안을 확인하여 제거하고, 닦아낸다.

② 헹굼: 입을 헹구고, 가글한다. 가글할 수 없는 경우에는 젖은 거즈로 닦아낸다.

③ 수분 섭취: 유제품(우유나 요구르트) 또는 물을 마시게 한다. 마시는 양은 120~240ml(소아는
체중 1kg당 15ml 이하, 억지로 마시게 하여 구토를 유발하지 않도록 주의한다).

【이유】 불소와 결합하는 칼슘을 보충하기 위해

2) 눈

● 눈을 비비지 않도록 주의하여 즉시 물로 씻는다.

● 콘택트렌즈를 착용하고 있는 경우, 쉽게 뺄 수 있으면 뺀다.

▌의료기관에서의 처치

1) 경구

불소 함유 치약의 경우, 가용성 칼슘의 경구 투여(우유, 글루콘산칼슘, 젖산칼슘, 탄산칼슘 등)

2) 눈

진료 전에 세척이 충분하지 않으면, 의료기관에서 충분히 세척한다.

7. 치료상의 주의점

1. 흡착제 투여는 비효과적이다

   【이유】 불소 이온은 활성탄과 결합하기 어렵기 때문

2. 설사약 투여는 금기 사항이다

   【이유】 솔비톨이나 글리세린의 사하 작용을 강하게 하기 때문

8. 체내 동태

1) 솔비톨

【흡수】 경구 노출로 90%가 소화관에서 천천히 흡수된다.

【배설】 미변화체로 4%까지 신장에서, 13%까지 대변으로 배설된다. 흡수된 솔비톨의 77%는

과당으로 변환되어, 포도당을 거쳐 이산화탄소로 배설된다.

2) 불소

【흡수】가용성 불소는 소화관에서 빠르게 흡수된다.

【배설】섭취한 불소의 50%는 미변화체로 24시간 내에 소변으로 배설된다. 대변으로 6~10%, 땀으로 13~23%가 배설되며 나머지는 뼈에 침착된다. 반감기는 2~9시간이다.

04

구강청정제

액체 치약, 구강청정제

▌ 개요

제품 액체 치약이나 구강청정제는 충치나 치주 질환의 예방 및 구취 방지 등의 목적으로 사용
된다. 에탄올을 10~20% 함유한 제품이 많지만, 어린이용이나 저자극성인 무알코올 타입 제품
도 있다. 구강청정제는 구취나 구역질 등의 불쾌감 방지를 목적으로 하며, 염화세틸피리디늄이
나 트라넥사민산 등의 약용 성분을 배합한 의약외품 이외에 식품에 해당하는 제품도 있다. 에탄
올을 약 80% 함유한 구강 스프레이도 있다.

문제가 되는 성분과 증상 알코올 함유 제품을 경구 섭취한 경우, 알코올에 의한 중추신경 억제
작용이 문제가 된다. 필요에 따라 급성 알코올 중독에 준해서 치료한다. 또 불소나트륨을 함유
한 의약품도 있기 때문에 제품표시 확인이 필요하다.

JPIC 수신 상황 연간 약 60여 건의 문의가 있으며, 소아의 잘못된 섭취를 비롯하여 성인이나
고령자가 잘못 마시는 사고도 발생하고 있다.

초기 대응을 위한 확인 사항

1. 제품

- 종류(액체 치약, 구강청정제), 형태[액체, 스프레이, 알약, 트로키(사탕과 약을 섞어서 만든 알약) 등]
- 액체의 경우 알코올 함유 유무에 따라 알코올 함유 타입, 무알코올 타입으로 구분
- 약용 성분을 함유한 의약외품 이외에 불소나트륨을 함유한 의약품인지 확인

2. 노출 상황·경로

- 잘못 섭취한 경우, 핥은 정도인가, 제품이 든 용기에서 바로 마셨는가?
- 용기에서 바로 마신 경우, 용기의 용량이 어느 정도 줄었는가?
- 희석액의 경우 희석률은 얼마인가? 어느 정도 마셨는가?
- 구강 스프레이의 경우, 기관에 들어가지 않았는가?
- 눈에 들어갔을 가능성은 없는가?

3. 환자 상태·증상

- 구토, 안면홍조, 흥분 상태, 휘청거림 등 술에 취한 듯한 증상은 없는가?
- 기침, 사레 등 기관에 들어가지 않았는가?
- 눈의 위화감, 통증, 충혈, 눈물 흘림은 없는가?
- 피부 통증, 발적, 발진은 없는가?

초기 대응 포인트

소아는 알코올 민감도가 높고 저혈당성 경련을 일으킬 가능성이 있기 때문에 주의가 필요하다.

1. 경구 노출

입안의 물질을 제거하고 입을 헹군다.

【즉시 진료】

- 구토, 안면홍조, 흥분 상태 등이 있는 경우, 잘못 삼켰을 가능성이 있는 경우
- 증상이 없더라도 불화나트륨을 함유한 의약품을 불소 기준 체중 1kg당 5mg 이상(11% 함유 제품의 경우, 체중 1kg당 0.0045g 이상) 마신 경우
- 증상이 없더라도 알코올을 함유한 마우스 스프레이를 한 모금 이상 마신 경우(체중 1kg당 1ml 이상) 또는 섭취량을 모르는 경우

【만약을 위한 진료】 증상이 없더라도 기타 알코올 함유 제품을 체중 1kg당 2ml 이상 마신 경우

【경과 관찰】
- 알코올 함유 제품을 핥거나 한 모금 마신 정도로 증상이 없는 경우(몇 시간은 주의한다)
- 무알코올 제품을 경구 섭취한 경우

2. 흡입한 경우

알코올 함유율이 높은 제품은 증기를, 스프레이 제품은 미스트를 흡입할 가능성이 있다.

【만약을 위한 진료】 세안 후에도 통증, 충혈이 있는 경우

3. 눈에 들어간 경우

눈을 비비지 않도록 주의하여, 즉시 눈을 씻는다.

【즉시 진료】 눈 뜨기 곤란한 경우, 눈 씻기가 어려운 경우, 콘택트렌즈가 빠지지 않는 경우

【만약을 위한 진료】 눈을 씻은 후에도 통증, 충혈이 있는 경우

4. 피부 노출

제품의 물리적·화학적 특성상 피부에 묻어서 문제가 된다고 생각하기는 어렵다.

【만약을 위한 진료】 세안 후에도 발적, 통증, 발진이 있는 경우 또는 술에 취한 듯한 증상이 있는 경우

▍해설

1. 제품에 대하여

1) 액체 치약, 구강청정제

- 액체 치약이나 구강청정제(덴탈린스, 구강 위시)는 충치나 치주 질환의 예방, 구취 방지 등을 목적으로 사용된다. 원액 또는 희석액을 적당량 덜어 입안에서 가글한 후 뱉어낸다. 액체 치약은 칫솔로 양치질한다.
- 주성분은 용제(에탄올, 프로필렌글리콜, 물 등), 가용화제(계면활성제 등), 습윤제(글리세린 등), 향미제(멘톨, 자일리톨) 등이며, 이 외에도 착색제, 보존제 등을 함유한다. 연마제, 점결제는 포함되지 않으며 전체적으로 용제의 함유율이 높다.
- 에탄올을 10~20% 함유한 제품이 많지만, 어린이용이나 저자극성 제품 중에는 에탄올을 사용하지 않은 무알코올 타입도 있다.

- 의약외품에는 염화세틸피리디늄, 트라넥사민산 등의 약용 성분이 배합된다.
- 의약외품인 액체 치약이나 구강청정제에는 불소화합물을 배합하지 않는다(약용 치약류 제조 판매 승인 기준). 그러나 의약품은 충치 예방을 위해 유효 성분으로서 불화나트륨을 함유한 구강청정제가 있다. 불화나트륨의 함유량은 일반의약품인 구강청정제는 0.005%, 치과에서 처방하는 의료용의약품은 용제(구강청정액)로 0.1%, 녹여서 사용하는 과립은 11%이다. 또한 충치 예방 불화물 치아 도포제는 불화나트륨을 2%, 상아질 지각과민 둔마제에서는 5% 함유하며, 도포 후 유지된다.

2) 구강청정제

- 구취나 구역질 등의 불쾌감 방지를 목적으로 하는 의약외품을 비롯하여 식품에 해당하는 제품도 있다. 액체, 스프레이, 트로키, 캡슐 등 다양한 형태가 있다.
- 액체 형태(구강 스프레이)는 펌프식으로 구강에 분무하여 사용한다. 성분은 구강청정제와 거의 비슷하며, 에탄올이나 물 등의 용제가 대부분이다. 에탄올이 80% 정도 배합된 제품도 있다.
- 액체 형태 이외에 생약 성분(계피, 정향, 회향 등), 살균제(염화세틸피리디늄 등), L-멘톨 등을 함유하고, 잘게 씹거나 입안에서 녹여서 사용하는 제품도 있다.

2. 사고 발생 상황

▌JPIC 수신 상황

연간 건수 약 60여 건(일반 88%, 의료기관 7%, 기타 5%)

환자 연령층 1세 미만 3%, 1~5세 46%, 20~64세 20%, 65세 이상 22%, 기타·불명 9%

사고 상황 소아나 치매가 있는 고령자의 잘못된 섭취 63%, 오용 34%(사용 도중 실수하여 마신 경우, 눈에 들어간 경우, 컵의 희석액을 모르고 마신 경우 등), 기타·불명 3%

증상 출현율 19%(구역질, 구토, 졸림, 눈 통증 등)

▌JPIC에서 파악한 의료기관 진료 예

【1986~2009년까지 24년간 파악한 소아(12세 이하)의 불의의 사고 사례】
구강청정제에 의한 사례는 3건으로 특별한 사례는 없었다.

【1986~2010년까지 25년간 파악한 고령자(65세 이상)의 불의의 사고 사례】
구강청정제에 의한 사례는 1건으로 특별한 사례는 없었다.

■ 문헌 보고 사례

해외에서 에탄올을 30~40% 함유한 구강청정제를 3세 전후의 소아가 대량으로 잘못 섭취해, 혼수에 빠지는 사례가 여러 번 보고되었다(Wade T, et al.: BMJ 1999; 318: 1078), (Weller-Fahy ER et al.: Pediatrics 1980; 66: 302~305).

3. 독성

구강에 일상적으로 사용하는 것으로서 독성이 높다고 생각하기 어려우나, 알코올 함유 제품은 에탄올의 독성을 고려할 필요가 있다.

1) 에탄올

95~99%의 에탄올은 성인은 체중 1kg당 1ml의 섭취로 경증~중경증의 중독이, 소아는 1kg당 0.5ml에서 중독 증상이 발현한다고 알려져 있다. 단, 개인차는 크며, 중독량은 확립되어 있지 않다.

2) 불소(불화나트륨을 함유한 의약품의 경우)

중독량: 체중 1kg당 약 5~10mg, 소화기 증상은 체중 1kg당 3~5mg

※ 참고: 불소 함유량을 환산하면 불화나트륨은 1g 중 452mg의 불소를 함유한다.

4. 중독학적 약리작용

알코올 함유 제품은 에탄올에 의한 작용이 주로 문제된다.

1) 에탄올

점막 자극 작용, 중추신경 억제 작용

2) 불소(불화나트륨을 함유한 의약품의 경우)

• 점막 자극 작용
• 불소화합물은 원형질독이다. 불소 이온은 혈장 중의 칼슘 이온과 결합해서 불화칼슘이 되고, 혈중 칼슘 농도를 저하시킨다.

5. 증상

알코올 함유 제품을 섭취한 경우는 중추신경 억제에 의한 중독 증상이 나타날 가능성이 있다.

1) 경구

- 소아는 알코올 민감성이 높다. 특히, 유아·소아는 저혈당성 경련이 생길 가능성이 있기 때문에 혈당 저하에 주의가 필요하다.
- 혈중 알코올 농도

    0.01% 전후: 가벼운 취기, 상쾌한 기분

    0.05% 전후: 가벼운 어지러움

    0.10% 전후: 지각 능력 저하 및 반응 둔화

    0.15% 전후: 감정 불안정

    0.20% 전후: 비틀거림, 구역질, 구토, 정신착란

    0.30% 전후: 대화 불명료, 지각 상실, 시각의 흐트러짐

    0.40% 전후: 저체온, 저혈당, 근육 조절 부전, 경련, 동공산대

    0.70% 전후: 의식장애, 반사 감퇴, 깊은 혼수, 호흡부전, 사망

- 기타 증상은 안면홍조, 저혈압, 빈맥, 대사성산증, 케톤산증 등이 있다.
- 혼수가 12시간 이상 지속되면 예후 불량으로 여겨진다.
- 약용 성분을 함유한 제품을 대량으로 섭취한 경우는 약용 성분에 의한 중독 증상이 발현할 가능성이 있다.
- 알코올 비함유 제품의 경우 소화기 증상을 일으키는 정도이다.
- 잘못 삼키면 화학성 폐렴을 일으킬 가능성이 있다.
- 불화나트륨을 함유한 제품의 경우, 불소에 의한 중독 증상, 소화기 증상이 일반적이지만 병세가 위급한 경우는 저칼슘혈증, 고칼륨혈증이 일어나며, 이차적으로 순환기 증상, 신경 증상이 생길 수 있다.

2) 흡입

에탄올의 증기나 스프레이 제품의 미스트를 흡입하면 상기도의 자극에 의해 기침, 목 통증 등이 생길 수 있다.

3) 눈

알코올 함유 제품의 경우, 에탄올에 의한 일과성 통증이나 자극감이 있다.

4) 피부

알코올 함유 제품의 경우, 에탄올에 의한 자극이 생길 가능성이 있다.

6. 처치

▌가정에서의 응급처치

1) 경구

① 제거: 입안에 남아 있는 것을 뱉게 한다. 소아나 고령자의 경우는 입안을 확인하여 제거하고, 닦아낸다.
② 헹굼: 입을 헹구고, 가글한다. 가글할 수 없는 경우는 젖은 거즈로 닦아낸다.
③ 수분 섭취: 특별한 주의사항은 없다. 평상시처럼 섭취해도 좋다.

2) 흡입

신선한 공기가 있는 장소로 이동한다.

3) 눈

• 눈을 비비지 않도록 주의하고, 즉시 물로 씻는다.
• 콘택트렌즈를 착용하고 있는 경우, 쉽게 뺄 수 있으면 뺀다.

4) 피부

① 제거: 피부에 부착된 것을 제거하고 닦아낸다. 부착된 의복은 벗는다.
② 세척: 물로 충분히 씻는다.

▌의료기관에서의 처치

1) 경구

• 알코올 함유 제품을 대량으로 섭취한 후 1시간 이내이면 위세척을 고려한다. 필요에 따라서 수액, 산성혈액증의 보정, 호흡·순환 관리, 보온, 혈당을 확인한다. 중증일 경우 혈액 투석이 유효하다.
• 불화나트륨 함유 의약품은 가용성 칼슘의 경구 투여(우유, 글루콘산칼슘, 젖산칼슘, 탄산칼슘 등)

2) 흡입

증상에 따라 산소 투여, 호흡 관리를 한다.

3) 눈

진료 전 눈 세척이 불충분하면 의료기관에서 충분히 세안한다.

7. 치료상의 주의점

1. 흡착제로서의 활성탄은 에탄올 및 불소 이온의 흡수를 저지하는 효과가 없다.
2. 혈액 투석은 자연 대사의 2~4배의 속도로 혈중에서 에탄올을 제거한다.
3. 에탄올 중독의 입원 기준
   - 성인: 중추신경 억제가 계속되는 경우, 호흡·순환 관리가 필요한 경우, 수액 등으로 신속하게 보정할 수 없는 알코올성 케톤산증이 있는 경우 등
   - 소아: 현저한 중추신경 억제, 경련, 산염기평형 이상, 저혈당의 경우 등.
4. 불화나트륨 함유 의약품의 경우, 불소에 의한 중독을 고려한다.

8. 체내 동태

1) 에탄올

【흡수】 위, 소장에서 빠르게 흡수되며, 최고혈중농도 도달시간은 30분~2시간이다. 흡입이나 경피에 의해 흡수된다.

【대사】 간에서 아세트알데히드로 대사되며, 이후 초산으로 대사되어 물과 이산화탄소로 분해된다.

【배설】 약 5~10%는 미변화체로 날숨, 소변, 땀, 대변으로 배설된다.

2) 불소

【흡수】 가용성 불소는 소화관에서 빠르게 흡수된다.

【배설】 섭취한 불소의 50%는 미변화체로 24시간 내 소변으로 배설된다. 대변으로 6~10%, 땀으로 13~23%가 배설되고, 나머지는 뼈에 침착된다. 반감기는 2~9시간이다.

05

화장수류

화장수, 로션, 젤, 미용액

▌개요

제품 신체를 청결히 하고, 건강하게 유지하기 위해서 피부에 사용하는 스킨케어 화장품이다. 사용 목적에 따라 피부를 조여주고 과잉 피지나 땀의 분비를 억제하는 수축화장수, 메이크업 제거에 사용하는 세정화장수, 피부 각질층에 수분이나 보습 성분을 보급하는 수렴화장수 등으로 분류된다. 형태는 일반적으로 액상이지만 젤이나 유액, 시트에 액체를 함침시킨 제품도 있다.

문제가 되는 성분과 증상 주성분인 알코올(주로 에탄올)에 의한 중추신경 억제 작용이 문제가 된다. 필요에 따라서 급성 알코올 중독에 준해서 치료한다.

JPIC 수신 상황 연간 약 200여 건의 문의가 있으며, 5세 이하의 잘못된 섭취가 90%를 차지한다. 소아나 치매가 있는 고령자가 잘못 섭취하여 입원한 사례도 있다.

초기 대응을 위한 확인 사항

제품에 따라 성분이 다르므로, 제품표시, 형태, 사용 방법 등을 되도록 정확하게 확인한다.

1. 제품

- 종류(산뜻한 사용감의 수렴화장수나 세정화장수인가, 촉촉한 사용감의 유연화장수인가, 직접 만든 제품인가?)
- 형태(액체, 젤이나 유액, 시트에 함침시킨 타입 등)
- 알코올 함유 타입인가? 무알코올 타입인가?
- 알코올 함유율, 성분 표시의 기재 순서 확인(함유량이 많은 순으로 기재되어 있으며, 남성용은 알코올 함유율이 높은 제품이 많다)

2. 노출 상황·경로

- 잘못 섭취한 경우, 핥은 정도인가, 제품이 든 용기에서 바로 마셨는가?
- 용기에서 바로 마신 경우, 용기의 용량이 어느 정도 줄어들었는가?
- 눈에 들어갔을 가능성은 없는가?

3. 환자 상태·증상

- 구토, 안면홍조, 흥분 상태, 휘청거림 등 술에 취한 듯한 증상은 없는가?
- 기침, 사레 등 기관에 들어가지 않았는가?
- 눈의 위화감, 통증, 충혈, 눈물 흘림은 없는가?
- 피부 통증, 발적, 발진은 없는가?

초기 대응 포인트

소아는 알코올 민감도가 높고, 저혈당성 경련을 일으킬 가능성이 있기 때문에 주의가 필요하다.

1. 경구 노출

입안의 물질을 제거하고, 입을 헹군다.

【즉시 진료】

- 구토, 안면홍조, 흥분 상태 등이 있는 경우, 기침 등 잘못 마셨을 가능성이 있는 경우
- 증상이 없어도 알코올 함유율이 높은 면도 크림 등을 한 모금 이상 마신 경우(체중 1kg당 1ml 이상), 섭취량을 모르는 경우

【만약을 위한 진료】 상기 이외의 알코올 함유 제품을 몇 모금 마신 경우(체중 1kg당 2ml 이상), 섭취량을 모르는 경우

▌해설

1. 제품에 대하여

- 주성분은 정제수, 알코올(주로 에탄올), 보습제(글리세린, 프로필렌글리콜, 1,3-부틸렌글리콜, 히알루론산 등), 유연제(식물유, 에스테르유)가 혼합되어 사용되며, 기타 계면활성제, 완충제, 증점제, 향료, 방부제, 착색제 등을 함유한다. 젤은 그밖에 겔화제(수용성 고분자), 유분 등을 함유한다.
- 산뜻한 사용감의 수렴화장수나 세정화장수는 에탄올을 10% 이상 함유한다. 특히 남성용의 여름용 로션이나 면도 크림 등은 에탄올을 50% 이상 함유한다.
- 촉촉한 사용감의 유연화장수나 민감 피부용 제품은 보습제인 글리세린이나 프로필렌글리콜류 등이 주성분으로 사용된다. 에탄올 함유량은 많아도 10% 정도이며, 무알코올임을 강조하는 제품이나 베이비 로션 등 에탄올을 함유하지 않은 제품도 많다.
- 약용으로 기재되어 있는 제품은 사용 목적에 따라 살균제(염화벤잘코늄, 이소프로필메틸페놀 등)나 항염증제(글리시리진산, 알란토인 등), 활력제(비타민·아미노산 유도체, 동식물 추출물 등), 미백

제(알부틴, 코지산, 비타민C 유도체 등), 캠퍼, 멘톨 등이 소량 배합되고, 의약외품에 해당한다.
- 선크림은 파라메톡시케이피산 유도체 등의 자외선 흡수제나 산화아연 등의 자외선 산란제를 수 % 함유한다.
- 유층/수층, 수층/분체와 같은 2층식 화장수는 사용 시 흔들어서 사용한다. 대표적인 제품으로 산화아연이나 카올린, 캠퍼 및 페놀을 함유한 진정 로션이 있다.
- 미용액(에센스)은 보습 성분이나 미백 성분 등을 농축하여 배합한 제품으로 화장수 타입 외 유화 타입이나 오일 타입이 있다.
- 화장품의 전 성분 표시는 배합량이 많은 성분 순서로 기재되며, 에탄올, 변성알코올이 앞에 기재되어 있으면 알코올 함유량이 많은 제품으로 추정할 수 있다.

2. 사고 발생 상황

▌ JPIC 수신 상황

연간 건수   약 200여 건(일반 93%, 의료기관 5%, 기타 2%)

환자 연령층   1세 미만 33%, 1~5세 58%, 20~64세 3%, 65세 이상 5%, 기타·불명 1%

사고 상황   소아나 치매가 있는 고령자의 잘못된 섭취 94%(아이가 베이비 로션이나 선크림, 부모의 화장수를 핥거나 마신 경우 등), 오용 5%(직접 만든 화장수를 페트병에 보관하여 모르고 마신 경우 등), 기타·불명 1%

증상 출현율   9%(구역질, 구토, 안면홍조, 불쾌감, 졸림 등)

▌ JPIC에서 파악한 의료기관 진료 예

【1986~2009년까지 24년간 파악한 소아(12세 이하)의 불의의 사고 사례】

화장수에 의한 사례는 79건으로 특별한 사례는 1건 있었다.

사례: 1살 11개월, 에탄올 함유 화장수를 잘못 삼켜서 의식장애, 저혈당, 저칼륨혈증이 나타났다.

【1986~2010년까지 25년간 파악한 고령자(65세 이상)의 불의의 사고 사례】

화장수에 의한 사례는 17건으로 특별한 사례는 2건 있었다.

사례: 81살, 치매가 있는 고령자였으며, 에탄올 함유 화장수와 고형 비누를 잘못 삼켜서 의식장애, 저혈압이 나타났다.

3. 독성

베이비 로션은 무독 또는 독성이 낮은 물질로 분류되므로, 소량~중등량의 섭취 시 사실상 해가 없다. 단지 제품의 맛이나 감촉에 의해 경도의 복부 불쾌감을 일으킬 가능성은 있다. 보디로션은 약한 소화기 자극물로 분류되며, 소량 섭취 시 보통 영향은 없지만, 있다 하더라도 극히 미약하다. 단, 알코올 함유 제품은 농도나 섭취량에 따라 에탄올의 독성을 고려할 필요가 있다.

에탄올

95~99%의 에탄올은 성인은 체중 1kg당 1ml의 섭취로 경증~중경증의 중독이, 소아는 1kg당 0.5ml에서 중독 증상이 발현한다고 알려져 있다. 단, 개인차는 크며, 중독량은 확립되어 있지 않다.

4. 중독학적 약리작용

알코올 함유 제품에서는 에탄올에 의한 작용이 주로 문제가 된다.

에탄올

점막 자극 작용, 중추신경 억제 작용

5. 증상

알코올 함유 제품을 섭취한 경우는 중추신경 억제에 의한 중독 증상이 나타날 가능성이 있다.

1) 경구

- 소아는 알코올 민감성이 높다. 특히, 유아·소아는 저혈당성 경련이 생길 가능성이 있기 때문에 혈당 저하에 주의가 필요하다.
- 혈중 알코올 농도

    0.01% 전후: 가벼운 취기, 상쾌한 기분

    0.05% 전후: 가벼운 어지러움

    0.10% 전후: 지각 능력 저하 및 반응 둔화

    0.15% 전후: 감정 불안정

    0.20% 전후: 비틀거림, 구역질, 구토, 정신착란

    0.30% 전후: 대화 불명료, 지각 상실, 시각의 흐트러짐

    0.40% 전후: 저체온, 저혈당, 근육 조절 부전, 경련, 동공산대

    0.70% 전후: 의식장애, 반사 감퇴, 깊은 혼수, 호흡부전, 사망

- 이 외의 증상은 피부홍조, 저혈압, 빈맥, 대사성산증, 케톤산증 등이 있다.
- 혼수가 12시간 이상 지속되면 예후 불량으로 여겨진다.
- 약용 성분을 함유한 제품을 대량으로 섭취한 경우는 약용 성분에 의한 중독 증상이 발현할 가능성이 있다.
- 알코올 비함유 제품의 경우는 소화기 증상을 일으키는 정도이다.
- 잘못 삼키면 화학성 폐렴을 일으킬 가능성이 있다.

2) 흡입

에탄올의 증기나 스프레이 제품의 미스트를 흡입하면 상기도의 자극에 의해 기침, 목 통증 등이 생길 수 있다.

3) 눈

알코올 함유 제품의 경우, 에탄올에 의한 일과성 통증이나 자극감이 있다.

4) 피부

알코올 함유 제품의 경우, 에탄올에 의한 자극 등이 생길 가능성이 있다.

6. 처치

에탄올의 중추신경 억제에 의한 증상이 발현한 경우는 급성 알코올 중독에 준하여 치료한다.

▌가정에서의 응급처치

1) 경구

① 제거: 입안에 남아 있는 것을 뱉게 한다. 소아나 고령자의 경우는 입안을 확인하여 제거하고, 닦아낸다.
② 헹굼: 입을 헹구고 가글한다. 가글할 수 없는 경우는 젖은 거즈로 닦아낸다.
③ 수분 섭취: 특별한 주의사항은 없다. 평상시처럼 섭취해도 좋다.

2) 흡입

신선한 공기가 있는 장소로 이동한다.

3) 눈

- 눈을 비비지 않도록 주의하고, 즉시 물로 씻는다.
- 콘택트렌즈를 착용하고 있는 경우, 쉽게 뺄 수 있으면 뺀다.

4) 피부

① 제거: 피부에 부착된 것을 제거하고 닦아낸다. 부착된 의복은 벗는다.
② 세척: 물로 충분히 씻는다.

▌ 의료기관에서의 처치

1) 경구

- 알코올 함유 제품을 대량으로 섭취한 후 1시간 이내이면 위세척을 고려한다. 필요에 따라서 수액, 산증의 보정, 호흡·순환 관리, 보온, 혈당을 확인한다. 중증일 경우는 혈액 투석이 유효하다.
- 불화나트륨 함유 의약품은 가용성 칼슘의 경구 투여(우유, 글루콘산칼슘, 젖산칼슘, 탄산칼슘 등)

2) 흡입

증상에 따라 산소 투여, 호흡 관리를 한다.

3) 눈

진료 전 눈 세척이 불충분하면 의료기관에서 충분히 세안한다.

7. 치료상의 주의점

1. 흡착제로서의 활성탄은 에탄올 및 불소 이온의 흡수를 저지하는 효과가 없다.
2. 혈액 투석은 자연 대사의 2~4배의 속도로 혈중에서 에탄올을 제거한다.
3. 에탄올 중독의 입원 기준
   - 성인: 중추신경 억제가 계속되는 경우, 호흡·순환 관리가 필요한 경우, 수액 등으로 신속하게 보정할 수 없는 알코올성 케톤산증이 있는 경우 등
   - 소아: 현저한 중추신경 억제, 경련, 산염기평형 이상, 저혈당의 경우 등

8. 체내 동태

에탄올

【흡수】 위, 소장에서 빠르게 흡수되며, 최고혈중농도 도달시간은 30분~2시간이다. 흡입이나 경피에 의해 흡수된다.

【대사】 간에서 아세트알데히드로 대사되며, 이후 초산으로 대사되어 물과 이산화탄소로 분해된다.

【배설】 약 5~10%는 미변화체로 날숨, 소변, 땀, 대변으로 배설된다.

06

크림류

유액, 크림, 오일

█ 개요

제품 피부에 수분, 보습 성분, 유분을 공급하는 스킨케어 화장품이다. 유액과 크림은 유분을
기본 성분으로 하며, 계면활성제, 보습제, 방부제 등을 첨가한 제품이다. 유액은 크림보다 유분
량이 적고 유동성이 높다. 베이비오일이나 미용 오일 등은 미네랄 오일이나 올리브유 등의 유분
이 대부분을 차지한다. 선크림은 자외선 흡수제나 자외선 산란제를 함유한다. 약용으로 기재되
어 있는 제품은 의약외품에 해당하며, 항염증제, 활력제, 미백제, 각질용해제(요소 등), 캠퍼
(camphor) 등이 배합되어 있다. 또한, 캠퍼나 기타 약용 성분이 함유되어 있지만 일반의약품으
로 분류되는 크림도 있으며, 제품표시의 확인이 필요하다.

문제가 되는 성분과 증상 소량 섭취 시 보통 증상이 발현하지 않지만, 있다 하더라도 극히 미약
하다. 대량 섭취한 경우, 유분에 의한 구역질, 구토, 설사 등의 소화기 증상이 일어날 가능성이
있다. 또한, 캠퍼나 기타 약효 성분을 함유한 일반의약품이나 약용 크림을 섭취한 경우는 주의
가 필요하다.

JPIC 수신 상황 연간 약 600여 건의 문의가 있으며, 소아나 치매가 있는 고령자의 잘못된 섭취
가 대부분이다.

초기 대응을 위한 확인 사항

1. 제품

- 종류·형태(유액, 크림, 오일, 베이비오일, 선크림 등). 일반의약품이나 의약외품은 아닌가?
- 제품표시 성분, 특히 캠퍼의 유무
- 용기(병, 튜브, 입이 넓은 용기 등)

2. 노출 상황·경로

- 잘못 섭취한 경우, 핥은 정도인가, 제품이 든 용기에서 바로 마셨는가?
- 용기에서 바로 마신 경우, 용기의 용량이 어느 정도 줄어들었는가?
- 눈에 들어갔을 가능성은 없는가?

3. 환자 상태·증상

- 구토, 설사 등의 소화기 증상은 없는가?
- 기침, 사레 등 기관에 들어가지 않았는가?
- 눈의 위화감, 통증, 충혈, 눈물 흘림은 없는가?

초기 대응 포인트

1. 경구 노출

입안의 물질을 제거하고, 입을 헹군다.

【즉시 진료】

- 경련 등의 전신 증상이 있는 경우, 기침 등 잘못 삼켰을 가능성이 있는 경우
- 증상이 없어도 일반의약품을 마신 경우, 캠퍼를 함유한 약용 크림을 몇 모금 먹었을 가능성이 있는 경우

【만약을 위한 진료】 구토, 설사, 복통 등 소화기 증상이 있는 경우

【경과 관찰】

- 일반의약품을 핥기만 하고 증상이 없는 경우
- 캠퍼를 함유한 약용 크림을 핥거나 한 모금 마신 정도로 증상이 없는 경우
- 캠퍼를 함유하지 않은 약용 크림, 화장품으로 분류되는 크림, 오일, 유액을 잘못 섭취했거나 증상이 없는 경우

2. 흡입한 경우

제품의 물리적·화학적 특성상 흡입해서 문제가 된다고 생각하기는 어렵다.

3. 눈에 들어간 경우

눈을 비비지 않도록 주의하여, 즉시 눈을 씻는다.

【즉시 진료】 눈 뜨기 곤란한 경우, 눈 씻기가 어려운 경우, 콘택트렌즈가 빠지지 않는 경우

【만약을 위한 진료】 눈을 씻은 후에도 통증, 충혈이 있는 경우

4. 피부 노출

제품 성질상 피부에 묻어서 문제가 된다고 생각하기는 어렵다.

▌ 해설

1. 제품에 대하여

- 보습이나 유연을 목적으로 피부에 수분, 보습 성분, 유분을 공급하는 스킨 케어 화장품이다. 얼굴이나 손뿐 아니라 전신에 사용하는 제품도 있다.
- 유액과 크림은 유분, 수성 성분, 계면활성제, 킬레이트제, 방부제, 향료 등을 함유한 에멀전으로, 유액은 크림보다 유분량이 적고, 유동성이 높다.
- 유분으로는 바셀린, 스쿠알렌, 유동파라핀, 올리브유, 호호바유, 라놀린, 지방산, 고급알코올, 실리콘 오일 등이, 수성 성분으로는 보습제(글리세린, 프로필렌글리콜, 폴리에틸렌글리콜 등), 알코올, 물이 사용된다.
- 베이비오일이나 미용 오일 등은 미네랄 오일이나 올리브유와 같은 유분이 대부분을 차지한다.
- 선크림은 파라메톡시케이피산 유도체 등의 자외선 흡수제나 산화아연, 산화티탄 등의 자외선 산란제를 10% 전후 함유한다.
- 약용으로 기재되어 있는 제품은 사용 목적에 따라 항염증제(글리시리진산, 알라토인 등), 활력제(비타민·아미노산 유도체, 동식물 추출물 등), 미백제(알부틴, 코지산, 비타민C 유도체 등), 각질용해제(요소 등), 캠퍼 등이 배합되며, 의약외품에 해당한다.
- 캠퍼의 배합량은 의약외품 크림류에서 1% 이하 정도이지만, 캠퍼가 유효 성분의 주체일 경우(살갗이 튼 곳, 바르는 감기약 등)는 5% 이상 함유한 제품도 있다. 또한 일반의약품의 바르는 약은 25% 정도 함유한 제품도 있으므로 포장이나 설명서의 기록 사항을 확인할 필요가 있다.

2. 사고 발생 상황

▐ JPIC 수신 상황

연간 건수　　약 600여 건(일반 95%, 의료기관 3%, 기타 2%)

환자 연령층　1세 미만 39%, 1~5세 57%, 65세 이상 3%, 기타·불명 1%

사고 상황　　소아나 치매가 있는 고령자의 잘못된 섭취 99%, 기타·불명 1%(치매가 있는 고령
　　　　　　자가 대량으로 먹은 경우)

증상 출현율　6%(구토, 기침 소리, 구역질, 설사 등)

▐ JPIC 에서 파악한 의료기관 진료 예

【1986~2009년까지 24년간 파악한 소아(12세 이하)의 불의의 사고 사례】

화장수 이외의 기초화장품과 선크림, 선크림용 화장품의 합계 172건 중, 중대한 사례는 2건
으로 모두 오일(베이비오일, 선오일)을 잘못 마신 사례였다.

【1986~2010년까지 25년간 파악한 고령자(65세 이상)의 불의의 사고 사례】

* 기초화장품에서 크림 18건, 유액 11건, 기타 기초화장품 3건, 선크림, 선크림용 화장품 1건
  중, 중대한 사례는 크림의 잘못된 섭취에 의한 소화기 증상, 졸림이 1건 있었다.
* 캠퍼를 유효 성분으로 하는 일반의약품의 외용약(크림)에서는 15건 중 6건이 중대한 사례
  로, 경련이나 부정맥, 호흡 정지 등이 나타나, 입원 치료가 필요했다.

  사례: 87살, 치매가 있는 고령자가 가벼운 동상이나 살갗이 거칠어질 때 사용하는 약(캠퍼
  함유)을 용기에서 꺼내 20~30g가량 잘못 섭취했다. 2시간 30분 후 경련이 일어났다.

▐ 문헌 보고 사례

캠퍼를 함유한 연고를 4세 유아가 대량으로 삼킨 후, 5시간 후 구토했다. 이후 증상 없이 회복한
듯 보였다가 4시간 후에 갑자기 강직성경련이 나타났다는 보고가 있다(Ruha AM, et al.: Acad
Emerg Med 2003; 10: 691).

3. 독성

크림은 약한 소화기 자극물로 분류되므로, 소량 섭취 시 보통 영향은 없지만, 있다 하더라도 극
히 미약하다. 대량 섭취한 경우, 유분에 의한 일과성 구역질, 구토, 설사 등의 소화기 증상이 일

어날 가능성이 있다. 캠퍼 함유 제품을 대량 섭취한 경우는 캠퍼의 독성을 고려할 필요가 있다.

캠퍼

중독량과 치사량은 확립되어 있지 않지만, 체중 1kg당 30mg 이상 섭취 시 중독이 일어날 가능성이 있다.

4. 중독학적 약리작용

1) 유분

소화관 점막 자극 작용, 완하 작용

2) 캠퍼

피부·점막에 대한 국소 자극 작용, 중추신경 억제 작용

5. 증상

캠퍼 함유 제품을 대량 섭취한 경우는 캠퍼에 의한 중독을 고려해야 한다.

1) 경구

【캠퍼 비함유 크림, 유액, 오일】
- 소량 섭취 시 보통 증상은 나타나지 않지만, 있다 하더라도 극히 미약하다.
- 대량 섭취한 경우에는 일과성 구역질, 구토, 설사 등의 소화기 증상이 나타날 가능성이 있다.
- 잘못 삼키면 화학성 폐렴을 일으킬 가능성이 있다. 특히, 오일의 경우는 주의가 필요하다.

【캠퍼 함유 제품】
- 핥거나, 소량 마신 정도일 때는 소화기 자극 증상(구강~상부 소화관의 작열감, 구역질, 구토).
- 섭취량에 따라 소화기 자극 증상뿐만 아니라 중추 자극 증상(흥분, 경련 등)이 일어나며, 이후 중추 억제에 의한 호흡부전, 혼수상태가 나타난다.
- 캠퍼는 보통 섭취 후 5~15분 이내에 증상이 발현한다. 정점은 90분 이내이지만, 크림은 유분에 용해한 상태이기 때문에 흡수가 잘되어 증상이 빠르게 발현할 가능성이 있다.

2) 눈

자극은 있지만, 특별한 장애는 보고된 바 없다.

6. 처치

캠퍼 함유 제품을 대량으로 섭취한 경우는 캠퍼에 의한 중독을 고려한다.

▌ 가정에서의 응급처치

1) 경구

【금기】 오일의 경우, 토하게 하지 않는다.

【이유】 화학성 폐렴을 일으키기 쉽기 때문이다.

① 제거: 입안에 남아 있는 것을 뱉게 한다. 소아나 고령자의 경우는 입안을 확인하여 제거하고 닦아낸다.

② 헹굼: 물로 입안을 헹구고 가글한다. 가글할 수 없는 경우는 젖은 거즈로 닦아낸다.

③ 수분 섭취: 오일의 경우 적극적인 수분 공급은 피하는 것이 좋다(억지로 마시게 하여 구토를 유발하지 않도록 주의한다). 그 밖의 제품은 특별한 주의사항은 없다.

2) 눈

• 눈을 비비지 않도록 주의하고, 즉시 물로 씻는다.

• 콘택트렌즈를 착용하고 있는 경우, 쉽게 뺄 수 있으면 뺀다.

▌ 의료기관에서의 처치

1) 경구

• 특별한 치료법은 없고, 대증치료를 한다.

• 캠퍼 함유 제품을 대량으로 섭취한 경우, 캠퍼에 의한 중독을 고려하여 경련에 대비한다.

  【금기】 구토(캠퍼는 경련을 유도할 가능성이 있다)

2) 눈

진료 전 눈 세척이 불충분하면 의료기관에서 충분히 세안한다.

7. 치료상의 주의점

1) 캠퍼 함유 제품을 잘못 섭취한 경우

경련에 대한 대비와 호흡 관리를 즉각 실시할 수 있는 상태에서 경과 관찰이 중요하다. 일반적으로 6~8시간 관찰해서 증상이 나타나지 않으면 경과 관찰을 중지해도 좋다.

2) 오일을 잘못 섭취한 경우

잘못 삼키지 않는 것이 중요하며, 구토를 유발하면 안 된다.

8. 체내 동태

캠퍼

【흡수】 소화기에서 잘 흡수된다.

【배설】 폐에서도 배설된다(호흡 냄새로 진단 가능).

화장품류/메이크업

07

파우더류

파운데이션, 아이섀도, 블러셔, 베이비파우더

▌개요

제품 파운데이션은 기미나 주근깨 등을 숨기고 피부를 아름답게 보이게 하고, 자외선이나 건조함 등으로부터 피부를 보호하는 화장품이다. 아이섀도와 블러셔는 색에 따라 음영을 넣어 얼굴을 입체적으로 보이게 하는 포인트 메이크업 용품이다. 파우더(분), 가루를 굳힌 프레스드(고형), 스틱, 크림, 액체 등 다양한 형태가 있으며, 사용 부위에 맞추어 다양한 제품이 판매되고 있다. 베이비파우더는 활석을 주성분으로 하고, 피부병 예방 등을 목적으로 산화아연 등의 살균제가 배합된 제품이 있고, 활석 비함유 제품 중에는 옥수수 전분 등을 사용한 제품도 있다.

문제가 되는 성분과 증상 베이비파우더 등의 파우더 제품을 사용할 경우, 호흡기 증상에 주의가 필요하다.

JPIC 수신 상황 연간 약 120여 건의 문의가 있으며, 소아의 잘못된 섭취와 베이비파우더를 흡입한 경우, 아이섀도용 메이크업 파우더가 눈에 들어간 사고 등이 대부분이다.

제품에 따라 성분이 다르므로 제품표시, 형태, 사용 방법 등을 가능한 한 정확히 확인한다.

1. 제품

- 종류(파운데이션, 아이섀도, 블러셔, 베이비파우더 등)
- 형태(파우더, 프레스드, 스틱, 크림, 액체 등)
- 성분(유분을 함유한 제품인가, 파우더이면 활석 비함유 제품인가 등)

2. 노출 상황·경로

- 잘못 섭취한 경우, 핥은 정도인가, 제품이 든 용기에서 바로 마셨는가?
- 흡입했을 가능성은 없는가? 머리에 뒤집어써 들어가거나, 눈에 들어가지는 않았는가?

3. 환자 상태·증상

- 구역질, 구토, 복통 등의 소화기 증상은 없는가?
- 기침, 호흡곤란은 없는가, 천식 등의 기저질환은 없는가?
- 눈의 위화감, 통증, 충혈, 눈물 흘림은 없는가?

초기 대응 포인트

베이비파우더 등을 흡입한 경우는 주의가 필요하다.

1. 경구 노출

입안의 물질을 제거하고, 입을 헹군다.

【만약을 위한 진료】 구역질, 구토, 복통이 있는 경우

2. 흡입한 경우

【즉시 진료】 분말을 흡입하여 기침이나 천식이 있는 경우

3. 눈에 들어간 경우

눈을 비비지 않도록 주의하여, 즉시 눈을 씻는다.

【즉시 진료】 눈 뜨기 곤란한 경우, 이물감이 있는 경우, 눈 씻기가 어려운 경우, 콘택트렌즈가 빠지지 않는 경우

【만약을 위한 진료】 눈을 씻은 후에도 통증, 충혈이 있는 경우

4. 피부에 부착한 경우

제품 성질상 피부에 묻어서 문제가 된다고 생각하기는 어렵다.

▌해설

1. 제품에 대하여

- 파운데이션은 기미나 주근깨 등을 숨기고 피부를 아름답게 보이게 한다. 자외선이나 건조함 등으로부터 피부를 보호하는 기초 메이크업 제품이며, 아이섀도는 색에 따라 음영을 넣어 얼굴을 입체적으로 보이게 하는 포인트 메이크업 용품이다.
- 파우더(분), 가루를 굳힌 프레스드(고형), 스틱, 크림, 액체 등 다양한 형태가 있으며 사용 부위에 맞추어 다양한 제품이 판매되고 있다. 파우더와 프레스드는 분체가 80~90%를 차지하며 스틱과 크림, 액체는 분체를 다양한 기제에 분산시킨 제품이다.
- 기제는 유동파라핀, 바세린, 밀랍, 스쿠알렌, 탄화수소계 왁스 등의 유분, 글리세린이나 프로필렌글리콜 등의 보습제, 계면활성제, 탄화수소 등으로 구성된다. 스틱이나 크림 등 유성 타입은 기제가 50% 이상을 차지한다. 액체나 유화 타입의 크림 제품은 기제로서 유분 이외에 수지 에멀전이나 정제수가 배합되며, 80~90%를 차지한다.
- 선크림은 자외선 흡수제(메톡시시너메이트 유도체)나 자외선 산란제(산화아연, 산화티탄 등)를 10% 전후 배합한다.
- 베이비파우더는 활석이 주성분이고 피부병 예방 등을 목적으로 산화아연과 같은 살균제가 적당량 배합된 제품도 있다. 활석 비함유 제품 중에는 옥수수 전분 등을 사용한 제품도 있다.

2. 사고 발생 상황

▌JPIC 수신 상황

연간 건수	약 120여 건(일반 97%, 의료기관 2%, 기타 1%)
환자 연령층	1세 미만 41%, 1~5세 57%, 20~64세 1%, 65세 이상 1%
사고 상황	소아나 치매가 있는 고령자의 잘못된 섭취 99%(흩어진 베이비파우더를 흡입했거나 눈에 들어간 경우 등), 기타·불명 1%
증상 출현율	6%(목의 위화감, 기침소리, 구역질, 구토, 눈의 충혈 등)

■ JPIC 에서 파악한 의료기관 진료 예

【1986~2009년까지 24년간 파악한 소아(12세 이하)의 불의의 사고 사례】

파우더류에 의한 사례는 7건으로 심각한 사례는 1건 있었다.

사례: 유아가 활석이 함유된 베이비파우더를 흡입하여 기침, 호흡곤란, 흡인성 폐렴을 보였다.

【1986~2010년까지 25년간 파악한 고령자(65세 이상)의 불의의 사고 사례】

파우더류에 의한 사례는 1건으로 심각한 사례는 없었다.

3. 독성

베이비파우더나 메이크업 용품은 무독 또는 독성이 낮은 물질로 분류되므로, 소량~중등량 섭취 시 사실상 독성이 없다. 단, 제품의 맛이나 감촉에 의해 가벼운 복부 불쾌감을 일으킬 가능성이 있다. 베이비파우더의 분체를 흡입한 경우는 입원이 필요할 때도 있다.

1) 활석

흡입한 경우, 극히 소량이라도 입원이 필요할 정도로 호흡기 증상을 일으킬 수 있다. 치명적인 호흡부전에 이를 수도 있다.

2) 유분

유분을 함유한 제품을 대량 섭취한 경우, 유분에 의한 일과성 구역질, 구토, 설사 등의 소화기 증상이 일어날 가능성이 있다.

4. 중독학적 약리작용

1) 활석

활석은 비교적 불활성인 불용성 결정 분말로 자극 작용은 없지만, 흡입되어 기도 점막에 침착한 활석 입자의 물리적 자극으로 강한 염증을 일으킨다. 운모, 카오린도 같은 작용이 있다.

2) 유분

소화관 점막 자극 작용, 완하 작용

5. 증상

1) 경구

- 소량 섭취 시 보통 증상이 나타나지 않지만, 있다 하더라도 극히 미약하다.
- 유분을 함유한 제품을 대량 섭취한 경우, 일과성 구역질, 구토, 설사 등의 소화기 증상이 나타날 가능성이 있다.

2) 흡입

- 기침, 호흡곤란, 재채기, 구토 등
- 특히, 활석은 빈맥, 빠른 호흡, 청색증을 야기하며, 수 시간 뒤에 폐수종을 일으킨다. 대량 흡입 시에는 질식할 가능성이 있다.

3) 눈

활석은 충혈과 통증을 일으킬 가능성이 있다.

6. 처치

베이비파우더 등을 흡입한 경우에는 주의가 필요하다.

▌가정에서의 응급처치

1) 경구

① 제거: 입안에 남아 있는 것을 뱉게 한다. 소아나 고령자의 경우는 입안을 확인하여 제거하고, 닦아낸다.
② 헹굼: 물로 입을 헹구고 가글한다. 가글할 수 없는 경우는 젖은 거즈로 닦아낸다.
③ 수분 섭취: 특별한 주의사항은 없다. 대증치료에 따른다.

2) 흡입

신선한 공기가 있는 장소로 이동한다.

3) 눈

- 눈을 비비지 않도록 주의하고, 즉시 물로 씻는다.
- 콘택트렌즈를 착용하고 있는 경우, 쉽게 뺄 수 있으면 뺀다.

▌ 의료기관에서의 처치

1) 경구

특별한 치료법은 없다. 대증치료를 한다.

2) 흡입

- 구강을 관찰하고, 호흡기 증상이 없는지 확인한다.
- 증상에 따라 산소 투여, 호흡 관리를 한다.

3) 눈

진료 전 눈 세척이 불충분하면 의료기관에서 충분히 세안한다.

7. 치료상의 주의점

흡입한 것이 확실하다면, 진료 전에 증상이 없더라도 호흡기 증상이 지연되어 나타날 경우도 고려하여 대응한다.

08

입술연지류

립스틱, 립크림

▮ 개요

제품 입술에 색을 칠하여 빛나고 촉촉한 느낌을 주는 것을 비롯하여 입술 보호 기능을 병용한 제품이 많다. 형태는 주로 스틱형이지만 크림형, 젤형도 있다. 성분은 유성기제에 안료, 착색제 등을 적당량 첨가한 것이다.

문제가 되는 성분과 증상 소량 섭취 시 보통 증상이 나타나지 않고, 있다 하더라도 극히 미약하다. 대량 섭취한 경우는 유분에 의한 구역질, 구토, 설사 등의 소화기 증상이 일어날 가능성이 있다. 의약외품의 약용 립크림 중에는 캠퍼를 1% 정도 함유한 제품이 있으므로 주의가 필요하다.

JPIC 수신 상황 연간 약 200여 건의 문의가 있으며, 소아의 잘못된 섭취가 대부분이다.

초기 대응을 위한 확인 사항

1. 제품

- 종류(립스틱, 립크림, 약용 립크림 등)
- 형태(스틱형, 크림형, 젤형, 펜슬형 등)
- 성분(약용 립크림의 경우, 캠퍼를 함유하고 있는가, 아닌가?)

2. 노출 상황·경로

잘못 섭취한 경우, 핥은 정도인가, 제품이 든 용기에서 바로 먹었는가, 몇 개를 먹었는가?

3. 환자 상태·증상

- 구토, 설사 등 소화기 증상은 없는가?
- 기침, 사레 등 기관에 들어가지 않았는가?

초기 대응 포인트

1. 경구 노출

토하게 하지 말고, 입안의 물질을 제거하여, 입을 헹군다.

【즉시 진료】
- 경련 등의 전신 경련이 있는 경우, 기침 등 잘못 삼켰을 가능성이 경우
- 증상은 없더라도 캠퍼 함유 약용 립크림을 몇 개 먹었을 가능성이 경우

【만약을 위한 진료】 구토, 설사, 복통 등의 소화기 증상이 있는 경우

【경과 관찰】
- 캠퍼 함유 약용 립크림을 소량 잘못 섭취하고 증상이 없는 경우
- 립스틱 또는 캠퍼 비함유 립크림을 먹고, 증상이 없는 경우

2. 흡입한 경우

제품의 물리적·화학적 성질상 흡입해서 문제가 된다고 생각하기는 어렵다.

3. 눈에 들어간 경우

제품의 성질상 눈에 들어가서 문제가 된다고 생각하기는 어렵다.

4. 피부에 부착한 경우

제품 성질상 피부에 묻어서 문제가 된다고 생각하기는 어렵다.

해설

1. 제품에 대하여

- 립스틱이나 립글로스는 입술에 색을 칠하는 것뿐만 아니라, 입술 케어의 기능을 가진 제품이 많다.
- 1개 5g 전후의 스틱형이 주류이지만, 손가락이나 립브러시로 바르는 크림형이나 젤형 제품도 있다.
- 성분은 유성기제(80~95% 함유)와 착색제로, 착색제가 배합되어 있지 않은 립크림도 있다.
- 유성기제는 상온에서 고체형의 왁스류(카르나우바 왁스, 밀랍, 칸데릴라 왁스, 목랍, 고형파라핀 등)나 히마시오일, 올리브유, 호호바유, 라놀린 등의 유지, 바셀린, 유동파라핀 등의 탄화수소류가 사용된다.
- 착색제는 일본 정부에서 법령으로 정한 화장용 타르색소가 사용되며, 밝기를 조절하기 위해 이산화티탄이나 산화아연 등의 안료도 배합된다.
- 약용 립크림에는 캠퍼(1% 이하)를 함유한 제품도 있다.
- 자외선으로부터 입술을 보호하기 위해 메톡시시너메이트 유도체 등의 자외선 흡수제(수 %)를 배합한 제품도 있다.

2. 사고 발생 상황

▌JPIC 수신 상황

연간 건수   약 200여 건(일반 98%, 의료기관 1%, 기타 1%)
환자 연령층   5세 이하 99%, 기타·불명 1%
사고 상황   소아의 잘못된 섭취 100%
증상 출현율   5%(구토, 기침 소리, 구역질, 설사 등)

▌JPIC에서 파악한 의료기관 진료 예

【1986~2009년까지 24년간 파악한 소아(12세 이하)의 불의의 사고 사례】
립스틱 등에 의한 사례는 5건으로 중대한 사례는 없었다.

【1986~2010년까지 25년간 파악한 고령자(65세 이상)의 불의의 사고 사례】
립스틱 등에 의한 사례는 없었다.

3. 독성

캠퍼 비함유 립스틱, 립크림은 무독 또는 독성이 낮은 물질로 분류되므로, 소량~중등량의 섭취로는 사실상 독성이 없다. 단, 제품의 맛이나 감촉에 의한 가벼운 복부 불쾌감이 일어날 가능성이 있다. 캠퍼 함유 제품을 대량으로 잘못 섭취한 경우는 캠퍼의 독성을 고려할 필요가 있다.

캠퍼

중독량과 치사량은 확립되어 있지 않지만, 체중 1kg당 30mg 이상의 섭취로 중증의 중독이 일어날 가능성이 있다(체중 10kg일 경우, 1개 5g, 캠퍼 1% 함유 제품을 6개 이상).

4. 중독학적 약리작용

1) 유분
소화관 점막 자극 작용, 완하 작용

2) 캠퍼
피부·점막에 대한 국소 자극 작용, 중추신경 자극 작용

5. 증상

캠퍼 함유 제품 몇 개를 섭취한 경우는 캠퍼에 의한 중독을 고려한다.

1) 경구
【립스틱, 캠퍼 비함유 립크림】
• 소량 섭취 시 보통은 증상이 나타나지 않지만, 있다 하더라도 극히 미약하다.
• 대량 섭취 시 일과성 구역질, 구토, 설사 등의 소화기 증상이 일어날 가능성이 있다.

【캠퍼 함유 립크림】

- 핥거나 소량 섭취한 정도로는 소화기 자극 증상(구강~상부 소화관의 작열감, 구역질, 구토)
- 몇 개를 섭취한 경우는 소화기 자극 증상 및 중추 자극 증상(흥분, 경련 등)이 나타나며, 증상이 계속되면 중추 억제에 의한 호흡부전, 혼수가 나타난다.
- 캠퍼는 보통 섭취 후 5~15분 이내에 증상이 나타나며, 피크는 90분 이내이지만, 립크림은 유분에 용해된 상태이기 때문에 흡수가 잘되어 증상이 빠르게 발현할 가능성이 있다.

6. 처치

보통은 처치가 필요 없지만, 캠퍼 함유 제품을 대량 섭취한 경우는 캠퍼에 의한 중독을 고려한다.

▌ 가정에서의 응급처치

경구

【금기】 토하게 해서는 안 된다.

【이유】 캠퍼 함유 제품은 경련을 유도할 가능성이 있기 때문이다.

① 제거: 입안에 남아 있는 것을 뱉게 한다. 소아나 고령자의 경우는 입안을 확인하여 제거하고, 닦아낸다.

② 헹굼: 물로 입을 헹구고 가글한다. 가글할 수 없는 경우는 젖은 거즈로 닦아낸다.

③ 수분 섭취: 특별한 주의사항은 없다. 대증치료에 따른다.

▌ 의료기관에서의 처치

경구

- 특별한 치료법은 없다. 대증치료를 한다.
- 캠퍼 함유 제품을 대량 섭취한 경우는 캠퍼에 의한 중독을 고려하여 경련에 대비한다.

  【금기】 구토(캠퍼는 경련을 유발할 가능성이 있다).

7. 치료상의 주의점

캠퍼 함유 제품을 대량으로 잘못 섭취한 경우

경련에 대한 대비와 호흡 관리를 즉시 할 수 있는 상태에서 경과 관찰이 필요하다. 일반적으로 6~8시간 관찰하여 증상이 나타나지 않으면 경과 관찰을 중지해도 좋다.

8. 체내 동태

캠퍼

【흡수】 소화기에서 잘 흡수된다.

【배설】 폐에서도 배설된다(호흡 냄새로 진단이 가능).

09

매니큐어류

매니큐어, 네일 리무버, 매니큐어 희석액

█ 개요

제품　매니큐어는 손톱을 보호하고 손가락 끝을 아름답게 하기 위한 화장품이다. 착색 성분과 아크릴수지나 니트로셀룰로오스를 아세톤, 초산에틸, 초산부틸 등의 용제에 녹인 것으로, 적당한 점성과 용제 특유의 냄새가 있다. 매니큐어를 제거하는 제광액이나 매니큐어 희석액은 매니큐어액과 같은 용제를 사용하지만, 에탄올을 주성분으로 한 아세톤 프리로 기재된 제광액도 있다.

문제가 되는 성분과 증상　경구 섭취나 장시간 흡입, 광범위한 경피 노출 시 용제의 아세톤 등에 의한 피부·점막 자극 작용과 중추신경 억제 작용이 문제가 된다. 토하게 하면 용제를 잘못 삼켜 화학성 폐렴을 일으킬 수 있다.

JPIC 수신 상황　연간 약 400여 건의 문의가 있으며, 5세 이하의 잘못된 섭취가 90%를 차지한다. 소아나 치매가 있는 고령자가 잘못 섭취하여 입원한 사례가 있다.

1. 제품

- 종류(매니큐어, 베이스코트, 톱코트, 제광액, 희석액, 완구용 매니큐어 등)
- 형태(액체, 시트, 크림, 젤 등)
- 제품표시의 성분(아세톤 함유인가, 아세톤 프리인가?), 함유율(성분표시의 표시 순서)

2. 노출 상황·경로

- 잘못 섭취한 경우, 솔이나 병에 입이 닿은 정도인가, 제품이 든 용기에서 바로 마셨는가?
- 대량으로 마신 경우, 용기의 용량이 어느 정도 줄어들었는가?
- 들이마셨을 가능성은 없는가, 들이마신 시간은 어느 정도인가? 환기 상태
- 눈에 들어가지는 않았는가?

3. 환자 상태·증상

- 입에서 냄새가 나는가? 구강·후두의 발적·자극감, 구역질, 구토, 비틀거림, 의식장애는 없는가?
- 기침, 호흡곤란은 없는가, 기관에 들어가지 않았는가?
- 눈의 위화감, 통증, 충혈, 눈물 흘림은 없는가?
- 피부 통증, 발적, 발진, 수포는 없는가?

1. 경구 노출

토하게 하지 말고, 입안의 물질을 제거하고 입을 헹군다.

【즉시 진료】
- 의식장애 등의 전신 증상이 있는 경우, 기침 등 잘못 삼켰을 가능성이 있는 경우
- 증상이 없더라도 알코올 함유율이 높은 제품을 한 모금 이상 마신 경우(체중 1kg당 1ml 이상), 섭취량이 불확실한 경우

【만약을 위한 진료】
- 구강·인두의 발적, 자극, 구역질, 구토 등이 있는 경우
- 증상이 없더라도 매니큐어액이나 제광액을 마신 것이 확실한 경우

【경과 관찰】 핥은 정도로 증상이 없는 경우

2. 흡입한 경우

【만약을 위한 진료】 목 통증, 불쾌감, 두통, 기침이 있고, 신선한 공기를 마셔도 개선되지 않는 경우

3. 눈에 들어간 경우

눈을 비비지 않도록 주의하여, 즉시 눈을 씻는다.

【즉시 진료】 눈 뜨기 곤란한 경우, 눈 씻기가 어려운 경우, 콘택트렌즈가 빠지지 않는 경우

【만약을 위한 진료】 눈을 씻은 후에도 통증, 충혈이 있는 경우

4. 피부 노출

부착한 의복을 벗기고 충분히 세척한다.

【만약을 위한 진료】 세척 후에도 발적, 통증, 발진이 있는 경우

▌해설

1. 제품에 대하여

1) 매니큐어, 베이스코트, 톱코트, 완구용 매니큐어

- 매니큐어액은 안료나 펄 제 등의 착색 성분과 아크릴수지나 니트로셀룰로오스(10~20% 함유)를 용제에 용해시킨 것으로, 적당한 점성과 용제 특유의 냄새가 있다.
- 15~20ml 정도로 용량이 작은 병 제품이 많고 뚜껑의 안쪽에 부착된 솔로 손톱에 바른 후, 용제를 건조시켜 손톱에 도막을 형성시킨다.
- 용제로는 아세톤, 초산에스테르류(초산에틸, 초산부틸), 메틸이소부틸케톤, 셀로솔브 등을 혼합한 것이 사용되고, 함유량이 많은 것은 80% 전후를 함유한다. 수지의 조용제로 에탄올, 부틸알코올 등의 알코올류(약 10~20%), 가소제(캠퍼나 아세틸트리부틸시트레이트 등)를 소량 함유한다.
- 매니큐어의 접착성을 향상시키는 베이스코트나 매니큐어의 유지를 좋게 하는 톱코트의 성분도 매니큐어와 거의 같다.
- 완구용 매니큐어로 판매되고 있는 제품은 수성 타입으로, 용제로 에탄올(40% 이하)을 함유한 제품이 많다.

2) 제광액, 매니큐어 희석액

- 매니큐어를 제거하는 제광액(에나멜 제거제) 및 점도가 너무 높아졌을 때 사용하는 매니큐어 희석액은 매니큐어액과 동일한 유기용제의 혼합물이 대부분을 차지한다.
- 아세톤을 함유하지 않고 에탄올이나 탄산프로필렌을 주성분으로 한, '아세톤 프리'라고 표기된 제광액도 있다.

- 매니큐어와 달리 점성이 낮은(한 병에 수백 ml) 제품도 있다. 1회분의 제광액을 부직포 등에 침투시킨 시트 타입 제품도 있다.
- 벤토나이트 등을 배합하여 용제로 띄운 수지를 흡착하여 떨어뜨리는 크림 타입 제품도 판매되고 있다.

3) 젤 네일

손톱에 바른 젤 상의 아크릴계 수지에 UV 라이트를 조사하여 경화시킨 것으로, 매니큐어에 비해 유지 기간이 길다. 소프트젤을 사용하는 제거제는 아세톤을 함유한다.

2. 사고 발생 상황

▌JPIC 수신 상황

연간 건수	약 400여 건(일반 94%, 의료기관 6%)
환자 연령층	1세 미만 20%, 1~5세 74%, 20~64세 3%, 기타·불명 3%
사고 상황	소아나 치매가 있는 고령자의 잘못된 섭취 96%(제품이 묻은 손을 핥았거나 병에 입을 댄 경우, 손에 묻은 경우 등), 오용 3%(사용 시 잘못하여 얼굴에 묻은 경우 , 눈에 들어간 경우 등), 기타·불명 1%
증상 출현율	15%(구강 위화감, 기침, 구역질, 구토, 졸림, 눈의 통증·충혈, 피부발적·홍반 등)

▌JPIC 에서 파악한 의료기관 진료 예

【1986~2009년까지 24년간 파악한 소아(12세 이하)의 불의의 사고 사례】
- 매니큐어에 의한 사례는 69건으로 중대한 사례는 없었다.
- 제광액에 의한 사례는 86건으로 중대한 사례는 2건 있었다.

사례: 1세 4개월, 제광액을 잘못 섭취하여 섭취 7시간 후 발열, 빈맥, 호흡곤란, 천명이 나타났다.

사례: 1세 11개월, 제광액을 잘못 섭취했으나 무증상이었다. 하지만 대사성 산성혈액증, 혈중 케톤체의 상승이 나타났다.

【1986~2010년까지 25년간 파악한 고령자(65세 이상)의 불의의 사고 사례】
매니큐어 및 제광액에 의한 사례는 4건으로 심각한 사례는 1건 있었다.
사례: 78세, 당뇨병에 의한 시력장애가 있는 상태에서 매니큐어를 안약으로 착각하여 점안했

다. 결막 충혈, 각막의 미란(표층에 국한된 얕은 수준의 피부 궤양) 등이 나타났다.

▌ 문헌 보고 예

- 경구: 2세 6개월 유아가 제광액(65% 아세톤, 10% 이소프로필알코올)을 180ml 섭취하여 심각한 중독 증상(경련, 중추·호흡 억제, 저체온, 고혈당, 케톤혈증, 산성혈액증)이 나타났다는 보고가 있다 (Gamis AS, et al.: Prediatr Emerg Care 1988; 4: 24-26).
- 흡입: 환기가 되지 않는 공간에서 엄마가 100ml 제광액 병을 15분 정도 열어둔 후, 손발에 제 광액을 사용했다. 이후, 그 옆에서 12시간 정도 잠자던 아이에게 구역질, 구토, 졸림이 나타났 다는 보고가 있다(일본소아과학회 어린이의 생활환경개선위원회: 2012; 116: 1192-1193).

3. 독성

마른 매니큐어는 무독 또는 독성이 낮은 물질로 분류되어 사실상 독성이 없다. 단, 제품의 맛이 나 감촉에 의해 가벼운 복부 불쾌감을 일으킬 가능성이 있다. 마르기 전 매니큐어나 제광액은 용제가 문제가 된다.

1) 아세톤

- 경구: 성인이 200ml(체중 1kg당 2~3ml) 복용하여 혼수, 고혈당, 아세톤뇨가 나타났다는 보고가 있다(Gitelson S, et al.: Diabetes 1966; 15: 810-811).
- 흡입: 노출 양(농도×노출 시간)에 따라 호흡기 점막 자극 증상, 중추신경 억제 증상이 생길 것으 로 생각된다.

2) 초산에스테르류(초산에틸, 초산부틸)

경구 독성은 약하다. 점막 자극 증상이 있으며, 대량 섭취 시 중추신경 억제를 일으킬 수 있다.

3) 에탄올

95~99%의 에탄올은 성인은 체중 1kg당 1ml의 섭취로 경증~중등증의 중독이, 소아는 1kg당 0.5ml에서 중독 증상이 발현한다고 알려져 있다. 단, 개인차는 크며 중독량은 확립되어 있지 않다.

4. 중독학적 약리작용

아세톤, 초산에스테르류

- 피부·점막 자극 작용, 탈지 작용
- 중추신경 억제 작용
- 잘못 삼켰을 경우 화학성 폐렴

5. 증상

용제의 피부·점막 자극 작용이나 중추신경 억제 작용에 의한 증상이 나타날 가능성이 있다.

1) 경구

- 섭취량에 관계없이 잘못 삼켰을 경우는 화학성 폐렴이 발병할 수 있다.
- 소아가 잘못 섭취한 경우는 구강·후두의 위화감·통증, 구역질, 구토 등의 소화기 증상
- 대량 섭취한 경우는 중추신경 억제 작용으로 두통, 어지럼증, 운동 불능, 의식장애, 혼수 등. 중상의 경우는 빈맥, 혈압 저하, 호흡 억제가 나타날 가능성도 있다. 아세톤에 의한 고혈당, 케톤혈증(아세톤이나 아세트산), 가벼운 대사성 산성혈액증이 나타날 가능성도 있다.
- 수성 매니큐어는 에탄올의 중추신경 억제에 의해 만취 상태, 구역질, 구토, 의식장애 등의 증상이 나타날 가능성이 있다. 소아는 알코올에 대한 감수성이 높고, 저혈당성 경련이 생길 가능성이 있기 때문에 혈당 저하에 주의가 필요하다.

2) 흡입

고농도의 증기 흡입에 의해 호흡기계의 자극 증상이 나타날 수 있다. 흡입에 의한 소화기 증상이나 중추신경 억제 작용에 의한 전신 증상이 나타날 가능성도 있다.

3) 눈

- 눈에 들어간 경우, 경도의 각막상피의 상해 및 통증, 위화감이 느껴질 수 있다.
- 증기에도 약한 자극 작용이 있다.

▌ 가정에서의 응급처치

1) 경구

【금기】토하게 하지 않는다.

【이유】용제를 잘못 삼키면 화학성 폐렴을 일으키기 쉽기 때문이다.

① 제거: 입안에 남아 있는 것을 뱉게 한다. 소아나 고령자의 경우는 입안을 확인하여 제거하고, 닦아낸다.

② 헹굼: 물로 입을 헹구고 가글한다. 가글할 수 없는 경우는 젖은 거즈로 닦아낸다.

③ 수분 섭취: 수분을 섭취하지 않는 것이 좋다(무리하게 마시게 하여 구토를 유발하지 않도록 주의한다).

2) 흡입

신선한 공기가 있는 장소로 이동한다. 실내를 환기한다.

3) 눈

• 눈을 비비지 않도록 주의하여, 즉시 물로 씻는다.

• 콘택트렌즈를 착용하고 있는 경우, 쉽게 뺄 수 있으면 뺀다.

4) 피부

① 제거: 피부에 부착된 것을 제거하고 닦아낸다. 부착된 의복은 벗는다.

② 세척: 물로 충분히 씻는다.

▌ 의료기관에서의 처치

아세톤으로 인한 전신 증상이 나타난 경우, 배설 반감기가 길기 때문에 30시간 정도는 의사의 감독하에 호흡·순환 관리를 충분히 하면서 대증치료를 한다.

1) 경구

• 특별한 치료법은 없다. 대증치료를 한다.

- 잘못 삼킨 경우는 화학성 폐렴 치료를 한다.
- 검사: 당뇨, 혈청 아세톤, 소변 중 아세톤 농도 측정

2) 흡입

증상에 따라 산소 투여, 호흡 관리를 한다.

3) 눈

- 진료 전 눈 세척이 불충분하면 의료기관에서 충분히 세안한다.
- 증상이 남아 있는 경우는 안과적 진료가 필요하다.

4) 피부

부착 부위를 충분히 세정한다. 증상이 있으면 대증치료를 한다.

7. 치료상의 주의점

1. 잘못 마시지 않는 것이 중요하며, 구토를 유발해서는 안 된다.
2. 위세척은 잘못 마실 위험이 있기 때문에, 대량 섭취 등으로 위세척을 실시해야 할 경우, 잘못 마시는 것을 방지하는 대책을 세운 후 실시한다.
3. 혈액 흡착은 아세톤의 배설에 유효하지 않다.
4. 아세톤은 폐에서 배설되므로 날숨에서 아세톤 냄새가 난다.

8. 체내 동태

1) 아세톤

【흡수】경구 및 흡입에 의해 신속히 흡수된다. 경피 흡수도 일어날 수 있으나, 제한된 부분의 단시간 노출은 중독에 이르지 못한다.

【대사】1~3mh/kg/hr의 속도로 초산 및 포름산으로 대사된다.

【배설】대부분이 미변화체로서 날숨 및 소변 중으로 배설된다. 날숨에서는 흡수된 아세톤의 14~18%가 미변화체로 배설된다. 반감기는 경구 19~31시간(평균 28시간), 흡수 25~30시간이다.

2) 초산에틸

【흡수】 경구 및 흡입에 의해 흡수된다. 소화관에서 빠르게 흡수된다.

【대사】 신속하게 초산과 에탄올로 가수분해된다.

【배설】 대사산물인 에탄올 일부는 날숨 및 소변 중으로 배설되고, 일부는 다시 대사되어 소변 중으로 배설된다.

3) 에탄올

【흡수】 위, 소장에서 빠르게 흡수되어 최고혈중농도 도달시간은 30분~2시간이다. 흡입에 의해 흡수된다.

【대사】 간에서 아세트알데히드로 대사되며, 이후 초산으로 대사되어 물과 이산화탄소로 분해된다.

【배설】 약 5~10%는 미변화체로 날숨, 소변, 땀, 대변으로 배설된다.

화장품류/헤어 케어

10

헤어 샴푸

샴푸, 드라이 샴푸

▍개요

제품　두피와 모발을 청결하게 유지하기 위해 사용하는 모발 세정용 화장품이다. 주성분은 계면활성제를 약 10~35% 배합한 제품이 많다. 드라이 샴푸의 주성분은 탈지를 목적으로 한 에탄올(다수의 제품은 50% 함유)이며, 계면활성제(수 %) 등을 함유한다.

문제가 되는 성분과 증상　계면활성제의 자극 작용으로 짙은 점도이면 구강의 위화감이나 염증, 삼키면 구역질이나 구토 등의 소화기 증상이 나타나는 경우가 많다. 대량 섭취한 경우나 잘못 마신 경우는 중증화될 수 있으므로 주의가 필요하다. 드라이 샴푸의 경우는 에탄올에 의한 중독을 고려한다.

JPIC 수신 상황　연간 약 140여 건의 문의가 있다. 소아가 입욕 중에 입에 대거나 잘못 섭취하는 사고가 많으며, 머리를 감는 중에 잘못하여 입이나 눈에 들어가는 사고나 치매가 있는 고령자가 대량으로 섭취하는 사고도 있다.

1. 제품

- 종류(헤어 샴푸, 비듬 샴푸, 린스 인 샴푸, 토닉 샴푸, 베이비 샴푸, 드라이 샴푸 등)
- 제품표시 성분(계면활성제, 에탄올 등)
- 용기(병, 펌프식, 리필용 등)

2. 노출 상황·경로

- 잘못 섭취한 경우, 핥은 정도인가? 제품이 든 용기에서 바로 마셨는가?
- 대량으로 마신 경우, 용기의 용량이 어느 정도 줄어들었는가?
- 샴푸가 묻은 손으로 눈을 비비지 않았는가?
- 사용 중 입에 들어가거나 눈에 들어간 경우, 원액인가, 희석액인가, 거품을 마시지는 않았는가?

3. 환자 상태·증상

- 구역질, 구토, 복통 등의 소화기 증상은 없는가?
- 기침, 사레 등은 없는가, 기관에 들어가지 않았는가?
- 눈의 위화감, 통증, 충혈, 눈물 흘림은 없는가?
- 피부 통증, 발적, 발진, 수포는 없는가?

1. 경구 노출

- 입안의 물질을 제거하고 입을 헹군 후, 유제품 또는 물을 마시게 한다.
- 얼굴이나 손발, 의복에도 부착되어 있을 가능성이 있으면 샤워 등으로 전신을 씻고 옷을 갈아입는다.

【즉시 진료】
- 구토를 자주 하거나 기침 등 호흡기 증상이 있는 경우
- 증상이 없더라도 대량 섭취했을 가능성이 있는 경우(특히 고령자의 경우), 드라이 샴푸를 한 모금 이상 마신 경우(체중 1kg당 1ml 이상), 섭취량이 불확실한 경우

【경과 관찰】 핥거나 한 모금 마신 정도로 목 통증, 구역질, 구강의 위화감 등 가벼운 소화기 증상 정도일 경우

2. 흡입한 경우

제품의 성질상 흡입해서 문제가 된다고 생각하기는 어렵다.

3. 눈에 들어간 경우

눈을 비비지 않도록 주의하여, 즉시 눈을 씻는다.

【즉시 진료】 눈 뜨기 곤란한 경우, 눈 씻기가 어려운 경우, 콘택트렌즈가 빠지지 않는 경우

【만약을 위한 진료】 눈을 씻은 후에도 통증, 충혈이 있는 경우

4. 피부 노출

【만약을 위한 진료】 세척 후에도 발적, 통증, 발진이 있는 경우

█ 해설

1. 제품에 대하여

- 두피와 모발의 오염물질을 제거하고, 비듬, 가려움을 억제하고 청결을 유지하기 위해 사용하는 모발 세정용 화장품이다. 주성분은 세정제로서 일반적으로 음이온 계면활성제가 사용되고 세정 보조제로서 비이온 계면활성제가 사용된다. 계면활성제는 주로 약 10~35% 함유된 제품이 많다.

- 부가 기능을 가진 샴푸도 판매되고 있으며, 샴푸에 린스 효과를 더한 샴푸·린스 일체형, 비듬과 가려움 방지 효과가 높은 비듬 샴푸 등이 있다.

- 샴푸·린스 일체형(린스 인 샴푸): 컨디셔너제로 양이온 계면활성제나 실리콘이 사용된다.

- 비듬 제거용 샴푸: 약용 성분으로서 징크피리치온, 피로크톤오라민, 글리실리틴산디칼륨 등의 살균제나 항염증제가 약 1% 전후 배합되며 의약외품에 해당한다.

- 토닉 샴푸: 멘톨이나 에탄올 등을 배합하여 청량감을 더한 제품도 있다.

- 베이비 샴푸: 비교적 자극성이 적은 양성계면활성제가 사용된다.

- 드라이 샴푸: 질병이나 재해 등으로 머리를 감을 수 없을 때 사용하는 것으로 모발에 묻힌 후 물로 헹구지 않고 수건 등으로 오염물질을 닦아낸다. 형태는 액체, 무스 등 다양하지만 주성분은 탈지를 목적으로 한 에탄올(다수의 제품은 50% 함유)이며, 계면활성제(수 %) 등을 함유한다.

2. 사고 발생 상황

▌JPIC 수신 상황

연간 건수   약 140여 건(일반 89%, 의료기관 9%, 기타 2%)

환자 연령층 1세 미만 17%, 1~5세 66%, 20~64세 10%, 65세 이상 5%, 기타·불명 2%

사고 상황   소아나 치매가 있는 고령자의 잘못된 섭취 사례 87%(목욕 중 입에 들어간 경우 등),

오용 7%(머리 감는 중 잘못하여 입이나 눈에 들어간 경우 등), 기타·불명 6%

증상 출현율 32%(구강·인두 위화감, 구역질, 구토, 설사, 기침, 눈의 통증·충혈 등)

▌JPIC 에서 파악한 의료기관 진료 예

【1986~2009년까지 24년간 파악한 소아(12세 이하)의 불의의 사고 사례】

샴푸에 의한 사례는 18건으로 심각한 사례는 없었다.

【1986~2010년까지 25년간 파악한 고령자(65세 이상)의 불의의 사고 사례】

샴푸에 의한 사례 22건 중, 심각한 사례는 4건으로 모두 치매가 있는 고령자의 잘못된 섭취였다.

사례: 치매가 있는 고령자가 침대 곁에 둔 샴푸를 잘못 섭취했다. 설사, 구토, 혈압 저하가 나타났다.

사례: 치매가 있는 고령자가 샴푸를 잘못 섭취했다. 구토, 발열이 나타났고 흡입성 폐렴이 의심되었다.

3. 독성

샴푸는 약한 소화기 자극 물질로 분류된다. 소량 섭취 시 영향이 없으며, 있다 하더라도 극히 미약하다. 노출 경로나 노출 양에 따라 계면활성제와 에탄올의 독성을 고려할 필요가 있다.

1) 계면활성제

계면활성제의 작용, 특히 국소작용은 농도에 의존한다. 저농도에서는 증상이 나타나지 않지만, 고농도에서는 중증화된다. 따라서 독성치가 낮아도 고농도의 계면활성제는 위험하다고 생각할 필요가 있다.

2) 에탄올

95~99%의 에탄올은 성인은 체중 1kg당 1ml의 섭취로 경증~중등증의 중독이, 소아는 1kg당 0.5ml의 섭취로 중독 증상이 발현한다고 알려져 있다. 단, 개인차는 크며 중독량은 확립되어 있지 않다.

4. 중독학적 약리작용

1) 계면활성제

- 피부·점막 자극 작용
- 체내 순환계의 전신 작용과 혈관 투과성 항진·세포 팽윤 작용

2) 에탄올

점막 자극 작용, 중추신경 억제 작용

5. 증상

핥은 정도나 소량의 섭취 시에는 심각한 중독은 일어나지 않지만, 대량 섭취하거나 잘못 마신 경우는 전신 증상이 나타나고 중증화될 수 있다.

1) 경구

【잘못 마신 경우】 구강·후두의 염증, 구역질, 구토, 설사, 복통 등의 증상이 나타난다. 구토는 1시간 이내에 하는 경우가 많다.

【대량 섭취한 경우】

- 계면활성제의 점막에 대한 작용으로 소화관 출혈, 마비성 장폐쇄증, 혈관 투과성 항진·세포 팽화에 기인하는 폐수종을 동반하는 전신성 부종, 순환 혈액량 감소성 쇼크를 일으킬 가능성이 있다.
- 잘못 삼키면 화학성 폐렴을 일으킬 가능성이 있다.

【드라이 샴푸의 경우】 에탄올의 중추신경 억제에 의해 만취 상태, 구역질, 구토, 의식장애 등이 나타날 가능성이 있다. 소아는 알코올에 대한 감수성이 높고, 저혈당성 경련이 발생할 가

능성이 있기 때문에 혈압 저하에 주의가 필요하다.

2) 흡입

제품의 성질상 흡입해서 문제가 된다고 생각하기는 어렵다.

3) 눈

결막 충혈, 눈 통증, 눈물이 날 가능성이 있다.

4) 피부

발진, 홍반, 가려움, 발적이 나타날 가능성이 있다.

6. 처치

▌가정에서의 응급처치

1) 경구

① 제거: 입안에 남아 있는 것을 뱉게 한다. 소아나 고령자의 경우는 입안을 확인하여 제거하고, 닦아낸다.

② 헹굼: 입을 헹구고 가글한다. 가글할 수 없는 경우는 젖은 거즈로 닦아낸다.

③ 수분 섭취: 거품을 내어 씻어내는 타입에서는 유제품(우유나 요구르트) 또는 물을 마시게 한다. 마시는 양은 120~240ml(소아는 체중 1kg당 15ml 이하, 억지로 마시게 하여 구토를 유발하지 않도록 주의한다). 【이유】단백질에 의한 점막 보호나 희석으로 자극의 완화를 기대할 수 있다.

2) 눈

• 눈을 비비지 않도록 주의하고, 즉시 물로 씻는다.

• 콘택트렌즈를 착용하고 있는 경우, 쉽게 뺄 수 있으면 뺀다.

3) 피부

① 제거: 피부에 부착된 것을 제거하고 닦아낸다. 부착된 의복은 벗는다.

② 세척: 물로 충분히 씻는다.

▌의료기관에서의 처치

1) 경구

• 특별한 치료법은 없다. 우유 또는 물로 희석하거나 대증치료를 한다.

• 대량 섭취한 경우, 호흡 상태와 순환 상태를 충분히 확인한다.

• 검사: 알코올이 함유된 드라이 샴푸를 대량 섭취한 지 1시간 이내이면 위세척을 고려한다. 필요에 따라 수액, 산증의 보정, 호흡·순환 관리, 보온, 혈당을 확인한다. 중증일 경우는 혈액 투석이 유효하다.

2) 눈

• 진료 전, 눈 세척이 불충분하면 의료기관에서 충분히 세안한다.

• 증상이 남아 있는 경우는 안과적 진료가 필요하다.

3) 피부

부착 부위를 충분히 씻는다. 증상이 있으면 대증치료를 한다.

7. 체내 동태

1) 계면활성제

【흡수】 분자구조에 따라 차이는 있지만, 기본적으로 소화관에서 흡수된다.

【대사·배설】 간에서 대사된 후, 소변 또는 대변으로 배설된다.

2) 에탄올

【흡수】 위, 소장에서 빠르게 흡수되며, 최고혈중농도 도달시간은 30분~2시간이다. 흡입이나 경피에 의해 흡수된다.

【대사】 간에서 아세트알데히드로 대사되며, 이후 초산으로 대사되어 물과 이산화탄소로 분해된다.

【배설】 약 5~10%는 미변화체로 날숨, 소변, 땀, 대변으로 배설된다.

11

헤어 컨디셔너

헤어 컨디셔너, 헤어 린스, 씻어내는 헤어 트리트먼트

▌개요

제품 헤어 컨디셔너(린스)는 모발에 윤기와 유연성을 주며, 머리 손질 시 커트를 쉽게 하기 위한 제품이다. 모발 보호 효과를 더욱 높인 제품은 헤어 트리트먼트 또는 헤어 팩이라 불린다. 주성분은 4급 암모늄염이나 3급 아민 및 그 염 등의 양이온 계면활성제(5% 전후)를 함유한 제품이 많다. 그밖에 유화제, 유분, 보습제, 에탄올을 함유한 제품이나, 비듬, 가려움 방지 목적으로 징크피리치온 등의 살균제를 소량 배합한 제품도 있다.

※ 씻어내는 헤어 트린트먼트(헤어 크림, 볼륨 로션 등)는 "13. 헤어스타일링제" (117쪽) 참조.

문제가 되는 성분과 증상 계면활성제의 자극 작용으로 핥은 정도라면 구강의 위화감이나 염증, 삼킨 경우에는 구역질이나 구토 등의 소화기 증상이 나타난다. 대량 섭취한 경우나 잘못 마신 경우에는 중증화될 수 있다.

JPIC 수신 상황 연간 약 60여 건의 문의가 있다. 소아가 목욕 중에 잘못 섭취하는 사고가 많고, 머리를 감다가 잘못하여 입이나 눈에 들어가는 사고도 있다.

초기 대응을 위한 확인 사항

1. 제품

- 종류(헤어 컨디셔너, 린스, 헤어 트리트먼트, 헤어 팩 등)
- 제품표시 성분(계면활성제, 기타)
- 용기(병, 펌프식, 리필용 등)

2. 노출 상황·경로

- 잘못 섭취한 경우, 핥은 정도인가, 제품이 든 용기에서 바로 마셨는가?
- 대량으로 마신 경우, 용기의 용량이 어느 정도 줄어들었는가?
- 제품이 묻은 손으로 눈을 만지지 않았는가?
- 사용 중 입이나 눈에 들어간 경우, 원액인가, 희석액인가?

3. 환자 상태·증상

- 구강·인두의 통증, 구역질, 구토, 복통 등의 소화기 증상은 없는가?
- 기침 소리, 흐느낌 등 기관에 들어가지 않았는가?
- 눈의 위화감, 통증, 충혈, 눈물 흘림은 없는가?
- 피부 통증, 발적, 발진, 수포는 없는가?

초기 대응 포인트

1. 경구 노출

- 입안의 물질을 제거하고 입을 헹군 후, 유제품 또는 물을 마시게 한다.
- 얼굴이나 손발, 의복에도 묻어 있을 가능성이 있으면, 샤워 등으로 전신을 씻고 옷을 갈아입는다.

【즉시 진료】
- 구토를 자주 하거나 기침 등의 호흡기 증상이 있는 경우
- 증상이 없더라도 대량 섭취했을 가능성이 있는 경우(특히 고령자의 경우)

【경과 관찰】 핥거나 한 모금 삼킨 정도로 목 통증, 구역질, 구강의 위화감 등 가벼운 소화기 증상일 경우

2. 흡입한 경우

제품의 성질상 흡입해서 문제가 된다고 생각하기는 어렵다.

3. 눈에 들어간 경우

눈을 비비지 않도록 주의하여, 즉시 눈을 씻는다.

【즉시 진료】 눈 뜨기 곤란한 경우, 눈 씻기가 어려운 경우, 콘택트렌즈가 빠지지 않는 경우

【만약을 위한 진료】 눈을 씻은 후에도 통증, 충혈이 있는 경우

4. 피부 노출

【만약을 위한 진료】 세척 후에도 발적, 통증, 발진이 있는 경우

▌해설

1. 제품에 대하여

- 헤어 컨디셔너(린스)는 모발에 윤기와 유연성을 주고, 머리 손질 시 커트를 쉽게 하기 위한 제품으로, 샴푸 후 모발에 바른 후 씻어낸다. 모발 보호 효과를 더욱 높인 제품은 헤어 트리트먼트 또는 헤어 팩이라 불린다.
- 주성분은 모발에 잘 흡착하고 모발의 표면을 매끄럽게 하는 작용을 하는 4급 암모늄염이나 3급 아민 및 그 염 등의 양이온 계면활성제(5% 전후)를 함유한 제품이 많다. 그밖에 유화제(비이온 및 음이온 계면활성제), 유분(고급 알코올이나 실리콘유 등), 보습제(글리세린 등)가 수 % 배합된다. 물에 녹지 않는 성분을 용해하는 용제로서 에탄올(10~20%)을 함유한 제품도 있다.
- 비듬과 가려움 방지를 목적으로 징크피리치온 등의 살균제 성분을, 또는 두피의 염증을 억제할 목적으로 글리시리진산디칼륨 등을 소량 배합한 제품도 있으며 의약외품에 해당한다.

2. 사고 발생 상황

▌JPIC 수신 상황

연간 건수	약 60여 건(일반 91%, 의료기관 7%, 기타 2%)
환자 연령층	1세 미만 21%, 1~5세 65%, 20~64세 7%, 65세 이상 4%, 기타·불명 3%
사고 상황	소아나 치매가 있는 고령자의 잘못된 섭취 91%(목욕 중 입에 들어간 경우 등), 오용 7%(머리 감는 중 잘못하여 입이나 눈에 들어간 경우 등), 기타·불명 5%
증상 출현율	17%(구강·후두 위화감, 구역질, 구토, 설사, 기침, 눈의 통증·충혈 등)

■ JPIC 에서 파악한 의료기관 진료 예

【1986~2009년까지 24년간 파악한 소아(12세 이하)의 불의의 사고 사례】

헤어 컨디셔너에 의한 사례는 18건으로 심각한 사례는 없었다.

【1986~2010년까지 25년간 파악한 고령자(65세 이상)의 불의의 사고 사례】

헤어 컨디셔너에 의한 사례 2건으로 심각한 사례는 없었다.

3. 독성

핥은 정도나 소량 섭취로는 심각한 중독이 일어나지 않지만, 노출 경로나 노출 양에 따라 양이온 계면활성제의 독성을 고려해야 한다.

양이온 계면활성제

- 계면활성제의 작용, 특히 국소작용은 농도에 의존한다. 저농도에서는 증상이 거의 나타나지 않지만, 고농도에서는 중증화된다. 헤어 컨디셔너, 헤어 트리트먼트에는 함유된 양이온 계면활성제의 농도가 낮아(5% 전후) 중증화될 가능성은 낮다.
- 눈의 자극성이 있으며 고농도에서는 각막혼탁, 결막부종 등의 손상이 일어날 수 있다.

4. 중독학적 약리작용

계면활성제

- 피부·점막 자극 작용
- 체순환으로 들어갔을 경우 전신 작용으로 혈관 투과성 항진·세포 팽윤 작용
- 양이온 계면활성제는 단백질을 변성하려는 작용이 강하고, 피부·점막 자극 또는 부식 작용이 음이온 및 비이온 계면활성제보다 강하다.

5. 증상

핥은 정도나 소량 섭취로는 심각한 중독이 일어나지 않지만, 대량 섭취한 경우나 잘못 마신 경우는 전신 증상이 나타나고 중증화될 수 있다.

1) 경구

• 잘못 마신 경우, 계면활성제에 의한 구강·인두의 염증, 구역질, 구토, 설사, 복통 등. 구토는 1시간 이내에 일어나는 경우가 많다.
• 대량 섭취한 경우는 계면활성제의 점막에 대한 작용으로 소화관 출혈, 마비성 장폐쇄증, 혈관 투과성 항진·세포 팽화에 기인하는 폐수종을 동반하는 전신성 부종, 순환 혈액량 감소성 쇼크를 일으킬 가능성이 있다.
• 잘못 삼키면 화학성 폐렴을 일으킬 가능성이 있다.

2) 흡입

제품의 성질상 흡입해서 문제가 된다고 생각하기는 어렵다.

3) 눈

결막 충혈, 눈 통증, 눈물이 날 가능성이 있다.

4) 피부

발진, 홍반, 가려움, 수포 등이 나타날 가능성이 있다.

6. 처치

▎가정에서의 응급처치

1) 경구

① 제거: 입안에 남아 있는 것을 뱉게 한다. 소아나 고령자의 경우는 입안을 확인하여 제거하고, 닦아낸다.
② 헹굼: 물로 입을 헹구고 가글한다. 가글할 수 없는 경우는 젖은 거즈로 닦아낸다.
③ 수분 섭취: 유제품(우유나 요구르트) 또는 물을 마시게 한다. 마시는 양은 120~240ml(소아는

체중 1kg당 15ml 이하, 억지로 마시게 하여 구토를 유발하지 않도록 주의한다).

【이유】 단백질에 의한 점막 보호나 희석으로 자극의 완화를 기대할 수 있다.

2) 눈

- 눈을 비비지 않도록 주의하고, 즉시 물로 씻는다.
- 콘택트렌즈를 하고 있으면, 쉽게 뺄 수 있으면 뺀다.

3) 피부

① 제거: 피부에 부착된 것을 제거하고 닦아낸다. 부착된 의복은 벗는다.
② 세척: 물로 충분히 씻는다.

▌ 의료기관에서의 처치

1) 경구

- 특별한 치료법은 없다. 우유 또는 물로 희석하는 것을 비롯하여 대중치료가 중심이 된다.
- 대량 섭취한 경우는 호흡 상태, 순환 동태를 충분히 확인한다.

2) 눈

- 진료 전, 눈 세척이 불충분하면 의료기관에서 충분히 세안한다.
- 증상이 남아 있는 경우는 안과적 진료가 필요하다.

3) 피부

부착 부위를 충분히 세정한다. 증상이 있으면 대중치료를 한다.

7. 체내 동태

양이온 계면활성제

【흡수】 소화관에서 빠르게 흡수된다. 단, 소화관 내용물 및 소화관 벽의 단백질과의 반응으로 활성이 없어지므로 흡수로 인해 전신 증상을 초래하는 것은 대량 섭취에 국한된다고 생각된다. 상처 또는 염증 부위에서 흡수되는 경우가 있다.

12

발모제

헤어 토닉, 발모제

▌ 개요

제품 헤어 토닉은 두피와 모발을 건강하게 해주는 화장품이다. 발모제는 발모 촉진, 탈모 예방을 목적으로 한 의약외품이며, 약효 성분으로 혈관확장제, 살균제, 두피 활력제, 소염제 등을 함유한다. 그밖에 일반의약품으로 발모 촉진약이나 발모제, 의료용 의약품으로 원형탈모 등의 치료 약이 있으며, 칼리포르늄이나 미녹시딜을 함유한 제품도 있으므로 제품표시의 확인이 필요하다. 대부분 에탄올을 40~70% 함유한 제품이 많고, 90% 가까이 배합된 제품도 있다.

문제가 되는 성분과 증상 경구 섭취한 경우는 에탄올에 의한 중추신경 억제가 문제가 되며, 필요에 따라 급성 알코올 중독에 준하여 치료한다. 대량 섭취한 경우는 약용 성분의 영향도 고려한다.

JPIC 수신 상황 연간 약 10여 건의 문의가 있으며, 소아가 잘못 섭취한 경우를 비롯하여, 성인이나 고령자가 음료수로 착각하여 마시는 등 잘못된 섭취 사례도 있다.

초기 대응을 위한 확인 사항

1. 제품

- 종류(헤어 토닉, 발모제 등의 의약외품, 일반용 의약품, 의료용 의약품)
- 형태(액체, 에어로졸 등)
- 알코올 함유율, 성분표시 기재 순서(화장품은 함유량이 많은 순서로 기재되어 있다)
- 의약외품, 의약품은 약용 성분의 종류

2. 노출 상황·경로

- 잘못 섭취한 경우, 핥은 정도인가, 제품이 든 용기에서 바로 마셨는가, 입 냄새는 있는가?
- 대량으로 마신 경우, 용기의 용량이 어느 정도 줄어들었는가?
- 흡입했을 가능성은 없는가?
- 눈에 들어갔을 가능성은 없는가?

3. 환자 상태·증상

- 구토, 안면홍조, 흥분 상태, 휘청거림 등 술에 취한 듯한 증상은 없는가?
- 기침, 사레 등 기관에 들어가지 않았는가?
- 눈의 위화감, 통증, 충혈, 눈물 흘림은 없는가?
- 피부 통증, 발적, 발진은 없는가?

초기 대응 포인트

특히 소아는 알코올 감수성이 높고 저혈당으로 인한 경련을 일으킬 수 있으므로 주의가 필요하다.

1. 경구 노출

입안의 물질을 제거하고, 입을 헹군다.

【즉시 진료】

- 구토, 안면홍조, 흥분 상태 등이 있는 경우, 기침 등 잘못 삼켰을 가능성이 있는 경우(음주력이 있는 고령자의 경우도 증상이 있으면 진료한다)
- 증상이 없더라도 마신 경우(체중 1kg당 0.5㎖ 이상), 섭취량이 불명확한 경우

【경과 관찰】

- 핥은 정도로 증상이 없는 경우(수 시간은 주의한다).

2. 흡입한 경우

알코올의 증기, 스프레이 제품의 미스트를 흡입할 가능성이 있다.

【만약을 위한 진료】목 통증, 불쾌감, 기침이 있고, 신선한 공기를 마셔도 개선되지 않는 경우

3. 눈에 들어간 경우

눈을 비비지 않도록 주의하여, 즉시 세안한다.

【즉시 진료】눈 뜨기 곤란한 경우, 눈 씻기가 어려운 경우, 콘택트렌즈가 빠지지 않는 경우

【만약을 위한 진료】눈을 씻은 후에도 통증, 충혈이 있는 경우

4. 피부 노출

【만약을 위한 진료】세척 후에도 발적, 통증, 발진이 있는 경우, 술에 취한 듯한 증상이 있는 경우

▌해설

1. 제품에 대하여

- 헤어 토닉은 두피와 모발을 건강하게 해주는 화장품이다. 에탄올을 비롯하여 비타민, 살균제, 소염제, 청량제 등을 배합한다. 두피의 피지를 제거하며 모근의 혈액 순환을 촉진하고, 비듬과 가려움을 방지한다.
- 약용이라고 기재된 발모 촉진, 탈모 예방을 목적으로 한 의약외품(발모제)은 약효 성분으로 혈관확장제(니코틴산벤질, 고추팅크, 월년초 진액, 생강팅크, 비타민 E), 살균제(살리실산, 히노키티올, 염화벤잘코늄), 두피 활력제(니코틴산, 비오틴, 세린, 트레오닌, 판토텐산칼슘), 소염제(글리시리진산, 살리실산메틸, L-멘톨) 등을 함유한다. 약제와 에어로졸제도 있다.
- 일반용 의약품의 발모 촉진약이나 발모제로서 칼프로늄염화물(1~2%)과 생약, 비타민 등을 배합한 제품, 미녹시딜(1~5%)을 배합한 제품, 에스트라디올(0.001%)을 함유한 제품 등이 있다.
- 의료용 의약품으로서 원형탈모증 등의 치료에 사용되는 칼프로늄염화물을 5% 함유한 외용제가 있다.
- 에탄올을 40~70% 함유한 제품이 많고, 90% 가까이 함유된 제품도 있다.

2. 사고 발생 상황

▌JPIC 수신 상황

연간 건수	약 10여 건(일반 81%, 의료기관 14%, 기타 5%)
환자 연령층	1세 미만 12%, 1~5세 60%, 20~64세 8%, 65세 이상 20%
사고 상황	소아나 치매가 있는 고령자의 잘못된 섭취 79%, 오용 17%(음료수로 착각하여 마시거나 안약으로 착각하여 점안한 경우 등), 기타·불명 4%
증상 출현율	24%(구역질, 구토, 안면홍조, 졸림 등)

▌JPIC에서 파악한 의료기관 진료 예

【1986~2009년까지 24년간 파악한 소아(12세 이하)의 불의의 사고 사례】

헤어 토닉, 발모제에 의한 사례는 6건으로 심각한 사례는 없었다.

【1986~2010년까지 25년간 파악한 고령자(65세 이상)의 불의의 사고 사례】

- 헤어 토닉, 발모제에 의한 사례 3건으로 심각한 사례는 없었다.
- 일반용 의약품인 발모 촉진약은 3건 중 2건으로 입원 치료가 필요했다.

3. 독성

에탄올의 함유량이 높고, 마신 경우는 알코올의 독성을 고려해야 한다.

에탄올

95~99%의 에탄올은 성인은 체중 1kg당 1ml의 섭취로 경증~중등증의 중독이, 소아는 1kg당 0.5ml에서 중독 증상이 발현한다고 알려져 있다. 단, 개인차는 크며 중독량은 확립되어 있지 않다.

※ 참고

- 칼프로늄염화물

  경구 섭취했을 경우, 중독 증상은 발한, 침 흘림, 타액 과다 분비, 설사, 복통, 가슴 쓰림, 구역질이 있다.

- 미녹시딜

- 2세: 미녹시딜 100ml를 섭취하여 동성빈맥이 나타난 사례가 보고되었다(Isles C, et al.: Lancet 1981; 1: 97).

- 52세: 미녹시딜 2% 제제 60ml(1,200mg)를 코냑 12온스(약 355ml)에 혼합하여 경구 섭취하여, 견당식 장애, 저혈압, 빈맥, 비Q파 심근경색이 나타난 사례가 보고되었다(MacMillan AR, et al.: Chest 1993; 103: 1290-1291).

- 26세: 미녹시딜 5% 제제 120ml(6000mg)를 경구 섭취하여 구토, 저혈압, 빈맥이 나타난 사례가 보고되었다(타카하시 테츠야, 외: 중독연구 2014; 208~212).

4. 중독학적 약리작용

에탄올

점막 자극 작용, 중추신경 억제 작용

5. 증상

1) 경구

- 중추신경 억제에 의한 중독 증상이 나타날 가능성이 있다.
- 소아는 알코올 감수성이 높고, 특히 유아나 소아는 저혈당성 경련이 나타날 가능성이 있기 때문에 혈당 저하에 주의가 필요하다.
- 혈중 알코올 농도

  0.01% 전후: 가벼운 취기, 상쾌한 기분

  0.05% 전후: 가벼운 어지러움

  0.10% 전후: 지각 능력 저하 및 반응 둔화

  0.15% 전후: 감정 불안정

  0.20% 전후: 비틀거림, 구역질, 구토, 정신착란

  0.30% 전후: 대화 불명료, 지각 상실, 시각의 흐트러짐

  0.40% 전후: 저체온, 저혈당, 근육 조절 부전, 경련, 동공산대

  0.70% 전후: 의식장애, 반사 감퇴, 깊은 혼수, 호흡부전, 사망
- 기타 증상으로 피부 홍조, 저혈압, 빈맥, 대사성산증, 케톤산증 등
- 혼수가 12시간 이상 지속되면 예후 불량으로 여겨진다.
- 잘못 삼키면 화학성 폐렴을 일으킬 가능성이 있다.
- 약용 성분을 함유한 제품을 대량으로 섭취한 경우는 약용 성분에 의한 중독 증상이 발현할 가능성이 있다.

2) 흡입

에탄올의 증기나 스프레이 제품의 미스트를 흡입하면, 상기도 자극에 의해 기침, 목 통증 등이 생길 수 있다.

3) 눈

에탄올이 눈에 들어간 경우는 일과성 통증이나 자극감이 있다.

4) 피부

에탄올에 의한 자극이 생길 가능성이 있다.

6. 처치

에탄올의 중추신경 억제에 의한 증상이 나타난 경우는, 급성 알코올 중독에 준하여 치료한다.

▌가정에서의 응급처치

1) 경구
① 제거: 입안에 남아 있는 것을 뱉게 한다. 소아나 고령자의 경우는 입안을 확인하여 제거하고, 닦아낸다.
② 헹굼: 물로 입을 헹구고 가글한다. 가글할 수 없는 경우는 젖은 거즈로 닦아낸다.
③ 수분 섭취: 특별한 주의 사항은 없다.

2) 흡입
신선한 공기가 있는 장소로 이동한다.

3) 눈
• 눈을 비비지 않도록 주의하고, 즉시 물로 씻는다.
• 콘택트렌즈를 착용하고 경우, 쉽게 뺄 수 있으면 뺀다.

4) 피부

① 제거: 피부에 부착된 것을 제거하고 닦아낸다. 부착된 의복은 벗는다.
② 세척: 물로 충분히 씻는다.

▌의료기관에서의 처치

1) 경구

알코올 함유 제품을 대량 섭취한 후 1시간 이내이면 위세척을 고려한다. 필요에 따라서 수액, 산증 보정, 호흡·순환 관리, 보온, 혈당을 확인한다. 중증일 때는 혈액 투석이 유효하다.

2) 흡입

증상에 따라 산소 투여, 호흡 관리를 한다.

3) 눈

진료 전 눈 세척이 불충분하면 의료기관에서 충분히 세안한다.

4) 피부

부착 부위를 충분히 세정한다. 증상이 있으면 대증치료를 한다.

7. 치료상의 주의점

1. 흡착제로서의 활성탄은 에탄올의 흡수를 저지하는 효과가 없다.
2. 혈액 투석은 자연 대사의 2~4배 속도로 혈중에서 에탄올을 제거한다.
3. 에탄올 중독의 입원 기준
   - 성인: 중추신경 억제가 계속되는 경우, 호흡·순환 관리가 필요한 경우, 수액 등으로 신속하게 보정할 수 없는 알코올성 케톤산증이 있는 경우 등
   - 소아: 현저한 중추신경 억제, 경련, 산염기평형 이상, 저혈당의 경우 등

8. 체내 동태

에탄올

【흡수】 위, 소장에서 빠르게 흡수되며, 최고혈중농도 도달시간은 30분~2시간이다. 흡입이나
경피에 의해 흡수된다.

【대사】 간에서 아세트알데히드로 대사되며, 이후 초산으로 대사되어 물과 이산화탄소로 분해
된다.

【배설】 약 5~10%는 미변화체로 호흡, 소변, 땀, 대변으로 배설된다.

13

헤어스타일링제

헤어 크림, 헤어 왁스, 헤어 스프레이, 헤어 트리트먼트제

▌ 개요

제품 머리 모양을 고정하거나 세팅을 중시하는 이발용 타입과 모발의 손상, 보습, 질감 등을 개선하는 헤어 트리트먼트 타입으로 구분된다. 형태는 액체, 고형, 크림 등 다양하다. 헤어 크림, 헤어 솔리드, 헤어 왁스, 헤어 오일 등은 유분이 주성분이다. 헤어 무스, 헤어 젤, 헤어 리퀴드, 헤어 스프레이, 헤어 미스트 등은 용제로서 에탄올을 함유하며, 특히 헤어 리퀴드, 헤어 스프레이, 헤어 미스트는 알코올 함유량이 높은 제품이 많다.

문제가 되는 성분과 증상 용제로서 에탄올을 함유한 제품은 에탄올에 의한 중추신경 억제가 문제가 된다. 필요에 따라 급성 알코올 중독에 준하여 치료한다.

JPIC 수신 상황 연간 약 90여 건의 문의가 있으며, 잘못된 섭취 등 불의의 사고가 90%를 차지한다. 튜브에 들어 있는 제품을 치약으로 착각하여 사용한 사례도 있다. 헤어 스프레이를 폐기하는 과정에서 흡입한 경우처럼 예상치 못한 노출 사고도 보고되었다.

제품에 따라 성분이 다르므로, 제품표시, 형태, 사용 방법 등을 최대한 정확하게 확인한다.

1. 제품

- 종류(헤어 크림, 헤어 솔리드, 헤어 왁스, 헤어 오일, 헤어 무스, 헤어 젤, 헤어 리퀴드, 헤어 스프레이, 헤어 미스트 등)
- 형태(에어로졸, 휴대용 스프레이, 크림, 고형 등)
- 제품표시 성분(에탄올이 함유되어 있는가, 유분이 주성분인가?)

2. 노출 상황·경로

- 잘못 섭취한 경우, 핥은 정도인가, 제품이 든 용기에서 바로 마셨는가?
- 대량으로 마신 경우, 용기의 용량이 어느 정도 줄어들었는가?
- 에어로졸이나 휴대용 스프레이의 경우, 흡입했을 가능성은 없는가?
- 눈에 들어갔을 가능성은 없는가?

3. 환자 상태·증상

- 헤어 무스, 헤어 젤, 헤어 리퀴드, 헤어 스프레이, 헤어 미스트 등 알코올 함유 제품의 경우, 구토, 안면홍조, 흥분 상태, 휘청거림 등 술에 취한 듯한 증상은 없는가?
- 헤어 크림, 헤어 솔리드, 헤어 왁스, 헤어 오일 등 유분이 주성분인 제품의 경우, 구토나 설사 등의 소화기 증상은 없는가?
- 기침, 사레 등 기관에 들어가지 않았는가?
- 눈의 위화감, 통증, 충혈, 눈물 흘림은 없는가?
- 피부 통증, 발적, 발진은 없는가?

초기 대응 포인트

알코올 함유 제품의 경우, 소아는 알코올 감수성이 높고 저혈당성 경련을 일으킬 가능성이 있으므로 주의가 필요하다.

1. 경구 노출

입안의 물질을 제거하고, 입을 헹군다.

【즉시 진료】
- 구토, 설사, 안면홍조, 흥분 상태가 있는 경우, 기침 때문에 잘못 삼켰을 가능성이 있는 경우

- 증상이 없더라도 알코올 함유율이 높은 헤어 리퀴드, 헤어 스프레이, 헤어 미스트 등을 마신 경우(체중 1kg당 0.5ml 이상), 섭취량이 불명확한 경우

【경과 관찰】
- 알코올 함유 제품을 핥거나 한 모금 마신 정도로 증상이 없는 경우(수 시간은 주의한다)
- 유분이 주성분인 제품을 경구 섭취했으나 증상이 없는 경우

2. 흡입한 경우

알코올 함유율이 높은 제품은 증기를, 스프레이 제품은 미스트를 흡입할 가능성이 있다.

【만약을 위한 진료】 목 통증, 불쾌감, 기침이 있고, 신선한 공기를 마셔도 개선되지 않는 경우

3. 눈에 들어간 경우

눈을 비비지 않도록 주의하여, 즉시 눈을 씻는다.

【즉시 진료】 눈 뜨기 곤란한 경우, 눈 씻기가 어려운 경우, 콘택트렌즈가 빠지지 않는 경우

【만약을 위한 진료】 눈을 씻은 후에도 통증, 충혈이 있는 경우

4. 피부 노출

【만약을 위한 진료】 세척 후에도 발적, 통증, 발진이 있는 경우

█ 해설

1. 제품에 대하여

- 모발 마무리용 화장품으로 머리 모양을 고정하거나 세팅을 중시하는 이발용 타입과 모발의 손상, 보습, 질감 등을 개선하는 헤어 트리트먼트 타입으로 구분된다. 액체, 젤, 크림, 고형 등 다양한 형태가 있으며 모발에 바르거나 분무하여 사용한다.
- 이발용 타입은 모발을 물리적으로 밀착, 고정하여 머리를 다듬는다. 점성이 있는 유지류를 사용한 포마드나 블러서, 헤어 왁스, 헤어 리퀴드, 수지의 고형을 이용한 헤어 스프레이, 헤어 미스트, 헤어 무스, 헤어 젤 등이 있다.
- 헤어 트린트먼트 타입 제품은 모발에 윤기와 보습을 공급하고, 부드러움이나 유연성을 주는 헤어 크림이나 헤어 오일, 볼륨을 주거나 모발의 보습을 목적으로 바르는 볼륨 로션, 모발 손상을 예방할 목적으로 바르는 손상모 관리 제품이 있다.

- 유지류에는 밀랍, 피마자유, 목랍, 바셀린, 유동파라핀, 올리브유 등이 사용된다. 수지는 아크릴수지알칸올아민, 폴리비닐피롤리돈 등의 고분자가 주로 사용되고, 고분자실리콘, 카르복시비닐폴리머 등의 수용성 고분자도 사용된다.
- 헤어 리퀴드, 헤어 스프레이, 헤어 미스트, 헤어 무스, 헤어 젤, 볼륨 로션 등에는 용제로서 에탄올이 사용된다. 헤어 리퀴드, 헤어 스프레이, 헤어 미스트는 알코올 함유율이 높은 제품이 많고, 특히 에어로졸 제품 중에는 함유율이 90% 이상인 것도 있다.

2. 사고 발생 상황

▌JPIC 수신 상황

연간 건수   약 90여 건(일반 89%, 의료기관 8%, 기타 3%)

환자 연령층   1세 미만 23%, 1~5세 62%, 20~64세 7%, 65세 이상 6%, 기타·불명 2%

사고 상황   소아나 치매가 있는 고령자의 잘못된 섭취 92%, 오용 6%(튜브형 제품을 치약으로 착각하여 사용한 경우, 헤어 스프레이를 폐기할 때 눈에 들어간 경우 등), 기타·불명 2%

증상 출현율   14%(구역질, 구토, 기침, 눈 통증·위화감 등)

▌JPIC에서 파악한 의료기관 진료 예

【1986~2009년까지 24년간 파악한 소아(12세 이하)의 불의의 사고 사례】

헤어 스프레이에 의한 사례는 7건으로 심각한 사례는 1건 있었다.

사례: 2세 유아가 헤어 스프레이를 흡입하여 기침, 구토, 발열, 간질성 폐렴이 나타났다.

【1986~2010년까지 25년간 파악한 고령자(65세 이상)의 불의의 사고 사례】

모발용 화장품(기타)에 의한 사례는 7건으로 심각한 사례는 1건 있었다.

사례: 치매가 있는 고령자가 헤어 크림을 잘못 섭취하여 호흡곤란, 흡인성 폐렴 등이 나타났다.

3. 독성

1) 에탄올 함유 제품

- 에탄올 함유량이 높은 제품을 마신 경우에는 알코올의 독성을 고려해야 한다.
- 95~99%의 에탄올은 성인은 체중 1kg당 1ml의 섭취로 경증~중등증의 중독이, 소아는 1kg당 0.5ml의 섭취로 심각한 중독 증상이 발현한다고 알려져 있다. 단, 개인차는 크며 중독량은 확

립되어 있지 않다.

2) 유분이 주성분인 제품

소량 섭취 시 보통 영향은 없지만, 있다 하더라도 극히 미약하다. 대량 섭취한 경우에는 유분에 의한 일과성 구역질, 구토, 설사 등의 소화기 증상이 나타날 가능성이 있다.

4. 중독학적 약리작용

1) 에탄올

점막 자극 작용, 중추신경 억제 작용

2) 유분

소화관 점막 자극 작용, 완하 작용

5. 증상

알코올 함유 제품의 경우는 중추신경 억제에 의한 중독 증상이 나타날 가능성이 있다.

1) 경구

【알코올 함유 제품】

- 소아는 알코올 감수성이 높다. 특히 유아와 소아는 저혈당성 경련이 나타날 가능성이 있기 때문에 혈당 저하에 주의가 필요하다.
- 혈중 알코올 농도

    0.01% 전후: 가벼운 취기, 상쾌한 기분

    0.05% 전후: 가벼운 어지러움

    0.10% 전후: 지각 능력 저하 및 반응 둔화

    0.15% 전후: 감정 불안정

    0.20% 전후: 비틀거림, 구역질, 구토, 정신착란

    0.30% 전후: 대화 불명료, 지각상실, 시각의 흐트러짐

    0.40% 전후: 저체온, 저혈당, 근육 조절 부전, 경련, 동공산대

    0.70% 전후: 의식장애, 반사 감퇴, 깊은 혼수, 호흡부전, 사망

- 기타 증상으로 피부 홍조, 저혈압, 빈맥, 대사성산증, 케톤산증 등
- 혼수가 12시간 이상 지속되면 예후 불량으로 여겨진다.

【유분이 주성분인 제품】
- 소량 섭취 시 보통 증상은 나타나지 않지만, 있다 하더라도 미약하다.
- 대량 섭취한 경우, 일과성 구역질, 구토, 설사 등의 소화기 증상이 나타날 가능성이 있다.
- 알코올 함유 제품 및 유분이 주성분인 제품을 잘못 삼키면 화학성 폐렴을 일으킬 가능성이 있다.

2) 흡입

에탄올의 증기나 스프레이 제품의 미스트를 흡입하면, 상기도 자극 때문에 기침, 목 통증 등이 생길 수 있다.

3) 눈

에탄올 함유 제품은 에탄올에 의한 일과성 통증이나 자극감이 있다.

4) 피부

에탄올 함유 제품은 에탄올에 의한 자극이 생길 가능성이 있다.

6. 처치

에탄올의 중추신경 억제에 의한 증상이 나타난 경우는 급성 알코올 중독에 준하여 치료한다.

▌ 가정에서의 응급처치

1) 경구

【금기】 헤어 오일의 경우, 잘못 삼킬 가능성이 있기 때문에 토하게 해서는 안 된다.
① 제거: 입안에 남아 있는 것을 뱉게 한다. 소아나 고령자의 경우는 입안을 확인하여 제거하고, 닦아낸다.
② 헹굼: 물로 입을 헹구고 가글한다. 가글할 수 없는 경우는 젖은 거즈로 닦아낸다.

③ 수분 섭취: 헤어 오일의 경우는 가급적 수분 섭취를 피하는 것이 좋다(억지로 마시게 하면 구토를 유발할 수 있으므로 주의한다). 기타 제품은 특별한 주의 사항은 없다.

2) 흡입

신선한 공기가 있는 장소로 이동한다.

3) 눈

- 눈을 비비지 않도록 주의하여, 즉시 물로 씻는다.
- 콘택트렌즈를 착용하고 있는 경우, 쉽게 뺄 수 있으면 뺀다.

4) 피부

① 제거: 피부에 부착된 것을 제거하고 닦아낸다. 부착된 의복은 벗는다.
② 세척: 물로 충분히 씻는다.

▮ 의료기관에서의 처치

1) 경구

【알코올 함유 제품】
대량 섭취한 지 1시간 이내이면 위세척을 고려한다. 필요에 따라서 수액, 산증 보정, 호흡·순환 관리, 보온, 혈당을 확인한다. 중증 사례는 혈액 투석이 유효하다.

2) 흡입

증상에 따라 산소 투여, 호흡 관리를 한다.

3) 눈

진료 전 눈 세척이 불충분하면 의료기관에서 충분히 세안한다.

4) 피부

부착 부위를 충분히 세정한다. 증상이 있으면 대증치료를 한다.

7. 치료상의 주의점

1. 흡착제로서 활성탄은 에탄올의 흡수를 저지하는 효과가 없다.
2. 혈액 투석은 자연 대사의 2~4배의 속도로 혈중에서 에탄올을 제거한다.
3. 에탄올 중독의 입원 기준
   - 성인: 중추신경 억제가 계속되는 경우, 호흡·순환 관리가 필요한 경우, 수액 등으로 신속하게 보정할 수 없는 알코올성 케톤산증이 있는 경우 등
   - 소아: 현저한 중추신경 억제, 경련, 산염기평형 이상, 저혈당의 경우 등

8. 체내 동태

에탄올

【흡수】 위, 소장에서 빠르게 흡수되며, 최고혈중농도 도달시간은 30분~2시간이다. 흡입이나 경피에 의해 흡수된다.

【대사】 간에서 아세트알데히드로 대사되며, 이후 초산으로 대사되어 물과 이산화탄소로 분해된다.

【배설】 약 5~10%는 미변화체로 날숨, 소변, 땀, 대변으로 배설된다.

14

헤어 컬러링제(가정용)
헤어 컬러, 헤어 블리치, 헤어 매니큐어, 컬러 트리트먼트

▌ 개요

제품 흰머리를 눈에 띄지 않게 하고 머리색에 변화를 주는 수단으로 사용된다. 의약외품인 영구 염색제(헤어 컬러, 헤어 염색), 탈색제(헤어 블리치), 화장품인 반영구 염색제(헤어 매니큐어, 컬러 트리트먼트 등), 일반 염색제(헤어 마스카라, 헤어 컬러 스프레이) 등이 있다. 의약외품의 헤어 컬러 중 산화 염색제는 1제(산화염료, 알칼리제, 계면활성제 등)와 2제(과산화수소수)를 혼합하여 모발에 도포한다. 헤어 블리치도 1제(알칼리제, 암모니아수 등)와 2제(과산화수소수)를 배합하는 2액 제품이 많다. 헤어 매니큐어, 컬러 트리트먼트 등은 용제로서 벤질알코올이나 에탄올, 이소프로필알코올 등을 함유한다.

문제가 되는 성분과 증상 산화 염색제에 의한 구토, 부종(안면, 경부, 인두), 호흡곤란, 메트헤모글로빈혈증 등, 알칼리에 의한 점막 자극이나 화학 손상, 과산화수소에 의한 점막 자극에 주의할 필요가 있다.

JPIC 수신 상황 연간 약 100여 건의 문의가 있으며, 소아가 잘못 섭취한 사고가 대부분을 차지하지만 염색할 때 잘못하여 눈이나 입에 들어가는 등의 사고도 발생했다.

제품에 따라 성분이 다르므로 제품표시, 형태, 사용방법 등을 최대한 정확하게 확인한다.

1. 제품

- 종류(의약외품인 헤어 컬러, 헤어 블리치, 화장품인 헤어 매니큐어, 컬러 트리트먼트, 헤어 마스카라 등)
- 의약외품(헤어 컬러, 헤어 블리치)의 경우, 1제인가, 2제인가? 1제과 2제를 혼합한 제품인가?
- 형태(액체, 크림, 젤, 무스, 분말 등), 용기(병, 튜브, 에어로졸 등)
- 제품표시 성분
- 미용실 등에서 사용하는 업무용은 아닌가?

2. 노출 상황·경로

- 잘못 섭취한 경우, 핥은 정도인가, 제품이 든 용기에서 바로 마셨는가?
- 흡입했을 가능성은 없는가?
- 눈에 들어갔을 가능성은 없는가?
- 피부에 묻었을 가능성은 없는가?

3. 환자 상태·증상

- 구토, 복통 등의 소화기 증상은 없는가, 안색 불량, 청색증은 없는가?
- 기침, 사레 등 기관지에 들어가지 않았는가?
- 눈의 위화감, 통증, 충혈, 눈물 흘림은 없는가?
- 피부 통증, 발적, 발진은 없는가?

초기 대응 포인트

의약외품(헤어 컬러, 헤어 블리치)의 1제과 2제를 혼합한 제품은 1제에 준하여 대응한다.

1. 경구 노출

- 토하게 하지 않고, 입안의 물질을 제거한다.
- 입을 헹구고, 유제품 또는 물을 마시게 한다.
- 얼굴이나 손발, 의복에 제품이 묻어 있을 가능성이 있으면, 샤워 등으로 전신을 씻고 옷을 갈아입는다.

【즉시 진료】
- 구토, 구강 점막 종창 등의 증상이 있는 경우
- 증상이 없더라도, 의약외품(헤어 컬러, 헤어 블리치)의 1제를 조금이라도 마신 경우

【경과 관찰】
- 의약외품(헤어 컬러, 헤어 블리치)의 1제를 핥은 정도, 2제를 핥거나 한 모금 마신 정도로 증상이 없는 경우
- 헤어 매니큐어, 컬러 트리트먼트, 헤어 마스카라 등의 소량 섭취로 증상이 없는 경우

2. 흡입한 경우
【즉시 진료】 기침이 있고 신선한 공기를 마셔도 개선되지 않는 경우

3. 눈에 들어간 경우
눈을 비비지 않도록 주의하여, 즉시 세안한다.
【즉시 진료】
- 눈 뜨기 곤란한 경우, 눈을 씻은 후에도 통증, 눈물 흘림이 있는 경우
- 눈 씻기가 어려운 경우, 콘택트렌즈가 빠지지 않는 경우

4. 피부 노출
【만약을 위한 진료】 세척 후에도 발적, 통증, 발진이 있는 경우

▌해설

1. 제품에 대하여

흰머리를 눈에 띄지 않게 하고 머리색에 변화를 주는 수단으로 사용되며, 액체, 크림, 젤, 무스, 분말 등 다양한 형태의 제품이 있다. 의약외품에는 영구 염색제와 탈색제가 있으며, 화장품에는 반영구 염색제와 일시 염색제가 있다.

1) 영구 염색제(의약외품: 헤어 컬러, 헤어 염색)
- 산화 염색제는 산화염료를 모발 내에 침투시켜, 산화중합 작용으로 색소를 침착시킨다. 형태로는 분말, 액체, 크림 등이 있으며, 액체나 크림은 사용 시 1제와 2제를 혼합하여 모발에 도포한 후 일정 시간을 방치한 뒤 씻어낸다. 1제와 2제를 혼합시킨 무스를 노즐을 통해 나오게 하는 에어로졸 제품도 있다.
- 산화 염색제 1제에는 산화염료, 알칼리제, 계면활성제 등이 배합된다. 산화염료에는 염료전

구체(p-페닐렌디아민, o-아미노페놀, p-아미노페놀), 커플러(m-페닐렌디아민, m-아미노페놀, 레졸신)가 있으며, 조합이나 함유량, 중합도에 따라 색조를 조절할 수 있다. 알칼리성 제품은 산화제의 활성제로서 암모니아수(10% 전후)나 모노에탄올아민을 함유하지만, 알칼리제를 배합하지 않고 중성~약산성에서 반응이 진행되는 제품도 많다. 2제는 산화제로서 과산화수소수(과산화수소로서 제품 중 농도가 6.0% 이하)를, 안정제로서 킬레이트제, pH 조절제 등을 함유한다.

- 비산화 염색제는 헤나 잎(2-히드록시-1,4-나프토퀴논), 카밀레 꽃(4',5,7-트리하이드록시플라본) 등을 원료로 한 식물성 염색제와 납, 구리, 비스무트, 니켈, 코발트 등의 금속 산화제를 이용하는 광물성 염색제가 있다.

2) 탈색제 · 탈염제(의약외품: 헤어 블리치)

모발의 멜라닌 색소를 분해하여 탈색한다. 1제(알칼리제, 암모니아수 함유)와 2제(과산화수소수, 과산화수소로서 농도 6.0% 이하)를 배합해서 사용하는 제품이 많고, 부스터(촉진제)로서 과황산암모늄 등을 첨가한 제품도 있다.

3) 반영구 염색제(화장품: 헤어 매니큐어, 컬러 트리트먼트, 컬러 린스 등)

아조계(azo compound) 산성염료를 모발 일부까지 침투시키고 산성 조건에서 모발과 이온을 결합시켜 염색한다. 구연산 등으로 pH를 산성으로 조절하며, 용제로서 벤질알코올이나 에탄올, 이소프로필알코올 등을 함유한다.

4) 일시 염색제 · 모발 착색제(화장품: 헤어 마스카라, 헤어 컬러 스프레이, 컬러 스틱 등)

카본 블랙, 벵갈라 등의 착색제를 유지(피마자유)나 수지로 모발 표면에 고정하여 염색한다. 도포 후에는 헹구지 않고, 색을 지우고 싶을 때 샴푸로 씻어낸다.

2. 사고 발생 상황

▌JPIC 수신 상황

연간 건수   약 100여 건(일반 87%, 의료기관 13%)

환자 연령층   1세 미만 18%, 1~5세 55%, 20~64세 14%, 65세 이상 7%, 기타·불명 6%

사고 상황   소아나 치매가 있는 고령자의 잘못된 섭취 81%, 오용 17%(염색할 때 잘못하여 눈이나 입에 들어간 경우 등), 기타·불명 2%

증상 출현율   27%

- 헤어 컬러 1제 단독: 구역질, 구토, 구강 점막 부종·미란 등
- 헤어 컬러 1제와 2제의 혼합: 구강·인두의 위화감, 구토, 설사, 눈 통증·위화감·통증·충혈, 피부 통증·발적 등
- 탈색제: 구강·인두의 위화감, 구토, 눈 통증·충혈, 피부 발적 등

▌JPIC 에서 파악한 의료기관 진료 예

【1986~2009년까지 24년간 파악한 소아(12세 이하)의 불의의 사고 사례】

염색제 사례 37건 중, 심각한 사례는 2건 있었다.

사례: 14개월 유아가 염색제 1제를 잘못 섭취하여 구토, 입술 부종, 미란이 나타났다.

【1986~2010년까지 25년간 파악한 고령자(65세 이상)의 불의의 사고 사례】

염색제 사례 10건 중, 심각한 사례는 3건으로 모두 눈에 들어간 사례였다.

사례: 염색 중 액이 눈에 들어갔다. 세안 후, 다음날 진료를 받았으며 눈 통증, 시력장애, 각막 상피 박리 등이 나타났다.

3. 독성

문제가 되는 성분은 헤어 컬러의 산화염료(페닐렌디아민, 아미노페놀 등), 헤어 컬러와 헤어 블리치의 알칼리제(암모니아수 등), 과산화수소이다.

1) 산화염료

p-페닐렌디아민 4%를 함유한 헤어 컬러 40ml(p-페닐렌디아민 1800mg)를 경구 섭취한 성인이 메트헤모글로빈 혈증, 경부 등의 유종, 급성신부전이 왔고, 회복한 사례가 있다(Chugh KS, et al.: J Med 1982; 13: 131-137).

2) 알칼리제

- 알칼리제의 주요 작용인 조직의 부식은 노출 양보다는 농도나 점도, pH, 접촉 시간에 크게 좌우된다.
- 암모니아수(5~10%액)로 조직의 화학 손상이 발생하는 경우는 드물지만, 후두나 후두개의 부종을 동반한 식도의 화학 손상이 보고되었다.

3) 과산화수소(3%)

소량 섭취 시 보통 영향은 없지만, 있다 하더라도 극히 미약하다.

4. 중독학적 약리작용

1) 산화염료

- 점막 자극 작용, 용혈, 메트헤모글로빈 혈증
- 페닐렌디아민은 킬레이트 반응, 지연형 과민 반응을 일으킬 수 있다.

2) 알칼리제(암모니아수 등)

알칼리에 의한 부식 작용(화학 손상), 고농도 알칼리제에 노출된 후 방치하면 접촉 부위에서 더 깊은 곳으로 손상이 진행된다.

3) 과산화수소

산화작용에 의한 피부·점막 자극, 조직에 닿아 체내에서 발생한 산소에 의한 작용

5. 증상

1) 경구

【산화염료(헤어 컬러의 1제)】

- 섭취 즉시 상복부 통증을 비롯하여 반복적인 구토를 유발하고, 계속해서 안면, 경부, 인두에 통증을 동반한 진행성 부종을 유발할 가능성이 있다.
- 중증의 경우, 기도 부종이 진행되어 호흡곤란, 청색증, 호흡부전이 된다. 전신 증상으로 횡문근융해증, 저칼슘혈증, 급성 요세관괴사, 간장애, 메트헤모글로빈혈증 등이 생긴다.

【알칼리제(헤어 컬러, 헤어 블리치의 2제)】

경중일 경우 인두·식도·위 자극이나 발적, 부종. 중증일 경우는 소화관 점막의 화학 손상

【과산화수소(헤어 컬러, 헤어 블리치의 2제)】

- 저농도(10% 미만)일 경우, 구역질, 구토, 구강·인두의 통증, 체내에서 발생한 산소에 의한

복부팽만이 나타나고, 드물게 소화관 점막에 미란이 나타난다.

- 대량 섭취한 경우, 체내에서 발생한 산소에 의해 동맥·정맥 공기색전증이 나타날 가능성이 있다.

【화장품(헤어 매니큐어, 컬러 트리트먼트, 컬러 린스)】

산이나 용제에 의한 소화관 자극 증상, 구역질, 구토, 설사, 복통 등

2) 흡입

【의약외품(헤어 컬러, 헤어 블리치)】

과산화수소: 저농도(10% 미만)의 경우, 코·목 자극감, 기침, 구역질, 어지러움 등

3) 눈

【의약외품(헤어 컬러, 헤어 블리치)】

산화염료, 알칼리제, 과산화수소에 의한 눈 통증, 충혈, 결막염, 결막부종, 각막상피 결손 등이 나타날 가능성이 있다.

【화장품(헤어 매니큐어, 컬러 트리트먼트, 컬러 린스)】

산이나 용제에 의한 충혈, 통증 등

4) 피부

【의약외품(헤어 컬러, 헤어 블리치)】

산화염료에 의해 접촉성 피부염이나 다형성 홍반이 나타날 수 있고, 알칼리제, 과산화수소에 의해 피부의 발적, 통증, 화학 손상이 나타날 가능성이 있다.

【화장품(헤어 매니큐어, 컬러 트리트먼트, 컬러 린스)】

산이나 용제에 의한 발적 등이 나타날 수 있다.

6. 처치

알칼리를 함유한 제품의 경우, 약제와의 접촉 시간을 단축하기 위해 즉시 세척하고 희석한다.

▌가정에서의 응급처치

1) 경구

【금기】 알칼리를 함유한 헤어 컬러 및 헤어 블리치의 1제는 토하게 해서는 안 된다.

【이유】 토하면 부식성 물질이 재차 식도를 통과하여 염증이 악화되기 때문이다.

① 제거: 입안에 남아 있는 것을 뱉게 한다. 소아나 고령자의 경우는 입안을 확인하여 제거하고, 닦아낸다.

② 헹굼: 입을 헹구고, 가글한다. 가글할 수 없는 경우는 젖은 거즈로 닦아낸다.

③ 수분 섭취: 유제품(우유나 요구르트) 또는 물을 마시게 한다. 마시는 양은 보통 마시는 정도 (120~240ml, 소아는 1kg당 15ml 이하, 억지로 마시게 하여 구토를 유발하지 않도록 주의한다).

　　【이유】 단백질에 의한 점막 보호나 희석으로 자극의 완화를 기대할 수 있다.

2) 흡입

신선한 공기가 있는 장소로 이동한다.

3) 눈

• 눈을 비비지 않도록 주의하고 즉시 물로 씻는다. 헤어 컬러, 헤어 블리치의 경우 적어도 30분 이상은 대량의 미지근한 물(실온 정도)로 세안한다.

• 콘택트렌즈를 착용하고 있는 경우, 쉽게 뺄 수 있으면 뺀다.

4) 피부

① 제거: 피부에 부착된 것을 제거하고 닦아낸다. 부착된 의복은 벗는다.

② 세척: 물로 충분히 씻는다. 헤어 컬러와 헤어 블리치의 경우는 적어도 15분간 씻어야 한다.

▌의료기관에서의 처치

1) 경구

【헤어 컬러·헤어 블리치 1제】

【금기】 구토, 산에 의한 중화, 활성탄 및 설사약 투여

- 특별한 치료법은 없고, 우유 또는 물로 희석하는 방법과 대증치료가 중심이 된다.
- 산화염료에 의해 발생한 메트헤모글로빈혈증에 대해서는 필요에 따라 메틸렌블루를 투여한다.

【헤어 컬러·헤어 블리치 2제】

대량 섭취한 경우, 경비위관을 삽입하여 과산화수소로 위 팽만을 감소시킨다.

2) 흡입

증상에 따라 산소 투여, 호흡 관리를 한다.

3) 눈

- 진료 전 눈 세척이 불충분하면 의료기관에서 충분히 세안한다.
- 증상이 남아 있는 경우, 안과적 진찰이 필요하다.

4) 피부

부착 부위를 충분히 세정한다. 증상이 있으면 대증치료를 한다.

7. 치료상의 주의점

알칼리제

1. 구토 금기(토하면 부식성 물질이 재차 기도를 통과하여 염증이 악화된다).
2. 중화 금기(식초나 주스를 마시게 하여 중화하면 체내에서 발생하는 열에 의해 화상을 일으킨다).
3. 위세척을 할 경우, 천공에 주의하여 신속히 진행한다.
4. 내시경검사는 섭취 후 12시간 이내에 천공에 주의하여 실시한다(24시간이 지나면 천공의 위험이 커진다).

8. 체내 동태

1) 과산화수소

【흡수】 피부·점막에서 어느 정도 흡수되지만, 흡수량은 분명하지 않다.

【대사】 흡수된 과산화수소는 대사 효소(카탈레이스)에 의해 급속하게 분해되어 산소와 물이 된다.

2) p-페닐렌디아민

【흡수】 소화관 점막, 피부 및 폐에서 빠르게 흡수된다. 두피에 체중 1kg당 20mg 사용 후, 0.14%가 흡수되었다.

【대사】 체내에서 산화되어 독성이 강한 퀴논디이민이 된다. 글루쿠론산, 황산 또는 아세틸화에 의해 독성이 적은 N-아세틸-파라페닐렌디아민으로 대사된다고 추정된다.

15

파마 약(가정용)

▌개요

제품 모발에 웨이브를 넣거나, 곱슬머리를 펴거나 유지하기 위해 사용된다. 주로 모발 중의 시스테인 결합을 절단하는 1제와 재결합시키는 2제로 두 가지 타입의 제품이 있다. 1제는 티오글리콜산이나 그 염, 또는 시스테인류이며, 보조제로 알칼리제(암모니아수, 모노에탈올아민, 탄산수소암모늄 등)를 함유한다. 2제는 브롬산나트륨, 과산화수소 등을 주성분으로 한다. 그밖에 1제, 2제와 함께 계면활성제, 안정제 등을 함유한다.

문제가 되는 성분과 증상 1제에서는 알칼리제에 의한 점막 자극이나 화학 손상, 2제는 브롬산염을 함유한 경우 점막 자극 작용을 비롯하여 신장 장애, 청력장애 등에 주의할 필요가 있다.

JPIC 수신 상황 연간 약 10여 건의 문의가 있으며, 소아가 잘못 섭취한 경우와 성인이 파마 중 잘못하여 입에 들어가는 등의 사고가 있다.

초기 대응을 위한 확인 사항

1. 제품

- 형태(액체, 분말 등)
- 1제인가? 2제인가? 1제와 2제를 혼합한 제품인가?
- 제품표시 성분(1제: 티오글리콜산이나 그 염, 시스테인류. 2제: 브롬산염, 과산화수소 등)
- 미용실 등에서 사용하는 업무용은 아닌가?

2. 노출 상황·경로

- 잘못 섭취한 경우, 핥은 정도인가, 제품이 든 용기에서 바로 마셨는가?
- 흡입했을 가능성은 없는가?
- 눈에 들어갔을 가능성은 없는가?
- 피부에 묻었을 가능성은 없는가?

3. 환자 상태·증상

- 구역질, 구토 등의 소화기 증상은 없는가?
- 기침, 사레 등 기관지에 들어가지 않았는가?
- 눈의 위화감, 통증, 충혈, 눈물 흘림은 없는가?
- 피부 통증, 발적, 발진은 없는가?

초기 대응 포인트

1. 경구 노출

- 토하게 하지 말고, 입안의 물질을 제거한다. 입을 헹구고, 유제품 또는 물을 마시게 한다.
- 얼굴이나 손발, 의복에 묻어 있을 가능성이 있으면, 샤워 등으로 전신을 씻고 옷을 갈아입는다.

【즉시 진료】
- 구토, 구강·인두의 종창 등의 증상이 있는 경우
- 증상이 없더라도 1제나 브롬산염이 함유된 2제를 조금이라도 마신 경우

【경과 관찰】 과산화수소가 함유된 2제를 핥거나 한 모금 마신 정도로, 증상이 없는 경우

2. 흡입한 경우

【즉시 진료】 목 통증, 기침이 있고, 신선한 공기를 마셔도 개선되지 않는 경우

3. 눈에 들어간 경우

눈을 비비지 않도록 주의하여, 즉시 세안한다.

【즉시 진료】

• 눈 뜨기 곤란한 경우, 눈을 씻은 후에도 통증, 눈물 흘림이 있는 경우

• 눈 씻기가 어려운 경우, 콘택트렌즈가 빠지지 않는 경우

4. 피부 노출

【만약을 위한 진료】 세척 후에도 발적, 통증, 발진이 있는 경우

▌해설

1. 제품에 대하여

• 모발에 웨이브를 넣거나 스트레이트를 하는 등의 스타일을 내기 위한 제품으로 의약외품에 해당한다.

• 주요 유형은 모발 중의 시스테인 결합을 절단하는 환원제인 1제와 재결합시키는 산화제인 2제로 두 가지 타입의 제품이 있다.

• 사용 방법은 1제를 모발에 도포하고, 원하는 스타일이 되도록 로드(rod)를 감고 일정 시간 방치한 후 물로 씻어낸다. 이어서 2제를 바르고 다시 일정 시간 방치한 후 로드를 분리하고 씻어낸다.

1) 1제(환원제)

• 티오글리콜산이나 그 염(암모늄염, 모노에탄올아민염)인가, 시스테인류(L-시스테인, N-아세틸-L-시스테인 등)인가로 크게 나눌 수 있다. 보조제로서 암모니아수, 모노에탄올아민이나 탄산수소암모늄 등의 알칼리제, 기타 성분으로 계면활성제, 안정화제 등이 배합된다.

• 일본의 퍼머넌트 웨이브 용제 제조 판매 승인 기준에 따르면, 티오글리콜산 또는 그 염은 티오글리콜산으로서 상한이 11.0%(사용 시 조제 타입은 19.0%), 시스테인류는 시스테인으로서 7.5% 이하라는 규정이 있다.

• 액성은 pH4.5~9.6의 범위로 제품에 따라 약산성~중성~약알칼리로 다양하다.

2) 2제(산화제)

- 브롬산나트륨(액체 제품), 브롬산칼륨(분말 제품), 과산화수소수, 과붕산나트륨 등이 있지만, 최근에는 브롬산칼륨(분말 제품), 과붕산나트륨은 거의 사용되지 않는다. 그밖에는 1제와 거의 같은 성분이 배합된다.
- 일본의 퍼머넌트 웨이브 용제 제조 판매 승인 기준에 따르면, 과산화수소로서 상한이 2.5%라는 규정이 있다.
- 브롬산염 타입은 중성 부근(pH5.0~7.5), 과산화수소수 타입은 산성(pH2.5~3.5)으로 조절되고 있다.

2. 사고 발생 상황

▌JPIC 수신 상황

연간 건수　　약 10여 건(일반 81%, 의료기관 19%)

환자 연령층　1세 미만 13%, 1~5세 34%, 20~64세 42%, 65세 이상 9%, 기타·불명 2%

사고 상황　　소아나 치매가 있는 고령자의 잘못된 섭취 66%, 오용 28%(사용 시 잘못하여 눈이나 입에 들어간 경우 등), 기타·불명 6%

증상 출현율　40%(구토, 구강·인두의 위화감, 구역질, 설사, 청력장애, 신장 기능 이상 등)

▌JPIC에서 파악한 의료기관 진료 예

【1986~2009년까지 24년간 파악한 소아(12세 이하)의 불의의 사고 사례】

파마 약에 의한 사례는 11건으로 심각한 사례는 2건 있었다.

사례: 소아가 업무용 파마약 2제를 잘못 섭취하여 복통, 혈성 구토, 신장 장애 등이 나타났다.

【1986~2010년까지 25년간 파악한 고령자(65세 이상)의 불의의 사고 사례】

파마 약에 의한 사례는 1건으로, 심각한 사례는 없었다.

3. 독성

1제의 경우 알칼리제(암모니아, 모노에탄올아민)의 독성을 , 2제의 경우 브롬산염이나 과산화수소의 독성을 고려할 필요가 있다.

1) 알칼리제(암모니아, 모노에탄올아민)

- 알칼리의 주된 작용인 조직 부식은 노출 양보다 농도나 점도, pH, 접촉 시간에 크게 좌우된다.
- 암모니아수(5~10%액)로 조직의 화학 손상이 발생하는 경우는 드물지만, 후두나 후두개의 부종을 동반한 식도의 화학 손상이 보고되었다.

2) 브롬산염(브롬산나트륨, 브롬산칼륨)

파마 약 2제를 3세 유아가 잘못 마셔(브롬산나트륨 0.2g), 복통과 혈성 구토, 경증의 급성신부전이 나타난 사례(와타나베 테루오 외: 신장과 투석 1991: 31:477-481), 성인이 자살 기도를 위해 마셔(브롬산나트륨 약 20g), 급성신부전과 난청이 나타난 사례(키타모토 켄 외: 중독연구 2014: 27: 348-350) 등이 있다.

3) 과산화수소(3%)

소량 섭취 시 보통 영향은 없지만, 있다 하더라도 극히 미약하다.

4. 중독학적 약리작용

1) 알칼리제(암모니아, 모노에탄올아민)

알칼리에 의한 부식 작용(화학 손상), 고농도 알칼리제에 노출된 후 방치하면 접촉 부위에서 더 깊은 곳으로 손상이 진행된다.

2) 브롬산염(브롬산나트륨, 브롬산칼륨)

- 소화관 자극 작용: 위 내에서 브롬산염이 브롬화수소산이 되어, 소화관을 자극한다.
- 산화작용으로 인한 신장 장애(불가역적)
- 청력장애(불가역적)

3) 과산화수소

산화작용에 의한 피부·점막 자극, 조직에 닿아 체내에서 발생한 산소에 의한 작용

1) 경구

【1제】

• 알칼리제에 의한 점막 자극성·부식성

• 경중의 경우 인두·식도·위의 자극이나 발적, 부종. 중증의 경우 소화관 점막의 화학 손상

【2제】

브롬산염

• 경중~중등증의 경우 섭취 후 1~2시간 이내에 구역질, 구토, 설사, 중증의 복통

• 불가역성 청력장애(이명을 동반한 난청)가 나타난다.

• 중증의 경우는 2~3일 후에 핍뇨성 급성신부증(불가역적) 및 저혈압, 호흡억제, 혼수도 나타
난다.

과산화수소

• 구역질, 구토, 구강·인두의 통증, 체내에서 발생한 산소에 의한 복부팽만. 드물게 소화관
점막 미란

• 대량 섭취한 경우, 체내에서 발생한 산소에 의한 동맥·정맥 공기색전증의 가능성이 있다.

2) 흡입

【2제】

과산화수소: 코·목의 자극감, 기침, 구역질, 어지러움 등

3) 눈

【1제】

• 알칼리에 의한 눈 장애

• 암모니아: 중증의 결막 자극, 결막부종, 각막상피결손 등

【2제】

• 브롬산염·과산화수소: 충혈, 통증

4) 피부

【1제】

피부염(일차성 및 알러지성)

【2제】

과산화수소: 피부의 발적·통증

6. 처치

알칼리를 함유한 제품일 경우, 약제와의 접촉 시간을 단축하기 위해 즉시 세척하고, 희석한다.

▌가정에서의 응급처치

1) 경구

【금기】 1제는 토하게 해서는 안 된다.

【이유】 토하면 부식성 물질이 재차 식도를 통과함으로 염증이 악화되기 때문이다.

① 제거: 입안에 남아 있는 것을 뱉게 한다. 소아나 고령자의 경우는 입안을 확인하여 제거하고, 닦아낸다.

② 헹굼: 물로 입을 헹구고, 가글한다. 가글할 수 없는 경우는 젖은 거즈로 닦아낸다.

③ 수분 섭취: 유제품(우유나 요구르트) 또는 물을 마시게 한다. 마시는 양은 보통 마시는 정도 (120~240ml, 소아는 1kg당 15ml 이하, 억지로 마시게 하여 구토를 유발하지 않도록 주의한다).

   【이유】 단백질에 의한 점막 보호나 희석에 의해 자극의 완화를 기대할 수 있다.

2) 흡입

신선한 공기가 있는 장소로 이동한다.

3) 눈

• 눈을 비비지 않도록 주의하여 즉시 대량의 미지근한 물(실온 정도)로 적어도 30분은 세안한다.

• 콘택트렌즈를 착용하고 있는 경우, 쉽게 뺄 수 있으면 뺀다.

4) 피부

① 제거: 피부에 부착된 것을 제거하고 닦아낸다. 부착된 의복은 벗는다.

② 세척: 물로 충분히 씻는다. 1제의 경우는 적어도 15분은 충분히 물로 씻는다.

▌의료기관에서의 처치

1) 경구

【1제】

• 구토는 금기다.

• 특별한 치료법은 없으며, 우유 또는 물로 희석하는 방법과 대증치료가 중심이 된다.

【2제】

브롬산염 대증치료가 중심이 된다. 신장 기능 확인, 필요에 따라서 청력검사 등을 한다.

과산화수소 대량 섭취한 경우 경비위관을 삽입하여 위 팽만을 감소시킨다. 공기색전증을 주의 깊게 검사한다.

2) 흡입

증상에 따라 산소 투여, 호흡 관리를 한다.

3) 눈

• 진료 전 눈 세척이 불충분하면 의료기관에서 충분히 세안한다.

• 증상이 남아 있는 경우는 안과적 진찰이 필요하다.

4) 피부

부착 부위를 충분히 세정한다. 증상이 있으면 대증치료를 한다.

7. 치료상의 주의점

1) 알칼리제

- 구토 금기(토하면 부식성 물질이 재차 기도를 통과하여 염증이 악화된다)
- 중화 금기(식초나 주스를 마시게 하여 중화하면 체내에서 발생하는 열에 의해 화상을 일으킨다)
- 위세척을 시행할 경우, 천공에 주의하여 신속히 진행한다.
- 내시경검사는 섭취 후 12시간 이내에 천공에 주의하여 실시한다(24시간이 지나면 천공의 위험이 높아진다).

2) 브롬산염

특이적인 치료법으로 티오황산나트륨을 정맥주사(브롬산이온을 불활성화한다)하는 방법도 있지만, 유효성 및 안전성은 확립되어 있지 않다.

8. 체내 동태

1) 브롬산염

【흡수】브롬산염은 체내에서 매우 안정하다.
【대사】대부분 미변화체로서 소변으로 배설된다.

2) 과산화수소

【흡수】피부·점막에서 어느 정도 흡수되지만, 흡수량은 분명하지 않다.
【대사】흡수된 과산화수소는 대사 산소에 의해 급속하게 분해되어 산소와 물이 된다.

화장품류/기타

16

방향용 제품

향수, 오드 퍼퓸, 오드 트왈렛, 오드 콜로뉴

▌개요

제품 향수는 '향기로운, 향기, 방향'이라는 의미로 방향 화장품이나 향기의 총칭이다. 일반적으로 향료의 농도, 알코올의 순도에 따라 향수, 오드 트왈렛, 오드 콜로뉴 등으로 구분된다. 부향률(향료 원액의 비율)에 따라 15~30% 함유는 향수(퍼퓸), 7~15% 함유는 오드 퍼퓸, 5~10% 함유는 오드 트왈렛, 2~5% 함유는 오드 콜로뉴로, 크게 4종류로 분류된다. 방향 파우더, 연향, 젤 콜로뉴 등 액체 이외의 제품노 있다.

문제가 되는 성분과 증상 액체 제품을 경구 섭취한 경우, 용제인 에탄올에 의한 중추신경 억제가 문제가 된다. 필요에 따라 급성 알코올 중독에 준하여 치료한다.

JPIC 수신 상황 연간 약 60여 건의 문의가 있으며, 5세 이하의 잘못된 섭취 사고가 90%를 차지한다.

초기 대응을 위한 확인 사항

1. 제품

- 종류(향수, 오드 퍼퓸, 오드 트왈렛, 오드 콜로뉴 등)
- 형태(액체, 스프레이, 젤, 유액, 함침 시트 등)
- 알코올 함유율, 성분표시 기재 순서(함유량이 많은 순서로 기재되어 있다)

2. 노출 상황·경로

- 잘못 섭취한 경우, 핥은 정도인가, 제품이 든 용기에서 바로 마셨는가, 입에서 향수 냄새가 나는가?
- 다량을 마신 경우, 용기의 용량이 어느 정도 줄어들었는가?
- 기화한 것이나 스프레이를 흡입했을 가능성은 없는가?
- 눈에 들어갔을 가능성은 없는가?

3. 환자 상태·증상

- 구토, 안면홍조, 흥분 상태, 비틀거림 등 술에 취한 듯한 증상은 없는가?
- 기침, 사레 등 기관에 들어가지 않았는가?
- 눈의 위화감, 통증, 충혈, 눈물 흘림은 없는가?
- 피부 통증, 발적, 발진은 없는가?

초기 대응 포인트

소아는 알코올의 감수성이 높고, 저혈당성 경련을 일으킬 가능성이 있으므로 주의가 필요하다.

1. 경구 노출

입안의 물질을 제거하고, 입을 헹군다.

【즉시 진료】

- 구토, 안면홍조, 흥분 상태 등이 있는 경우, 기침 등 잘못 삼켰을 가능성이 있는 경우(음주력이 있는 고령자의 경우 증상이 있으면 진료를 받는다).
- 증상이 없더라도 마신 경우(체중 1kg당 0.5㎖ 이상), 섭취량이 불명확한 경우

【경과 관찰】 핥은 정도로 증상이 없는 경우(수 시간은 주의한다).

2. 흡인한 경우

- 스프레이 제품의 미스트나 알코올의 증기를 흡입할 가능성이 있다.
- 향기로 인한 불쾌감이 나타날 수 있다.

【만약을 위한 진료】 목 통증, 기침, 불쾌감이 있고, 신선한 공기를 마셔도 개선되지 않는 경우

3. 눈에 들어간 경우

눈을 비비지 않도록 주의하여, 즉시 세안한다.

【즉시 진료】 눈 뜨기 곤란한 경우, 눈 씻기가 어려운 경우, 콘택트렌즈가 빠지지 않는 경우

【만약을 위한 진료】 눈을 씻은 후에도 통증, 충혈이 있는 경우

4. 피부 노출

【만약을 위한 진료】 세척 후에도 발적, 통증, 발진이 있는 경우, 술에 취한 듯한 증상이 있는 경우

▌해설

1. 제품에 대하여

- 천연향료나 합성향료 등을 에탄올에 녹인 액체로, 향료의 비율(부향률)에 따라 15~30% 함유된 향수(퍼퓸), 7~15% 함유된 오드 퍼퓸, 5~10% 함유된 오드 트왈렛, 2~5% 함유된 오드 콜로뉴로 크게 4종류로 분류된다. 부향률은 법률로 정해져 있지 않기 때문에 브랜드에 따라 비율이 각각 다르고, 샤워 후에 사용하는 샤워 콜로뉴나 남성용 콜로뉴 등은 물을 함유하며, 에탄올 함유율이 약 50%인 제품도 있다.
- 향수 등 작은 병에 들어 있는 제품은 소량의 액체를 손끝에 묻혀 귀 뒤 등에 직접 도포한다. 오드 트왈렛 등의 스프레이 타입은 신체 또는 의류에 분무한다. 샤워 콜로뉴 등의 병 제품은 액체를 손에 묻혀 신체에 직접 바른다.
- 방향 화장품은 주로 피부에 사용하지만, 모발에 분무하는 헤어 콜로뉴 제품도 있다.
- 방향 파우더, 연향, 젤 콜로뉴 등 액체 이외의 제품도 있다.

2. 사고 발생 상황

▌JPIC 수신 상황

연간 건수	약 60여 건(일반 98%, 의료기관 2%)
환자 연령층	1세 미만 20%, 1~5세 79%, 20~64세 1%
사고 상황	소아나 치매가 있는 고령자의 잘못된 섭취 98%(핥았거나 1번 분무한 경우), 오용 2%(눈에 들어간 경우)

증상 출현율   11%(구강의 위화감, 기침, 구역질, 구토, 안면홍조, 불쾌감, 졸림, 눈 통증·충혈 등)

▌JPIC에서 파악한 의료기관 진료 예

【1986~2009년까지 24년간 파악한 소아(12세 이하)의 불의의 사고 사례】
향수·오드 콜로뉴에 의한 사례는 46건으로 심각한 사례는 없었다.

【1986~2010년까지 25년간 파악한 고령자(65세 이상)의 불의의 사고 사례】
향수·오드 콜로뉴에 의한 사례는 없었다.

3. 독성

에탄올 함유율이 높은 제품을 마신 경우는 알코올의 독성을 고려해야 한다.

에탄올

95~99%의 에탄올은 성인은 체중 1kg당 1ml의 섭취로 경증~중경증의 중독이, 소아는 1kg당 0.5ml의 섭취로 심각한 중독 증상이 발현한다고 알려져 있다. 단, 개인차는 크며, 중독량은 확립되어 있지 않다.

4. 중독학적 약리작용

에탄올

점막 자극 작용, 중추신경 억제 작용

5. 증상

1) 경구

• 에탄올의 중추신경 억제에 의한 중독 증상이 나타날 가능성이 있다.
• 소아는 알코올 감수성이 높다. 특히 유아와 소아는 저혈당성 경련이 나타날 가능성이 있기 때문에 혈당 저하에 주의가 필요하다.

• 혈중 알코올 농도

  0.01% 전후: 가벼운 취기, 상쾌한 기분

  0.05% 전후: 가벼운 어지러움

  0.10% 전후: 지각 능력 저하 및 반응 둔화

  0.15% 전후: 감정 불안정

  0.20% 전후: 비틀거림, 구역질, 구토, 정신착란

  0.30% 전후: 대화 불명료, 지각 상실, 시각의 흐트러짐

  0.40% 전후: 저체온, 저혈당, 근육 조절 부전, 경련, 동공산대

  0.70% 전후: 의식장애, 반사 감퇴, 깊은 혼수, 호흡부전, 사망

• 기타 증상으로 피부 홍조, 저혈압, 빈맥, 대사성산증, 케톤산증 등이 있다.

• 혼수가 12시간 이상 지속되면 예후 불량으로 여겨진다.

• 잘못 삼키면 화학성 폐렴을 일으킬 가능성이 있다.

2) 흡입

• 에탄올의 증기나 스프레이 제품의 미스트를 흡입하면 상기도의 자극 때문에 기침, 목 통증 등이 생길 수 있다.

• 향에 따라 불쾌감 등 심리적 증상이 나타날 가능성이 있다.

3) 눈

에탄올에 의한 일과성 통증이나 자극감이 있다.

4) 피부

에탄올에 의한 자극 등이 생길 가능성이 있다.

에탄올의 중추신경 억제에 의한 증상이 나타난 경우는 급성 알코올 중독에 준하여 치료한다.

▌가정에서의 응급처치

1) 경구

① 제거: 입안에 남아 있는 것을 뱉게 한다. 소아나 고령자의 경우는 입안을 확인하여 제거하고, 닦아낸다.
② 헹굼: 물로 입을 헹구고, 가글한다. 가글할 수 없는 경우는 젖은 거즈로 닦아낸다.
③ 수분 섭취: 특별한 주의 사항은 없다. 보통대로 한다.

2) 흡입

신선한 공기가 있는 장소로 이동한다.

3) 눈

- 눈을 비비지 않도록 주의하고, 즉시 물로 씻는다.
- 콘택트렌즈를 착용하고 있는 경우, 쉽게 뺄 수 있으면 뺀다.

4) 피부

① 제거: 피부에 부착된 것을 제거하고 닦아낸다. 부착된 의복은 벗는다.
② 세척: 물로 충분히 씻는다.

▌의료기관에서의 처치

1) 경구

대량 섭취 한 지 1시간 이내이면 위세척을 고려한다. 필요에 따라 수액, 산증보정, 호흡·순환 관리, 보온, 혈당을 확인한다. 중증 사례는 혈액 투석이 유효하다.

2) 흡입

증상에 따라 산소 투여, 호흡 관리를 한다.

3) 눈

진료 전 눈 세척이 불충분하면 의료기관에서 충분히 세안한다.

4) 피부

부착 부위를 충분히 세정한다. 증상이 있으면 대증치료를 한다.

7. 치료상의 주의점

1. 흡착제로서의 활성탄은 에탄올의 흡수를 저지하는 효과가 없다.
2. 혈액 투석은 자연 대사의 2~4배의 속도로 혈중에서 에탄올을 제거한다.
3. 에탄올 중독의 입원 기준
   - 성인: 중추신경 억제가 계속되는 경우, 호흡·순환 관리가 필요한 경우, 수액 등으로 신속하게 보정할 수 없는 알코올성 케톤산증이 있는 경우 등
   - 소아: 현저한 중추신경 억제, 경련, 산염기평형 이상, 저혈당의 경우 등

8. 체내 동태

에탄올

【흡수】 위, 소장에서 빠르게 흡수되며, 최고혈중농도 도달시간은 30분~2시간이다. 흡입이나 경피에 의해 흡수된다.

【대사】 간에서 아세트알데히드로 대사되며, 이후 초산으로 대사되어 물과 이산화탄소로 분해된다.

【배설】 약 5~10%는 미변화체로 날숨, 소변, 땀, 대변으로 배설된다.

17
데오드란트

발한 억제제, 데오드란트

█ 개요

제품   체취를 억제하는 데 쓰는 방취 화장품의 일종으로 의약외품에 해당한다. 겨드랑이용은 항균 성분이나 발한 억제 성분, 전신용은 항균 성분이 유효 성분이며, 형태로는 에어로졸, 액체, 크림, 고형, 분말 등이 있다. 액체는 에탄올 함유율이 90% 이상인 제품도 있다.

문제가 되는 성분과 증상   액체 제품을 섭취한 경우는 에탄올에 의한 중추신경 억제가 문제가 된다. 필요에 따라 급성 알코올 중독에 준하여 치료한다. 파우더 스프레이를 흡입한 경우는 분말에 의한 기침 등의 호흡기 증상이나, 분사제(LPG 가스 등)에 의한 중추신경의 억제에 주의할 필요가 있다.

JPIC 수신 상황   연간 약 70여 건의 문의가 있으며, 소아의 잘못된 섭취나 흡입이 많고, 에어로졸 캔을 폐기할 때 잘못하여 흡입하는 등 잘못된 사용이나 남용에 의한 흡입도 있다.

초기 대응을 위한 확인 사항

제품에 따라 성분이 다르므로 제품표시, 형태, 사용 방법 등을 가능한 한 정확하게 확인한다.

1. 제품

- 사용 목적(겨드랑이용, 발용, 전신용)
- 형태: 에어로졸(파우더 스프레이), 액체(미스트, 롤온, 로션, 젤, 시트), 크림, 고형(스틱), 분말 등
- 제품표시의 성분 및 약용 성분의 명칭을 확인한다.

2. 노출 상황·경로

- 잘못 섭취한 경우, 핥은 정도인가? 제품이 든 용기에서 바로 마셨는가?
- 용기에서 바로 마신 경우, 용기의 용량이 어느 정도 줄어들었는가?
- 에어로졸이나 미스트의 경우, 흡입했을 가능성은 없는가?
- 눈에 들어갔을 가능성은 없는가?

3. 환자 상태·증상

- 구토, 안면홍조, 흥분 상태, 비틀거림 등 술에 취한 듯한 증상은 없는가?
- 기침, 사레 등 기관에 들어가지 않았는가?
- 눈의 위화감, 통증, 충혈, 눈물 흘림은 없는가?
- 피부의 위화감, 발적, 발진은 없는가?

초기 대응 포인트

1. 경구 노출

입안의 물질을 제거하고, 입을 헹군다.

【즉시 진료】

- 구토, 안면홍조, 흥분 상태가 있는 경우, 기침 등 잘못 삼켰을 가능성이 있는 경우
- 증상이 없더라도 로션, 젤 등 액체를 마신 경우(체중 1kg당 0.5ml 이상), 섭취량이 불명확한 경우

【경과 관찰】 핥거나 한 모금 마신 정도로 증상이 없는 경우(수 시간은 주의한다)

2. 흡입한 경우

알코올 함유율이 높은 제품은 증기, 스프레이 제품은 미스트, 에어로졸 제품은 분사제(가스)를 흡입할 가능성이 있다.

【즉시 진료】 스프레이 제품을 분사 방향과 반대로 잡고 분무한 경우 등, 분사제를 대량으로 흡입했을 가능성이 있는 경우

【만약을 위한 진료】 에어로졸 제품의 파우더나 미스트를 흡입하여 목 통증, 기침, 불쾌감이 있으며, 신선한 공기를 마셔도 개선되지 않는 경우

3. 눈에 들어간 경우

눈을 비비지 않도록 주의하여 즉시 세안한다.

【즉시 진료】 눈 뜨기 곤란한 경우, 눈 씻기가 어려운 경우와 콘택트렌즈가 빠지지 않는 경우

【만약을 위한 진료】 눈을 씻은 후에도 통증, 충혈이 있는 경우

4. 피부 노출

【만약을 위한 진료】 세척 후에도 발적, 통증, 발진이 있는 경우

▌해설

1. 제품에 대하여

- 발한 억제제는 분비된 땀이 피부 표면의 상재균에 의해 악취 물질로 변한 체취를 억제할 목적으로 사용된다. 방취 화장품의 하나로 의약외품에 해당한다.
- 방취 화장품은 땀의 분비를 억제하는 발한 기능, 피부 상재균의 증식을 억제하는 항균 기능, 발생한 체취를 억제하는 냄새 제거 기능, 향기로 마스킹하는 기능이 있지만, 대부분 발한 기능과 항균 기능을 중심으로 사용 목적에 따라 성분을 조합하여 만든 제품이다. 겨드랑이용은 항균 성분이나 발한 성분, 전신용은 항균 성분을 유효 성분으로 하여 기초 용제에 용해하거나 분산시킨 것이다.
- 주요 형태로 에어로졸, 액체, 크림, 고형, 분말이 있다. 겨드랑이용은 분말을 함유한 에어로졸(파우더 스프레이), 휴대용 스프레이 제품은 미스트, 롤온(roll on), 스틱 형태가 일반적이다. 그밖에 발용 스프레이나 전신용 제품으로 손에 묻혀서 바르는 로션이나 젤, 액체를 묻힌 시트 타입 등이 있다.
- 발한 성분으로 수렴 작용을 하는 파라페놀술폰산아연이나 알루미늄하이드록시클로라이드 등의 약제가 사용된다. 알루미늄하이드록시클로라이드는 분말 그대로를 사용하는 파우더 스프

레이, 기초 용제에 용해시킨 약제, 유성 기초 용제에 분산시킨 스틱 등 여러 가지 형태로 사용된다. 파우더 스프레이에는 알루미늄하이드록시클로라이드가 50% 함유된 제품도 있다.

- 항균 성분으로는 트리클로산, 염화벤잘코늄, 염화벤제토늄, 염산클로르헥시딘, 이소프로필메틸페놀 등이 사용된다.
- 파우더 스프레이에는 기초 용제로 미리스틴산이소프로필, 파우더로서 활석이 배합되어 있다. 분사제로는 이소펜탄 등의 탄화수소의 고압가스(프로판, 부탄 등)가 사용되고 있다.
- 롤온이나 미스트, 로션, 젤 등의 액체 제품은 에탄올을 함유하며, 함유율이 90% 이상인 제품도 있다.
- 스틱 타입은 기초 용제로서 실리콘(데카메틸시클로펜타실록산)이나 유동파라핀 등의 유분을 배합하여 굳힌 것도 있다. 크림 타입의 기초 용제는 유분, 수성 성분, 계면활성제 등이 있다.

2. 사고 발생 상황

▌ JPIC 수신 상황

연간 건수	약70여 건(일반 91%, 의료기관 7%, 기타 2%)
환자 연령층	1세 미만 21%, 1~5세 66%, 6~19세 5%, 20~64세 6%, 기타·불명 2%
사고 상황	소아나 치매가 있는 고령자의 잘못된 섭취 91%, 오용 5%(에어로졸 캔 사용 시, 혹은 폐기 시 잘못하여 흡입한 경우 등), 자살 기도나 남용에 의한 흡입 2%, 기타·불명 2%. 경구 노출 피해 사례가 많지만, 흡입이나 눈에 들어간 사건도 있다.
증상 출현율	23%(호흡기의 자극감, 기침, 구역질, 구토, 눈 통증·충혈 등)

▌ JPIC 에서 파악한 의료기관 진료 예

【1986~2009년까지 24년간 파악한 소아(12세 이하)의 불의의 사고 사례】
발한제, 데오드란트에 의한 사례는 13건으로 심각한 사례는 없었다.

【1986~2010년까지 25년간 파악한 고령자(65세 이상)의 불의의 사고 사례】
발한제, 데오드란트에 의한 사례는 없었다.

3. 독성

대부분의 발한제는 무독 또는 독성이 적은 물질로 분류되므로, 소량~중등량 섭취 시 사실상 독성이 없으나 제품의 맛이나 감촉에 의한 가벼운 복부 불쾌감이 일어날 가능성이 있다. 단, 액제는 에탄올 함유율이 높아 에탄올의 독성을 고려해야 할 필요가 있다. 에어로졸제를 흡입한 경우에는 분사제인 탄화수소에 의한 중추신경 억제 작용을 고려해야 한다.

에탄올

95~99%의 에탄올은 성인은 체중 1kg당 1ml의 섭취로 경증~중등증의 중독이, 소아는 1kg당 0.5ml의 섭취로 심각한 중독 증상이 발현한다고 알려져 있다. 단, 개인차는 크며, 중독량은 확립되어 있지 않다.

4. 중독학적 약리작용

1) 액제

에탄올에 의한 점막 자극 작용, 중추신경 억제 작용

2) 에어로졸제(파우더 스프레이)

• 분말(알루미늄하이드록시클로라이드, 활석)에 의한 호흡기 자극 작용
• 분산제(LPG 등의 탄화수소)에 의한 중추신경 억제 작용(마비 작용), 내인성 카테콜아민 분비로 부정맥이 유발되어 심근의 감수성이 증대된다.

5. 증상

1) 경구

• 크림이나 고형, 분말 제품을 소량 섭취한 경우는 보통 증상이 나타나지 않지만, 있다 하더라도 가벼운 정도이다.
• 액제는 에탄올의 중추신경 억제에 의한 중독 증상이 나타날 가능성이 있다.
• 소아는 알코올 감수성이 높다. 특히 유아와 소아는 저혈당성 경련이 나타날 가능성이 있기 때

문에 혈당 저하에 주의가 필요하다.

- 혈중 알코올 농도

  0.01% 전후: 가벼운 취기, 상쾌한 기분

  0.05% 전후: 가벼운 어지러움

  0.10% 전후: 지각 능력 저하 및 반응 둔화

  0.15% 전후: 감정 불안정

  0.20% 전후: 비틀거림, 구역질, 구토, 정신착란

  0.30% 전후: 대화 불명료, 지각 상실, 시각의 흐트러짐

  0.40% 전후: 저체온, 저혈당, 근육 조절 부전, 경련, 동공산대

  0.70% 전후: 의식장애, 반사 감퇴, 깊은 혼수, 호흡부전, 사망

- 기타 증상으로 피부 홍조, 저혈압, 빈맥, 대사성산증, 케톤산증 등
- 혼수가 12시간 이상 지속되면 예후 불량으로 여겨진다.
- 잘못 삼키면 화학성 폐렴을 일으킬 가능성이 있다.

2) 흡입

- 에탄올의 증기나 스프레이 제품의 미스트를 흡입하면, 상기도의 자극으로 기침, 목 통증 등이 나타날 수 있다.
- 에어로졸제를 흡입한 경우, 자극에 의한 기침 등의 호흡기 증상이 나타날 가능성이 있다. 고농도로 흡입한 경우는 치사적 부정맥이 생기고, 돌연사할 수 있다.

3) 눈

에탄올에 의한 일과성 통증이나 자극감이 있다.

4) 피부

에탄올에 의한 자극이 생길 가능성이 있다.

6. 처치

액제에서 에탄올의 중추신경 억제에 의한 증상이 나타난 경우는 급성 알코올 중독에 준하여 치료한다.

▌가정에서의 응급처치

1) 경구

① 제거: 입안에 남아 있는 것을 뱉게 한다. 소아나 고령자의 경우는 입안을 확인하여 제거하고, 닦아낸다.

② 헹굼: 물로 입을 헹구고, 가글한다. 가글할 수 없는 경우는 젖은 거즈로 닦아낸다.

③ 수분 섭취: 특별한 주의 사항은 없다.

2) 흡입

신선한 공기가 있는 장소로 이동한다.

3) 눈

- 눈을 비비지 않도록 주의하고 즉시 물로 씻는다.
- 콘택트렌즈를 착용하고 있는 경우, 쉽게 뺄 수 있으면 뺀다.

4) 피부

피부에 부착된 오염물을 닦아내어 제거한 후, 물로 충분히 씻는다. 오염된 의복은 벗는다.

▌의료기관에서의 처치

1) 경구

액제를 대량 섭취한 지 1시간 이내이면 위세척을 고려한다. 필요에 따라 수액, 산증 보정, 호흡·순환 관리, 보온, 혈당을 확인한다. 중증 사례는 혈액 투석이 유효하다.

2) 흡입

증상에 따라 산소 투여, 호흡 관리를 한다.

3) 눈

진료 전 눈 세척이 불충분하면 의료기관에서 충분히 세안한다.

4) 피부

부착 부위를 충분히 세정한다. 증상이 있으면 대증치료를 한다.

7. 치료상의 주의점

1. 흡착제로서의 활성탄에는 에탄올의 흡수를 저지하는 효과는 없다.
2. 혈액 투석은 자연 대사의 2~4배의 속도로 혈중에서 에탄올을 제거한다.
3. 에탄올 중독의 입원 기준
   - 성인: 중추신경 억제가 계속되는 경우, 호흡·순환 관리가 필요한 경우, 수액 등으로 신속하게 보정할 수 없는 알코올성 케톤산증이 있는 경우 등
   - 소아: 현저한 중추신경 억제, 경련, 산염기평형 이상, 저혈당의 경우 등

8. 체내 동태

에탄올

【흡수】 위, 소장에서 빠르게 흡수되며, 최고혈중농도 도달시간은 30분~2시간이다. 흡입이나 경피에 의해 흡수된다.

【대사】 간에서 아세트알데히드로 대사되며, 이후 초산으로 대사되어 물과 이산화탄소로 분해된다.

【배설】 약 5~10%는 미변화체로 날숨, 소변, 땀, 대변으로 배설된다.

18

입욕제

유황화, 배스 솔트, 발포 입욕제, 배스 오일, 버블 배스, 목욕제

▌개요

제품 입욕 시 상쾌함 부여를 목적으로 한 제품으로, 보온, 혈액순환 촉진, 피로 회복, 미백 등의 효과가 있다. 성분이나 사용법에 따라 유황 함유 제품, 무기염류계(배스 솔트), 탄산가스계(발포 입욕제), 배스 오일, 버블 배스(거품 입욕제), 목욕제 등이 있다. 분말, 과립, 정제, 캡슐 등 다양한 형태의 제품이 시판되고 있다.

문제가 되는 성분과 증상 유황 함유 제품인 고형의 유황화(유황 온천의 유화)나 다황화칼슘을 함유한 알카리성 액체는 위나 장내에서 황화수소 가스가 발생하여 황화수소중독이 일어난다. 유황 함유 제품 이외의 물질을 소량 섭취할 경우 구강의 위화감, 기침, 구역질, 구토, 설사 등 점막 자극에 의한 가벼운 소화기 증상이 나타날 수 있다.

JPIC 수신 상황 연간 약 130여 건의 문의가 있으며, 소아나 치매가 있는 고령자가 입욕제가 들어 있는 욕조의 물이나 배스 오일 등을 잘못 섭취하는 사고가 많다. 발포 입욕제나 배스 캡슐을 사탕이나 과자로 착각하여 먹는 사고도 발생하고 있다.

초기 대응을 위한 확인 사항

제품에 따라 성분이 다르므로 제품표시, 형태, 사용 방법 등을 가능한 한 정확하게 확인한다.

1. 제품

• 종류(유황화, 배스 솔트, 발포 입욕제, 배스 오일, 버블 배스, 목욕제 등)

• 형태(분말, 과립, 정제, 캡슐 등, 식품으로 착각할 정도로 식품과 외관이 비슷하지 않는가?), 1개의 중량

• 제품표시 성분(유황 함유 제품인가?, 탄산염, 유산염, 계면활성제 등)

2. 노출 상황·경로

• 잘못 섭취한 경우, 입욕제 제품 자체인가? 입욕제가 들어간 욕조의 물인가?

• 입욕제 제품 자체인 경우, 얇은 정도인가, 대량으로 마시지 않았는가, 분말을 흡인했을 가능성은 없는가?

• 유황 함유 제품을 산성 제품과 혼합해서 가스가 발생하지 않았는가? 유황 특유의 악취(썩은 달걀 냄새)는 없는가?

• 유황 함유 제품의 원액이 피부에 묻었을 가능성은 없는가?

• 발포 입욕제를 용해할 때 발생하는 가스를 흡입하지 않았는가?

3. 환자 상태·증상

• 의식 상태의 변화, 안색 불량 등은 없는가?

• 구토나 설사 등의 소화기 증상은 없는가?

• 기침, 호흡곤란은 없는가? 기관지에 들어가지 않았는가?

• 눈의 위화감, 통증, 충혈, 눈물 흘림은 없는가?

• 피부 통증, 발적, 발진은 없는가? 유황 함유 제품의 경우, 고형물이 몸에 부착되지 않았는가?

초기 대응 포인트

1. 경구 노출

토하게 하지 말고, 입안의 물질을 제거하고 입을 헹군 후, 유제품 또는 물을 마시게 한다.

【즉시 진료】

• 기침 등 잘못 삼켰을 가능성이 있는 경우

• 증상이 없더라도 유황 함유 제품의 원액이나 고농도의 상태에서 입에 들어간 경우(초기에 증상이 없어도 중증화가 예상된다).

• 정제를 삼켜서 인두나 식도에 걸린 느낌이 있는 경우

【만약을 위한 진료】
- 구토, 설사, 복통 등의 소화기 증상이 있는 경우
- 증상이 없더라도 유황 함유 제품 이외를 대량으로 먹거나 마신 경우

【경과 관찰】
- 유황 함유 제품의 희석액(저농도)을 핥거나 한 모금 삼킨 정도로 증상이 없는 경우
- 유황 함유 제품 이외를 핥거나 한 모금 삼킨 정도로 증상이 없는 경우

2. 흡입한 경우

【즉시 진료】
- 유황 함유 제품의 산화반응으로 발생한 가스(황화수소 가스)를 흡입한 경우
- 발포 입욕제를 용해할 때 발생하는 가스(이산화탄소)를 흡입하여 의식장애, 안색 불량 등이 나타난 경우

【만약을 위한 진료】 목 통증, 기침이 있고, 신선한 공기를 마셔도 개선되지 않는 경우

3. 눈에 들어간 경우

눈을 비비지 않도록 주의하여 즉시 세안한다.

【즉시 진료】 눈 뜨기 곤란한 경우, 눈 씻기가 어려운 경우와 콘택트렌즈가 빠지지 않는 경우

【만약을 위한 진료】 눈을 씻은 후에도 통증, 충혈이 있는 경우

4. 피부 노출

【즉시 진료】 유황 함유 제품으로 물 세척 후에 발적, 통증, 발진이 있는 경우, 고형물이 부착되어 떨어지지 않는 경우

【만약을 위한 진료】 유황 비함유 제품으로 물 세척 후에 발적, 통증, 발진이 있는 경우

▌해설

1. 제품에 대하여

입욕 시 상쾌함 부여를 목적으로 한 제품으로, 보온, 혈액순환 촉진, 피로 회복, 미백 등의 효과가 있다. 분말, 과립, 정제, 캡슐 등 다양한 형태의 제품이 시판되고 있다. 성분이나 사용 방법에 따라 유황 함유 제품, 무기염류계(배스 솔트), 탄산가스계(발포 입욕제), 배스 오일, 버블 배스(거품 입욕제), 목욕제 등이 있다. 의약품의료기기등법(구 약사법, 일본)에 의해 의약품, 의약외품, 화장품으로 분류되며 효능 효과, 성분, 제품표시 등이 규제되고 있다.

1) 유황 함유 제품

• 뜨거운 물에 녹임으로써 유황 온천과 같은 효과가 있다고 하며, 고형의 유황화(유황 온천의 유화)나 다황화칼슘을 함유한 알카리성 액체 제품이 있다.
• 대부분 산화반응으로 황화수소를 발생시킬 가능성이 있다.

2) 무기염류계(배스 솔트), 탄산가스계(발포 입욕제)

• 형태로는 분말, 과립, 정제 등이 있다. 혈액순환 촉진 작용이 있는 염화나트륨(함유율이 거의 100%인 제품도 있다), 황산나트륨, 피부층의 청정 효과가 있는 탄산수소나트륨, 세스퀴탄산나트륨 등이 배합되어 있다.
• 탄산가스계 발포 입욕제는 탄산수소나트륨에 석신산 등의 유기산을 30~40% 조합하여 뜨거운 물에서 이산화탄소를 발생시킨다.
• 당귀나 말린 귤껍질 등의 생약 추출물을 배합한 제품, 파파인 등의 효소를 조합한 제품, 멘톨로 청량감을 부여한 제품, 스쿠알렌, 호호바 오일 등을 첨가한 스킨케어 제품도 있다.

3) 배스 오일, 배스 캡슐

미용 목적으로 사용된다. 유분(유동파라핀, 식물성 오일 등)에 계면활성제가 배합된 액체로, 뜨거운 물에 넣으면 백색으로 혼탁해진다. 배스 캡슐은 젤라틴 피막의 부드러운 캡슐에 충전한 것으로 뜨거운 물에 넣으면 녹는다.

4) 버블 배스(발포 입욕제)

피부 청정을 목적으로 사용되며, 목욕물에 녹여 거품을 낸 후 입욕한다. 주성분은 계면활성제로 보디 샴푸로 사용할 수 있는 제품도 있다.

5) 목욕제

신생아의 목욕 시 사용한다. 주성분은 음이온·비이온 계면활성제나 보습제(프로필렌글리콜, 글리세린이나 유분 등)이다.

2. 사고 발생 상황

▌JPIC 수신 상황

연간 건수   약 130여 건(일반 90%, 의료기관 6%, 기타 4%)

환자 연령층 1세 미만 19%, 1~5세 62%, 20~64세 5%, 65세 이상 10%, 기타·불명 4%

사고 상황   소아나 치매가 있는 고령자의 잘못된 섭취 89%(입욕제가 들어간 목욕물을 마시거나
배스 솔트를 잘못 섭취한 경우 등), 오용 10%(발포 입욕제나 배스 캡슐을 사탕이나 과자
로 착각하여 먹은 경우 등), 기타·불명 1%

증상 출현율 24%(구강의 위화감, 기침, 구역질, 구토, 설사 등)

▌JPIC 에서 파악한 의료기관 진료 예

【1986~2009년까지 24년간 파악한 소아(12세 이하)의 불의의 사고 사례】

입욕제에 의한 51건의 사례 중, 심각한 사례는 1건 있었다.

사례: 발포 입욕제를 손에 들고 입욕하여 발생한 이산화탄소를 흡입, 청색증, 구역질이 나타
났다. 욕실에서 나온 지 얼마 지나지 않아 증상이 개선되었다.

【1986~2010년까지 25년간 파악한 고령자(65세 이상)의 불의의 사고 사례】

입욕제에 의한 48건의 사례(그중 유황 함유 제품 23건) 중, 심각한 사례는 8건으로 대부분 치매
가 있는 고령자의 잘못된 섭취였다. 그중 7건은 유황 함유 제품으로 인한 사고로 쇼크, 폐렴
등이 나타났다.

3. 독성

1) 유황 함유 제품

• 유황의 경구 중독량은 성인의 경우 10~15g으로 추정된다.

• 황화수소는 0.05ppm에서 특유의 달걀 썩는 냄새가 나고, 0.1ppm에서 자극, 지각 상실의 가
능성이 있다.

2) 무기염류계(배스 솔트), 탄산가스계(발포 입욕제)

• 배스 솔트의 독성은 일반적으로 높지 않지만, 대량 섭취 시에는 염류 설사제로서 작용한다.

• 염화나트륨의 함유율이 높은 제품의 염화나트륨경구 중독량은 체중 1kg당 0.5~1g이다.

3) 배스 오일, 배스 캡슐

- 약한 소화기 자극물로 분류되어 소량 섭취 시에는 보통 영향이 없고, 있다 하더라도 극히 미약하다.
- 대량 섭취 시, 유분에 의한 소화관 자극 작용이 있다.

4) 버블 배스(발포 입욕제)

- 약한 소화기 자극물로 분류되어 소량 섭취 시에는 보통 영향이 없고, 있다 하더라도 극히 미약하다.
- 대량 섭취 시, 계면활성제의 영향을 고려한다.

4. 중독학적 약리작용

1) 유황, 다황화칼슘

- 대부분의 유황 화합물은 피부·점막 자극 작용이 있다.
- 삼키면 위나 장내에서 황화수소가 발생한다. 황화수소는 시안과 마찬가지로 미토콘드리아 내의 시토크롬 산화효소의 Fe^{3+}와 결합하여 효소를 저해, 세포호흡을 방해하여 저산소증, 중추신경세포 장애를 일으킨다.

2) 염화나트륨

- 점막 자극 작용
- 세포 내 탈수에 의한 조직 장애

3) 탄산수소나트륨

위산으로 중화되어 이산화탄소를 발생시키고 고장(meteorism), 복부팽만이 생길 가능성이 있다. 대량 섭취 시, 체액·전해질 및 산·염기 평행에 이상을 초래한다.

4) 유산나트륨

염류 설사제로 침수압에 의한 설사 작용

5) 미네랄 오일, 피마자 오일

소화관 점막의 자극에 의한 설사 작용

6) 계면활성제

- 피부·점막 자극 작용
- 체내 순환계의 전신 작용으로 혈관 투과성 항진 작용·세포 팽윤 작용

5. 증상

제품에 함유된 성분에 따라 발생할 수 있는 증상이 다르다.

1) 유황 함유 제품

- 소량 섭취 시, 구강·인두의 발적, 구역질, 구토 등. 소화관 점막에 부착될 경우 미란과 궤양이 나타난다.
- 대량 섭취 시, 대사성 산성혈액증, 두통, 현기증, 경련 등
- 소화관 내에서 황화수소가 고농도로 발생한 경우와 산화반응으로 발생한 황화수소를 흡입한 경우 청색증, 의식장애, 호흡억제, 혈압 저하, 경련, 빈맥, 폐수종 등의 증상이 발생한다.
- 눈에 들어간 경우, 자극 작용에 의한 눈의 자극감, 충혈, 통증 등을 일으킨다. 원액이나 고농도 액에서는 부식 작용에 의한 각막이나 결막의 손상, 시력장애를 일으킬 가능성이 있다.
- 피부에 부착된 경우, 원액이나 고농도액에서 부식 작용에 의한 심각한 피부 자극, 화학 손상 등을 일으킬 수 있다.

2) 무기염류계(배스 솔트), 탄산가스계(발포 입욕제)

- 소아가 소량을 잘못 섭취한 경우, 구역질, 구토, 복통, 설사 등의 소화기 증상이 나타난다.
- 대량 섭취한 경우, 염화나트륨, 탄산수소나트륨에 의한 체액·전해질 평형 이상이 생길 가능성이 있다.
- 발포 입욕제가 녹을 때 생기는 가스(이산화탄소)를 흡입한 경우, 산소 결핍에 의한 두통, 구역질 증상이 나타난다.

3) 배스 오일, 배스 캡슐

- 대량 섭취하면 구역질, 구토, 복통, 설사 등의 소화기 증상이 나타난다.
- 기관 내로 흡입하면 화학성 폐렴이 발생할 가능성이 있다.

4) 버블 배스(발포 입욕제)

- 계면활성제에 의한 구강·인두의 염증, 구역질, 구토, 설사, 복통 등. 구토는 섭취한 지 1시간 이내 많이 발생한다.
- 대량 섭취한 경우, 계면활성제의 점막에 대한 자극 작용으로 소화관 출혈, 마비성 장폐쇄증, 혈관 투과성 항진 작용·세포 팽윤 작용에 의해 전신성 부종, 순환 혈액량 감소성 쇼크를 일으킬 가능성이 있다.

5) 목욕제

대량 섭취하면 구역질, 구토, 복통, 설사 등의 소화기 증상이 나타난다.

6. 처치

▌가정에서의 응급처치

1) 경구

【금기】 유황 함유 제품을 잘못 섭취한 경우, 토하게 해서는 안 된다.

【이유】 토하면 부식성 물질이 재차 식도를 통과함으로서 염증이 악화하기 때문이다. 배스 오일은 잘못 삼키면 화학성 폐렴을 일으킬 가능성이 있다.

① 제거: 입안에 남아 있는 것을 뱉게 한다. 소아나 고령자의 경우는 입안을 확인하여 제거하고, 닦아낸다.

② 헹굼: 물로 입을 헹구고. 가글한다. 가글할 수 없는 경우는 젖은 거즈로 닦아낸다.

③ 수분 섭취: 유제품(우유나 요구르트) 또는 물을 마시게 한다. 마시는 양은 120~240ml(소아는 체중 1kg당 15ml 이하, 억지로 마시게 하여 구토를 유발하지 않도록 주의한다).

【이유】 단백질에 의한 점막 보호나 희석으로 자극의 완화를 기대할 수 있다.

2) 흡입

신선한 공기가 있는 장소로 이동한다.

3) 눈

- 눈을 비비지 않도록 주의하고, 즉시 물로 씻는다.
- 콘택트렌즈를 착용하고 있는 경우, 쉽게 뺄 수 있으면 뺀다.

4) 피부

① 제거: 피부에 부착된 오염물을 닦아내 제거한 후, 물로 충분히 씻는다. 오염된 의복은 벗는다.
② 세척: 물로 충분히 씻는다.

▌ 의료기관에서의 응급처치

1) 경구

【유황 함유 제품】

체내에서 발생할 가능성이 있는 황화수소 가스에 주의하여 대응할 필요가 있다. 증상에 따라 산소 투여, 호흡 관리를 한다.

【무기염류계(배스 솔트), 탄산가스계(발포 입욕제)】

체액·전해질 균형을 확인하고, 대증치료를 한다.

【배스 오일, 배스 캡슐】

심한 설사, 화학성 폐렴 등이 있으면 대증치료를 한다.

【버블 배스(거품 입욕제)】

우유 또는 물로 희석하고, 대증치료를 한다.

【목욕제】

우유 또는 물로 희석하고, 대증치료를 한다.

2) 흡입

산화반응에 의해 발생한 황화수소를 흡입한 경우, 증상에 따라 산소 투여 및 호흡 관리를 한다.

3) 눈

진료 전, 눈 세척이 불충분하면 의료기관에서 충분히 세안한다.

4) 피부

피부에 부착된 오염물을 닦아내 제거한 후, 물로 충분히 씻는다. 오염된 의복은 벗는다. 유황 함유 제품의 경우, 알칼리에 의한 피부 손상을 고려하여 치료를 한다.

7. 치료상의 주의점

1) 유황 함유 제품

- 결막 면에 고착되어 있지 않은지 충분히 확인하여 고착물을 제거한다.
- 구강점막의 부식이나 심한 소화기 증상이 있으면 내시경검사를 한다.
- 황화수소중독에 대한 특이적 치료법으로써 아초산염 치료법이 있지만, 유효성은 확립되어 있지 않다. 만약 실시한다면, 아초산염을 과량 투여할 경우 메트헤모글로빈 혈증이 일어날 수 있음에 주의한다.
- 황화수소 가스 발생 시, 의료 관계자 등의 2차 노출에도 주의한다.

2) 배스 오일

미네랄 오일이나 각종 유분에 의한 설사 작용이 있기 때문에 설사약은 투여하지 않는다.

8. 체내 동태

1) 유황

【흡수】 장내 세균에 의해 황화물에서 황산염으로 대사된다.
【대사·배설】 황산염으로 변하여 소변으로 배설된다.

2) 염화수소나트륨

【흡수】 경구, 직장 투여, 피하주사로도 흡수된다.
【대사】 소변으로 배설된다.

3) 탄산수소나트륨

【흡수】소화관에서 잘 흡수된다.

【대사】위산과 반응하여 이산화탄소를 발생시킨다.

4) 미네랄 오일

【흡수】소화관에서 흡수되는 양은 아주 적다.

5) 계면활성제

【흡수】분자구조에 따라 차이는 있지만, 기본적으로 소화관에서 흡수된다.

【대사·배설】간장에서 대사된 후, 소변 또는 대변으로 배설된다.

19
손소독제

▌개요

제품 손이나 피부의 소독을 목적으로 만든 제품으로 의료시설 등에서 주로 사용되어 왔지만, 2009년 신종 인플루엔자의 유행으로 인해 영유아가 있는 가정에서도 폭넓게 사용하게 되었다. 일본의 의약품의료기기등법(구 약사법)상 의약품 또는 의약외품에 해당하며, 유효 성분으로 에 탄올, 이소프로필알코올을 배합한 제품이 많다. 의약품의료기기등법에 따라 화장품으로 분류 되는 제품 또는 의약품의료기기등법에 해당하지 않는 제균을 목적으로 한 유사 제품도 시판되 고 있으며, 그중에는 고농도의 에탄올을 함유한 제품도 있다.

문제가 되는 성분과 증상 특유의 냄새와 자극성이 있으므로 소아가 대량으로 섭취하는 경우는 드물지만, 한 모금 이상 섭취한 경우는 알코올에 의한 중추신경 억제 작용이 문제가 되며, 증상 이 심각한 경우, 급성 알코올 중독에 준하여 치료한다. 특히 소아는 저혈당에 의한 경련 가능성 이 있기 때문에 의료기관에서 치료해야 한다.

JPIC 수신 상황 연간 약 150여 건의 문의가 있으며, 5세 이하의 잘못된 섭취 사고가 90%를 차 지한다.

1. 제품

• 성분 구성(알코올 함유량 확인)

• 성분 구성이 명확하지 않은 경우, 겉 포장에 '화기 엄금', '화기 주의', '화기 접근 금지' 등의 표기가 있는지 확인한다(표기가 있다면 에탄올 또는 이소프로필알코올이 60vol% 이상 함유되어 있다).

2. 노출 상황·경로

• 잘못 섭취한 경우, 핥은 정도인가? 제품이 든 용기에서 바로 마셨는가? 약액이 침습된 시트를 먹었는가? 입에서 알코올 냄새가 나는가?

• 증기나 스프레이를 흡입했을 가능성은 없는가?

• 눈에 들어갔을 가능성은 없는가? 알코올이 묻은 손으로 눈을 비비지는 않았는가?

• 피부에 부착되었을 가능성은 없는가? 신체에 대량으로 분무하거나 도포하지는 않았는가?

3. 환자 상태·증상

• 구토, 안면홍조, 흥분 상태, 비틀거림 등 술에 취한 듯한 증상은 없는가?

• 기침, 호흡곤란 등 기관에 들어가지 않았는가?

• 눈의 위화감, 통증, 충혈, 눈물 흘림은 없는가?

• 피부 통증, 발적, 발진은 없는가?

소아는 알코올 감수성이 높고, 저혈당성 경련을 일으킬 가능성이 있으므로 주의가 필요하다.

1. 경구 노출

입안의 물질을 제거하고, 입을 헹군다.

【즉시 진료】

• 구토, 안면홍조, 흥분 상태가 있는 경우, 기침 등 잘못 삼켰을 가능성이 있는 경우(음주력이 있는 고령자의 경우 증상이 있으면 진찰한다).

• 증상이 없더라도 스프레이 타입을 몇 번 눌렀거나, 펌프 타입 제품의 노즐을 입으로 빠는 등의 행동으로 섭취한 경우(체중 1kg당 0.5ml 이상), 섭취량이 불명확한 경우

【경과 관찰】

• 손소독제가 묻은 손을 핥은 후, 증상이 없는 경우(수 시간은 주의한다)

2. 흡입한 경우

스프레이 타입의 제품은 미스트를 흡입할 가능성이 있다.

【만약을 위한 진료】목 통증, 기침이 있고, 신선한 공기를 마셔도 개선되지 않는 경우

3. 눈에 들어간 경우

눈을 비비지 않도록 주의하여, 즉시 세안한다.

【즉시 진료】눈 뜨기 곤란한 경우, 눈 씻기가 어려운 경우, 콘택트렌즈가 빠지지 않는 경우

【만약을 위한 진료】눈을 씻은 후에도 통증, 충혈이 있는 경우

4. 피부 노출

【만약을 위한 진료】세척 후에도 발적, 통증, 발진이 있는 경우, 술에 취한 듯한 증상이 있는 경우

▌해설

1. 제품에 대하여

- 액체나 젤, 폼(foam) 형태의 제품으로 적당량을 직접 손에 문질러 바르는 타입, 탈지면 등에 적셔 깨끗이 닦는 타입, 탈지면이나 부직포에 약액을 적신 시트 제품을 그대로 사용하는 타입 등이 있다.
- 다양한 형태의 용기와 용량이 있다. 전용 도구에 옮겨 사용하는 대용량 제품, 약 200~500ml 용량의 펌프식 용기나 스프레이, 튜브형, 휴대용 제품인 수십 ml 용량의 용기나 튜브, 일회용 제품으로 수 ml가 포장용지에 들어 있는 제품 등이 시판되고 있다.
- 의약품, 의약외품 모두 유효 성분으로 에탄올을 60vol% 이상 함유한 제품이 대부분이다.
- 염화벤잘코늄이나 글루콘산클로르헥시딘을 유효 성분으로 하는 경우도 첨가물로서 에탄올을 배합한 제품이 대부분이다. 약 80vol%를 함유한 제품도 있으며, 포장지에 기재되지 않았더라도 에탄올을 함유하고 있다고 생각해야 한다.
- 유효 성분으로 이소프로필알코올을 약 70vol% 함유한 일반의약품도 있다.
- 제품 설명서에 표기된 '화기 엄금', '화기 주의'나, 보관 및 취급상의 주의로써 '화기 접근 금지' 등의 문구는 일본 소방법의 규정에 따른 것으로, 이 표기가 있는 제품은 에탄올 또는 이소프로필알코올을 60vol% 이상 함유하고 있다고 판단할 수 있다.

- 제균을 목적으로 한 유사 제품 중 화장품에 해당하는 제품 또는 의약품의료기기등법에 해당하지 않는 제품 중에도 70vol% 정도의 에탄올을 함유한 것이 있다.
- 노로바이러스 대책으로 인산 등의 산을 첨가물로서 소량 배합한 제품도 있다.

2. 사고 발생 상황

▌JPIC 수신 상황

연간 건수	약150여 건(일반 91%, 의료기관 4%, 기타 5%)
환자 연령층	1세 미만 22%, 1~5세 66%, 6~19세 3%, 20~64세 2%, 65세 이상 6%, 기타·불명 1%
사고 상황	소아나 치매가 있는 고령자의 잘못된 섭취 94%, 오용 4%(사용 시 액체가 튀어 올라 눈에 들어간 경우, 얼굴 가까이에서 분무하여 들이마신 경우, 다른 용기에 소분한 것을 착각하여 마신 경우 등), 기타·불명 2%
증상 출현율	18%(구강이나 인두의 위화감, 구토, 안면홍조, 눈 통증 등)

▌JPIC에서 파악한 의료기관 진료 예

【1986~2009년까지 24년간 파악한 소아(12세 이하)의 불의의 사고 사례】
심각한 사례는 없었다.

【1986~2010년까지 25년간 파악한 고령자(65세 이상)의 불의의 사고 사례】
심각한 사례는 없었다.

▌문헌 보고

미국의 피츠버그중독센터가 2009년에 보고한 에탄올 함유 손소독제 사고(대부분의 제품이 에탄올 60~65% 함유)에 관한 6세 미만의 소아의 사례 647건을 후향적 검토했다. '증상 없음'과 '증상이 나타날 가능성 없음'이 62%, '가벼운 증상 출현'과 '가벼운 증상 출현의 가능성 있음'은 36%였다. 증상은 피부 홍반 4건, 구강의 자극감 2건, 구토 5건, 눈 자극 9건, 눈물 흘림 1건, 결막염 1건, 기침 4건, 기타 2건이었다(Mrvos R et al.: Pediatr Emerg Care 2009; 25: 665-666).

3. 독성

알코올 함유량이 높은 손소독제를 마신 경우는 알코올의 독성을 고려해야 한다.

1) 에탄올

95~99%의 에탄올은 성인은 체중 1kg당 1ml의 섭취로 경증~중등증의 중독이, 소아는 1kg당 0.5ml의 섭취로 심각한 중독 증상이 발현한다고 알려져 있다. 단, 개인차는 크며 중독량은 확립되어 있지 않다.

2) 이소프로필알코올

70% 이소프로필알코올은 체중 1kg당 0.5~1ml의 섭취로 중독 증상이 발현한다고 알려져 있다. 단, 개인차는 크며 중독량은 확립되어 있지 않다.

4. 중독학적 약리작용

1) 에탄올

점막 자극 작용, 중추신경 억제 작용

2) 이소프로필알코올

- 피부·점막 자극 작용
- 중추신경 억제 작용: 에탄올보다 2~7배 강하다.
- 케톤혈증, 케톤뇨증: 대사물의 아세톤에 의한 것으로 보통은 산성 혈액증을 동반하지 않는다.

5. 증상

1) 경구

- 에탄올, 이소프로필알코올의 중추신경 억제에 의한 중독 증상이 나타날 가능성이 있다.
- 소아는 알코올 감수성이 높다. 특히 유아와 소아는 저혈당성 경련이 나타날 가능성이 있기 때문에 혈당 저하에 주의가 필요하다.

- 혈중 알코올 농도에 따른 증상

    0.01% 전후: 가벼운 취기, 상쾌한 기분

    0.05% 전후: 가벼운 어지러움

    0.10% 전후: 지각 능력 저하 및 반응 둔화

    0.15% 전후: 감정 불안정

    0.20% 전후: 비틀거림, 구역질, 구토, 정신착란

    0.30% 전후: 대화 불명료, 지각 상실, 시각의 흐트러짐

    0.40% 전후: 저체온, 저혈당, 근육 조절 부전, 경련, 동공산대

    0.70% 전후: 의식장애, 반사 감퇴, 깊은 혼수, 호흡부전, 사망

- 기타 증상으로 피부 홍조, 저혈압, 빈맥, 대사성산증, 케톤산증 등
- 혼수가 12시간 이상 지속되면, 예후 불량으로 여겨진다.
- 잘못 삼키면 화학성 폐렴을 일으킬 가능성이 있다.

2) 흡입

- 에탄올의 증기나 스프레이 제품의 미스트를 흡입하면 상기도의 자극으로 기침, 목 통증 등이 생길 수 있다.
- 향(냄새)에 따라 불쾌감 등의 심리적 증상이 나타날 가능성이 있다.

3) 눈

에탄올, 이소프로필알코올에 의한 일과성 통증이나 자극감이 있다.

4) 피부

에탄올, 이소프로필알코올에 의한 자극이 생길 가능성이 있다.

6. 처치

에탄올의 중추신경 억제에 의한 증상이 나타난 경우는 급성 알코올 중독에 준하여 치료한다.

▌ 가정에서의 응급처치

1) 경구

① 제거: 입안에 남아 있는 것을 뱉게 한다. 소아나 고령자의 경우는 입안을 확인하여 제거하고,

닦아낸다.

② 헹굼: 물로 입을 헹구고, 가글한다. 가글할 수 없는 경우는 젖은 거즈로 닦아낸다.

③ 수분 섭취: 특별한 주의 사항은 없다.

2) 흡입

신선한 공기가 있는 장소로 이동한다.

3) 눈

- 눈을 비비지 않도록 주의하고, 즉시 물로 씻는다.
- 콘택트렌즈를 착용하고 있는 경우, 쉽게 뺄 수 있으면 뺀다.

4) 피부

① 제거: 피부에 부착된 오염물을 닦아내 제거한 후, 물로 충분히 씻는다. 오염된 의복은 벗는다.

② 세척: 물로 충분히 씻는다.

▌의료기관에서의 처치

1) 경구

대량 섭취한 지 1시간 이내이면 위세척을 고려한다. 필요에 따라 수액, 산증 보정, 호흡·순환 관리, 보온을 하고, 혈당을 확인한다. 중증 사례는 혈액 투석이 유효하다.

2) 흡입

증상에 따라 산소 투여, 호흡 관리를 한다.

3) 눈

진료 전 눈 세척이 불충분하면 의료기관에서 충분히 세안한다.

4) 피부

부착 부위를 충분히 세정한다. 증상이 있으면 대증치료를 한다.

7. 치료상의 주의점

1. 흡착제로서의 활성탄은 에탄올 흡수를 저지하는 효과가 없다.
2. 혈액 투석은 자연 대사의 2~4배의 속도로 혈중에서 에탄올을 제거한다.
3. 에탄올 중독의 입원 기준
   - 성인: 중추신경 억제가 계속되는 경우, 호흡·순환 관리가 필요한 경우, 수액 등으로 신속하게 보정할 수 없는 알코올성 케톤산증이 있는 경우 등
   - 소아: 현저한 중추신경 억제, 경련, 산염기평형 이상, 저혈당의 경우 등

8. 체내 동태

1) 에탄올

【흡수】 위, 소장에서 빠르게 흡수되며, 최고혈중농도 도달시간은 30분~2시간이다. 흡입이나 경피에 의해 흡수된다.

【대사】 간에서 아세트알데히드로 대사되며, 이후 초산으로 대사되어 물과 이산화탄소로 분해된다.

【배설】 약 5~10%는 미변화체로 날숨, 소변, 땀, 대변으로 배설된다.

2) 이소프로필알코올

【흡수】 소화관에서 빠르게 흡수된다.

【대사】 에탄올보다 아주 느리게 대사된다. 알코올 탈수소효소에 의해 산화되어, 느리게 아세톤으로 대사된다. 이후 아세톤은 초산, 포름산, 이산화탄소로 대사된다.

【배설】 일부는 미변화체로, 나머지는 대사물로서 소변 및 호흡으로 배설된다.

20
방충제

▌ 개요

제품　모기나 진드기 등의 해충을 회피하기 위한 목적으로 사용된다. 주로 피부에 직접 사용하며, 회피 성분으로 디에틸톨루아미드를 함유한 제품이 대부분이다. 에어로졸, 휴대용 스프레이, 함침 시트 타입 등이 있으며, 용제로 에탄올을 함유한 제품이 많다. 그밖에 방충을 목적으로 한 제품으로 식물 정유를 함유한 제품이 있으며, 몸에 붙이는 링 타입, 의류 등 신체 주위에 사용하는 스티커 타입 등이 있다. 식물 정유로는 시트로넬라, 레몬 유칼리 정유가 사용되며, 스프레이 타입은 용제로 에탄올을 함유한다.

문제가 되는 성분과 증상　소아가 잘못 섭취했을 경우, 섭취량이 적으므로 심각한 증상이 나타날 가능성은 낮지만, 디에틸톨루아미드 함유 제품을 대량 섭취한 경우는 디에틸톨루아미드 및 에탄올에 의한 소화기 증상이나 중추신경계 증상에 주의가 필요하다. 눈에 들어간 경우는 통증, 충혈, 들이마신 경우는 기침 등의 호흡기 증상이 나타난다.

JPIC 수신 상황　연간 약 250여 건의 문의가 있으며, 소아의 잘못된 섭취가 대부분을 차지한다. 스프레이 제품의 경우 눈에 들어가거나 들이마시는 사고도 가끔 보인다.

초기 대응을 위한 확인 사항

제품에 따라 성분이 다르므로 제품표시, 형태, 사용 방법 등을 가능한 한 정확하게 확인하다.

1. 제품

- 피부에 사용하는 제품인가? 의류 등 신체 주위에 사용하는 제품인가?
- 형태: 에어로졸, 휴대용 스프레이, 함침시트, 스티커(씰), 링 등
- 성분: 회피 성분은 디에틸톨루아미드인가, 이카리딘인가? 식물 정유인가?
  에탄올 함유인가? 비알코올 타입인가?

2. 노출 상황·경로

- 잘못 섭취한 경우, 핥은 정도인가? 휴대용 스프레이의 노즐을 빼고 대량으로 마시지는 않았는가?
- 스프레이 타입의 경우, 입을 향해서 분무했는가, 흡입하거나 눈에 들어가지는 않았는가?

3. 환자 상태·증상

- 구역질, 구토, 복통 등의 소화기 증상이나 안면홍조 등은 없는가?
- 기침, 호흡곤란은 없는가?
- 눈의 위화감, 통증, 충혈, 눈물 흘림은 없는가?
- 피부 통증, 발적, 발진은 없는가?
- 스티커 타입의 경우, 스티커가 목에 걸린 듯한 느낌은 없는가?

초기 대응 포인트

1. 경구 노출

토하게 하지 말고, 입 안의 물질을 제거한 뒤, 입을 헹군다.

【즉시 진료】
- 구역질, 구토, 안면홍조 등의 증상이 있는 경우, 경련 등의 전신 증상이 있는 경우
- 증상이 없더라도, 알코올이 함유된 스프레이 제품을 한 모금 이상 마신 경우(체중 1kg당 1㎖ 이상), 섭취량이 불명확한 경우
- 스티커가 목에 걸린 경우

【경과 관찰】
- 핥거나 한 모금 마신 정도로 증상이 없는 경우
- 식물성 정유가 함유된 스티커나 링 제품을 핥거나 씹은 경우

2. 흡입한 경우

【만약을 위한 진료】 목 통증, 불쾌감, 기침이 있고, 신선한 공기를 마셔도 개선되지 않는 경우

3. 눈에 들어간 경우

눈을 비비지 않도록 주의하여, 즉시 눈을 씻는다.

【즉시 진료】 눈 뜨기 곤란한 경우, 눈 씻기가 어려운 경우와 콘택트렌즈가 빠지지 않는 경우

【만약을 위한 진료】 눈을 씻은 후에도 통증, 충혈이 있는 경우

4. 피부 노출

피부에 사용하는 제품이지만, 소아가 대량으로 피부에 분무한 경우에는 즉시 물로 씻는다.

【즉시 진료】 경련 등의 전신 증상이 있는 경우

【만약을 위한 진료】 세척 후에도 발적, 통증, 발진이 있는 경우

▌해설

1. 제품에 대하여

모기나 진드기 등의 해충을 회피하기 위한 목적으로 사용한다. 주로 피부에 직접 사용하며, 회피 성분으로 디에틸톨루아미드를 함유한 제품이 대부분이다. 그밖에 방충을 목적으로 한 제품으로는 식물 정유를 함유하고 의류 등 신체 주위에 사용하는 제품이 시판되고 있다. 뎅기열이나 지카열 등의 감염증을 매개하는 모기나 진드기를 방충하기 위해 2016년에 디에틸톨루아미드는 최대 30%, 이카리딘은 최대 15%까지 함유할 수 있게 되었다.

1) 디에틸톨루아미드 함유 제품

• 피부에 사용하는 제품과 신체 주위에 사용하는 제품이 있다.

• 피부에 사용하는 제품은 모기, 파리매, 쇠파리, 벼룩, 진드기 등의 해충 회피를 목적으로 하고, 의약품 또는 의약외품에 해당한다. 에어로졸, 휴대용 스프레이, 젤 타입, 함침 시트 타입이 있으며, 피부의 노출 부분에 분무 또는 도포한다. 12세 이하의 소아는 사용 횟수에 제한이 있고, 2세 이상~12세 미만은 1일 1~3회, 6개월 이상~2세 미만은 1일 1회, 6개월 미만의 유아는 사용해서는 안 된다.

- 의류 등의 신체 주위에 사용하는 제품은 깔따구나 나방파리 등의 회피를 목적으로 하고, 셔츠나 바지에 분무한다.
- 디에틸톨루아미드 함유량은 수 %~12%로, 용제로 에탄올을 50% 이상 함유한 제품이 많지만, 에탄올이 비함유된 저자극성 제품도 있다.

2) 이카리딘 함유 제품

피부에 사용하는 제품으로 디에틸톨루아미드보다 안전성이 높다고 알려진 이카리딘을 5% 함유한 에어로졸 제품이 2016년에 발매되었다. 모기, 파리매, 쇠가죽파리, 진드기 등의 회피를 목적으로 하며, 의약외품에 해당한다.

3) 식물 정유 함유 제품

- 불쾌 해충의 회피를 목적으로 한 제품으로 디에틸톨루아미드를 사용할 수 없는 영유아용 제품이 많다.
- 부직포에 약액을 함침시킨 스티커 타입, 실리콘 수지 등에 약액을 함침시킨 링 타입, 휴대용 스프레이 타입 등이 있다. 스티커 타입은 의류나 유모차에 붙이고, 링 타입은 손목에 끼우는 등 신체에 부착해 사용한다. 피부에 사용할 수 있고, 화장품에 해당하는 제품도 있다.
- 식물 정유로는 시트로네랄을 함유한 시트로넬라, 레몬 유칼리 정유가 사용되고 있다.
- 휴대용 스프레이 타입은 용제로 에탄올을 함유하고, 신체 주위에 분무한다. 화장품으로 분류되는 제품 중에는 피부에 직접 뿌리는 스프레이 제품도 있다.

4) 그 외

신체 주위에 사용하는 휴대용 스프레이 타입 제품 중에는 기피 성분으로 에틸부틸아세틸아미노프로피오네이트를 사용한 제품도 있다.

2. 사고 발생 상황

▌JPIC 수신 상황

연간 건수   약 250여 건(디에틸톨루아미드 함유 제품 130건, 식물 정유 함유 제품 120건), 일반 96%, 의료기관 3%, 기타 1%

환자 연령층   1세 미만 39%, 1~5세 54%, 6~19세 3%, 20~64세 3%, 기타·불명 1%

| 사고 상황 | 소아나 치매가 있는 고령자의 잘못된 섭취 94%(얼굴을 향해서 분무하거나 스티커를 잘못 섭취한 경우 등), 오용 6%(사용 중 바람 방향이 바뀌어서 흡입한 경우 등) |
| 증상 출현율 | 23%(구역질, 구토, 눈 통증·충혈, 기침, 인후 등 자극) |

▌JPIC에서 파악한 의료기관 진료 예

【1986~2009년까지 24년간 파악한 소아(12세 이하)의 불의의 사고 사례】
심각한 사례는 없었다.

【1986~2010년까지 25년간 파악한 고령자(65세 이상)의 불의의 사고 사례】
심각한 사례는 없었다.

3. 독성

기피 성분인 디에틸톨루아미드는 용제의 에탄올이 문제가 된다.

1) 디에틸톨루아미드

• 경구: 디에틸톨루아미드 50%인 제품 25ml를 1세 소아가 잘못 섭취하여 무반응, 강직성 발작, 짧은 경련, 중추신경 억제가 나타난 사례가 있다(Tenenbein M: JAMA 1987; 258: 1509-1511).
• 경피: 디에틸톨루아미드 함유 제품을 전신에 2회 도포한 5세 소년이 돌연 전신경련을 일으켜, 뇌파 이상이 나타난 사례가 있다(Lipscomb JW, et al.: Ann Emerg Med 1992; 21: 315-317).

2) 이카리딘

독성은 적으나 경도의 눈 자극성이 확인된다.

3) 에탄올

95~99%의 에탄올은 성인은 체중 1kg당 1ml의 섭취로 경증~중등증의 중독이, 소아는 1kg당 0.5ml의 섭취로 심각한 중독 증상이 발현한다고 알려져 있다. 단, 개인차는 크며 중독량은 확립되어 있지 않다.

4) 시트로네랄

- 경구 독성은 낮다.
- 가벼운 피부 자극성이 있으며, 감작성이 나타날 때도 있다.

4. 중독학적 약리작용

1) 디에틸톨루아미드
작용기전은 명확하지 않지만, 주로 중추신경계에 작용한다.

2) 에탄올
점막 자극 작용, 중추신경 억제 작용을 한다.

5. 증상

주로 디에틸톨루아미드와 에탄올에 의한 증상이 문제가 된다.

1) 경구

【디에틸톨루아미드】
- 소량 섭취 시 구역질, 구토, 복통 등의 소화기 증상이 나타날 가능성이 있다.
- 대량 섭취한 경우 혈압 저하나 운동실조, 경련 등을 초래할 가능성이 있다.
- 매우 빠르게 흡수되기 때문에 섭취 후 30분 이내에 증상이 나타난다.

【이카리딘】
심각한 중독 보고는 없다.

【에센셜 오일】
- 구역질, 구토 등의 소화기 증상이 있다.
- 알레르기 증상이 나타날 가능성이 있다.

【에탄올】

- 혈중 알코올 농도에 따른 증상

  0.01% 전후: 가벼운 취기, 상쾌한 기분

  0.05% 전후: 가벼운 어지러움

  0.10% 전후: 지각 능력 저하 및 반응 둔화

  0.15% 전후: 감정 불안정

  0.20% 전후: 비틀거림, 구역질, 구토, 정신착란

  0.30% 전후: 대화 불명료, 지각 상실, 시각의 흐트러짐

  0.40% 전후: 저체온, 저혈당, 근육 조절 부전, 경련, 동공산대

  0.70% 전후: 의식장애, 반사 감퇴, 깊은 혼수, 호흡부전, 사망

- 기타 증상으로서 피부 홍조, 저혈압, 빈맥, 대사성산증, 케톤산증 등
- 혼수가 12시간 이상 지속되면, 예후 불량으로 여겨진다.
- 잘못 삼키면 화학성 폐렴을 일으킬 가능성이 있다.

2) 흡입

기침, 구강 위화감, 호흡곤란, 두통, 구역질 등

3) 눈

자극감, 통증, 충혈, 눈물 흘림 등

4) 피부

- 자극감, 발진 등
- 디에틸톨루아미드 함유 제품을 피부에 대량으로 도포한 경우는, 혈압 저하, 운동실조, 경련 등이 나타날 가능성이 있다.

6. 처치

▌ 가정에서의 응급처치

1) 경구

【금기】 토하게 해서는 안 된다.

【이유】 디에틸톨루아미드는 경련을 유발할 가능성이 있기 때문이다.

① 제거: 입안에 남아 있는 것을 뱉게 한다. 소아나 고령자의 경우는 입안을 확인하여 제거하고, 닦아낸다.

② 헹굼: 물로 입을 헹구고, 가글한다. 가글할 수 없는 경우는 젖은 거즈로 닦아낸다.

③ 수분 섭취: 특별한 주의 사항은 없다. 보통대로 한다.

2) 흡입

신선한 공기가 있는 장소로 이동한다.

3) 눈

• 눈을 비비지 않도록 주의하고, 즉시 물로 씻는다.

• 콘택트렌즈를 착용하고 있는 경우, 쉽게 뺄 수 있으면 뺀다.

4) 피부

① 제거: 피부에 부착된 것을 제거하고 닦아낸다. 부착된 의복은 벗는다.

② 세척: 물로 충분히 씻는다.

▌ 의료기관에서의 처치

1) 경구

• 디에틸톨루아미드 함유 제품을 섭취했을 경우 필요에 따라 경련 대책을 실시한다.

• 알코올 함유 제품을 대량 섭취한 지 1시간 이내이면 위세척을 고려한다. 필요에 따라서 수액, 산증 보정, 호흡·순환 관리, 보온, 혈당을 확인한다. 중증 사례는 혈액 투석이 유효하다.

2) 흡입

증상에 따라 산소 투여, 호흡 관리를 한다.

3) 눈

진료 전 눈 세척이 불충분하면 의료기관에서 충분히 세안한다.

4) 피부

부착 부위를 충분히 세정한다. 증상이 있으면 대증치료를 한다.

7. 치료상의 주의점

1. 위세척을 실시하는 경우, 디에틸톨루아미드 함유 제품은 경련이 유발될 수 있으므로 주의가 필요하다.
2. 에탄올 중독의 입원 기준
   - 성인: 중추신경 억제가 계속되는 경우, 호흡·순환 관리가 필요한 경우, 수액 등으로 신속하게 보정할 수 없는 알코올성 케톤산증이 있는 경우 등
   - 소아: 현저한 중추신경 억제, 경련, 산염기평형 이상, 저혈당의 경우 등

8. 체내 동태

1) 디에틸톨루아미드

【흡수】 소화관에서의 흡수는 빠르다. 피부에서도 흡수된다.

【대사】 간에서 대사된다.

【배설】 24시간 이내에 70%가 대사물로서 소변으로 배설된다.

2) 에탄올

【흡수】 위, 소장에서 빠르게 흡수되며, 최고혈중농도 도달시간은 30분~2시간이다. 흡입이나 경피에 의해 흡수된다.

【대사】 간에서 아세트알데히드로 대사되며, 이후 초산으로 대사되어 물과 이산화탄소로 분해된다.

【배설】 약 5~10%는 미변화체로 날숨, 소변, 땀, 대변으로 배설된다.

21

콘택트렌즈 관리 용품

콘택트렌즈 세정액, 세정 보존액, 단백질 제거제, 일회용 콘택트렌즈 보존액

▌ 개요

제품 콘택트렌즈 관리 용품은 매일매일 관리하는 데 사용하는 세정액, 헹굼액, 소독액, 보존액과 주 1회~월 1회 정도 사용하는 단백질 제거제 등이 있으며, 제품에 따라 성분은 다양하다. 세정액의 주성분은 계면활성제로 헹굼액, 보존액(염화나트륨, 붕산염 등)을 함유한 액체 제품이 많다. 소프트용 소독제는 과산화수소를 함유하며, 사용 시 중화가 필요하다. 희석하거나 녹여서 사용하는 제품은 일반 제품에 비해 각 성분의 농도가 높다.

문제가 되는 성분과 증상 세정액, 소프트용 소독제, 희석 또는 용해해서 사용하는 제품을 잘못 섭취한 경우, 점막 자극 작용에 의해 구역질, 구토 등의 소화기 증상이 나타날 가능성이 있다. 그 밖의 제품은 중독이 거의 문제가 되지 않는다.

JPIC 수신 상황 연간 약 120여 건의 문의가 있으며, 소아의 잘못된 섭취가 90%를 차지하지만, 세정액과 보존액을 착각하여 중화제를 사용하지 않고 콘택트렌즈를 착용한 경우 등 오용 사고도 발생하고 있다.

초기 대응을 위한 확인 사항

제품에 따라 성분이 다르므로 제품표시, 형태, 사용 방법 등을 가능한 한 정확하게 확인한다.

1. 제품

- 종류(세정액, 헹굼액, 보존액, 세정 보정액, 소독제, 다목적 렌즈 관리 용액, 단백질 제거제, 일회용 콘택트렌즈 보존액 등)
- 성분과 형태(정제나 과립인가, 액체인가, 액체의 희석액인가, 과립이나 정제의 용해액인가?)

2. 노출 상황·경로

- 잘못 섭취한 경우, 핥은 정도인가, 세정액이나 소독제와 같이 희석해서 사용하는 액체의 원액을 대량으로 마셨을 가능성은 없는가?
- 눈에 들어갔을 가능성은 없는가?

3. 환자 상태·증상

- 구역질, 구토, 설사 등의 소화기 증상은 없는가?
- 기침, 사레 등 기관에 들어가지 않았는가?
- 눈의 위화감, 통증, 충혈, 눈물 흘림은 없는가?
- 피부에 위화감, 발적, 발진은 없는가?(붕산에 의한 피부염증은 며칠 지나서 입술, 구강 점막, 손바닥, 발바닥 등에 나타나는 경우가 있다)

초기 대응 포인트

1. 경구 노출

토하게 하지 않는다. 입안의 물질을 제거한 후, 입을 헹군다.

【즉시 진료】
- 기침, 호흡곤란이 있고, 잘못 삼키거나 기도 이물의 가능성이 있는 경우
- 구역질, 구토 등의 소화기 증상이 있는 경우

【경과 관찰】
- 핥거나 한 모금 마신 정도로 증상이 없는 경우

2. 흡입한 경우

제품 특성상 흡입해서 문제가 되지는 않는다.

3. 눈에 들어간 경우

눈을 비비지 않도록 주의해서 즉시 세안한다.

【즉시 진료】 눈 뜨기 곤란한 경우, 눈 씻기가 어려운 경우와 콘택트렌즈가 빠지지 않는 경우

【만약을 위한 진료】 눈을 씻은 후에도 통증, 충혈이 있는 경우

4. 피부 노출

【만약을 위한 진료】 세척 후에도 발적, 통증, 발진이 있는 경우

▌해설

1. 제품에 대하여

콘택트렌즈를 오염시키는 원인으로 화장품, 손가락에 의한 오염, 눈물샘 등의 분비물에 함유된 단백질, 지질 등이 있으며, 오염되어 있으면 쾌적하게 착용할 수 없을 뿐 아니라, 심각한 경우 눈의 장애를 일으킬 수도 있다. 일일 관리는 세정, 헹굼, 소독 등이 있으며, 주 1회~월 1회마다 단백질 제거가 필요하다. 렌즈 종류별로 오염된 정도가 다르기 때문에 다양한 케어 제품이 판매되고 있다.

1) 세정액(하드렌즈용, 소프트렌즈용)

- 문질러 씻는 세정액의 주성분은 비이온 계면활성제(수 %)이며, 연마제로 미립자, 고분자, 폴리머 등이 들어가 있는 제품도 있다. 사용 후에는 잘 헹궈야 한다.
- 외상 세정은 효소로 오염을 분해하는 세정 방법으로 단백질분해효소를 주성분으로 한 액체 한두 방울을 보존액이나 세정 보존액에 떨어뜨려 3~4시간 담근다. 착용 전에 잘 헹궈야 한다.

2) 헹굼액 · 보존액 · 세정 보존액(하드렌즈용, 소프트렌즈용)

- 염화나트륨액(사용 시 1% 이하), 방부제로 붕산염(사용 시 1% 이하)이 첨가되어 그대로 사용할 수 있는 액체가 많다. 과거에 판매된 과립 타입(정제수에 용해해서 사용)은 염화나트륨을 주성분으로 하며, 붕산을 30% 전후 함유한 제품이 많았다.
- 산소 함유 세정 보존액은 세정 성분으로 계면활성제가 포함되지만, 세정제보다 농도는 낮다.

3) 소독제(소프트렌즈용)

과산화수소 타입은 약 3%의 과산화수소를 함유한다. 사용 시 중화가 필요하며, 중화용 백금디스크나 백금을 함유한 정제를 넣은 소독액에 담그는 방법과 소독액에 담근 후 중화액을 넣는 방법이 있다.

4) 멀티버퍼 용액(소프트렌즈용)

한 방울로 세정에서 소독까지 할 수 있는 제품으로 문질러 씻기, 헹굼, 보존(소독) 시 그대로 사용한다. 소독 성분으로 염산폴리헥사메칠렌비구아니드(PHMB)나 염화폴리드로늄을 소량 함유하며, 계면활성제, 단백질분해효소, 완충제(붕산 1% 이하) 등이 배합되어 있다.

5) 단백질 제거제(하드렌즈용, 소프트렌즈용)

정제나 과립 형태의 효소 세정제(단백질분해효소)를 보존액이나 다목적 렌즈 관리 용액에 녹인 액을 사용하는 방법과 염소계 세정제(차아염소산나트륨 함유)를 사용하는 방법이 있다. 어느 것이라도 담근 후 잘 헹궈내고 착용해야 한다.

6) 일회용 콘택트렌즈

매일 교환하거나 종일 착용하는 등 특별한 관리가 불필요한 소프트 콘택트렌즈로서 판매되고 있다. 물을 포함한 완전한 팽윤 상태를 유지하기 위해 렌즈가 보존액에 침적되어 있고, 생리식염수(약 0.9% 염화나트륨 수용액)에 완충제로 붕산(1% 이하) 등이 배합되어 있다.

2. 사고 발생 상황

▍JPIC 수신 상황

연간 건수	약 120여 건(일반 95%, 의료기관 5%)
환자 연령층	1세 미만 17%, 1~5세 73%, 20~64세 8%, 기타·불명 2%
사고 상황	소아나 치매가 있는 고령자의 잘못된 섭취 90%, 오용 9%(세정액을 보존액으로 착각한 경우, 중화제를 사용하지 않고 그대로 콘택트렌즈를 착용한 경우 등), 기타·불명 2%
증상 출현율	9%(잘못 섭취 시 구역질, 구토, 잘못된 사용 방법으로 렌즈 착용 시 눈 통증·충혈)

▌JPIC에서 파악한 의료기관 진료 예

【1986~2009년까지 24년간 파악한 소아(12세 이하)의 불의의 사고 사례】

콘택트렌즈 용품의 사례는 68건으로 심각한 사례는 없었다.

【1986~2010년까지 25년간 파악한 고령자(65세 이상)의 불의의 사고 사례】

콘택트렌즈 용품에 의한 사례는 없었다.

3. 독성

대량으로 섭취한 경우 문제가 되는 성분은 계면활성제, 붕산, 과산화수소, 염화나트륨이다.

1) 계면활성제

계면활성제의 작용, 특히 국소작용은 농도에 의존한다. 저농도에서 증상은 나타나지 않지만, 고농도에서는 중증화한다. 따라서 독성치가 낮아도 고농도의 계면활성제는 위험하다고 생각할 필요가 있다.

2) 붕산

- 개인차가 크며 최대내량, 최소치사량은 확립되어 있지 않다.
- Litovitz 등에 의하면 붕산을 급성 경구 섭취한 대부분의 경우는 무증상이다(Litovitz TL, et al.: Am J Emerg Med 1988; 6: 209-213).
- 중독량은 소아 기준 체중 1kg당 0.1~0.5g, 성인 기준 1~3g으로 기재된 자료도 있다.
- 의약품으로서 결막낭을 세정·소독할 때는 2% 이하의 농도로 사용한다.

3) 과산화수소(3%)

소량 섭취 시 보통 영향은 없지만, 있다 하더라도 극히 미약하다.

4) 염화나트륨

경구 중독량은 체중 1kg당 0.5~1g(8.6~17.2mEq)

4. 중독학적 약리작용

1) 계면활성제

• 피부·점막 자극 작용

• 체내 순환계의 전신 작용으로 혈관 투과성 항진 작용·세포 팽윤 작용

2) 붕산

• 전신 독성을 일으키는 메커니즘은 명확하지 않지만, 세포독으로 작용할 가능성이 있다.

• 탈수 작용, 점막 자극 작용

3) 과산화수소

• 산화작용에 의한 피부·점막 자극, 조직과 접촉하여 체내에서 발생한 산소에 의한 작용

4) 염화나트륨

• 점막 자극 작용

• 세포 내 탈수에 의한 조직 장애

5. 증상

1) 경구

• 세정액이나 소프트렌즈용 소독제, 희석·용해해서 사용하는 제품의 원액이나 과립의 경우, 섭취량에 따라서 함유 성분에 의한 증상이 나타날 가능성이 있다.

• 단백질분해효소를 함유한 제품, 희석하지 않고 그대로 사용하는 헹굼액, 보존액, 세정 보존액, 다목적 렌즈 관리 용액, 일회용 콘택트렌즈 보존액을 잘못 섭취한 경우는 증상이 거의 나타나지 않는다.

【계면활성제】

잘못 섭취한 경우(특히 소아)는 구강·인두의 염증, 구역질, 구토, 설사, 복통 등의 증상이 있으며, 구토는 1시간 이내에 하는 경우가 많다.

【붕산】

주요 증상은 소화기 증상(구역질, 구토, 설사) 및 피부 증상(홍반, 표피박리)이다. 보통 소화기 증상은 섭취 한 지 몇 시간 후에 나타나며, 피부 증상은 3~5일 후에 현저하게 나타난다. 대량 섭취한 경우에는 신경계, 간, 신장, 호흡기, 순환기 증상이 나타날 수 있다.

【과산화수소】

- 구역질, 구토, 구강·인두의 통증, 체내에서 발생한 산소에 의한 복부팽만
- 대량 섭취한 경우, 발생한 산소에 의한 동맥·정맥의 공기색전증의 가능성이 있다.

【염화나트륨】

구역질, 구토, 설사, 복부 불쾌감, 입 마름 등

2) 눈

눈에 들어간 경우나 콘택트렌즈를 장착한 경우, 눈 통증, 충혈 등의 증상이 나타날 가능성이 있다.

3) 피부

계면활성제나 과산화수소에 의한 발적, 통증, 발진, 피부가 거칠어짐

6. 처치

▌ 가정에서의 응급처치

1) 경구

① 제거: 입안에 남아 있는 것을 뱉게 한다. 소아나 고령자의 경우는 입안을 확인하여 제거하고, 닦아낸다.

② 헹굼: 물로 입을 헹구고, 가글한다. 가글할 수 없는 경우는 젖은 거즈로 닦아낸다.

③ 수분 섭취: 제품에 따라 다르다. 계면활성제, 과산화수소, 붕산을 함유한 제품은 유제품(우유나 요구르트) 또는 물을 마시게 한다. 양은 보통 마시는 정도(120~240ml, 소아는 1kg당 15ml 이하, 무리하게 마시게 하여 구토를 유발하지 않도록 주의한다).

【이유】 단백질에 의한 점막 보호나 희석으로 자극의 완화를 기대할 수 있다.

2) 눈

- 눈을 비비지 않도록 주의하여, 즉시 물로 씻는다.
- 콘택트렌즈를 착용하고 있는 경우, 쉽게 뺄 수 있으면 뺀다.

3) 피부

① 제거: 피부에 부착된 것을 제거하고 닦아낸다. 부착된 의복은 벗는다.
② 세척: 물로 충분히 씻는다.

▌의료기관에서의 처치

1) 경구

- 특별한 치료법은 없고 대증치료를 한다.
- 과산화수소를 함유한 제품을 대량 섭취한 경우, 경비위관을 삽입하여 위의 팽만을 경감시킨다. 공기색전을 주의 깊게 검사한다.

2) 눈

진료 전, 눈 세척이 불충분하면 의료기관에서 충분히 세안한다.

3) 피부

부착 부위를 충분히 세정한다. 증상이 있으면 대증치료를 한다.

7. 치료상의 주의점

붕산 함유 제품으로 인한 구역질, 구토 등의 소화기 증상이 나타난 경우, 뒤늦게 출현할 가능성이 있는 피부 증상이나 신장 장애(핍뇨, 무뇨 등)를 충분히 주의하여 경과를 관찰한다.

1) 계면활성제

【흡수】 분자구조에 따라 차이는 있지만, 기본적으로 소화관에서 흡수된다.

【대사·배설】 간에서 대사된 후, 소변 또는 대변으로 배설된다.

2) 붕산, 붕산염

【흡수】 소화관, 점막, 상처가 있는 피부에 특히 잘 흡수된다. 뇌, 간, 신장으로 분포한다.

【배설】 주로 미변화체로 신장에서 배설된다. 붕산 경구 섭취 시 12시간 이내에 50%가 소변으로 배설되지만, 85~100%가 배설되는 데는 5~7일 이상이 걸린다. 혈중 반감기는 4~28시간이다.

3) 과산화수소

【흡수】 피부·점막에서 어느 정도 흡수되지만, 흡수량은 명확하지 않다.

【대사】 흡수된 과산화수소는 대사 효소에 의해 급속히 분해되어 산소와 물로 변한다.

4) 염화나트륨

【흡수】 경구, 직장 투여, 피하주사로도 흡수된다.

【배설】 소변으로 배설된다.

22
의치 세정제

█ 개요

제품 틀니의 세정이나 제균을 목적으로 사용하는 제품으로 물에 녹여서 방치하는 정제나 과립 형태가 일반적이다. 표백 성분(과탄산염, 과산화붕산염), 발포 성분(탄산염 등), 계면활성제를 함유 하고, 용해액이 알카리성인 제품은 제삼인산나트륨 등의 알칼리화제, 중성~약알카리성인 제품 은 완충제로서 구연산 등이 함유되며, 산성 제품은 설파민산을 함유한다.

문제가 되는 성분과 증상 알칼리성 제품을 잘못 섭취한 경우는 심각한 점막 손상이 나타날 가 능성이 있다. 알칼리성 이외의 제품을 소량 잘못 섭취했다면 점막 자극에 의한 경도의 소화기 증상 정도가 많이 나타나지만, 몇 알씩 모아서 먹었을 때는 소듐 퍼보레이트(sodium perborate) 에 의한 전신 증상을 고려할 필요가 있다. 또 통째로 삼킨 정제가 인두나 식도에 걸려 상해를 입 은 사례도 있으며, 특히 고령자는 잘못 삼켜 문제가 될 수도 있다.

JPIC 수신 상황 연간 약 180여 건의 문의가 있으며, 그중 65세 이상의 고령자가 80% 이상을 차지한다. 치매가 있는 고령자가 많고, 복용하는 약이나 사탕으로 착각하여 잘못 섭취하는 등의 사고도 발생하고 있다.

초기 대응을 위한 확인 사항

1. 제품

- 형태(정제, 과립 등)
- 제품표시 성분, 용해액의 액성(중성인가, 알칼리성인가, 산성인가?)

2. 노출 상황·경로

- 잘못 섭취한 경우, 핥은 정도인가, 한 알 정도의 섭취인가, 몇 알을 모아서 먹지 않았는가?
- 정제나 분말을 통째로 삼키지는 않았는가, 사탕처럼 장시간 핥지는 않았는가? 용해액을 마셨는가?
- 피부에 부착되었을 가능성은 없는가?

3. 환자 상태·증상

- 정제나 분말을 그대로 삼킨 경우, 구강에 붙지 않았는가? 정제가 인두나 식도에 걸린 모습은 없는가?
- 구강의 위화감이나 부종, 구역질 구토, 복통 등의 소화기 증상은 없는가?
- 기침, 호흡곤란은 없는가? 기관에 들어가지 않았는가?
- 눈의 위화감, 통증, 충혈, 눈물 흘림은 없는가?
- 피부의 통증, 발적, 발진은 없는가?

초기 대응 포인트

1. 경구 노출

입안의 물질을 제거하고, 입을 헹군 후, 유제품 또는 물을 마시게 한다.

【즉시 진료】

- 호흡기 증상이 있는 경우나 잘못 삼켰을 가능성이 있는 경우
- 정제를 통째로 먹어서 인두나 식도에 걸린 느낌이 있는 경우
- 증상은 없더라도, 알칼리성 제품을 섭취한 경우(심각한 점막 손상이 생길 가능성이 있다). 또는 알칼리성 이외의 제품으로, 정제 그대로 몇 알을 먹었을 가능성이 있는 경우

【만약을 위한 진료】 알칼리성 이외의 제품을 섭취하여 구역질, 구토 등의 가벼운 소화기 증상이 있는 경우

【경과 관찰】 알칼리성 이외의 제품의 정제나 과립을 핥거나 1회분을 마시거나 용해액을 잘못 섭취한 정도로, 증상이 없는 경우

※ 고령자는 증상을 호소하기 힘들 수 있으므로 충분히 주의한다.

2. 흡입한 경우

제품 성질상 흡입해서 문제가 된다고 생각하기 어렵다.

3. 눈에 들어간 경우

눈을 비비지 않도록 주의하여 즉시 눈을 씻는다.

【즉시 진료】
- 눈 뜨기 곤란한 경우, 눈 씻기가 어려운 경우와 콘택트렌즈가 빠지지 않는 경우
- 알칼리성 제품이 눈에 들어간 경우

【만약을 위한 진료】 알칼리성 이외의 제품으로, 눈을 씻은 후에도 통증, 충혈이 있는 경우

4. 피부 노출

【만약을 위한 진료】 세척 후에도 발적, 통증, 발진이 있는 경우

▌ 해설

1. 제품에 대하여

- 정제나 과립 형태의 제품을 150ml 정도의 물에 녹인 후 틀니를 넣고 일정 시간 방치한 후, 물로 씻는다.
- 1정의 용량이 3g 전후인 제품이 많다. 또 과립은 일회용 제품은 약 2~4g이며, 계량해서 사용하는 제품은 용기에 담긴 용량이 약 200g으로, 용량이 많은 제품도 있다.
- 용해 시에 발포하는 것이 많다. 세정이 완료된 시점에서 틀니를 넣은 액이 분홍색으로 변색하는 제품도 있다.
- 용해액의 액성은 현재 일본에서 판매되고 있는 제품 중에는 중성~약알칼리성(pH 7~10)인 제품이 많지만, 일부 산성이나 알카리성(pH 11 이상)인 제품도 있다.
- 중성~약알카리성 제품은 표백 성분(과탄산나트륨, 소듐 퍼보레이트, 과황산칼륨 등 25~50%), 발포 성분(탄산수소나트륨, 탄산나트륨 등 25~50%), 완충제(구연산 등 2~20%), 계면활성제(1~6%)를 함유한다.
- 알칼리성 제품은 구연산 등은 함유하지 않고, 제삼인산나트륨 등의 알칼리화제를 10~50% 함유한다.
- 산성 제품의 주성분은 설파민산이다.

2. 사고 발생 상황

▌JPIC 수신 상황

연간 건수	약 180여 건(일반 44%, 의료기관 29%, 고령자 시설 등 기타 27%)
환자 연령층	5세 이하 7%, 20~64세 7%, 65세 이상 83%, 기타·불명 3%
사고 상황	소아나 치매가 있는 고령자의 잘못된 섭취 71%, 오용 18%(용해액을 잘못하여 마신 경우 등), 기타·불명 11%
증상 출현율	21%(구강 위화감, 구역질, 구토, 복통, 설사 등)

▌JPIC에서 파악한 의료기관 진료 예

【2003~2005년까지 파악한 127건】

용해액이 중성~약알칼리성인 제품에 의한 사례 125건에서 약 40%에서 증상이 나타났다. 증상은 경도의 구강 점막 이상이나 구역질, 구토였으며, 심각한 사례는 없었다. 용해액이 알칼리성인 제품을 섭취한 사례는 2건으로 그중 1건은 위에 광범위한 미란이 생겼다.

【1986~2009년까지 24년간 파악한 소아(12세 이하)의 불의의 사고 사례】

의치 세정제에 의한 사례는 6건으로 심각한 사례는 없었다.

【1986~2010년까지 25년간 파악한 고령자(65세 이상)의 불의의 사고 사례】

의치 세정제에 의한 사례 300건 중, 심각한 사례는 11건으로 정제를 잘못 섭취한 사례였다. 치매에 의한 사고가 많고, 약과 혼돈하여 복용한 사례도 있다. 흡인성 폐렴이나 호흡곤란 등 호흡기 증상이 나타났고, 전부 입원 치료를 받았다.

▌문헌 보고 예

• 고령자가 의치 세정제를 잘못 마셔서 인두 부종이 발생하여 기관절개를 필요로 한 사례가 1건 있었다(도쿠마루 타케시 외: 일본이비인후학회회보 2001; 104: 906).

• 알카리성 제품을 고령자가 내복약으로 착각하여 섭취한 2건의 사례에서 2건 모두 조기에 구강 자극 증상이 나타났으며 며칠 후 심각한 인후 협착이 내시경으로 확인되었다(Barclay GR et al.: Postgrad Med J 1985; 61: 334-336), (MacKenzie I J: Br Dent 1982 Jul 6; 153 (1): 6-7).

3. 독성

표백 성분이나 발포 성분에 의한 점막 자극성이 문제가 되며, 특히 알칼리성 제품은 점막 손상을 초래할 가능성이 있다. 소듐 퍼보레이트를 함유한 제품을 대량 섭취한 경우(몇 알을 한꺼번에 먹은 경우)는 붕산의 독성을 고려해야 할 필요가 있다.

붕산

- 개인차가 크며 최대내량, 최소치사량은 확립되어 있지 않다.
- Litovitz 등에 의하면 붕산을 급성 경구 섭취한 대부분의 경우는 무증상이다(Litovitz TL, et al.: Am J Emerg Med 1988; 6: 209-213).
- 중독량은 소아는 체중 1kg당 0.1~0.5g, 성인은 1~3g으로 기재된 자료도 있다.
- 의약품으로서 결막낭의 세정·소독에는 2% 이하의 농도로 사용한다.

4. 중독학적 약리작용

1) 알카리성 제품(제삼인산나트륨)

알칼리에 의한 부식 작용(화학 손상)이 나타난다. 고농도 노출 시, 계속해서 방치하면 접촉 부위에서 더 깊은 곳까지 상해가 진행된다.

2) 설파민산, 구연산, 과황산칼륨, 탄산나트륨, 탄산수소나트륨

농도, 접촉 시간 등에 의해 심각한 점막 손상이 생길 가능성이 있다.

3) 소듐 퍼보레이트(sodium perborate)

- 수용액은 붕산나트륨과 과산화수소에 의해, 약알칼리의 작용과 산화로 점막 자극 작용이 있다.
- 대량 섭취한 경우는 붕산의 세포독에 의한 전신 증상이 생길 가능성이 있다.

5. 증상

액성에 따라 경구 섭취 시의 중증도가 다르다.

1) 경구

• 알칼리성 제품: 심각한 점막 손상, 정제가 식도에 걸린 경우에는 협착을 일으킬 가능성이 있다.
• 알칼리성 이외의 제품: 구강의 위화감, 부종, 구역질, 구토, 복부 불쾌감 등의 소화기 증상
• 정제를 통째로 먹은 경우, 인두나 식도 등에 걸려 접촉 시간이 길어지면 뒤늦게 인두 부종, 국소 미란, 궤양 등이 중증화될 수도 있다.
• 소듐 퍼보레이트를 함유한 제품을 대량 섭취한 경우(몇 알을 한꺼번에 먹은 경우), 붕산에 의한 전신 증상이 나타날 가능성이 있다. 주요 증상은 소화기 증상(구역질, 구토, 설사), 피부 증상(홍반, 표피박리)이다. 보통 소화기 증상은 수 시간 정도 뒤에 나타나며, 피부 증상은 3~5일 후 현저하게 나타난다. 대량 섭취한 경우는 신경계, 간, 신장, 호흡기, 순환기 증상이 나타날 수 있다.

2) 눈

결막 충혈, 눈 통증, 눈물 흘림, 눈꺼풀 주위의 부종, 각막 손상

3) 피부

• 알칼리성 제품은 심각한 화학 손상을 일으킬 가능성이 있다.
• 알칼리성 이외의 제품은 발적, 통증, 발진 등을 일으킨다.

6. 처치

▮ 가정에서의 응급처치

1) 경구

① 제거: 입안에 남아 있는 것을 뱉게 한다. 소아나 고령자의 경우는 입안을 확인하여 제거하고, 닦아낸다.
② 헹굼: 물로 입을 헹구고, 가글한다. 가글할 수 없는 경우는 젖은 거즈로 닦아낸다.

③ 수분 섭취: 유제품(우유나 요구르트) 또는 물을 마시게 한다. 마시는 양은 보통 마시는 정도
(120~240ml, 소아는 1kg당 15ml 이하, 무리하게 마시게 하여 구토를 유발하지 않도록 주의한다).
【이유】 단백질에 의한 점막 보호나 희석에 의해 자극의 완화를 기대할 수 있다.

2) 눈

- 눈을 비비지 않도록 주의하고, 즉시 물로 씻는다.
- 콘택트렌즈를 착용하고 있는 경우, 쉽게 뺄 수 있으면 뺀다.

3) 피부

① 제거: 피부에 부착된 것을 제거하고 닦아낸다. 부착된 의복은 벗는다.
② 세척: 물로 충분히 씻는다.

▌ 의료기관에서의 처치

1) 경구

특별한 치료법은 없고 대증치료를 한다.

2) 눈

진료 전 눈 세척이 불충분하면 의료기관에서 충분히 세안한다.

3) 피부

부착 부위를 충분히 세정한다. 증상이 있으면 대증치료를 한다.

7. 치료상의 주의점

인두나 식도에 걸려 있을 가능성이 있으면 내시경 등으로 확인하여 제거할 필요가 있다.

8. 체내 동태

붕산, 붕산염, 소듐 퍼보레이트(sodium perborate)

【흡수】 소화관, 점막, 상처가 있는 피부에서 특히 잘 흡수된다. 뇌, 간장, 신장으로 분포한다.

【배설】 주로 미변화체로 신장에서 배설된다. 붕산 경구 섭취 시 12시간 이내에 50%가 소변으로 배설되지만, 85~100%가 배설되는 데는 5~7일 이상이 걸린다. 혈중 반감기는 4~28시간이다.

23

종이 기저귀류

종이 기저귀, 모유 패드, 생리대, 반려동물 시트, 휴대용 변기

▮ 개요

제품 소변이나 오물, 생리혈을 흡수하기 위한 일회용 제품이다. 수분을 흡수하는 흡수재로 고흡수성 수지(super absorbent polymer), 면상 펄프, 흡수 종이가 사용된다. 피부에 닿는 표면재는 폴리에스테르 등의 부직포이다. 용도에 따라 크기와 형태에 차이는 있지만, 소재는 기본적으로 같다.

문제가 되는 성분과 증상 흡수재인 고흡수성 수지나 펄프는 소화관에서 흡수되지 않고, 독성은 적지만 대량으로 잘못 섭취한 경우 기도나 소화관 등의 물리적 폐색이 문제가 된다. 특히 고흡수성 수지는 체내에서 수분을 흡수하여 팽창하기 때문에 잘못 섭취한 후 시간이 경과하면 물리적 폐색이 나타날 가능성이 있다.

JPIC 수신 상황 연간 약 100여 건의 문의가 있으며, 소아나 치매가 있는 고령자가 잘못 섭취한 사고가 90%를 차지한다.

초기 대응을 위한 확인 사항

1. 제품

- 종류(종이 기저귀, 소변 패드, 모유 패드, 생리대, 반려동물 시트, 휴대용 변기, 오물 처리 키트 등).
- 사용 전 건조한 상태인가, 사용 후 수분을 흡수한 상태인가?

2. 노출 상황·경로

- 잘못 섭취한 경우, 대량으로 섭취했을 가능성은 없는가?
- 사용 전 고흡수성 수지의 분말을 흡입했을 가능성은 없는가?

3. 환자 상태·증상

- 구토, 복통, 변비, 식욕부진 등의 소화기 증상은 없는가?
- 질식은 없는가? 기침, 사레 등 기관에 들어가지 않았는가?
- 눈의 위화감, 통증, 충혈, 눈물 흘림은 없는가?

초기 대응 포인트

1. 경구 노출

입안의 물질을 제거하고, 입을 헹군 후, 우유나 이온음료를 마시게 한다.

【즉시 진료】
- 구토, 복통, 변비, 식욕부진이 있는 경우. 코가 막히거나 기도에 들어갔을 가능성이 있는 경우
- 증상이 없더라도 사용 전 제품을 대량으로 섭취한 경우

【경과 관찰】 사용 후 수분을 흡수한 상태의 제품을 잘못 섭취하고 증상이 없는 경우(보통은 대변과 함께 배설되지만 며칠간은 주의한다)

2. 흡입한 경우

【즉시 진료】 고흡수성 수지의 분말을 흡입하여 기침이나 천식 등이 있는 경우

3. 눈에 들어간 경우

눈을 비비지 않도록 주의하여 즉시 세안한다.

【즉시 진료】 눈 뜨기 곤란한 경우, 눈 씻기가 어려운 경우와 콘택트렌즈가 빠지지 않는 경우

【만약을 위한 진료】 눈을 씻은 후에도 통증, 충혈이 있는 경우

4. 피부 노출

제품 성질상 피부에 부착해서 문제가 되지는 않는다.

▌해설

1. 제품에 대하여

- 소변이나 오물, 모유, 생리혈을 흡수하여 의류나 침구 등의 오염을 방지하기 위한 일회용 제품으로 종이 기저귀, 모유 패드, 종이 팬티, 소변 패드, 생리대, 반려동물 패드 등 다양한 형태가 있다.
- 수분을 빠르게 흡수하고, 흡수한 수분은 밖으로 새지 않도록 하는 기능이 있다. 용도에 따라 크기와 형태에 차이는 있지만, 재료는 기본적으로 같다.
- 기본 구조는 표면재, 흡수재, 방수재의 다층 구조로 되어 있다. 피부에 닿는 표면재는 폴리에스테르 등의 부직포이다. 흡수재는 흡수 종이와 분말의 고분자 흡수재(고흡수성 수지)를 혼합한 면상 펄프로 구성되며, 흡수하면 젤리 상태가 되어 밖으로 새지 않도록 방지한다. 흡수한 수분을 밖으로 새지 않도록 하기 위한 방수재는 폴리에틸렌필름 등을 사용한다.
- 고분자 흡수재(고흡수성 수지)는 침투압의 차에 의해 다량의 수분을 흡수한다. 순수한 물은 자기 중량의 100~1000배, 소변이나 혈액 등의 액체는 자기 중량의 50~100배의 수분을 흡수해서 부풀어 오른 채로 유지한다.
- 자동차 정체 시, 등산 등의 레저 활동 시, 질병이나 상처 등으로 화장실까지 갈 수 없을 때 사용하는 휴대용 변기나 오물 처리 키트에도 소변이나 오물의 응고재로 고분자 흡수재(고흡수성 수지)가 사용된다. 응고재가 미리 봉투 안에 들어 있는 제품, 배설 장소에 투입하거나 배설물에 직접 뿌리는 제품, 시트 형태로 만든 제품이 있다.

2. 사고 발생 상황

▌JPIC 수신 상황

연간 건수   약 100여 건(일반 67%, 의료기관 11%, 기타 22%)

환자 연령층   1세 미만 47%, 1~5세 16%, 20~64세 4%, 65세 이상 30%, 기타·불명 3%

사고 상황   소아나 치매가 있는 고령자의 잘못된 섭취 91%, 오용 9%(모유 패드가 찢어져 흡수

                       재가 나온 것을 모르고 수유한 경우 등)

증상 출현율   11%(구역질, 구토, 식욕부진, 복부 팽만감, 기침 등)

▌JPIC에서 파악한 의료기관 진료 예

【1986~2009년까지 24년간 파악한 소아(12세 이하)의 불의의 사고 사례】

종이 기저귀 등에 의한 사례는 17건으로, 심각한 사례는 없었다.

【1986~2010년까지 25년간 파악한 고령자(65세 이상)의 불의의 사고 사례】

종이 기저귀 등에 의한 사례는 65건으로, 심각한 사례는 5건 있었다.

사례: 치매가 있는 고령자가 소변 패드를 잘못 섭취하여 장폐색이 나타났다.

사례: 치매가 있는 고령자가 종이 기저귀와 티슈를 잘못 섭취하여 내시경으로 이물질을 제거

했다. 식도 점막에 미란이 나타났다.

▌문헌 보고 예

치매가 있는 고령자가 종이 기저귀를 잘못 섭취하여 식도폐색을 초래한 사례 보고가 있다(니시무라 히로시 외: 신경지 1999; 101: 523), (미키 히데오 외: 야마구치의회지 2001; 3: 12-14).

3. 독성

- 종이 기저귀는 무독 또는 독성이 적은 물질로 분류되므로, 소량~중등량 정도 섭취 시 사실상 독성이 없다. 단, 제품의 맛이나 감촉에 의해 가벼운 복부 불쾌감이 나타날 가능성이 있다.
- 고흡수성 수지는 수분을 흡수하여 팽윤하고, 소화관의 물리적 폐색을 일으킬 가능성이 있다. 또, 목에 막히거나 기도에 들어갔을 때는 질식할 위험이 있다.

4. 중독학적 약리작용

기도 폐색이나 소화관 폐색 등 물리적 폐색이 문제가 된다.

5. 증상

체내에서 팽창하여 물리적 폐색을 일으킬 수 있으므로, 뒤늦게 증상이 나타날 가능성이 있다.

1) 경구

소화관 폐색을 일으킨 경우, 구토, 복통, 복부 팽만감 등의 소화기 증상과 질식, 기도 폐색 등

2) 흡입

사용 전 흡수재의 분말을 흡입한 경우, 기침 등

3) 눈

사용 전 흡수재의 분말이 눈에 들어간 경우, 물리적인 자극에 의한 눈 통증·위화감 등

6. 처치

▌ 가정에서의 응급처치

1) 경구

① 제거: 입안에 남아 있는 것을 뱉게 한다. 소아나 고령자의 경우는 입안을 확인하여 제거하고, 닦아낸다.

② 헹굼: 물로 입을 헹구고, 가글한다. 가글할 수 없는 경우는 젖은 거즈로 닦아낸다.

③ 수분 섭취: 우유 또는 이온음료를 마시게 한다.

　【이유】우유나 이온음료는 물보다 침투압이 높아 폴리아크릴산의 구조에 물이 결합하기 어렵다. 또한 2가의 금속이온(칼슘이온, 마그네슘이온)은 폴리아크릴산의 구조에 가교를 형성하는 특징이 있어서 물과 비교해서 수지가 팽창하기 힘들다.

2) 흡입

신선한 공기가 있는 장소로 이동한다.

3) 눈

- 눈을 비비지 않도록 주의하고, 즉시 물로 씻는다.
- 콘택트렌즈를 착용하고 있는 경우, 쉽게 뺄 수 있으면 뺀다.

▌의료기관에서의 처치

1) 경구

- 소량 섭취 시에는 적극적인 처치는 필요 없다.
- 대량으로 잘못 섭취하여 기도나 소화관의 폐색이 있는 경우는 내시경을 이용하는 등 외과적 처치를 통해 이물질을 적출한다.
- 폐색이 확인되지 않더라도 대량으로 잘못 섭취하여 CT, 초음파검사 등으로 소화관 내에 이물질이 잔존하고 있는 것이 확인된 경우는 가능한 한 적출한다.

2) 흡입

- 기도 폐색이 있는 경우는 내시경을 사용하는 등 외과적 처치로 적출한다.
- 흉부 X선 촬영, 혈액가스를 측정하는 등 일반적인 검사를 실시한다.

3) 눈

진료 전 눈 세척이 불충분하면 의료기관에서 충분히 세안한다.

7. 치료상의 주의점

고흡수성 수지는 단순 X선 촬영으로는 확인이 어렵고, CT나 초음파검사로 소화관 내에서 고흡수성 수지가 확인된 사례가 있다.

8. 체내 동태

고흡수성 수지

【흡수】소화관에서 흡수되지 않는다.

【배설】보통은 대변과 함께 1~2일 내에 몸 밖으로 배설되며, 체내에 축적되지 않는다.

세제류/의류

24
세탁용 분말 세제
세탁용 분말 세제, 세탁용 가루비누

▌ 개요

제품 일반 의류용(면·마·합성섬유용), 작업복용, 운동화용 등이 있다. 일본의 가정용품품질표시법에 따르면 합성세제와 비누로 분류된다. 계면활성제가 주성분이며, 알칼리제나 유연제 등의 세정 보조제(빌더)나 첨가제를 함유한다.

문제가 되는 성분과 증상 분말 자체를 많이 먹는 일은 일어나기 어렵다. 핥거나 소량 먹은 정도로는 심각한 중독은 일어나지 않는다. 잘못 삼킨 경우나 흡입한 경우, 눈에 들어갔을 때, 계면활성제나 알칼리제(탄산염·규산염 등)에 의한 점막 자극이 문제가 된다.

JPIC 수신 상황 연간 약100여 건의 문의가 있다. 소아가 핥은 정도의 사고가 잦지만, 상자형 용기가 떨어져 분말 세제를 머리에 뒤집어쓰거나 눈에 들어간 사례, 흡입하여 호흡곤란이 생긴 사례가 있다.

초기 대응을 위한 확인 사항

분말 세제를 머리에 뒤집어쓴 경우는, 흡입하거나 눈에 들어갔을 가능성을 고려하여 환자의 상태를 잘 확인한다.

1. 제품

제품표시 성분(계면활성제의 함유량 등), 액성

2. 노출 상황·경로

- 잘못 섭취한 경우, 핥은 정도인가, 대량으로 먹었을 가능성은 없는가?
- 소아가 잘못 섭취한 경우, 상세한 상황(용해액을 마셨는가, 세제가 있는 계량스푼을 핥았는가, 건조된 세탁물에 묻은 세제를 입에 넣었는가?)
- 세제가 든 상자의 낙하 등으로 세제를 머리에 뒤집어쓴 경우, 흡입하거나 눈에 들어가지 않았는가?
- 피부에 부착되었을 가능성은 없는가, 세제가 묻은 손으로 눈을 비비지 않았는가?

3. 환자 상태·증상

- 구역질, 구토, 복통 등의 소화기 증상은 없는가?
- 기침, 호흡곤란은 없는가? 기관지에 들어가지 않았는가?
- 눈의 위화감, 통증, 충혈, 눈물 흘림은 없는가?
- 피부의 통증, 발적, 발진은 없는가?

초기 대응 포인트

1. 경구 노출

- 입안의 물질을 제거하고, 입을 헹군 후, 유제품 또는 물을 마시게 한다.
- 얼굴, 손발, 의복에 묻어 있을 가능성이 있으면 샤워 등으로 전신을 씻고 옷을 갈아입는다.

【즉시 진료】
- 여러 번의 구토와 기침 등 호흡기 증상이 있는 경우
- 증상은 없더라도 대량으로 섭취했을 가능성이 있는 경우(특히 고령자의 경우)

【경과 관찰】 핥거나 한 모금 마신 정도로 목 통증, 구역질, 구강의 위화감 등 가벼운 소화기 증상이 있는 경우

2. 흡입한 경우

【즉시 진료】 분말을 흡입하여 기침이나 천식이 있는 경우

3. 눈에 들어간 경우

눈을 비비지 않도록 주의하여 즉시 세안한다.

【즉시 진료】 눈 뜨기 곤란한 경우, 눈 씻기가 어려운 경우와 콘택트렌즈가 빠지지 않는 경우

【만약을 위한 진료】 눈을 씻은 후에도 통증, 충혈이 있는 경우

4. 피부 노출

【만약을 위한 진료】 세척 후에도 발적, 통증, 발진이 있는 경우

▌해설

1. 제품에 대하여

- 주로 일반 의류용(면·마·합성섬유용)으로 판매되고 있다. 규정량을 계량스푼 등으로 계량하여 미지근한 물에 녹여서 사용한다. 주로 세탁기에 투입하여 사용하고, 손빨래용이나 담금 세탁용 제품도 있다.
- 일본의 가정용품물질표시법에 따르면 합성세제와 비누로 분류되며, 둘 다 계면활성제가 주성분이다. 알칼리제나 유연제 등의 세정 보조제(빌더)나 첨가제를 함유한다.
- 합성세제는 1980년대 후반부터 공정제(황산나트륨)의 배합량을 줄이고 세제 입자를 압밀화하는 소형화가 진행되어 현재는 콤팩트 세제가 주류를 이룬다. 세정 성분은 음이온·비이온 계면활성제 약 10~30%, 알칼리제로 탄산염·규산염 등 약 10~50%, 연화제로 알루미노규산염(제올라이트) 등 약 10~35%, 공정제로 황산염 약 5~35%, 기타 효소, 형광 증백제, 색소, 향료 등을 함유한다.
- 가루비누는 계면활성제로 순 비누 분(주로 지방산나트륨)을 60~100% 함유하고, 탄산염 등의 알칼리제를 첨가한 것과 첨가하지 않은 것이 있다.

2. 사고 발생 상황

▮ JPIC 수신 상황

연간 건수   약 100여 건(일반 89%, 의료기관 10%, 기타 1%)

환자 연령층   1세 미만 27%, 1~5세 59%, 20~64세 9%, 65세 이상 3%, 기타·불명 2%

사고 상황   소아나 치매가 있는 고령자의 잘못된 섭취 87%(계량스푼을 핥은 경우, 용해액에 손을 넣어 핥은 경우, 녹지 않은 세제를 입에 넣은 경우, 세제 상자가 떨어져 머리에 뒤집어쓴 경우 등), 오용 6%, 기타·불명 7%

증상 출현율   24%(구토, 기침, 눈 충혈)

▮ JPIC에서 파악한 의료기관 진료 예

【1986~2009년까지 24년간 파악한 소아(12세 이하)의 불의의 사고 사례】

세탁용 분말 세제에 의한 사례 76건 중, 심각한 사례는 6건으로 전부 5세 이하의 영유아가 머리에 뒤집어쓴 후, 흡입하거나 눈에 들어간 사례였다. 5건에서 호흡곤란, 천식 발작 등이 나타났다. 눈 증상으로 각막이나 결막에 이상이 나타난 사례는 4건이었다.

【1986~2010년까지 25년간 파악한 고령자(65세 이상)의 불의의 사고 사례】

세탁용 분말 세제에 의한 사례 22건 중, 심각한 사례는 3건으로 전부 치매가 있는 고령자가 잘못 섭취한 사례였다. 호흡정지, 흡인성 폐렴, 삼킴장애, 인두·후두 부종 등이 나타났다.

▮ 문헌 보고 예

15개월 유아가 분말 세제를 잘못 섭취하여 구역질, 구토, 침 흘림, 입 주위에 부종이 나타났고, 내시경검사에서 위에 홍반과 궤양이 나타났다(Herrington LF, et al.: Clin Toxicol 1998; 36: 449-450).

3. 독성

노출 경로나 노출 양에 따라 계면활성제나 알칼리제(탄산나트륨, 규산나트륨 등)에 의한 피부 및 점막 자극이 문제가 된다.

1) 계면활성제

계면활성제의 작용, 특히 국소작용은 농도에 의존한다. 저농도에서 증상은 나타나지 않지만,

고농도에서는 중증화한다. 따라서 독성치가 낮아도 고농도의 계면활성제는 위험하다고 생각할 필요가 있다.

2) 알칼리제(탄산나트륨, 규산나트륨 등)

알칼리제의 주요 작용인 조직의 부식은 노출 양보다는 농도나 점도, pH, 접촉 시간에 크게 좌우된다.

4. 중독학적 약리작용

1) 계면활성제

- 피부·점막 자극 작용
- 체순환에 들어갔을 때 전신 작용으로, 혈관 투과성 항진 작용·세포 팽윤 작용

2) 알칼리제(탄산나트륨, 규산나트륨 등)

알칼리에 의한 부식 작용(화학 손상)이 나타난다. 고농도 노출 시, 계속해서 방치하면 접촉 부위에서 더 깊은 곳까지 상해가 진행된다.

5. 증상

얇은 정도나 소량의 섭취로는 심각한 중독은 일어나지 않으나, 잘못 마신 경우나 흡입한 경우에는 중증화될 수 있다.

1) 경구

- 구강·인두의 염증, 구역질, 구토, 설사, 복통, 딸꾹질, 고장(鼓腸) 등. 구토는 섭취 후 1시간 이내에 하는 경우가 많다.
- 잘못 삼키면 화학성 폐렴을 일으킬 가능성이 있다.

2) 흡입

기침, 천식, 쉰소리, 상기도 부종, 빈호흡, 호흡곤란, 발열

3) 눈

충혈, 각막 미란, 결막부종

4) 피부

가려움이나 통증, 홍반, 발진, 수포 등이 나타날 가능성이 있다(자극성 접촉피부염).

6. 처치

▌ 가정에서의 응급처치

1) 경구

① 제거: 입안에 남아 있는 것을 뱉게 한다. 소아나 고령자의 경우는 입안을 확인하여 제거하고, 닦아낸다.

② 헹굼: 물로 입을 헹구고, 가글한다. 가글할 수 없는 경우는 젖은 거즈로 닦아낸다.

③ 수분 섭취: 유제품(우유나 요구르트) 또는 물을 마시게 한다. 마시는 양은 보통 마시는 정도
(120~240ml, 소아는 1kg당 15ml 이하, 무리하게 마시게 하여 구토를 유발하지 않도록 주의한다).
【이유】 단백질에 의한 점막 보호나 희석에 의해 자극의 완화를 기대할 수 있다.

2) 흡입

신선한 공기가 있는 장소로 이동한다.

3) 눈

• 눈을 비비지 않도록 주의하고, 즉시 물로 씻는다.
• 콘택트렌즈를 착용하고 있는 경우, 쉽게 뺄 수 있으면 뺀다.

4) 피부

① 제거: 피부에 부착된 것을 제거하고 닦아낸다. 부착된 의복은 벗는다.
② 세척: 물로 충분히 씻는다.

▌의료기관에서의 처치

1) 경구

특별한 치료법은 없고, 우유 또는 물로 희석한다. 대증치료가 중심이 된다.

2) 흡입

- 증상에 따라 산소 투여, 호흡 관리를 한다.
- 현저한 호흡곤란, 천식, 상기도 부종이 나타난 경우에는 적극적인 처치가 필요하다.

3) 눈

- 진료 전 눈 세척이 불충분하면 의료기관에서 충분히 세안한다.
- 증상이 남아 있는 경우는 안과적 진료가 필요하다.

4) 피부

부착 부위를 충분히 세정한다. 증상이 있으면 대증치료를 한다.

7. 체내 동태

계면활성제

【흡수】 분자구조에 따라 차이는 있지만, 기본적으로 소화관에서 흡수된다.

【대사·배설】 간장에서 대사된 후, 소변 또는 대변으로 배설된다.

25

세탁용 액체 세제

세탁용 액체 세제, 세탁용 팩형 액체 세제, 세탁용 액체비누, 드라이 마크용 세제

▍개요

제품　일반 의류용(면·마·합성섬유용), 울·실크 등의 특수 소재용, 드라이 마크용, 부분 세탁용 등이 있다. 계량컵이 있는 병에 담긴 형태가 일반적이지만, 1회분을 수용성 필름에 포장한 팩형 세제도 판매되고 있다. 주성분은 음이온·비이온 계면활성제로 함유량은 용도와 농축화 정도에 따라 크게 차이가 난다.

　※ 부분 세탁용 세제에 대해서는 "26. 부분 세탁용 세제·얼룩 제거제"(228쪽) 참조.

문제가 되는 성분과 증상　핥거나 소량 마신 경우는 계면활성제의 자극 작용으로 구강의 위화 감이나 구역질, 구토 등의 소화기 증상이 나타나는 정도이지만, 대량으로 섭취하거나 잘못 삼킨 경우는 중증화될 수 있다. 눈에 들어간 경우는 각막 손상이 있을 수 있으므로 주의가 필요하다.

JPIC 수신 상황　연간 약 300여 건의 문의가 있다. 병 제품은 소아가 핥거나 만지는 사고가 많 으며, 고령자가 대량으로 잘못 섭취하는 사례도 있다. 팩형 세제는 소아의 잘못된 섭취 사례가 다수 보고되었고, 눈이나 피부에 노출된 사례도 있다.

초기 대응을 위한 확인 사항

특히 팩형 세제를 소아가 잘못 섭취한 경우에는 증상이 나타날 가능성이 크고, 눈에 들어가거나 피부에 부착된 사례도 많으므로, 환자의 상태를 잘 확인한다.

1. 제품

- 형태·용기: 병에 담겼는가, 리필용인가, 팩형 세제인가?
- 제품표시 성분(계면활성제 함유량 등), 액성

2. 노출 상황·경로

- 잘못 섭취한 경우, 원액인가, 희석액인가, 짙은 정도인가, 대량으로 먹었을 가능성은 없는가?
- 눈에 들어갔을 가능성은 없는가, 세제가 묻은 손으로 눈을 비비지는 않았는가?
- 피부에 묻었을 가능성은 없는가?

【팩형 세제의 경우】

- 입에 넣고 베어 먹어 찢어졌는가, 손으로 흔들어서 찢어졌는가?(팩형 세제의 필름은 수용성이므로, 입에 넣거나 젖은 손으로 만지면 필름이 찢어진다)
- 필름이 찢어질 때 튀어 올라 세제가 눈에 들어가지 않았는가, 피부에 묻었을 가능성은 없는가?

3. 환자 상태·증상

- 구역질, 구토, 복통 등의 소화기 증상은 없는가?
- 기침, 호흡곤란은 없는가? 기관에 들어가지 않았는가?
- 눈의 위화감, 통증, 충혈, 눈물 흘림은 없는가?
- 피부의 통증, 발적, 발진은 없는가?

초기 대응 포인트

1. 경구 노출

- 입안의 물질을 제거하고, 입을 헹군 후, 유제품 또는 물을 마시게 한다.
- 얼굴, 손발, 의복에 부착되어 있을 가능성이 있으면 샤워 등으로 전신을 씻고 옷을 갈아입는다.

【즉시 진료】

- 여러 번의 구토와 기침 등 호흡기 증상이 있는 경우(특히 팩형 세제의 경우)
- 증상은 없더라도 대량으로 섭취했을 가능성이 있는 경우(특히 고령자의 경우)

【경과 관찰】 핥거나 한 모금 마신 정도로, 목 통증, 구역질, 구강의 위화감 등 경도의 소화기 증상이 있는 경우

2. 흡입한 경우

제품 성질상 흡입해서 문제가 된다고 생각하기 어렵지만, 향기로 인한 불쾌감 등이 나타날 수 있다.

【만약을 위한 진료】 불쾌감이나 두통 등이 있고, 신선한 공기를 마셔도 개선되지 않는 경우

3. 눈에 들어간 경우

눈을 비비지 않도록 주의하여 즉시 세안한다.

【즉시 진료】 눈 뜨기 곤란한 경우, 눈 씻기가 어려운 경우와 콘택트렌즈가 빠지지 않는 경우

【만약을 위한 진료】 눈을 씻은 후에도 통증, 충혈이 있는 경우

4. 피부 노출

【만약을 위한 진료】 세척 후에도 발적, 통증, 발진이 있는 경우

▎해설

1. 제품에 대하여

- 주로 일반 의류용(면·마·합성섬유용), 드라이 마크 의류용, 부분 세탁용 등 다양한 용도의 제품이 있으며, 사용 방법도 다양하다.
- 계량컵이 붙어 있는 병 제품은 규정량을 컵으로 계량하여 세탁기에 투입하고, 미지근한 물에 녹여서 손빨래나 담금 세탁에 사용한다. 1회분을 수용성 필름에 포장한 팩형(1개의 용량 약 15~25g)이나 리필용 제품(스탠딩 파우치), 종이팩에 포장된 제품도 있다.
- 일본의 가정용품물질표시법에 따르면 합성세제와 비누로 분류되며, 둘 다 계면활성제가 주성분이고 함유량은 용도나 농축화 정도에 따라 크게 다르다.
- 합성세제는 음이온·비이온 계면활성제 약 20~75%(농축형은 약 50~75%), 안정화제로 에탄올, 프로필렌글리콜, 글리콜에테르류 등을 수 %~20% 정도, 알칼리제·pH 조절제로 에탄올아민류 등을 수 %, 그밖에 유화제, 분산제, 효소, 형광 증백제, 향료 등을 함유한다. 유연·항균 성분으로 양이온 계면활성제(수 %)를 함유한 제품이나, 표백제로 과산화수소(수 %)를 함유한 제품도 있다. 드라이 마크 의류용 세제는 오렌지 오일이나 노르말파라핀을 수 % 함유한 제품이 있다.
- 액체비누는 순 비누 분(주로 지방산나트륨)이 주성분이고 음이온·비이온 계면활성제 함유량은 약 30~40%이다.

• 원액의 액성은 약알칼리성~중성인 제품이 많지만, 약산성인 제품도 있다.

   ※ 병 선단의 노즐이나 스펀지, 핸드 스프레이를 사용하여 오염된 부분에 직접 도포하는 부분 세탁용 세제에 대
     해서는 "26. 부분 세탁용 세제·얼룩 제거제"(228쪽) 참조.

2. 사고 발생 상황

▌JPIC 수신 상황

연간 건수   약 300여 건(일반 85%, 의료기관 14%, 기타 1%)

환자 연령층   1세 미만 26%, 1~5세 54%, 20~64세 11%, 65세 이상 5%, 기타·불명 4%

사고 상황   소아나 치매가 있는 고령자의 잘못된 섭취 83%(병을 핥은 경우, 팩형 세제를 베어 먹
          은 경우, 손에 들고 있다가 찢어진 경우 등), 오용 12%, 기타·불명 5%. 눈에 들어가거
          나 피부에 부착된 사고도 가끔 발생한다.

증상 출현율   33%(구토, 구강의 위화감, 기침 등)

• 세탁용 팩형 세제: 2014년에 JPIC에서 수신한 소아의 사고 125건(0~2세 84건, 3~7세 40건, 불명
  1건) 중에서 경구 116건 중, 75건(65%)에서 증상이 나타났고, 구토 46건, 기침 19건, 구강·인
  두의 자극 증상 19건으로, 천식이나 저산소혈증이 나타난 사례도 있었다. 눈에 들어간 사례
  20건에서 전부 눈의 충혈·통증이 나타났고, 각막 손상으로 일주일 이상 통원한 사례도 있었
  다.

▌JPIC에서 파악한 의료기관 진료 예

【1986~2009년까지 24년간 파악한 소아(12세 이하)의 불의의 사고 사례】

세탁용 액체 세제에 의한 사례 53건에서 심각한 사례는 없었다.

※ 이 조사 기간에 팩형 세제는 아직 판매가 안 되었다.

【1986~2010년까지 25년간 파악한 고령자(65세 이상)의 불의의 사고 사례】

• 세탁용 액체 세제에 의한 사례 28건 중, 심각한 사례는 12건이었다.

• 잘못된 섭취 11건 중에서 치매가 있는 고령자의 잘못된 섭취 외에, 종이팩에 들어 있는 세제
  를 술로 착각한 사례나 페트병에 보관한 세제를 잘못 섭취한 사례가 있었다. 흡인성 폐렴이
  나타난 사례가 많고 쇼크가 나타난 사례, 탈수나 산염기평형 이상이 나타난 사례도 있었다.

• 튀어 오른 세제가 눈에 들어간 1건에서는 각막 손상이 나타났다.

3. 독성

노출 경로나 노출 양에 따라 계면활성제의 독성을 고려한다.

계면활성제

계면활성제의 작용, 특히 국소작용은 농도에 의존한다. 저농도일 경우 증상은 나타나지 않지만, 고농도에서는 중증화한다. 따라서 독성치가 낮아도 고농도의 계면활성제는 위험하다고 생각할 필요가 있다.

4. 중독학적 약리작용

계면활성제

- 피부·점막 자극 작용
- 체내 순환계의 전신 작용으로, 혈관 투과성 항진 작용·세포 팽윤 작용

5. 증상

핥은 정도나 소량 섭취 시 심각한 중독은 일어나지 않으나, 잘못 삼킨 경우나 흡입한 경우에는 중증화될 수 있다. 특히 팩형 세제가 입안에서 찢어진 경우는 잘못 삼킬 위험이 있다.

1) 경구

【핥은 정도나 소량 잘못 마셨을 경우】

- 구강·인두의 염증, 구역질, 구토, 설사, 복통 등이 나타난다. 구토는 섭취 후 1시간 이내에 하는 경우가 많다.
- 팩형 세제에서 많이 나타난 증상: 인두·식도의 염증, 침 흘림, 구역질, 구토, 설사, 복통, 기침, 천식, 호흡장애, 졸림 등의 의식장애, 산 중독증이 나타난 사례도 있다.

【대량 섭취한 경우(특히 고령자의 경우)】

- 계면활성제의 점막 자극 작용에 의한 소화관 출혈, 마비성 장폐색, 혈관 투과성 항진 작용·세포 팽윤 작용으로 인한 폐수종을 동반한 전신성 부종, 순환 혈액량 감소성 쇼크를 일으킬

가능성이 있다.

- 잘못 삼키면 화학성 폐렴을 일으킬 가능성이 있다.

2) 흡입

세제의 향기로 인한 불쾌감이나 두통 등이 나타날 가능성이 있다.

3) 눈

결막 충혈, 통증, 눈물 흘림, 눈 주위 부종, 각막상피 결손

4) 피부

가려움이나 통증, 홍반, 발진, 수포가 나타날 가능성이 있다(자극성 접촉피부염).

6. 처치

▌가정에서의 응급처치

1) 경구

① 제거: 입안에 남아 있는 것을 뱉게 한다. 소아나 고령자의 경우는 입안을 확인하여 제거하고, 닦아낸다.
② 헹굼: 물로 입을 헹구고, 가글한다. 가글할 수 없는 경우는 젖은 거즈로 닦아낸다.
③ 수분 섭취: 유제품(우유나 요구르트) 또는 물을 마시게 한다. 마시는 양은 보통 마시는 정도
  (120~240ml, 소아는 1kg당 15ml 이하, 무리하게 마시게 하여 구토를 유발하지 않도록 주의한다)
  【이유】 단백질에 의한 점막 보호나 희석에 의해 자극의 완화를 기대할 수 있다.

2) 눈

- 눈을 비비지 않도록 주의하고, 즉시 물로 씻는다.
- 콘택트렌즈를 착용하고 있는 경우, 쉽게 뺄 수 있으면 뺀다.

3) 피부

① 제거: 피부에 부착된 것을 제거하고 닦아낸다. 부착된 의복은 벗는다.

② 세척: 물로 충분히 씻는다.

▌의료기관에서의 처치

1) 경구

- 특별한 치료법은 없고, 우유 또는 물로 희석한다. 대증치료가 중심이 된다.
- 팩형 세제가 입안에서 찢어진 경우, 잘못 삼킬 수 있으므로 필요에 따라 흉부 X선 등으로 확인한다.

2) 눈

- 진료 전 눈 세척이 불충분하면 의료기관에서 충분히 세안한다.
- 증상이 남아 있는 경우는 안과적 진료가 필요하다.

3) 피부

부착 부위를 충분히 세정한다. 증상이 있으면 대증치료를 한다.

7. 체내 동태

계면활성제

【흡수】 분자구조에 따라 차이는 있지만, 기본적으로 소화관에서 흡수된다.

【대사·배설】 간에서 대사된 후, 소변 또는 대변으로 배설된다.

26
부분 세탁용 세제·얼룩 제거제

█ 개요

제품 부분 세탁용 세제는 본격적으로 세탁하기 전에 천 제품의 일부분에 직접 도포하거나 스프레이로 분무하여 사용하는 제품으로, 음이온·비이온 계면활성제가 주성분인 세제와 과산화수소가 주성분인 표백제가 있다. 얼룩 제거제는 세탁하지 않고 부분적인 오염을 제거하는 제품으로, 섬유의 소재나 얼룩의 종류에 따라 성분이 다르다. 물로 세탁하지 않는 의류에는 벤진, 리그로인이라고 불리는 휘발성의 석유계 탄화수소가 사용되며, 응급처치용으로 판매되는 제품에는 계면활성제(수%)를 비롯하여 알코올 등의 용제가 함유되어 있다.

문제가 되는 성분과 증상 부분 세탁용 세제에서는, 음이온·비이온 계면활성제 또는 과산화수소의 결막 자극에 의한 증상이 주로 나타나고, 특히 눈에 들어가거나 흡입한 경우는 주의가 필요하다. 얼룩 제거제 중 휘발성의 석유계 탄화수소는 잘못 삼키면 화학성 폐렴을 일으킬 수 있고, 스프레이 제품을 입을 향해 분무한 경우에도 호흡기 증상이 나타날 가능성이 있다.

JPIC 수신 상황 연간 약 10여 건의 문의가 있으며, 소아의 잘못된 섭취가 대부분을 차지하고 사용 중에 흡입하거나 눈에 들어가는 사고, 치매가 있는 고령자가 대량으로 잘못 섭취하는 사고 등도 있다.

초기 대응을 위한 확인 사항

제품에 따라 성분이 다르므로, 제품표시, 형태, 사용 방법 등을 가능한 한 정확하게 확인한다.

1. 제품

- 형태(병, 핸드 스프레이, 에어로졸, 함침 시트 등)
- 제품표시 성분(계면활성제 함유량 등), 성분(계면활성제, 과산화수소, 석유계 탄화수소 등)
- 세탁소 등에서 사용하는 업무용 얼룩 제거제(불화물 함유)는 아닌가?

2. 노출 상황·경로

- 잘못 섭취한 경우, 핥은 정도인가, 대량 섭취했을 가능성은 없는가?
- 스프레이 제품의 경우, 얼굴이나 입을 향해 분무하여 눈에 들어가거나 흡입하지 않았는가?
- 사용 중에 일어난 사고일 경우, 흡입했는가, 눈에 들어갔는가, 피부에 부착했는가?

3. 환자 상태·증상

- 구역질, 구토, 복통 등의 소화기 증상은 없는가?
- 기침, 호흡곤란은 없는가? 기관에 들어가지 않았는가?
- 눈의 위화감, 통증, 충혈, 눈물 흘림은 없는가?
- 피부의 통증, 발적, 발진은 없는가?

초기 대응 포인트

1. 경구 노출

- 토하게 하지 말고, 입안의 물질을 제거하고, 입을 헹군다. 계면활성제, 과산화수소를 함유한 제품일 경우 유제품 또는 물을 마시게 한다.
- 얼굴, 손발, 의복에 부착되어 있을 가능성이 있으면 샤워 등으로 전신을 씻고 옷을 갈아입는다.

【즉시 진료】
- 여러 번의 구토와 기침 등 호흡기 증상이 있는 경우
- 증상은 없더라도, 대량으로 섭취했을 가능성이 있는 경우(특히 고령자의 경우)

【경과 관찰】 핥거나 한 모금 마신 정도로, 목 통증, 구역질, 구강의 위화감 등 경도의 소화기 증상이 있는 경우

2. 흡입한 경우

【즉시 진료】 목 통증, 기침, 호흡곤란 등이 있고, 신선한 공기를 마셔도 개선되지 않는 경우
【만약을 위한 진료】 구역질, 두통, 현기증이 있는 경우

3. 눈에 들어간 경우

눈을 비비지 않도록 주의하여 즉시 세안한다.

【즉시 진료】 눈 뜨기 곤란한 경우, 눈 씻기가 어려운 경우와 콘택트렌즈가 빠지지 않는 경우

【만약을 위한 진료】 눈을 씻은 후에도 통증, 충혈이 있는 경우

4. 피부 노출

【만약을 위한 진료】 세척 후에도 발적, 통증, 발진이 있는 경우

▌해설

1. 제품에 대하여

의류 등의 부분적인 오염을 제거하기 위한 제품으로 오염의 종류, 시간의 경과에 따른 변화, 섬유의 성질이나 가공·색 등에 따라 그에 맞는 용도를 선택한다.

1) 부분 세탁용

- 본격적으로 세탁하기 전에 얼룩이나 오염된 부분에 직접 도포하거나 뿌린 후, 손빨래나 세탁기로 세탁한다. 스펀지나 노즐이 붙어 있는 도포용 용기, 핸드 스프레이, 에어로졸 등이 판매되고 있다.
- 성분별로는 계면활성제가 주성분인 세탁용 세제와 표백제가 주성분인 산소계 표백제가 있으며, 오염의 종류에 따라 구분하여 사용한다.
- 부분 세탁용 세제는 계면활성제(약 20~50%)를 비롯하여 알칼리제(에탄올아민 등)와 용제(알코올류)를 포함한 약알칼리성 제품, 용제(탄화수소류)를 포함하는 에어로졸 제품 등이 있다.
- 부분 세탁용의 산소계 표백제는 과산화수소(약 5%)와 계면활성제를 포함한 산성~약산성 액체이다.

2) 얼룩 제거제

- 세탁하기 어려운 의류나 카펫 등에 묻은 얼룩을 제거하거나 뒷면에 씌워진 천 등에 얼룩을 옮기는 데 사용한다.

- 물로 세탁하지 않는 의류에 사용되는 벤진, 리그로인으로 불리는 휘발유는 석유계 탄화수소 (공업가솔린, 미네랄 스피릿, n-핵산 등)이다.
- 의류의 얼룩 제거용, 응급처치용으로 판매되고 있는 제품은 계면활성제(수 %)와 물을 함유하고, 그밖에 유성용은 용제로 초산에스테르류나 알코올 등을, 만능 타입은 용제로 글리콜에테르 등을 함유한다.
- 카펫용 제품은 계면활성제, 용제(알코올류, 글리콜에테르류 등)를 함유하고, 중성~약알칼리성인 스프레이 제품이 많다.

  ※ 참고: 세탁소 등에서 사용하는 업무용 얼룩 제거제 중에는 불화물이나 불화수소를 함유하고 독극물에 해당하는 것도 있다.

2. 사고 발생 상황

▌JPIC 수신 상황

연간 건수 약 10여 건(일반 81%, 의료기관 17%, 기타 2%)

환자 연령층 1세 미만 12%, 1~5세 43%, 20~64세 29%, 65세 이상 14%, 기타·불명 2%

사고 상황 소아나 치매가 있는 고령자의 잘못된 섭취 56%(제품의 뚜껑을 열어서 핥은 경우, 스프레이를 얼굴 쪽으로 분사한 경우 등), 오용 33%(기화한 벤진을 흡입한 경우, 병에 옮겨 담은 것을 착각하여 마신 경우, 액체가 튀어서 눈에 들어간 경우 등), 산재 8%, 기타·불명 3%

증상 출현율 소아 27%, 20세 이상 79%, 소화기 증상, 두통, 현기증, 눈 및 피부 통증 등

▌JPIC에서 파악한 의료기관 진료 예

【1986~2009년까지 24년간 파악한 소아(12세 이하)의 불의의 사고 사례】

얼룩 제거제, 예비 세탁제 10건 중, 심각한 사례는 1건이었다.

사례: 얼룩 제거 스프레이를 입을 향해 분사하여 분사하여 기침, 천식, 호흡곤란, 인두·목구멍 부종이 나타났다.

【1986~2010년까지 25년간 파악한 고령자(65세 이상)의 불의의 사례】

얼룩 제거제, 예비 세탁제 5건 중, 심각한 사례는 1건이었다.

사례: 치매가 있는 고령자가 벤진을 잘못 섭취했다. 폐렴이 나타났고, 간장애도 같이 발병했다.

3. 독성

노출 경로나 노출 양에 따라 함유 성분인 계면활성제, 과산화수소, 용제(석유계 탄화수소, 초산에스테르, 알코올, 글리콜에테르류)의 중독을 고려한다.

1) 계면활성제

계면활성제의 작용, 특히 국소작용은 농도에 의존한다. 저농도에서 증상은 나타나지 않지만, 고농도에서는 중증화한다. 따라서 독성치가 낮아도 고농도의 계면활성제는 위험하다고 생각할 필요가 있다.

2) 과산화수소(3%)

소량 섭취 시 보통 영향은 없지만 있더라도 극히 미약하다. 대량 섭취한 경우는 체내에서 발생한 산소에 의한 영향을 고려할 필요가 있다.

3) 석유계 탄화수소, 초산에스테르, 알코올, 글리콜에테르류

- 점막 자극이 있으며, 대량 섭취하면 중추신경 억제가 나타날 수 있다.
- 잘못 삼키면 화학성 폐렴을 일으킬 가능성이 있다.

4. 중독학적 약리작용

1) 계면활성제

- 피부·점막 자극 작용
- 체내 순환계의 전신 작용으로 혈관 투과성 항진 작용·세포 팽윤 작용

2) 과산화수소

산화작용에 의한 피부·점막 자극(약 3%의 저농도에서는 주로 점막 자극), 조직과 접촉하여 체내에서 발생한 산소에 의한 작용

3) 석유계 탄화수소, 초산에스테르, 알코올, 글리콜에테르류

- 피부·점막 자극 작용, 탈지 작용. 중추신경 억제 작용
- 석유계 탄화수소는 내인성 카테콜아민 분비로 부정맥이 유발되어 심근의 감수성이 증대된다.
- 잘못 삼킴으로 인한 화학성 폐렴

5. 증상

옅은 정도나 소량의 섭취로는 심각한 중독은 일어나지 않으나, 대량 섭취나 잘못 삼킨 경우, 흡입한 경우, 눈에 들어간 경우는 중증화될 가능성이 있다.

1) 경구

- 옅은 정도나 소량 섭취 시 점막 자극에 의한 구역질, 구토, 구강·인두의 통증, 설사 등
- 대량 섭취한 경우는 성분에 따라 다르다.
  - 계면활성제를 함유한 제품: 점막 자극 작용에 의한 소화관 출혈, 마비성 장폐색, 혈관 투과성 항진 작용·세포 팽윤 작용에 기인하는 폐수종에 의한 전신성 부종, 순환 혈액량 감소성 쇼크를 일으킬 가능성이 있다.
  - 과산화수소를 함유한 제품: 체내에서 발생한 산소에 의한 동맥·정맥의 공기색전증을 일으킬 가능성이 있다.
  - 용제(석유계 탄화수소, 초산에스테르, 알코올, 글리콜에테르류)를 함유한 제품: 두통, 현기증, 졸음, 흥분 등의 중추신경 증상이 나타날 가능성이 있다.
- 잘못 삼키면 화학성 폐렴을 일으킬 가능성이 있다.

2) 흡입

- 스프레이 제품을 흡입한 경우, 목 통증, 기침, 천식, 호흡곤란 등을 초래할 가능성이 있다.
- 석유계 탄화수소를 함유한 제품의 기화한 가스를 흡입하면 두통, 현기증, 졸음 등이 나타나고, 대량 흡입하면 부정맥이 나타날 가능성이 있다.

3) 눈

눈의 자극감, 충혈, 동통. 성분에 따라 자극의 정도는 다르다.

4) 피부

가려움이나 통증, 홍반, 발진, 수포가 나타날 가능성이 있다(자극성 접촉피부염).

6. 처치

▌가정에서의 응급처치

1) 경구

【금기】 석유계 탄화수소나 초산에스테르를 함유한 제품은 토하게 해서는 안 된다.

【이유】 잘못 삼키면 화학성 폐렴을 일으킬 수 있기 때문이다.

① 제거: 입안에 남아 있는 것을 뱉게 한다. 소아나 고령자의 경우는 입안을 확인하여 제거하고, 닦아낸다.

② 헹굼: 물로 입을 헹구고, 가글한다. 가글할 수 없는 경우는 젖은 거즈로 닦아낸다.

③ 수분 섭취: 제품에 따라 다르다.

【석유계 탄화수소나 초산에스테르를 함유한 제품】 적극적으로 수분을 섭취하는 것은 피하는 것이 좋다(무리하게 마시게 하여 구토를 유발하지 않도록 주의한다).

【기타 제품】 유제품(우유나 요구르트) 또는 물을 마시게 한다. 마시는 양은 보통 마시는 정도 (120~240ml, 소아는 1kg당 15ml 이하, 무리하게 마시게 하여 구도를 유발하지 않도록 주의한다).

【이유】 단백질에 의한 점막 보호나 희석에 의한 자극 완화를 기대할 수 있다.

2) 흡입

신선한 공기가 있는 장소로 이동한다. 실내를 환기한다.

3) 눈

• 눈을 비비지 않도록 주의하고, 즉시 물로 씻는다.
• 콘택트렌즈를 착용하고 있는 경우, 쉽게 뺄 수 있으면 뺀다.

4) 피부

① 제거: 피부에 부착된 것을 제거하고 닦아낸다. 부착된 의복은 벗는다.
② 세척: 필요에 따라 비누로 충분히 씻는다.

▌ 의료기관에서의 처치

1) 경구

- 특별한 치료법은 없고, 대증치료를 한다.
- 잘못 삼킨 경우, 화학성 폐렴에 대한 치료를 한다.

2) 흡입

증상에 따라 산소 투여, 호흡 관리를 한다.

3) 눈

- 진료 전 눈 세척이 불충분하면 의료기관에서 충분히 세안한다.
- 증상이 남아 있는 경우는 안과적 진료가 필요하다.

4) 피부

부착 부위를 충분히 세정한다. 증상이 있으면 대증치료를 한다.

7. 치료상의 주의점

석유계 탄화수소(공업용 가솔린, 미네랄 스피릿, n-핵산 등)

잘못 삼키지 않는 것이 중요하며, 구토는 금기이다(폐로 흡인되지 않는 것이 중요하며, 잘못 삼킬 위험이 있기 때문에 위세척은 금기라는 문헌도 많다). 대량 섭취로 인해 위세척을 실시해야 할 경우 잘못 삼키는 것을 방지하기 위한 대책을 세운 후 실시한다.

8. 체내 동태

1) 계면활성제

【흡수】 분자구조에 따라 차이는 있지만 기본적으로 소화관에서 흡수된다.

【대사·배설】 간에서 대사된 후, 소변 또는 대변으로 배설된다.

2) 과산화수소

【흡수】 피부·점막에서 어느 정도 흡수되지만, 흡수량은 명확하지 않다.

【대사·배설】 흡수된 과산화수소는 대사 효소에 의해 급속히 분해되어 산소와 물로 변한다.

3) 석유계 탄화수소

【흡수】 가솔린은 소화관에서 거의 흡수되지 않는다.

4) 초산에스테르, 알코올, 글리콜에테르류

【흡수】 글리콜에테르류는 일반적으로 전신 독성이 생길 만큼의 경피 흡수는 되지 않는다.

【대사·배설】 알코올은 간에서 대사되어(에틸알코올은 아세트알데히드, 이소프로필알코올은 아세톤으로 대사), 일부는 미변화체로, 소변, 땀, 대변으로 배설된다. 초산에스테르는 대사되어(초산에틸은 초산과 에틸알코올로 대사), 일부는 미변화체로 호흡, 소변으로 배설된다.

27

염소계 표백제

▌ 개요

제품 의류, 식품, 주방용품 등 가정에서의 표백, 제균, 탈취를 목적으로 폭넓게 사용되고 있다. 차아염소산나트륨 및 수산화나트륨을 함유한 알칼리 용액이다.

문제가 되는 성분과 증상 알칼리 성분으로 조직의 부식 작용이 있고, 농도에 의존하여 접촉 부위에 화학 손상을 일으킨다. 원액을 다량 섭취하면 구강·인두, 식도, 위와 같이 표백제와 접촉한 부위에 화학 손상을 일으킬 가능성이 있지만, 희석액을 잘못 섭취하면 구강·인두의 통증이나 구역질, 구토 등의 가벼운 소화기 증상 정도이다. 흡입한 경우에는 호흡기 증상을 초래할 가능성이 있으며, 특히 산화반응으로 발생한 염소가스를 흡입한 경우에는 호흡 관리가 중요하다. 눈에 들어가면 각막이나 결막의 손상을 일으킬 가능성이 있다.

JPIC 수신 상황 연간 약 800여 건의 문의가 있으며, 오용 사고가 60%를 차지한다. 표백 중인 컵이나 찻잔의 희석액을 잘못 섭취한 사고가 잦고, 산성 세제 등과 병용하여 발생한 염소가스를 흡입한 사고도 있다.

초기 대응을 위한 확인 사항

1. 제품

- 형태(병 제품인가, 핸드 스프레이인가?)
- 제품표시 성분, 액성, '혼합하면 위험' 표시 유무(염소계인지 아닌지 확인)

2. 노출 상황·경로

1) 잘못 마신 경우

- 농도(원액인가, 희석액인가?, 희석률)
- 섭취량(병이나 스프레이의 끝부분을 핥은 정도인가, 대량으로 마셨을 가능성은 없는가?)
- 표백 중인 제품을 잘못 섭취한 경우, 구체적인 상황(표백 대상, 용기 등), 그밖에 섭취한 사람은 없는가?
- 스프레이 제품의 경우, 얼굴이나 입을 향해 분무하여 눈에 들어가거나 흡입하지는 않았는가?

2) 사용 중에 일어난 사고의 경우

- 약제의 미스트나 발생한 가스를 흡입했는가? 눈에 들어갔는가?
- 사용량(너무 많이 쓰지 않았는가?)
- 다른 약제와 혼합하거나 병용했는가?(다른 약제에 '혼합하면 위험', '산성 타입' 표시가 있는가?)
- 환기 상태, 보호구의 사용 상황(장갑, 마스크, 보안경 등)
- 눈에 들어간 경우, 농도(원액인가, 희석액인가?)

3. 환자 상태·증상

- 구역질, 구토, 복통 등의 소화기 증상은 없는가?
- 기침, 호흡곤란은 없는가? 기관에 들어가지 않았는가?
- 눈의 위화감, 통증, 충혈, 눈물 흘림은 없는가?
- 피부의 통증, 발적, 발진은 없는가?

초기 대응 포인트

1. 경구 노출

- 토하게 하지 말고 입안의 물질을 제거하고 입을 헹군 후, 유제품 또는 물을 마시게 한다.
- 얼굴, 손발, 의복에 부착되어 있을 가능성이 있으면 샤워 등으로 전신을 씻고 옷을 갈아입는다.

【즉시 진료】
- 여러 번의 구토와 기침 등 호흡기 증상이 있는 경우
- 증상은 없더라도 대량으로 섭취했을 가능성이 있는 경우

【경과 관찰】 희석액을 잘못 마신 경우, 원액을 핥거나 한 모금 마신 정도로, 목 통증, 구역질, 구강의 위
화감 등 가벼운 소화기 증상이 있는 경우

2. 흡입한 경우

【즉시 진료】

- 산화반응으로 발생한 염소가스를 흡입한 경우. 특히, 천식 등의 기저질환이 있는 경우(발작으로 이어질 가능성이 있다)
- 목 통증, 기침, 호흡곤란이 있고, 신선한 공기를 마셔도 개선되지 않는 경우

3. 눈에 들어간 경우

눈을 비비지 않도록 주의하여 즉시 세안한다.

【즉시 진료】

- 눈 뜨기 곤란한 경우, 눈을 씻은 후에도 통증, 충혈이 있는 경우
- 눈 씻기가 어려운 경우, 콘택트렌즈가 빠지지 않는 경우

4. 피부 노출

【만약을 위한 진료】 세척 후에도 발적, 통증, 발진이 있는 경우

▌해설

1. 제품에 대하여

- 의류, 식품, 주방용품 등 가정에서의 표백, 제균, 탈취에 사용되며, 흰색 의류용 및 주방용으로서 병이나 스프레이 용기에 담은 액체 제품이 시판되고 있다.
- 차아염소산나트륨이 주성분인 알칼리성 액체이다. 차아염소산나트륨은 pH 5 이하가 되면 분해되어 염소가스를 발생시키기 때문에, 시판되는 제품은 알칼리제(수산화나트륨 등)를 배합하여 pH 11 이상이 되도록 조절되어 있다.
- 희석해서 사용하는 제품은 차아염소산나트륨 4~6%, 알칼리제(수산화나트륨 등)를 1~2% 함유하고, 계면활성제(수%)를 함유한 제품도 있다. 물로 100~500배 희석하여 사용하는 제품은 약 2분, 표백은 약 30분 방치한 후 물 세척 한다. 세탁기에서 세탁용 세제와 함께 사용할 수도 있다. 또 제품 본래의 용도와는 다르지만, 가정에서 노로바이러스 감염 예방 대책으로 200~1000ppm의 차아염소산(5%의 제품으로 250~50배 희석액)을 구토나 변 등의 처리에 사용할 때도 있다.
- 핸드 스프레이 제품은 차아염소산나트륨 3% 이하, 알칼리제(수산화나트륨 등) 1% 이하 이외에, 계면활성제를 함유하고 거품을 내는 제품이 많다. 표백할 대상물에 직접 분무하고 약 5분 정

도 방치한 후 물 세척 한다.
- 산성 타입 제품과 혼합하면 염소가스가 발생하기 때문에 일본의 가정용품품질표시법(표백제)에서는 '염소계', '혼합하면 위험' 등을 표시하는 것이 의무화되어 있다.
- 사고 방지를 위해서 리필용 제품은 없지만 핸드 스프레이는 교체용이 판매되고 있다.

2. 사고 발생 상황

▌JPIC 수신 상황

연간 건수 약 800여 건(일반 81%, 의료기관 16%, 기타 3%)

환자 연령층 1세 미만 5%, 1~5세 34%, 6~19세 10%, 20~64세 34%, 65세 이상 14%, 기타·불명 3%

사고 상황 소아나 치매가 있는 고령자의 잘못된 섭취 34%, 오용 61%(표백 중인 컵이나 찻잔의 액을 잘못 마신 경우, 표백 중인 조리 기구를 사용한 경우, 산성 세제류와 병용하거나 뜨거운 물을 사용하여 염소가스가 발생한 경우 등), 기타·불명 5%. 음식점, 고령자 시설, 의료시설에서 발생한 사고도 있다.

증상 출현율 41%(구강·인두의 위화감이나 통증, 구역질, 구토, 기침, 숨쉬기 힘듦, 호흡곤란, 눈 통증·충혈, 피부 발적 등)

▌JPIC에서 파악한 의료기관 진료 예

【2003~2005년까지 JPIC에서 파악한 308건】
- 경구 섭취 292건 중, 희석액을 잘못 섭취한 사례에서는 무증상, 또는 경미한 소화기 자극 증상(인두에서 상복부에 걸쳐 동통, 구역질, 구토)이 나타나는 정도로 심각한 사례는 없었고, 원액을 섭취한 사례라도 미란이나 소량의 출혈을 초래한 정도였다.
- 심각한 증상이 나타난 사례는 다음과 같다.
  - 경구: 치매가 있는 고령자가 염소계 표백제를 잘못 삼켰다. 흡인성 폐렴, 기도 부종에 의한 호흡 악화가 나타났다.
  - 흡입: 염소계 표백제와 염산 함유 화장실용 세정제를 병용하여, 발생한 가스를 흡입했다. 호흡곤란, 천식 발작 등이 나타났다.
  - 경피: 소아가 마루에 있던 염소계 표백제의 병을 넘어뜨려, 흘러내린 액체가 의류에 스며든 채 진료를 받고, 신체 표면적의 약 10%에 화학 손상이 나타났다.

【1986~2009년까지 24년간 파악한 소아(12세 이하)의 불의의 사고 사례】

염소계 표백제에 의한 293건 중, 심각한 사례는 1건이었다.

【1986~2010년까지 25년간 파악한 고령자(65세 이상)의 불의의 사고 사례】

염소계 표백제에 의한 219건 중, 심각한 사례는 5건이었다.

3. 독성

염소계 표백제는 약한 소화기 자극물로 분류되므로, 소량 섭취 시 보통 영향은 없고, 있더라도 극히 미약하다. 노출 경로나 노출 양에 따라 알칼리나 염소가스의 영향을 고려할 필요가 있다.

1) 차아염소산 함유 제품

알칼리의 주요 작용인 조직의 부식 정도는 노출 양보다는 알칼리의 농도나 점도, pH, 접촉 시간에 크게 좌우된다. 원액을 체중 1kg당 5ml 이상 대량 섭취했을 경우 부식성 상해로 이어질 가능성이 있다.

2) 염소가스

증상 발현 농도는 3~5ppm(점막이 파괴되어 비염, 눈물 흘림, 침 흘림, 기침 등이 생긴다).

4. 중독학적 약리작용

- 차아염소산에 의한 피부·점막 자극 작용
- 알칼리에 의한 부식 작용(화학 손상), 고농도의 노출에서 방치하면 접촉 부위에서 더 깊은 곳까지 상해가 진행된다.
- 대량 섭취한 경우 흡수된 차아염소산이나 나트륨에 의한 작용
- 차아염소산이 다른 약제와 반응하여 생성된 가스에 의한 작용. 산화반응이나 열분해 시 염소가스가 발생하고, 점막 자극·부식 작용이 나타난다.

섭취량에 따라 부식 작용에 의한 증상이 나타날 수 있으며, 발생한 염소가스를 흡입한 경우에는 호흡기 증상을 초래할 가능성이 있다.

1) 경구

【희석액 섭취 또는 원액을 잘못 마신 경우】
경미한 소화기 자극에 의한 증상(인두에서 상복부에 걸쳐서 동통, 구역질, 구토)이 보이는 정도다.

【원액을 대량 섭취(체중 1kg당 5ml)한 경우】
- 구강·인두, 식도, 위와 같이 직접 접촉한 부위에 알칼리에 의한 화학 손상을 일으킬 가능성이 있다.
- 내시경 검사에서 식도염, 위염, 십이장염 등이 나타날 수도 있다.
- 심각한 경우는 소화관 출혈·천공, 협착을 초래한 보고도 있지만 통계적으로는 드물다.
- 잘못 삼켜 화학성 폐렴이 의심되는 경우는 중증화할 가능성이 있다.

2) 흡입

- 점막 자극에 의한 인두통, 기침, 호흡곤란, 천식 등의 호흡기 증상이 일반적이며, 중증의 경우는 상기도 부종, 기관지경련, 폐렴이 일어날 수 있다.
- 불쾌감, 구역질, 구토, 두통, 현기증, 두근거림 등을 호소할 수도 있다.
- 천식 등의 기저질환이 있는 경우, 흡입으로 인해 발작이 유발될 가능성이 있다.

3) 눈

- 눈의 자극감, 충혈, 동통, 눈꺼풀의 종창 등
- 심각한 경우는 알칼리에 의한 각막·결막 손상, 시력장애

4) 피부

- 알칼리에 의한 심각한 피부 자극, 화학 손상, 비후
- 부착 부위의 미끄러운 느낌(알카리에 의해 단백질이 분해되기 때문이다)

6. 처치

약제와의 접촉 시간을 단축시키기 위해 즉시 물로 씻어내고, 희석한다.

▌ 가정에서의 응급처치

1) 경구

【금기】토하게 해서는 안 된다.

【이유】토하면 부식성 물질이 재차 식도를 통과하여 염증이 악화되기 때문이다.

① 제거: 입안에 남아 있는 것을 뱉게 한다. 소아나 고령자의 경우는 입안을 확인하여 제거하고, 닦아낸다.

② 헹굼: 물로 입을 헹구고, 가글한다. 가글할 수 없는 경우는 젖은 거즈로 닦아낸다.

③ 수분 섭취: 유제품(우유나 요구르트) 또는 물을 마시게 한다. 마시는 양은 보통 마시는 정도 (120~240ml, 소아는 1kg당 15ml 이하, 무리하게 마시게 하여 구토를 유발하지 않도록 주의한다).

　　【이유】단백질에 의한 점막 보호나 희석에 의한 자극의 완화를 기대할 수 있다.

2) 흡입

신선한 공기가 있는 장소로 이동한다. 실내를 환기한다.

3) 눈

• 눈을 비비지 않도록 주의하고 즉시 물로 씻는다. 부식 작용이 있는 알칼리의 노출을 고려하여 적어도 30분은 물로 씻어야 한다.

• 콘택트렌즈를 착용하고 있는 경우, 쉽게 뺄 수 있으면 뺀다.

4) 피부

① 제거: 피부에 부착된 것을 제거하고 닦아낸다. 부착된 의복은 벗는다.

② 세척: 물로 충분히 씻는다. 부식 작용이 있는 알칼리의 노출을 고려하여, 적어도 15분은 물로 씻어야 한다.

▮ 의료기관에서의 처치

1) 경구

【금기】 구토, 산에 의한 중화, 활성탄 및 설사약 투여
- 특별한 치료법은 없고 대증치료가 중심이 된다.

2) 흡입

- 증상에 따라 산소 투여, 호흡 관리를 한다.
- 현저한 호흡곤란, 천식, 상기도 부종이 나타난 경우는 적극적인 치료가 필요하다.

3) 눈

- 눈물의 pH가 중성이 될 때까지 물로 씻는다.
- 증상이 남아 있는 경우는 안과적 진료가 필요하다.

4) 피부

부착 부위를 충분히 세정한다. 증상이 있으면 화상에 준하여 치료한다.

7. 치료상의 주의점

1. 구토 금기(토하면 부식성 물질이 재차 식도를 통과함으로써 염증이 악화되기 때문이다)
2. 중화 금기(식초나 주스를 마셔서 중화하려고 하면, 발생하는 열에 의해 화상을 입을 수 있다)
3. 소다, 탄산음료의 경구 투여 금기(위에서 이산화탄소를 발생시켜, 때때로 위 파열의 위험이 있다)
4. 원액을 대량 섭취하여 위세척을 해야 하는 경우, 가능한 한 빨리 천공에 주의하며 실시한다.
5. 내시경 검사는 섭취 후 12시간 이내에 천공에 주의하여 실시한다(24시간을 초과하면 천공의 위험이 커진다).

8. 체내 동태

1) 차아염소산나트륨

【흡수】 위액 등의 산성액 속에서는 염소와 비이온형의 차아염소산으로 존재하기 때문에, 점막 투과성이 높아 위 점막으로 흡수되기 쉽다. 단, 단백질이나 기타 조직 성분에 의해 급속히 불활성화되기 때문에 흡수되어 체순환에 도달하는 일은 적고, 대량 섭취 이외에는 문제가 되지 않는다.

2) 알칼리

【흡수】 보통 피부·점막에서 흡수된 독성은 문제가 되지 않는다.

28
산소계 표백제

▌개요

제품 과산화수소의 산화작용을 이용한 표백제로 색이나 무늬가 들어간 섬유 제품에도 사용할 수 있으므로 의류를 중심으로 얼룩 제거, 누런 때의 표백, 제균, 탈취에 폭넓게 사용되고 있다. 가정에서 사용하는 산소계 표백제에는 과산화수소가 주성분인 액체 제품과 과탄산나트륨이 주성분인 분말 제품이 있다.

문제가 되는 성분과 증상 잘못 섭취한 정도라면 구강의 위화감, 구역질, 구토 등의 소화기 증상이 나타나는 정도이지만, 대량 섭취한 경우에는 소화관 점막의 미란이나 체내에서 발생한 산소에 의해 복부팽만이 나타날 수 있고, 산소가 혈관에 흡수되면 공기색전의 가능성도 있다.

JPIC 수신 상황 연간 약 170여 건의 문의가 있으며, 소아의 잘못된 섭취가 대부분을 차지한다. 스프레이 제품을 얼굴이나 입을 향해 분무하거나 방치 중인 희석액을 뒤집어쓴 사고도 있다. 성인의 경우 페트병에 옮겨 담은 것을 잘못 섭취한 사고 등이 있다.

1. 제품

- 형태(액체, 분말), 용기(병, 핸드 스프레이, 리필용 파우치 등)
- 제품표시 성분(과산화수소, 과탄산나트륨), 액성(산성, 약알칼리성)

2. 노출 상황·경로

- 잘못 섭취한 경우, 원액인가, 희석액인가? 짙은 정도인가, 대량으로 마셨을 가능성은 없는가?
- 스프레이 제품의 경우, 얼굴이나 입으로 향해 분무하여 눈에 들어가거나 흡입하지는 않았는가?
- 사용 중 일어난 사고의 경우, 다른 약제(염소계 표백제 등)와 혼합하거나 병용하지 않았는가?

3. 환자 상태·증상

- 구역질, 구토, 복통 등의 소화기 증상은 없는가?
- 기침, 호흡곤란은 없는가? 기관에 들어가지 않았는가?
- 눈의 위화감, 통증, 충혈, 눈물 흘림은 없는가?
- 피부의 통증, 발적, 발진은 없는가?

초기 대응 포인트

1. 경구 노출

- 입안의 물질을 제거하고 입을 헹군 후, 유제품 또는 물을 마시게 한다.
- 얼굴, 손발, 의복에 부착되어 있을 가능성이 있으면 샤워 등으로 전신을 씻고 옷을 갈아입는다.

【즉시 진료】
- 여러 번의 구토와 기침 등 호흡기 증상이 있는 경우
- 증상은 없더라도 대량으로 섭취했을 가능성이 있는 경우(동맥·정맥에 공기색전이 일어날 가능성이 있다)

【경과 관찰】 희석액을 잘못 섭취한 경우, 원액을 핥거나 한 모금 마신 정도로 목 통증, 구역질 등 가벼운 소화기 증상이 있는 경우

2. 흡입한 경우

다른 제품과 혼합하여 발생한 가스는 산소이며 흡입해도 무해하다.

【만약을 위한 진료】 분말이나 스프레이를 흡입하여 목 통증, 불쾌감, 기침 등이 나타나고 신선한 공기를 마셔도 개선되지 않는 경우

3. 눈에 들어간 경우

눈을 비비지 않도록 주의하여 즉시 세안한다.

【즉시 진료】 눈 뜨기 곤란한 경우, 눈 씻기가 어려운 경우와 콘택트렌즈가 빠지지 않는 경우

【만약을 위한 진료】 눈을 씻은 후에도 통증, 충혈이 있는 경우

4. 피부 노출

【만약을 위한 진료】 세척 후에도 발적, 통증, 발진이 있는 경우

█ 해설

1. 제품에 대하여

- 과산화수소의 산화작용을 이용하여 의류나 주방용품의 얼룩 제거, 누런 때의 표백, 제균, 탈취를 목적으로 한 제품이다. 염소계 표백제와 비교해 표백 효과가 온화하고 색이나 무늬가 들어간 섬유 제품에도 사용할 수 있으며, 자극적인 냄새가 없어서 의류를 중심으로 폭넓게 이용되고 있다.

- 액체나 분말 형태의 제품이 있고, 세제와 함께 세탁기에 투입하여 세탁하거나 의류 얼룩 등에 직접 도포한 후 세탁한다. 이밖에 제품을 용해하거나 희석해서 의류 등에 방치한 후 세탁하는 등 여러 사용 방법이 있다.

- 액체 제품은 과산화수소(1~6%), 음이온·비이온 계면활성제(15% 이하) 등을 함유하고, 과산화수소의 분해를 제어하기 위해 pH가 2~6의 산성~약산성으로 조절되어 있다. 병이나 리필용(스탠딩 파우치), 의류의 얼룩에 직접 도포할 수 있는 노즐이 부착된 제품이나 핸드 스프레이 제품도 있다.

- 분말 제품은 병이나 팩에 들어 있으며, 주성분은 과탄산나트륨(50% 이상)이다. 물에 용해될 때 탄산나트륨과 과산화수소로 분해되어 효과를 발휘한다. 수용액은 약알칼리성으로, 과탄산나트륨 100%인 제품으로 하수구나 세탁조 세정, 물 주위 청소에도 사용할 수 있는 제품이 있고, 탄산염(탄산나트륨 등, 50% 이하), 계면활성제(5% 이하) 등을 함유한 제품도 있다.

- 과산화수소는 분해되면 물과 산소가 발생하고, 알칼리나 열, 빛, 중금속 등에 의해 분해가 가속된다.

▌JPIC 수신 상황

연간 건수   약 170여 건(일반 87%, 의료기관 12%, 기타 1%)

환자 연령층   1세 미만 24%, 1~5세 51%, 20~64세 15%, 65세 이상 5%, 기타·불명 5%

사고 상황   소아나 치매가 있는 고령자의 잘못된 섭취 등 75%(소아가 제품이 들어 있는 병이나 리필용 팩을 핥은 경우, 스프레이 제품을 얼굴이나 입을 향해 분무한 경우, 방치 중인 희석 액을 머리에 뒤집어쓴 경우, 치매가 있는 고령자가 대량 섭취한 경우 등), 오용 21%(염소 계 표백제와 병용한 경우, 병에 옮겨 담은 제품을 마신 경우 등), 기타·불명 4%

증상 출현율   29%(구역질, 구토, 구강·인두의 통증, 기침, 현기증, 눈 통증·충혈, 피부 발적 등)

▌JPIC에서 파악한 의료기관 진료 예

【1986~2009년까지 24년간 파악한 소아(12세 이하)의 불의의 사고 사례】

산소계 표백제에 의한 54건 중, 심각한 사례는 1건이었다.

【1986~2010년까지 25년간 파악한 고령자(65세 이상)의 불의의 사고 사례】

산소계 표백제의 사례 13건 중, 심각한 사례는 2건으로 전부 치매가 있는 고령자가 잘못 섭취 한 사고였다.

사례: 71세, 산소계 표백제를 50~100ml 잘못 마셔서 대량으로 구토했다. 진료 시에는 혼수, 쇼크 등이 나타났다.

사례: 93세, 시력장애와 치매가 있는 고령자가 산소계 표백제를 잘못 섭취해 가족이 구토하 도록 유도했다. 호흡곤란, 흡인성 폐렴 등이 나타났다.

▌문헌 보고 예

77세 남성, 과탄산나트륨 약 20g과 물 120ml를 경구 섭취하여 식도·위·십이지장의 점막에 미 란과 궤양, 혈압 저하, 소변량 감소가 나타났으며 적은 양의 문맥 내 가스가 나타난 사례가 있다 (이케다 카린 외: 일응급의회관동지 2014: 35: 349-352).

3. 독성

과산화수소를 비롯하여 계면활성제의 영향을 고려할 필요가 있다.

1) 과산화수소(3%)

소량 섭취 시 보통 영향은 없고 있더라도 극히 미약하다. 대량 섭취한 경우에는 체내에서 발생한 산소에 의한 영향을 고려할 필요가 있다.

2) 계면활성제

계면활성제의 작용, 특히 국소작용은 농도에 의존한다. 저농도에서 증상은 거의 나타나지 않지만, 고농도에서는 중증화한다. 따라서 독성치가 낮더라도 고농도는 위험하다고 생각할 필요가 있다.

4. 중독학적 약리작용

1) 과산화수소

산화작용에 의한 피부·점막 자극, 조직과 접촉하여 체내에서 발생한 산소에 의한 작용

2) 과탄산나트륨

피부·점막 자극, 분해 시 발생하는 과산화수소에 의한 작용

3) 계면활성제

• 피부·점막 자극 작용
• 체내 순환계의 전신 작용으로, 혈관 투과성 항진 작용·세포 팽윤 작용

5. 증상

1) 경구

- 구역질, 구토, 구강·인두의 통증, 체내에서 발생한 산소에 의한 복부팽만. 드물게 소화관 점막의 미란
- 대량 섭취한 경우 체내에서 발생한 산소가 동맥·정맥의 공기색전증을 일으킬 가능성이 있다.
- 잘못 삼키면 화학성 폐렴을 일으킬 가능성이 있다.

2) 흡입

코·목 자극감, 기침, 구역질 등

3) 눈

결막 충혈, 눈 통증 등

4) 피부

가려움이나 통증, 홍반, 발진, 수포 등이 나타날 가능성이 있다(자극성 접촉피부염).

6. 처치

▌가정에서의 응급처치

1) 경구

① 제거: 입안에 남아 있는 것을 뱉게 한다. 소아나 고령자의 경우는 입안을 확인하여 제거하고, 닦아낸다.
② 헹굼: 물로 입을 헹구고, 가글한다. 가글할 수 없는 경우는 젖은 거즈로 닦아낸다.
③ 수분 섭취: 유제품(우유나 요구르트) 또는 물을 마시게 한다. 마시는 양은 보통 마시는 정도
  (120~240ml, 소아는 1kg당 15ml 이하, 무리하게 마시게 하여 구토를 유발하지 않도록 주의한다).
  【이유】 단백질에 의한 점막 보호나 희석에 의해 자극의 완화를 기대할 수 있다.

2) 흡입

신선한 공기가 있는 장소로 이동한다.

3) 눈

• 눈을 비비지 않도록 주의하고, 즉시 물로 씻는다.
• 콘택트렌즈를 착용하고 있는 경우, 쉽게 뺄 수 있으면 뺀다.

4) 피부

① 제거: 피부에 부착된 것을 제거하고 닦아낸다. 부착된 의복은 벗는다.
② 세척: 물로 충분히 씻는다.

▌의료기관에서의 처치

1) 경구

• 특별한 치료법은 없고 대증치료를 한다.
• 잘못 삼켰을 경우 화학성 폐렴 치료를 한다.

2) 흡입

증상에 따라 산소 투여, 호흡 관리를 한다.

3) 눈

진료 전 눈 세척이 불충분하면 의료기관에서 충분히 세안한다.

4) 피부

부착 부위를 충분히 세정한다. 증상이 있으면 대증치료를 한다.

7. 치료상의 주의점

1. 경구 섭취한 경우, 흡착제(활성탄) 투여는 효과를 기대할 수 없기 때문에 불필요하다.
2. 대량 섭취한 경우, 경비위관을 삽입하여 위 팽만을 경감시킨다. 동시에 공기색전이 발생하지 않았는지 주의 깊게 관찰한다.

8. 체내 동태

1) 과산화수소

【흡수】 피부·점막에서 어느 정도 흡수된다.

【대사·배설】 흡수된 과산화수소는 대사 효소에 의해 급속히 분해되어 산소와 물로 변한다.

2) 과탄산나트륨

【흡수】 수용액 속에서 분해될 때 탄산나트륨과 과산화수소가 생성되어 점막에서 어느 정도 흡수된다.

【대사】 과산화수소는 대사 효소에 의해 급속히 분해되어 산소와 물로 변한다.

3) 계면활성제

【흡수】 분자구조에 따라 차이는 있지만 기본적으로 소화관에서 흡수된다.

【대사·배설】 간에서 대사된 후, 소변 또는 대변으로 배설된다.

29
유연제

▌개요

제품 세탁 후 의류를 부드럽게 마무리하여 섬유의 감촉을 좋게 하거나 정전기를 방지하는 목적으로 사용되며, 액체나 시트 타입의 제품이 있다. 주성분은 양이온 계면활성제(30% 이하)이며, 용제(에탄올, 에틸렌글리콜 등)를 수 % 정도 함유한다.

문제가 되는 성분과 증상 계면활성제의 자극 작용 때문에 핥거나 소량 마신 경우는 구강·인두의 위화감이나 구역질, 구토 등의 소화기 증상이 나타난다. 대량으로 마시거나 잘못 삼킨 경우에는 중증화될 수 있다. 눈에 들어간 경우는 각막이 손상될 수 있으므로 주의가 필요하다.

JPIC 수신 상황 연간 약 100여 건의 문의가 있으며, 소아의 잘못된 섭취를 비롯하여 병에 옮겨 담은 액체 제품을 잘못 마신 사고 등이 있다.

초기 대응을 위한 확인 사항

1. 제품
- 형태(액체인가, 시트 타입인가?)
- 제품표시 성분(계면활성제, 안정화제 등)

2. 노출 상황·경로
- 잘못 마신 경우, 핥은 정도인가, 대량으로 섭취했을 가능성은 없는가?
- 눈에 들어가지 않았는가? 제품이 묻은 손으로 눈을 비비지는 않았는가?
- 피부에 부착되지 않았는가? 뒤집어쓰지는 않았는가?

3. 환자 상태·증상
- 구강·인두의 위화감, 구역질, 구토, 복통 등의 소화기 증상은 없는가?
- 기침, 호흡곤란은 없는가? 기관에 들어가지 않았는가?
- 유연제 향기로 인한 불쾌감이나 두통은 없는가?
- 눈의 위화감, 통증, 충혈, 눈물 흘림은 없는가?
- 피부의 통증, 발적, 발진은 없는가?

초기 대응 포인트

1. 경구 노출
- 입안의 물질을 제거하고, 입을 헹군 후, 유제품 또는 물을 마시게 한다.
- 얼굴, 손발, 의복에 부착되어 있을 가능성이 있으면 샤워 등으로 전신을 씻고 옷을 갈아입는다.

【즉시 진료】
- 여러 번의 구토와 기침 등 호흡기 증상이 있는 경우
- 증상은 없더라도 대량으로 섭취했을 가능성이 있는 경우(특히 고령자의 경우)
- 핥거나 한 모금 마신 정도로 목 통증, 구역질, 구강의 위화감 등 가벼운 소화기 증상이 있는 경우

2. 흡입한 경우
제품 성질상 흡입해도 문제 되지 않으나, 향기에 대한 불쾌감 등이 나타날 수 있다.

【만약을 위한 진료】 불쾌감이나 두통이 있고, 신선한 공기를 마셔도 개선되지 않는 경우

3. 눈에 들어간 경우

눈을 비비지 않도록 주의해서, 즉시 세안한다.

【즉시 진료】 눈 뜨기 곤란한 경우, 눈 씻기가 어려운 경우와 콘택트렌즈가 빠지지 않는 경우

【만약을 위한 진료】 눈을 씻은 후에도 통증, 충혈이 있는 경우

4. 피부 노출

【만약을 위한 진료】 세척 후에도 발적, 통증, 발진이 있는 경우

▌해설

1. 제품에 대하여

- 세탁 후 의류를 부드럽게 마무리하여 섬유의 감촉을 좋게 하거나 정전기를 방지하는 제품으로, 액체나 시트 타입 제품이 있다. 항균, 탈취, 방취, 주름 방지, 자외선 차단 기능이 있고, 의류에 향기를 더하는 부가 기능을 갖춘 제품도 있다.
- 액체 제품은 계량컵이 부착된 플라스틱 병이 많고, 리필용 팩(스탠딩 파우치) 등도 판매되고 있다. 헹굼 후 마지막 단계에서 세탁기에 직접 투입한다.
- 주성분은 양이온 계면활성제(30% 이하)이며, 지방족 4급 암모늄염, 디알킬디메틸암모늄염, 디알킬이미다졸륨염 등이 사용되고 있다. 그밖에 분산안정제로서 비이온 계면활성제(수 %), 용제(에탄올, 에틸렌글리콜 등 수 %), 농도 조절제로 염화나트륨이나 염화칼슘과 같은 전해질과 방부제, 향료 등을 함유한다.
- 시트 타입 제품은 부직포에 양이온 계면활성제와 향료 등을 함침시킨 것으로 건조기를 사용할 때 의료와 함께 투입한다.
- 유연제는 일본의 가정용품품질표시법에 해당하지 않기 때문에 제품표시에 대해서는 일본비누세제공업회의 자체 기준이 설정되어 있다.

2. 사고 발생 상황

▌JPIC 수신 상황

연간 건수   약 100여 건(일반 86%, 의료기관 13%, 기타 1%)

환자 연령층   1세 미만 28%, 1~5세 56%, 20~64세 8%, 65세 이상 6%, 기타·불명 2%

사고 상황   소아나 치매가 있는 고령자의 잘못된 섭취 등 87%, 오용 7%(페트병에 옮겨 담은

                     제품을 음료로 착각하여 마신 경우 등), 기타·불명 6%

증상 출현율   20%(구강·인두의 위화감, 구역질, 구토, 설사, 기침 눈 통증·충혈 등)

▌JPIC에서 파악한 의료기관 진료 예

【1986~2009년까지 24년간 파악한 소아(12세 이하)의 불의의 사고 사례】

유연제에 의한 사례는 48건으로, 심각한 사례는 없었다.

【1986~2010년까지 25년간 파악한 고령자(65세 이상)의 불의의 사고 사례】

유연제에 의한 사례는 13건으로, 심각한 사례는 없었다.

▌문헌 보고 예

고령자가 유연제를 잘못 섭취한 후, 호흡곤란으로 이송되어 급성호흡곤란증후군(ARDS)이 나타
난 1건의 보고가 있다(오하타 타가노리 외: 기관지학 2014; 36: S212).

3. 독성

유연제는 약한 소화기 자극물로 분류되므로, 소량 섭취 시 보통 영향은 없고, 있더라도 극히 미
약하다. 섭취량에 따라 양이온 계면활성제나 용제로 함유된 에틸렌글리콜이나 에탄올의 독성
을 고려할 필요가 있다.

1) 양이온 계면활성제

• 계면활성제의 작용, 특히 국소작용은 농도에 의존한다. 저농도에서 증상은 거의 나타나지 않
지만, 고농도에서는 중증화한다. 따라서 독성치가 낮더라도 고농도는 위험하다고 생각할 필
요가 있다.

- 양이온 계면활성제 중에서 소독제에 사용되는 염화벤잘코늄 등은 고농도(7.5% 이상)에서 부식성 상해를 일으킬 가능성이 있지만, 유연제에 사용되는 지방족 양이온 계면활성제의 부식성 상해에 대해서 기재된 자료는 없다.

2) 에틸렌글리콜

- 100% 에틸렌글리콜은 체중 1kg당 0.2ml의 섭취로 중독을 일으킬 가능성이 있다.
- 증기압이 낮고 점막 자극도 있기 때문에 전신 증상을 일으킬 정도의 흡입이나 경피 노출은 일어나기 어렵다.

3) 에탄올

경구 섭취의 경우, 95~99%의 에탄올은 성인은 체중 1kg당 1ml의 섭취로 경증~중경증의 중독이, 소아는 1kg당 0.5ml의 섭취로 심각한 중독 증상이 발현한다고 알려져 있다. 단, 개인차는 크며 중독량은 확립되어 있지 않다.

4. 중독학적 약리작용

1) 계면활성제

- 피부·점막 자극 작용
- 체내 순환계의 전신 작용으로 혈관 투과성 항진 작용·세포 팽윤 작용
- 양이온 계면활성제는 단백질을 변성시키는 작용이 강하고 피부·점막 자극 또는 부식 작용이 음이온·비이온 계면활성제보다 강하다.

2) 에틸렌글리콜

- 에틸렌글리콜에 의한 점막 자극 작용, 중추신경 억제 작용
- 대사물(글리콜알데하이드, 글리콜산, 글리옥실산, 옥살산)에 기인하는 대사성 산성혈증(음이온 갭 상승), 석출한 옥살산칼슘의 침착(주로 신장)

3) 에탄올

점막 자극 작용, 중추신경 억제 작용

1) 경구

【잘못 섭취한 경우】

구강·인두의 위화감, 구역질, 구토, 설사, 복통 등

【대량 섭취한 경우】

- 계면활성제의 점막 자극 작용에 의한 소화관 출혈, 마비성 장폐색, 혈관 투과성 항진 작용·세포 팽윤에 기인하는 폐수종을 동반한 전신성 부종, 순환 혈액량 감소성 쇼크를 일으킬 가능성이 있다.
- 에틸렌글리콜을 함유한 제품의 경우, 초기에는 술에 취한 듯한 일과성 홍분, 구역질, 구토가 나타나고, 그 후 대사물에 의한 음이온 갭 상승을 동반한 산성혈증, 신부전, 일과성 경련
- 에탄올을 함유한 제품의 경우, 에탄올의 중추신경 억제에 의해 만취 상태, 구역질, 구토, 의식장애 등의 증상이 나타날 가능성이 있다. 소아는 알코올 민감성이 높고, 저혈당성 경련이 발생할 가능성이 있기 때문에 혈당 저하에 주의가 필요하다.
- 잘못 삼키면 화학성 폐렴을 일으킬 가능성이 있다.

2) 흡입

유연제의 향기로 인한 불쾌감이나 두통 등이 나타날 수 있다.

3) 눈

- 눈의 자극감, 결막 충혈, 눈 통증, 눈물 흘림, 각막 손상
- 양이온 계면활성제는 0.1% 용액에서 경도의 불쾌감, 10% 용액에서 심각한 각막 손상을 일으킬 수 있다.

4) 피부

가려움이나 통증, 홍반, 발진, 수포 등이 나타날 수 있다(자극성 접촉피부염).

6. 처치

▌가정에서의 응급처치

1) 경구

① 제거: 입안에 남아 있는 것을 뱉게 한다. 소아나 고령자의 경우는 입안을 확인하여 제거하고, 닦아낸다.

② 헹굼: 물로 입을 헹구고, 가글한다. 가글할 수 없는 경우는 젖은 거즈로 닦아낸다.

③ 수분 섭취: 유제품(우유나 요구르트) 또는 물을 마시게 한다. 마시는 양은 보통 마시는 정도 (120~240ml, 소아는 1kg당 15ml 이하, 무리하게 마시게 하여 구토를 유발하지 않도록 주의한다).

【이유】 단백질에 의한 점막 보호나 희석에 의해 자극의 완화를 기대할 수 있다.

2) 흡입

신선한 공기가 있는 장소로 이동한다. 실내를 환기한다.

3) 눈

• 눈을 비비지 않도록 주의하고, 즉시 물로 씻는다.

• 콘택트렌즈를 착용하고 있는 경우, 쉽게 뺄 수 있으면 뺀다.

4) 피부

① 제거: 피부에 부착된 것을 제거하고 닦아낸다. 부착된 의복은 벗는다.

② 세척: 물로 충분히 씻는다.

▌의료기관에서의 처치

1) 경구

• 특별한 치료법은 없고 우유 또는 물로 희석하는 것을 비롯하여 대증치료가 중심이 된다.

• 에틸렌글리콜 중독이 예상되는 경우, 섭취 후 1시간 이내이면 소화관 제염을 실시한다. 필요에 따라 해독제(포메피졸)을 투여한다. 중증일 경우 혈액 투석이 유효하다.

2) 눈

* 진료 전 눈 세척이 불충분하면 의료기관에서 충분히 세안한다.
* 증상이 남아 있는 경우는 안과적 진료가 필요하다.

3) 피부

부착 부위를 충분히 세정한다. 증상이 있으면 대증치료를 한다.

7. 치료상의 주의점

1. 활성탄·설사약 투여는 보통 불필요하다.
2. 내시경 검사: 고농도액을 섭취하여 천명, 삼킴 시 통증, 지속성 구토가 있는 경우는 섭취 후 12시간 이내에 천공에 주의하여 실시한다(24시간이 경과하면 천공의 위험이 높아진다).

8. 체내 동태

1) 양이온계면활성제

【흡수】 소화관에서 빠르게 흡수된다. 단, 소화관 내용물 및 소화관 벽의 단백질과 반응하여 활성을 잃어버리기 때문에 전신 증상을 초래하는 경우는 대량 섭취에 한정된다. 상처나 염증 부위에서 흡수될 수도 있다.

2) 에틸렌글리콜

【흡수】 경구로 빠르게 흡수된다. 최고혈중농도 도달시간은 30~60분이다.

【대사】 흡수량의 80%가 간에서 대사된다. 대사물은 글리콜알데히드, 글리콜산, 글리옥실산, 옥살산, 글리옥살, 포름산, 글리신 등이다.

【배설】 신장으로 배설된다. 혈중농도 반감기는 3~5시간, 대사물 반감기는 12시간 이상이다.

3) 에탄올

【흡수】 위, 소장에서 빠르게 흡수되어, 최고혈중농도 도달시간은 30분~2시간이다. 흡입이나

경피에 의해 흡수된다.

【대사】 간에서 아세트알데히드로, 그 후 초산으로 대사되어 물과 이산화탄소로 분해된다.

【배설】 약 5~10%는 미변화체로 날숨, 소변, 땀, 대변으로 배설된다.

세제류/부엌

30
식기용 세제

개요

제품 식기와 조리 기구, 채소와 과일을 세척하는 데 사용하는 제품으로, 주로 액체 형태이다. 주성분은 음이온·비이온 계면활성제(5~50%)로 과일 향기가 나는 제품도 있고, 색상과 용기가 음료와 비슷한 제품도 있다.

문제가 되는 성분과 증상 계면활성제의 자극 작용으로 핥거나 소량 마신 경우는 구강의 위화감과 염증, 구역질, 구토 등의 소화기 증상이 나타나는 정도지만, 대량으로 섭취한 경우와 잘못 삼킨 경우는 중증화될 수도 있다. 또 눈에 들어간 경우는 각막이 손상될 수 있으므로 주의가 필요하다.

JPIC 수신 상황 연간 300여 건의 문의가 있으며, 소아가 잘못 섭취한 사고를 비롯하여 식기용 세제를 희석해서 만든 비눗방울 액을 잘못 섭취하는 사고가 있다. 성인의 경우 세제를 덜 헹군 식기를 사용하거나 식기에 넣은 세제를 잘못 마신 경우, 리필용 병을 주스로 착각하여 잘못 마시는 등의 사고가 있다.

1. 제품

제품표시 성분(계면활성제의 함유량 등), 액성(중성인가, 약산성·약알칼리성인가?)

2. 노출 상황·경로

- 잘못 섭취한 경우, 원액인가, 희석액인가? 얇은 정도인가, 대량으로 마셨을 가능성은 없는가?
- 희석해서 만든 비눗방울 액의 경우, 제품이 든 용기에서 바로 마셨는가, 빨대로 마셨는가?
- 눈에 들어갔을 가능성은 없는가? 세제가 묻은 손으로 눈을 만지지 않았는가?

3. 환자 상태·증상

- 구역질, 구토, 복통 등의 소화기 증상은 없는가?
- 기침, 호흡곤란은 없는가? 기관지에 들어간 기미는 없는가?
- 눈의 위화감, 통증, 충혈, 눈물 흘림은 없는가?
- 피부의 통증, 발적, 발진은 없는가?

초기 대응 포인트

1. 경구 노출

- 입안의 물질을 제거하고, 물로 입을 헹구고, 유제품 또는 물을 마시게 한다.
- 얼굴과 손발, 의복에도 부착되어 있을 가능성이 있으면, 샤워 등으로 전신을 씻고 옷을 갈아입는다.

【즉시 진료】
- 여러 번 구토가 나거나 기침 등 호흡기 증상이 있는 경우
- 증상이 없더라도, 대량으로 섭취했을 가능성이 있는 경우(특히 고령자의 경우)

【경과 관찰】얇거나 한 모금 마신 정도로 목 통증, 구역질, 구강의 위화감 등 가벼운 소화기 증상이 있는 경우

2. 흡입한 경우

제품의 성질상 흡입해서 문제가 된다고 생각하기 어렵다.

3. 눈에 들어간 경우

눈을 비비지 않도록 주의하여, 즉시 눈을 씻는다.

【즉시 진료】 눈 뜨기 곤란한 경우, 눈 씻기가 어려운 경우와 콘택트렌즈가 빠지지 않는 경우

【만약을 위한 진료】 눈을 씻은 후에도 통증, 충혈이 있는 경우

4. 피부 노출

【만약을 위한 진료】 물 세척 후에도 발적, 통증, 발진이 있는 경우

▌해설

1. 제품에 대하여

- 식기와 조리 기구, 채소와 과일을 세척하는 데 사용하는 제품으로 주로 액체 형태이다. 세척 시에는 희석하여 사용하지만 스펀지나 도마의 살균 시에는 원액을 사용한다.
- 주성분은 음이온·비이온 계면활성제(5~50%)이다. 기타 성분으로 에탄올과 구연산 등의 보조 성분을 포함하나 모두 수 % 이하이다.
- 용도에 '채소·과일 세척'이라고 기재되어 있는 제품은 일본의 식품위생법에 따라 성분과 사용 기준이 규정되어 있으며, 액성은 중성이다.
- 일본의 식품위생법에 해당하지 않는 제품 중에는 손의 거칠어짐을 방지하고 세정력 강화 기능이 있는 약산성이나 약알칼리성 제품도 있다.
- 푸시풀(push-pull) 뚜껑 타입의 병이나 펌프식 병 제품이 많으며, 리필용은 병이나 팩(스탠딩 파우치)에 든 제품이 많고, 종이팩으로 스크류 뚜껑이 달린 대용량 제품도 있다.
- 과일 향기가 나는 제품, 색상이나 용기가 음료와 닮은 제품이 있다.
- 업무용으로는 액체 농축 타입으로 음이온·비이온 계면활성제를 90% 이상 함유한 제품과 분말 제품도 판매되고 있다.

2. 사고 발생 상황

▌JPIC 수신 상황

연간 건수   약 300여 건(일반 80%, 의료기관 14%, 기타 6%)

환자 연령층 1세 미만 8%, 1~5세 51%, 20~64세 17%, 65세 이상 16%, 기타·불명 8%

사고 상황   소아나 치매가 있는 고령자의 잘못된 섭취 53%(제품이 든 용기를 핥거나 용기에서 바로 마신 경우 등), 오용 42%(비눗방울용으로 희석한 액을 마신 경우, 컵에 담아 둔 세제를 마신 경우, 세제를 덜 헹군 식기를 사용한 경우, 리필용 병을 주스로 착각하여 잘못 마신

경우 등), 기타·불명 5%

증상 출현율　42%(구강·인두의 위화감과 구역질, 구토, 설사, 기침, 눈 통증·충혈, 피부의 발적 등)

▌JPIC에서 파악한 의료기관 진료 예

【2003~2007년에 파악한 186건】

- 5세 이하의 63건에서는 60% 이상이 무증상이었다. 나타난 증상은 구역질, 구토, 구강·인두의 위화감 등이었으며, 심각한 사례는 없었다.
- 6세 이상의 122건 중, 51건은 치매 등에 의한 잘못된 섭취, 24건은 의도적인 섭취였다. 70% 이상에서 구역질, 구토, 인두통, 설사 등이 나타났고, 심각한 사례에서는 점막 미란, 성문 부종을 비롯하여 호흡곤란, 저산소혈증, 혈압 저하 등을 보인 사례도 있었다.

【1986~2009년까지 24년간 파악한 소아(12세 이하)의 불의의 사고 사례】

식기용 세제에 의한 101건 중, 심각한 사례는 없었다.

【1986~2010년까지 25년간 파악한 고령자(65세 이상)의 불의의 사고 사례】

식기용 세제에 의한 118건 중, 심각한 사례는 13건이다. 그중 10건은 치매가 원인이다.

3. 독성

식기용 세제는 약한 소화기 자극물로 분류되므로, 소량 섭취 시 보통은 영향이 없지만, 있다고 해도 극히 미약하다. 섭취량과 노출 경로에 따라 계면활성제의 독성을 고려할 필요가 있다.

계면활성제

계면활성제의 작용, 특히 국소작용은 농도에 의존한다. 저농도에서 증상은 거의 나타나지 만, 고농도에서는 중증화한다. 따라서 독성치가 낮더라도 고농도의 계면활성제는 위험하다고 생각해야 한다.

4. 중독학적 약리작용

계면활성제

- 피부·점막 자극 작용
- 체내 순환계의 전신 작용으로 혈관 투과성 항진 작용·세포 팽윤 작용

5. 증상

핥은 정도나 소량의 섭취로는 심각한 중독은 일어나지 않지만, 대량으로 섭취하거나 잘못 삼킨 경우는 중증화될 수 있다.

1) 경구

【핥은 정도나 소량 섭취한 경우】

구강·인두의 염증, 구역질, 구토, 설사, 복통 등이 나타난다. 구토는 섭취 후 1시간 이내에 일어나는 경우가 많다.

【대량 섭취한 경우】

- 계면활성제의 점막 자극 작용에 의한 소화관 출혈, 마비성 장폐색, 혈관 투과성 항진 작용·세포 팽윤 작용으로 인한 폐수종을 동반한 전신성 부종, 순환 혈액량 감소성 쇼크를 일으킬 가능성이 있다.
- 잘못 삼키면 화학성 폐렴을 일으킬 가능성이 있다.

2) 흡입

제품 성질상 흡입해서 문제가 된다고는 생각하기 어렵다.

3) 눈

결막 충혈, 눈 통증, 눈물 흘림, 눈꺼풀 주위 부종, 각막 미란, 각막 상피 손상

4) 피부

가려움이나 통증, 홍반, 발진, 수포 등이 나타날 가능성이 있다(자극성 접촉피부염).

6. 처치

▌ 가정에서의 응급처치

1) 경구

① 제거: 입안에 남아 있는 것을 뱉게 한다. 소아나 고령자의 경우는 입안을 확인하여 제거하고, 닦아낸다.

② 헹굼: 물로 입을 헹구고, 가글한다. 가글할 수 없는 경우는 젖은 거즈로 닦아낸다.

③ 수분 섭취: 유제품(우유나 요구르트) 또는 물을 마시게 한다. 마시는 양은 보통 마시는 정도
  (120~240ml, 소아는 1kg당 15ml 이하, 억지로 마시게 하여 구토를 유발하지 않도록 주의한다).

  【이유】 단백질에 의한 점막 보호와 희석에 의해 자극 완화를 기대할 수 있다.

2) 눈

- 눈을 비비지 않도록 주의하고, 즉시 물로 충분히 씻는다.
- 콘택트렌즈를 착용하고 있는 경우, 쉽게 뺄 수 있으면 뺀다.

3) 피부

① 제거: 피부에 부착된 것을 제거하고 닦아낸다. 부착된 의복은 벗는다.

② 세척: 물로 충분히 씻는다.

▌의료기관에서의 처치

1) 경구

특별한 치료법은 없고, 우유 또는 물로 희석하는 방법을 비롯하여 대증치료를 한다.

2) 눈

- 진료 전 눈 세척이 불충분한 경우 의료기관에서 눈을 충분히 씻는다.
- 증상이 남아 있는 경우는 안과적 진찰이 필요하다.

3) 피부

부착 부위를 충분히 씻는다. 증상이 있으면 대증치료를 한다.

8 체내 동태

계면활성제

【흡수】 분자구조에 따라 차이는 있지만 기본적으로 소화관에서 흡수된다.

【대사·배설】 간에서 대사된 후, 소변 또는 대변으로 배설된다.

31

식기세척기 전용 세제(가정용)

▌개요

제품 식기세척기는 고온에서 세척용액을 식기 표면에 분사하여 오염물을 제거하기 때문에 사용하는 세제도 손 세척용과는 다르다. 가정용 식기세척기 전용 세제로 고체(분말과 정제), 액체(젤 등) 제품이 판매되고 있으며, 모두 계면활성제와 수연화제를 함유한다. 고체 제품은 알칼리제, 표백제, 공정제(황산나트륨) 등을 함유하며, 액체 제품은 안정화제(프로필렌글리콜, 글리세린 등)를 함유한다. 업무용 식기세척기 전용 세제는 수산화나트륨, 수산화칼슘 등을 함유한 알칼리성 제품이 많아 처치 시 가정용과 대응이 다르다.

문제가 되는 성분과 증상 핥은 정도나 소량 섭취한 경우는 함유 성분의 자극 작용으로 구강의 위화감과 구역질, 구토 등 경도의 소화기 증상이 나타나는 정도이다. 잘못 삼킨 경우는 중증화될 가능성이 있으므로 주의가 필요하다.

JPIC 수신 상황 연간 약 30여 건의 문의가 있으며, 소아의 잘못된 섭취를 비롯하여 세제가 묻은 식기를 사용하는 등의 사고가 있다.

초기 대응을 위한 확인 사항

1. 제품

- 형태(분말, 젤, 정제, 팩형)
- 제품표시 성분, 액성(가정용은 중성~약알칼리성)
- 업무용의 식기세척기 전용 세제는 아닌가?

2. 노출 상황·경로

- 잘못 섭취한 경우, 핥은 정도인가, 대량으로 섭취했을 가능성은 없는가?
- 눈에 들어갔을 가능성은 없는가? 제품이 묻은 손으로 눈을 만지지는 않았는가?
- 피부에 부착되어 있지 않은가?

【팩형 세제의 경우】

- 입에 넣거나 베어 먹어서 찢어졌는가, 손에 쥐어서 찢어졌는가?(팩형 세제 필름은 수용성이므로 입에 넣거나 젖은 손으로 만지면 필름이 찢어진다)
- 필름이 찢어질 때 튀어 올라 세제가 눈에 들어가지 않았는가? 피부에 부착되었을 가능성은 없는가?

3. 환자 상태·증상

- 구역질, 구토, 복통 등의 소화기 증상은 없는가?
- 기침, 호흡곤란은 없는가? 기관에 들어가지 않았는가?
- 눈의 위화감, 통증, 충혈, 눈물 흘림은 없는가?
- 피부의 통증, 발적, 발진은 없는가?

초기 대응 포인트

1. 경구 노출

- 입안의 물질을 제거하고 물로 입을 헹구고 유제품 또는 물을 마시게 한다.
- 얼굴과 손발, 의복에도 부착되어 있을 가능성이 있으면 샤워 등으로 전신을 씻고 옷을 갈아입는다.

【즉시 진료】

- 여러 번 구토하거나 기침 등 호흡기 증상이 있는 경우
- 증상이 없더라도 대량으로 섭취했을 가능성이 있는 경우
- 업무용 제품인 경우(부식성이 강한 알칼리성 제품일 가능성이 있다)

【경과 관찰】 핥거나 한 모금 마신 정도로 목 통증, 구역질, 구강의 위화감 등 경도의 소화기 증상이 있는 경우

2. 흡입한 경우

【즉시 진료】 분말을 흡입하여 기침이나 천식 등이 있는 경우

3. 눈에 들어간 경우

눈을 비비지 않도록 주의하여 즉시 눈을 씻는다.

【즉시 진료】 눈 뜨기 곤란한 경우, 눈 씻기 어려운 경우와 콘택트렌즈가 빠지지 않는 경우

【만약을 위한 진료】 눈을 씻은 후에도 통증, 충혈이 있는 경우

4. 피부 노출

【만약을 위한 진료】 물 세척 후에도 발적, 통증, 발진이 있는 경우

▌해설

1. 제품에 대하여

- 식기세척기는 고온에서 세척용액을 식기 표면에 분사하여 수압, 온도, 산소나 알칼리제의 상호작용으로 부착된 오염물을 제거한다. 사용하는 세제도 계면활성제에 따라 오염물을 제거하는 손 세척용 세제와는 다르다.
- 가정용 식기세척기 전용 세제로 고체(분말과 정제), 액체(젤 등)를 비롯하여 1회분을 수용성 필름에 포장한 팩형 세제가 판매되고 있다.
- 고체 제품은 알칼리제(탄산나트륨, 규산나트륨 등), 수연화제(구연산나트륨 등), 표백제(과탄산나트륨)와 공정제(황산나트륨), 효소(단백질 분해효소, 전분 분해효소, 지질 분해효소 등), 계면활성제, 연마제(이산화규소 등), 분산제(폴리아크릴산나트륨 등)를 함유한다. 수용액 액성은 알칼리성이 많다.
- 액체 제품은 수연화제(구연산나트륨 등), 구연산, 효소, 계면활성제, 안정화제(프로필렌글리콜, 글리세린 등), 분산제(폴리아크릴산나트륨 등) 등을 함유한다. 액성은 중성이 많지만 약알칼리성 제품도 있다.
  ※ 참고: 업무용 식기세척기 전용 세제는 수산화나트륨, 수산화칼슘 등을 함유한 알칼리성 제품이 많아 가정용과는 다르다.

▌JPIC 수신 상황

연간 건수	약 30여 건(일반 93%, 의료기관 5%, 기타 2%)
환자 연령층	1세 미만 13%, 1~5세 62%, 20~64세 13%, 65세 이상 5%, 기타·불명 7%
사고 상황	소아나 치매가 있는 고령자의 잘못된 섭취 등 66%, 오용 30%(덜 헹구어 세제가 묻은 식기를 사용한 경우 등), 기타·불명 4%
증상 출현율	25%(구강·인두의 위화감, 구역질, 구토, 설사, 눈 통증·충혈 등)

▌JPIC 에서 파악한 의료기관 진료 예

【1986~2009년까지 24년간 파악한 소아(12세 이하)의 불의의 사고 사례】

가정용 식기세척기 세제에 의한 사례는 8건으로, 심각한 사례는 없었다. 단, 업무용 식기세척기 세제에서는 심각한 사례가 1건 있었다.

【1986~2010년까지 25년간 파악한 고령자(65세 이상)의 불의의 사고 사례】

식기세척기 세제에 의한 사례는 2건으로, 심각한 사례는 없었다.

3. 독성

노출 경로나 노출 양에 따라 고체 세제는 알칼리제(탄산나트륨, 규산나트륨 등)나 과탄산나트륨을 고려할 필요가 있다.

알칼리제(탄산나트륨, 규산나트륨 등)

알칼리의 주요 작용인 조직 부식 정도는 노출 양보다는 농도와 점도, pH, 접촉 시간에 크게 좌우된다.

4. 중독학적 약리작용

1) 알칼리제(탄산나트륨, 규산나트륨 등)

알칼리에 의한 부식 작용(화학 손상)이 일어나며, 고농도의 노출에서 방치하면 접촉 부위에서 더 깊은 곳까지 상해가 진행된다.

2) 과탄산나트륨

피부·점막 자극, 분해 시 발생하는 과산화수소의 작용

5. 증상

1) 경구

【잘못 섭취한 경우】

구강·인두의 염증, 구역질, 구토, 설사, 복통 등

【대량 섭취한 경우】

- 과탄산나트륨을 함유한 제품일 경우, 체내에서 발생한 산소에 의한 복부팽만과 동맥·정맥의 공기색전을 일으킬 가능성이 있다.
- 체액·전해질 이상(고나트륨혈증 등)
- 잘못 삼키면 화학성 폐렴을 일으킬 가능성이 있다.

2) 흡입

기침, 천명, 쉰 목소리, 호흡곤란, 기도 부종

3) 눈

결막 충혈, 눈 통증, 눈물 흘림

4) 피부

가려움이나 통증, 홍반, 발진, 수포 등이 나타날 가능성이 있다(자극성 접촉피부염).

▍가정에서의 응급처치

1) 경구

① 제거: 입안에 남아 있는 것을 뱉게 한다. 소아나 고령자의 경우는 입안을 확인하여 제거하고, 닦아낸다.

② 헹굼: 물로 입을 헹구고, 가글한다. 가글할 수 없는 경우는 젖은 거즈로 닦아낸다.

③ 수분 섭취: 유제품(우유나 요구르트) 또는 물을 마시게 한다. 마시는 양은 보통 마시는 정도 (120~240ml, 소아는 1kg당 15ml 이하, 억지로 마시게 하여 구토를 유발하지 않도록 주의한다).
   【이유】 단백질에 의한 점막 보호와 희석에 의해 자극 완화를 기대할 수 있다.

2) 흡입

신선한 공기가 있는 장소로 이동한다.

3) 눈

• 눈을 비비지 않도록 주의하고, 즉시 물로 충분히 씻는다.

• 콘택트렌즈를 착용하고 있는 경우, 쉽게 뺄 수 있으면 뺀다.

4) 피부

① 제거: 피부에 부착된 것을 제거하고 닦아낸다. 부착된 의복은 벗는다.

② 세척: 물로 충분히 씻는다.

▍의료기관에서의 처치

1) 경구

• 특별한 치료법은 없고, 우유 또는 물로 희석하는 방법과 대증치료를 한다.

• 잘못 삼킨 경우 화학성 폐렴 치료를 한다.

2) 흡입

증상에 따라 산소 투여, 호흡 관리를 한다.

3) 눈

- 진료 전 눈 세척이 불충분한 경우 의료기관에서 눈을 충분히 씻는다.
- 증상이 남아 있는 경우는 안과적 진찰이 필요하다.

4) 피부

부착 부위를 충분히 씻는다. 증상이 있으면 대증치료를 한다.

7. 치료상의 주의점

과탄산나트륨을 함유한 제품을 대량 섭취한 경우, 경비위관을 삽입하여 위 팽만을 경감시킨다. 이때 공기색전을 초래하지 않았는지 주의 깊게 관찰한다.

8. 체내 동태

과탄산나트륨

【흡수】 수용액 속에서 탄산나트륨과 과산화수소로 분해되며, 점막에서 어느 정도 흡수된다.
【대사】 과산화수소는 대사 효소에 의해 빠르게 분해되어 산소와 물로 변한다.

32
연마 세정제

개요

제품 주로 연마에 의한 오염을 제거하기 위한 목적으로 만들어진 세정제로 분말형, 크림형, 반죽형 등이 있다. 주성분은 연마제(20~95%), 음이온·비이온 계면활성제(약 3~20%)이다.

문제가 되는 성분과 증상 형태상 대량으로 먹는 일은 일어나기 어렵고, 계면활성제의 자극 작용에 의한 구강·인두의 위화감, 구역질, 구토 등 경도의 소화기 증상이 나타나는 정도이지만, 잘못 삼킨 경우는 중증화될 가능성이 있다. 특히 분말 제품을 들이마셨을 때 주의가 필요하다. 눈에 들어갔을 경우는 연마제가 이물질로서 문제가 된다.

JPIC 수신 상황 연간 약 30여 건의 문의가 있으며, 소아가 잘못 삼킨 경우를 비롯하여 조미료로 착각하여 요리에 사용한 경우 등의 사고도 있다.

초기 대응을 위한 확인 사항

1. 제품

- 형태(분말형, 크림형, 반죽형)
- 제품표시 성분(연마제, 계면활성제의 함유량 등), 액성

2. 노출 상황·경로

- 잘못 마시거나 잘못 섭취한 경우, 핥은 정도인가, 대량으로 마셨을 가능성은 없는가?
- 분말 제품의 경우, 들이마셨을 가능성은 없는가?
- 눈에 들어갔을 가능성은 없는가? 부착된 손으로 눈을 만지지는 않았는가?
- 피부에 부착되어 있지 않는가?

3. 환자 상태·증상

- 구강의 위화감, 구역질, 구토, 복통 등의 소화기 증상은 없는가?
- 기침, 호흡곤란은 없는가? 기관지에 들어가지 않았는가?
- 눈 통증, 충혈, 눈물 흘림은 없는가? 이물감은 없는가? 눈을 비비는 등 위화감이 있을 기미는 없는가?
- 피부의 통증, 발적, 발진은 없는가?

초기 대응 포인트

1. 경구 노출

- 입안의 물질을 제거하고 물로 입을 헹구고, 유제품 또는 물을 마시게 한다.
- 얼굴과 손발, 의복에도 부착되어 있을 가능성이 있으면 샤워 등으로 전신을 씻고 옷을 갈아입는다.

  【즉시 진료】여러 번의 구토, 기침, 천식이 있는 경우(잘못 삼켰을 가능성이 있다)

  【경과 관찰】구강의 위화감, 구역질 등 가벼운 소화기 증상이 있는 경우

2. 흡입한 경우

  【즉시 진료】분말을 흡입하여 기침이나 천식이 있는 경우

3. 눈에 들어간 경우

눈을 비비지 않도록 주의하여 즉시 눈을 씻는다.

  【즉시 진료】눈 뜨기 곤란한 경우, 눈 씻기 어려운 경우와 콘택트렌즈가 빠지지 않는 경우

  【만약을 위한 진료】눈을 씻은 후에도 통증, 충혈이 있는 경우

4. 피부 노출

【만약을 위한 진료】 물 세척 후에도 발적, 통증, 발진이 있는 경우

▌해설

1. 제품에 대하여

- 연마제를 함유하고 주로 연마에 의한 오염을 제거하기 위한 목적으로 만들어진 세정제로 종류로는 주방용, 욕실용, 화장실용, 운동화용 등이 있다. 제품 형태로는 분말형, 크림형(점성 액체), 반죽형이 있고, 액체 성분을 스펀지 등에 함침한 제품도 있다.
- 연마제로 탄산칼슘, 실리카(이산화규소), 규산알루미늄계 광물, 알루미나(산화알루미늄)가 사용되며 입자 지름은 약 수십 마이크로미터(μm)이다.
- 분말 제품은 연마제 85~95%, 음이온·비이온 계면활성제 수 %를 함유하고 현탁액의 액성은 약알칼리성이다. 표백제로 디클로로이소시아눌산 나트륨(1% 이하)을 함유한 제품도 있다.
- 크림형 제품은 연마제 20~70%, 음이온·비이온 계면활성제를 약 3~20% 함유하고 액성은 약알칼리성인 제품이 많다.
- 스테인리스강 냄비 전용으로 판매되고 있는 크림형 제품은 연마제, 계면활성제와 구연산(10% 이하)을 함유하고, 액성은 pH 3 전후의 산성이다.

2. 사고 발생 상황

▌JPIC 수신 상황

연간 건수   약 30여 건(일반 82%, 의료기관 12%, 기타 6%)

환자 연령층 1세 미만 23%, 1~5세 49%, 20~64세 11%, 65세 이상 10%, 기타·불명 7%

사고 상황   소아나 치매가 있는 고령자의 잘못된 섭취 82%(제품이 든 용기에서 바로 마신 경우, 제품에 부착된 청소용 브러시를 핥은 경우 등), 오용 14%(조미료로 착각하여 요리에 사용한 경우, 제품에 부착된 컵을 사용한 경우 등), 기타·불명 4%

증상 출현율 17%(구강·인두의 위화감, 구역질, 구토, 설사, 눈 통증·충혈 등)

▌JPIC에서 파악한 의료기관 진료 예

【1986~2009년까지 24년간 파악한 소아(12세 이하)의 불의의 사고 사례】
연마 세정제에 의한 사례는 16건으로 심각한 사례는 없었다.

【1986~2010년까지 25년간 파악한 고령자(65세 이상)의 불의의 사고 사례】
연마 세정제에 의한 사례는 7건으로 심각한 사례는 없었다.

3. 독성

노출 경로나 노출 양에 따라 계면활성제에 의한 피부 및 점막 자극을 비롯하여 연마제가 이물질로서 문제가 된다.

1) 연마제

소화관에서 거의 흡수되지 않고 배설되기 때문에 독성은 적다. 단 이물질로서 물리적인 장애가 있을 수 있다.

2) 계면활성제

계면활성제의 작용, 특히 국소작용은 농도에 의존한다. 저농도에서 증상은 거의 나타나지 않지만 고농도에서는 중증화한다. 따라서 독성치가 낮더라도 고농도의 계면활성제는 위험하다고 생각해야 한다.

4. 중독학적 약리작용

계면활성제

• 피부·점막 자극 작용
• 체내 순환계의 전신 작용으로, 혈관 투과성 항진 작용·세포 팽윤 작용

5. 증상

1) 경구

- 계면활성제에 의한 구강·인두의 염증, 구역질, 구토, 설사, 복통 등이 나타날 수 있으며, 구토는 섭취 후 1시간 이내에 일어나는 경우가 많다.
- 잘못 삼키면 화학성 폐렴을 일으킬 가능성이 있다.

2) 흡입

기침, 천명, 쉰 목소리, 호흡곤란, 기도 부종

3) 눈

결막 충혈, 눈 통증, 눈물 흘림

4) 피부

가려움이나 통증, 홍반, 발진, 수포 등이 나타날 가능성이 있다(자극성 접촉피부염).

6. 처치

▌가정에서의 응급처치

1) 경구

① 제거: 입안에 남아 있는 것을 뱉게 한다. 소아나 고령자의 경우는 입안을 확인하여 제거하고, 닦아낸다.

② 헹굼: 물로 입을 헹구고, 가글한다. 가글할 수 없는 경우는 젖은 거즈로 닦아낸다.

③ 수분 섭취: 유제품(우유나 요구르트) 또는 물을 마시게 한다. 마시는 양은 보통 마시는 정도 (120~240ml, 소아는 1kg당 15ml 이하, 억지로 마시게 하여 구토를 유발하지 않도록 주의한다).

【이유】단백질에 의한 점막 보호와 희석으로 자극 완화를 기대할 수 있다.

2) 흡입

신선한 공기가 있는 장소로 이동한다.

3) 눈

- 눈을 비비지 않도록 주의하고, 즉시 물로 충분히 씻는다.
- 콘택트렌즈를 착용하고 있는 경우, 쉽게 뺄 수 있으면 뺀다.

4) 피부

① 제거: 피부에 부착된 것을 제거하고 닦아낸다. 부착된 의복은 벗는다.
② 세척: 물로 충분히 씻는다.

▌의료기관에서의 처치

1) 경구

특별한 치료법은 없고, 우유 또는 물로 희석하는 방법과 대증치료를 한다.

2) 흡입

증상에 따라 산소 투여, 호흡 관리를 한다.

3) 눈

- 진료 전 눈 세척이 불충분한 경우는 의료기관에서 눈을 충분히 씻는다.
- 증상이 남아 있는 경우는 안과적 진찰이 필요하다.

4) 피부

부착 부위를 충분히 씻는다. 증상이 있으면 대증치료를 한다.

7. 체내 동태

계면활성제

【흡수】 분자구조에 따라 차이는 있지만, 기본적으로 소화관에서 흡수된다.
【대사·배설】 간에서 대사된 후, 소변 또는 대변으로 배설된다.

33

환기팬·렌지용 세정제

▌ 개요

제품 환기팬이나 가스레인지 등에 묻은 기름때를 제거하기 위한 강력한 세제로 알칼리제(에탄올아민, 메타규산나트륨, 수산화나트륨 등)를 함유하고, 액성은 약알칼리성이나 알칼리성인 제품이 많다. 업무용 제품 중에는 수산화나트륨, 수산화칼륨을 각각 약 5% 함유한 알칼리성 제품이 있으므로, 주의가 필요하다.

문제가 되는 성분과 증상 알칼리로서 조직의 부식 작용이 있으며, 농도에 의존하여 부착 부위에 화학 손상을 일으킨다. 특히 눈에 들어갔을 경우 심각한 화학 손상을 일으킬 수 있기 때문에 주의가 필요하다.

JPIC 수신 상황 연간 약 40여 건의 문의가 있으며, 그중 소아의 사고가 50%를 차지한다. 성인의 경우 사용하다가 눈에 들어가거나 피부에 부착되는 사고가 잦다. 음료 병에 옮겨 담은 업무용 제품을 잘못 마시는 사고도 있다.

초기 대응을 위한 확인 사항

1. 제품

- 형태(병, 핸드 스프레이, 에어로졸, 함침 시트 타입 등)
- 제품표시 성분, 농도, 액성(알칼리성인가, 약알칼리성인가?)
- 조리실 등에서 사용하는 업무용 제품은 아닌가?

2. 노출 상황·경로

- 잘못 섭취한 경우, 원액인가, 희석액인가? 짙은 정도인가, 대량으로 마셨을 가능성은 없는가?
- 얼굴이나 입을 향해 분무하여 눈에 들어가거나 들이마시지는 않았는가?
- 사용 중 일어난 사고의 경우, 보호구의 사용 상황(안경·마스크·장갑 등), 환기 상태, 눈높이보다 위로 분무하여 눈에 들어가거나 피부에 부착되지는 않았는가?

3. 환자 상태·증상

- 구강 점막의 발적이나 부종, 통증, 구토, 설사 등은 없는가?
- 기침, 호흡곤란은 없는가? 기관에 들어가지 않았는가?
- 눈의 위화감, 통증, 충혈, 눈물 흘림은 없는가?
- 피부의 통증, 발적, 발진, 수포는 없는가?

초기 대응 포인트

1. 경구 노출

- 토하게 하지 말고 입안의 물질을 제거하여 물로 입을 헹구고, 유제품 또는 물을 마시게 한다.
- 얼굴과 손발, 의복에도 부착되어 있을 가능성이 있으면 샤워 등으로 전신을 씻고 옷을 갈아입는다.

【즉시 진료】
- 구강 점막의 발적이나 부종, 통증, 구토 등의 증상이 있는 경우
- 기침 등의 호흡기 증상이 있는 경우
- 증상이 없더라도 대량으로 섭취했을 가능성이 있는 경우

【만약을 위한 진료】 증상이 없더라도 알칼리성 제품을 핥거나 소량 마신 경우

【경과 관찰】 약알칼리성 제품을 핥거나 한 모금 마신 정도로 증상이 없는 경우

2. 흡입한 경우

스프레이 제품의 경우, 미스트를 흡입할 가능성이 있다.

【즉시 진료】 목 통증, 불쾌감, 기침, 호흡곤란이 나타나고 신선한 공기를 마셔도 개선되지 않는 경우

3. 눈에 들어간 경우

눈을 비비지 않도록 주의하여 즉시 눈을 씻는다.

【즉시 진료】눈 뜨기 곤란한 경우, 눈 씻기가 어려운 경우와 콘택트렌즈가 빠지지 않는 경우.

【만약을 위한 진료】눈을 씻은 후에도 통증, 충혈이 있는 경우

4. 피부 노출

【만약을 위한 진료】물 세척 후에도 발적, 통증, 발진이 있는 경우

▌해설

1. 제품에 대하여

- 환기팬이나 가스레인지 등에 묻은 기름이 변성되어 수지화(고분자화)된 기름때를 제거하기 위해 사용하는 강력한 세제이다. 수지화된 오염물을 용제로 팽윤시키고 이때 침투한 알칼리제가 지방산을 비누화하여 수지 그물 구조의 일부를 파괴하고, 용제와 계면활성제의 작용으로 유화시키는 원리로 변성한 기름때를 없앨 수 있다.
- 제품 형태로는 병, 핸드 스프레이, 에어로졸 등이 있으며, 원액 또는 희석액을 오염물에 침투시킨 후 문질러 씻어내고 세척 또는 물걸레질을 한다. 부직포 시트에 액체를 함침시킨 함침 타입도 있다.
- 음이온·비이온 계면활성제(10% 이하), 알칼리제(에탄올아민류 및 메타규산나트륨, 수산화나트륨, 수산화칼륨 등), 용제(부틸카비톨 등의 글리콜에테르류)를 배합한 알칼리성 제품이 대부분이다. 오렌지 오일이나 레몬을 수 % 함유한 제품도 있다.
- 업무용 제품에는 수산화나트륨과 수산화칼륨을 각각 약 5% 함유한 알칼리성 제품(독극물에는 해당하지 않는다)이 있으며, 대용량 병에서 스프레이 용기에 옮겨 담아 사용한다.

2. 사고 발생 상황

▌JPIC 수신 상황

연간 건수　　약 40여 건(일반 74%, 의료기관 24%, 기타 2%)

환자 연령층　1세 미만 11%, 1~5세 43%, 20~64세 33%, 65세 이상 9%, 기타·불명 4%

사고 상황	소아나 치매가 있는 고령자의 잘못된 섭취 등 55%(용기를 핥은 경우, 제품을 분무할 때 눈에 들어간 경우, 피부에 부착한 경우 등), 오용 23%(사용할 때 눈에 들어간 경우, 피부에 닿은 경우, 페트병에 옮겨 담은 제품을 마신 경우 등), 기타·불명 22%
증상 출현율	50%(구강 점막의 발적과 부종, 구역질, 구토, 피부 통증, 발적, 수포·짓무름, 눈 통증·충혈)

■ JPIC에서 파악한 의료기관 진료 예

【1986~2009년까지 24년간 파악한 소아(12세 이하)의 불의의 사고 사례】
심각한 사례는 없었다.

【1986~2010년까지 25년간 파악한 고령자(65세 이상)의 불의의 사고 사례】
심각한 사례는 없었다.

3. 독성

문제가 되는 성분은 알칼리제(에탄올아민류, 메타규산나트륨, 수산화나트륨, 수산화칼륨 등)와 계면활성제다.

1) 알칼리제

알칼리의 주요 작용인 조직 부식 정도는 노출 양보다는 농도와 점도, pH, 접촉 시간에 크게 좌우된다.

2) 계면활성제

계면활성제의 작용, 특히 국소작용은 농도에 의존한다. 저농도에서 증상은 거의 나타나지 않지만, 고농도에서는 중증화한다. 따라서 독성치가 낮더라도 고농도의 계면활성제는 위험하다고 생각해야 한다.

4. 중독학적 약리작용

1) 알칼리제(에탄올아민류, 메타규산나트륨, 수산화나트륨, 수산화칼륨)

알칼리에 의한 부식 작용(화학 손상)은 방치하면 접촉 부위에서 더 깊은 곳까지 상해가 진행된다.

2) 계면활성제

- 피부·점막 자극 작용
- 체내 순환계의 전신 작용으로, 혈관 투과성 항진 작용·세포 팽윤 작용

5. 증상

알칼리성 제품의 경우, 부식 작용이 있는 알칼리에 의한 증상이 나타날 가능성이 있다.

1) 경구

- 구강·인두의 통증, 발적과 부종, 구토 등이 나타나며 식도, 위와 같이 직접 접촉한 부위에 알칼리에 의한 화학 손상이 나타날 가능성이 있다.
- 내시경 검사에서 식도염, 위염, 십이지장염 등이 나타날 수도 있다.
- 심각한 경우는 소화관 출혈·천공, 협착을 초래할 가능성이 있다.
- 잘못 삼킴에 의한 화학성 폐렴이 의심되는 경우는 중증화될 가능성이 있다.

2) 흡입

미스트를 흡입했을 경우, 숨 막힘, 기침, 구역질, 두통, 현기증 등을 호소할 가능성이 있다.

3) 눈

- 눈의 자극감, 충혈, 동통, 눈꺼풀의 종창 등
- 심각한 경우는 알칼리에 의한 각막과 결막 손상, 시력장애

4) 피부

- 알칼리에 의한 심각한 피부 자극, 화학 손상, 비후
- 부착 부위의 미끄러운 느낌(알칼리에 의해 단백질이 분해되기 때문이다)

6. 처치

약제와의 접촉 시간을 단축하기 위해 즉시 물로 씻어내고 희석해야 한다.

▌가정에서의 응급처치

1) 경구

【금기】토하게 해서는 안 된다

【이유】토하면 부식성 물질이 재차 식도를 통과함으로써 염증이 악화되기 때문이다.

① 제거: 입안에 남아 있는 것을 뱉게 한다. 소아나 고령자의 경우는 입안을 확인하여 제거하고, 닦아낸다.

② 헹굼: 물로 입을 헹구고, 가글한다. 가글할 수 없는 경우는 젖은 거즈로 닦아낸다.

③ 수분 섭취: 유제품(우유나 요구르트) 또는 물을 마시게 한다. 마시는 양은 보통 마시는 정도 (120~240ml, 소아는 1kg당 15ml 이하, 무리하게 마시게 하여 구토를 유발하지 않도록 주의한다).

   【이유】단백질에 의한 점막 보호나 희석에 의해 자극의 완화를 기대할 수 있다.

2) 흡입

신선한 공기가 있는 장소로 이동한다.

3) 눈

• 눈을 비비지 않도록 주의하고, 즉시 물로 씻는다. 부식 작용이 있는 알칼리의 노출을 고려하여 적어도 30분은 물로 씻어야 한다.

• 콘택트렌즈를 착용하고 있는 경우, 쉽게 뺄 수 있으면 뺀다.

4) 피부

① 제거: 피부에 부착된 것을 제거하고 닦아낸다. 부착된 의복은 벗는다.

② 세척: 물로 충분히 씻는다. 부식 작용이 있는 알칼리의 노출을 고려하여 적어도 15분은 물로 씻어야 한다.

▌의료기관에서의 처치

1) 경구

【금기】구토, 산에 의한 중화, 활성탄 및 설사약 투여

• 특별한 치료법은 없고, 우유나 물로 희석하거나 대증치료가 중심이 된다.

2) 흡입

- 증상에 따라 산소 투여, 호흡 관리를 한다.
- 현저한 호흡곤란, 천식, 상기도 부종이 나타나는 경우는 적극적인 치료가 필요하다.

3) 눈

- 눈물의 pH가 중성이 될 때까지 물로 씻는다.
- 증상이 남아 있는 경우는 안과적 진료가 필요하다.

4) 피부

부착 부위를 충분히 세정한다. 증상이 있으면 화상에 준하여 치료한다.

7. 치료상의 주의점

1. 구토 금기(부식성 물질이 재차 식도를 통과함으로써, 염증이 악화되기 때문이다)
2. 중화 금기(식초나 주스를 마셔서 중화하려고 하면, 발생하는 열에 의해 화상을 입을 수 있다)
3. 소다, 탄산음료의 경구 투여는 금기(위에서 이산화탄소를 발생시켜 때때로 위 파열의 위험이 있다)
4. 원액을 대량 섭취하여 위세척을 해야 하는 경우, 가능한 한 빨리 천공에 주의하여 실시한다.
5. 내시경 검사는 섭취 후 12시간 이내에 천공에 주의하여 실시한다(24시간을 초과하면 천공의 위험이 커진다).

8. 체내 동태

1) 알칼리

【흡수】 보통 피부·점막에서 흡수된 독성은 문제가 되지 않는다.

2) 계면활성제

【흡수】 분자구조에 따라 차이는 있지만 기본적으로 소화관에서 흡수된다.
【대사·배설】 간에서 대사된 후, 소변 또는 대변으로 배설된다.

34
포트 세정제

▌개요

제품 포트, 전기주전자, 커피 메이커 내부의 물때를 제거하기 위한 제품으로 물과 세정제를 함께 넣어 일정 시간 방치한 후, 세정액을 버리고 내부를 세척한다. 주성분은 구연산, 설파민산 등의 산으로 분말, 정제, 액체 형태의 제품이 있다.

문제가 되는 성분과 증상 세정제 자체를 핥거나 베어 먹은 경우나 세척 중인 액을 잘못 섭취했을 경우는 구강·인두의 통증과 위화감, 구역질, 구토 등 경도의 소화기 증상이 나타나는 정도이다. 구연산을 함유한 제품을 대량으로 섭취한 경우는 전신 증상이 나타날 가능성이 있다.

JPIC 수신 상황 연간 약 70여 건의 문의가 있으며, 세정 중인 포트에 있는 물로 만든 분유를 영아에게 먹이거나 인스턴트식품을 만들어서 먹은 사고가 대부분이다.

1. 제품

- 형태(분말인가, 정제인가, 액체인가?)
- 제품표시 성분, 액성(산성인가, 약알칼리성인가?), '혼합하면 위험', '산성' 표시의 유무

2. 노출 상황·경로

- 잘못 섭취한 경우, 세정제 자체인가, 희석하거나 용해한 액인가? 섭취량 중요
- 세정 중인 경우, 상황(스티커로 '세정 중' 이라고 표시되어 있었는가? 그밖에 섭취한 사람은 없는가?)
- 염소계 세정제나 표백제와 함께 섞지 않았는가? 흩날린 분말 가루를 흡입하지 않았는가?
- 눈에 들어가지 않았는가?
- 피부에 부착되어 있지 않는가?

3. 환자 상태·증상

- 정제나 분말을 핥거나 씹은 경우, 구강에 부착되어 있지 않는가?
- 목의 위화감이나 부종, 구역질 구토, 복통 등의 소화기 증상은 없는가?
- 기침, 호흡곤란은 없는가? 기관에 들어가지 않았는가?
- 눈의 위화감, 통증, 충혈, 눈물 흘림은 없는가?
- 피부의 통증, 발적, 발진은 없는가?

1. 경구 노출

입안의 물질을 제거하고 입을 헹군 후 유제품 또는 물을 마시게 한다.

【즉시 진료】
- 여러 번의 구토와 복통이 있는 경우, 기침 등의 호흡기 증상이 있는 경우
- 증상은 없더라도 세정제를 몇 알(또는 몇 봉지) 먹었을 가능성이 있는 경우

【만약을 위한 진료】 세정제를 핥거나 씹어서, 혹은 용해액을 잘못 삼켜서 구강의 위화감과 구역질 등 가벼운 소화기 증상이 있는 경우

2. 흡입한 경우

【즉시 진료】 염소계 세정제와 표백제를 혼합하여 발생한 염소가스를 흡입한 경우. 특히 천식 등 기저질환이 있는 경우(발작으로 이어질 가능성이 있다)

【만약을 위한 진료】 분말을 흡입하여 목 통증이 계속되는 경우

3. 눈에 들어간 경우

눈을 비비지 않도록 주의해서, 즉시 눈을 씻는다.

【즉시 진료】 눈 뜨기 곤란한 경우, 눈 씻기 어려운 경우와 콘택트렌즈가 빠지지 않는 경우

【만약을 위한 진료】 눈을 씻은 후에도 통증, 충혈이 있는 경우

4. 피부 노출

【만약을 위한 진료】 물 세척 후에도 발적, 통증, 발진이 있는 경우

▌해설

1. 제품에 대하여

- 포트, 전기주전자, 커피 메이커 내부의 물때(탄산칼슘, 규산칼슘 등)를 산(구연산, 설파민산 등)으로 제거하는 제품이다. 분말, 정제, 액체 형태가 있으며, 1회분이 개별 포장되어 있는 제품이 많다. 세정하고자 하는 포트 등에 물을 가득 채워서 세정제를 넣고 일정 시간 방치한 후, 세정액을 버리고 내부를 물로 세척한다.

- 구연산 세정을 강조하는 제품은 구연산을 약 50~95% 함유한다. 액성은 산성으로 '산성 타입', '혼합하면 위험' 표시가 있는 제품도 있다. 구연산 세정 기능이 있는 전기 포트는 세정액을 넣고 녹인 다음 전원을 켠다. 미량의 색소로 색을 입혀 세척 중인 것을 알 수 있게 만든 액체 제품도 있다.

- 발포하는 정제 타입 제품은 설파민산 또는 구연산과 발포제(탄산나트륨 등), 계면활성제를 함유한다. 미지근한 물에 세정제를 넣고 발포한 후, 포트의 뚜껑을 연 채로 하룻밤 방치한다.

- 스테인리스강 병 세정제는 착색된 오염물 등을 대상으로 하는 제품으로, 미지근한 물과 함께 병에 넣어 일정 시간 방치한 후, 물로 세척한다. 산소계 표백제(소듐 퍼보레이트, 과황산수소칼륨 등), 발포제(탄산염, 유기산), 계면활성제 등을 함유하며 액성은 약알칼리성이다.

2. 사고 발생 상황

▌JPIC 수신 상황

연간 건수	약 70여 건(일반 85%, 의료기관 9%, 기타 6%)
환자 연령층	1세 미만 28%, 1~5세 13%, 6~19세 6%, 20~64세 29%, 65세 이상 22%, 기타·불명 2%
사고 상황	소아나 치매가 있는 고령자의 잘못된 섭취 14%, 오용 86%(세정 중인 물로 분유를 만들어 영아에게 먹인 경우, 세정 중인 물로 인스턴트식품을 만들어서 먹은 경우 등. 거주지 이외의 직장이나 고령자 시설에서도 발생하고 있다. 기타로 개봉할 때 혹은 투입할 때 흩날린 가루를 흡입한 경우, 용해액이 눈에 들어간 경우 등)
증상 출현율	24%(구강·인두의 위화감, 구역질, 구토, 설사, 코·목의 자극감과 기침, 눈 통증·충혈, 피부의 위화감 등)

▌JPIC에서 파악한 의료기관 진료 예

【1986~2009년까지 24년간 파악한 소아(12세 이하)의 불의의 사고 사례】
세제, 세정제에 의한 1047건 중, 포트 세정제에 의한 심각한 사례는 없었다.

【1986~2010년까지 25년간 파악한 고령자(65세 이상)의 불의의 사고 사례】
세제, 세정제에 의한 573건 중, 포트 세정제에 의한 심각한 사례는 없었다.

3. 독성

문제가 되는 성분은 구연산, 설파민산이다. 발포 타입 제품도 탄산나트륨 등의 자극성이 문제가 될 수 있다.

1) 구연산

자극 작용이 있다. 수용액은 약한 유기산이다.

2) 설파민산

부식 작용이 있다고 생각된다. 피부 자극성 및 강한 눈 자극성

4. 중독학적 약리작용

1) 구연산

- 산으로서 피부·점막 자극 작용
- 체내에 흡수된 구연산에 의한 체액의 pH 변화
- 구연산과 칼슘의 결합에 의한 저칼슘혈증, 고칼륨혈증

2) 설파민산

산으로서 피부·점막 자극·부식 작용(저농도에서는 자극성, 고농도에서는 화학 손상).

5. 증상

1) 경구

- 산에 의한 소화관 자극 증상으로, 구역질, 구토, 설사, 복통 등
- 구연산을 함유한 제품을 대량 섭취한 경우는 대사성 산성혈증, 저칼슘혈증, 고칼륨혈증에 의한 혈압 저하나 동성빈맥 등의 전신 증상이 나타날 가능성이 있다.

2) 흡입

- 분말을 흡입하면 코나 목을 자극할 가능성이 있다.
- 기침, 숨이 차는 증상, 인두통
- 염소계 세정제와 표백제를 혼합할 때 발생하는 염소가스를 흡입한 경우, 점막 자극에 의한 인두통, 호흡곤란, 천식 등의 호흡기 증상이 일반적이다. 천식 등의 기저질환이 있는 경우 흡입에 의해 발작이 유발될 가능성이 있다.

3) 눈

눈 자극에 의한 발적, 통증

4) 피부

가려움이나 통증, 홍반, 발진, 수포 등이 나타날 가능성이 있다(자극성 접촉피부염).

6. 처치

▌ 가정에서의 응급처치

1) 경구

① 제거: 입안에 남아 있는 것을 뱉게 한다. 소아나 고령자의 경우는 입안을 확인하여 제거하고, 닦아낸다.

② 헹굼: 물로 입을 헹구고, 가글한다. 가글할 수 없는 경우는 젖은 거즈로 닦아낸다.

③ 수분 섭취: 유제품(우유나 요구르트) 또는 물을 마시게 한다. 마시는 양은 보통 마시는 정도 (120~240ml, 소아는 1kg당 15ml 이하, 무리하게 마시게 하여 구토를 유발하지 않도록 주의한다).

【이유】 단백질에 의한 점막 보호나 희석에 의해 자극의 완화를 기대할 수 있다.

2) 흡입

신선한 공기가 있는 장소로 이동한다. 가스가 발생한 경우 실내를 환기한다.

3) 눈

• 눈을 비비지 않도록 주의하고, 즉시 물로 씻는다.

• 콘택트렌즈를 착용하고 있는 경우, 쉽게 뺄 수 있으면 뺀다.

4) 피부

① 제거: 피부에 부착된 것을 제거하고 닦아낸다. 부착된 의복은 벗는다.

② 세척: 물로 충분히 씻는다.

▌ 의료기관에서의 처치

1) 경구

특별한 치료법은 없고, 우유나 물로 희석하거나 대증치료가 중심이 된다.

2) 흡입

증상에 따라 산소 투여, 호흡 관리를 한다.

3) 눈

• 눈물의 pH가 중성이 될 때까지 물로 씻는다.

• 증상이 남아 있는 경우는 안과적 진료가 필요하다.

4) 피부

부착 부위를 충분히 세정한다. 증상이 있으면 대증치료를 한다.

7. 치료상의 주의점

1. 정제가 인두나 식도에 걸려 있을 가능성이 있으면 내시경 등으로 확인하여 제거할 필요가 있다.
2. 구연산의 대량 섭취가 의심되는 경우는 칼륨과 칼슘 등의 전해질, 산성혈증의 유무를 확인한다.

8. 체내 동태

구연산

【흡수】 소화관에서 잘 흡수된다.

【대사】 구연산 리아제에 의해 옥살로초산과 초산으로 분해된다.

35

젖병 소독제

▌개요

제품 차아염소산의 살균작용으로 젖병, 유두, 영유아의 식기 및 장난감을 소독하는 제품이다. 액체, 정제, 과립 형태가 있다. 액체는 차아염소산나트륨, 염화나트륨을 함유하고 원액은 알칼리성이다. 정제, 과립은 디클로로이소시아눌산나트륨이 주성분이고 용해액은 중성이다.

문제가 되는 성분과 증상 소독제 자체를 핥거나 씹은 경우나 사용 농도로 조제한 소독액을 잘못 섭취한 경우에는 구강·인두의 통증이나 위화감, 구역질, 구토 등 경도의 소화기 증상이 나타나는 정도이다.

JPIC 수신 상황 연간 100여 건의 문의가 있으며, 소아의 잘못된 섭취 사고가 50% 이상을 차지한다. 오용 사고로는 정제를 약으로 착각하여 섭취하거나 소독 중인 액을 잘못 섭취한 사고, 눈에 들어가거나 소독액을 버리려고 식초와 섞었을 때 발생한 염소가스를 흡입하는 사고가 발생하고 있다.

초기 대응을 위한 확인 사항

1. 제품

- 형태(액체인가, 정제인가, 과립인가?)
- 제품표시 성분, 농도, 액성(알칼리성인가?)

2. 노출 상황·경로

- 소독제 자체를 잘못 섭취한 경우, 핥은 정도인가, 대량 섭취하지 않았는가?
- 희석액·용해액의 경우, 농도와 섭취량
- 소독 시 흡입한 경우, 다른 약제와 병용하거나 식초와 혼합하지 않았는가?
- 눈에 들어가지 않았는가?

3. 환자 상태·증상

- 입안의 부착 부위에 염소 냄새는 없는가? 정제나 과립이 구강에 부착되어 있지 않은가? 정제가 인두나 식도에 걸린 기미는 없는가?
- 구강의 위화감이나 부종, 구역질, 구토, 복통 등의 소화기 증상은 없는가?
- 기침, 호흡곤란은 없는가? 천식 등의 기저질환은 없는가?
- 눈의 위화감, 통증, 충혈, 눈물 흘림은 없는가?
- 피부의 통증, 발적, 발진, 수포는 없는가?

초기 대응 포인트

1. 경구 노출

토하게 하지 말고 입안의 물질을 제거하고 물로 입을 헹구고, 유제품 또는 물을 마시게 한다.

【즉시 진료】
- 구역질, 구토, 복통 등이 있는 경우, 호흡기 증상이 있는 경우
- 증상이 없더라도 정제를 몇 알 먹거나 원액을 마셨을 가능성이 있는 경우
- 정제를 통째로 섭취하여 인두나 식도에 걸린 기미가 있는 경우

【경과 관찰】 소독제 자체를 핥거나 씹거나 용해액을 잘못 섭취하여 증상이 없는 경우

2. 흡입한 경우

【즉시 진료】
- 산화반응으로 발생한 염소가스를 흡입한 경우. 특히 천식 등의 기저질환이 있는 경우(발작으로 이어질 가능성이 있다)
- 목 통증, 기침, 호흡곤란이 나타나고, 신선한 공기를 마셔도 개선되지 않는 경우

3. 눈에 들어간 경우

눈을 비비지 않도록 주의하여 즉시 눈을 씻는다.

【즉시 진료】

- 눈 뜨기 곤란한 경우, 눈을 씻은 후에도 통증, 충혈 등이 있는 경우
- 눈 씻기가 어려운 경우와 콘택트렌즈가 빠지지 않는 경우

4. 피부 노출

【만약을 위한 진료】 물 세척 후에도 발적, 통증, 발진이 있는 경우

▍해설

1. 제품에 대하여

- 차아염소산의 살균작용으로 젖병, 유두, 영유아의 식기나 장난감을 소독하기 위한 제품이다. 액체, 정제, 과립 형태가 있다. '살균 소독'이라고 표기되어 있는 제품은 일반의약품으로, 제균을 목적으로 한 제품은 의약품에 해당되지 않고 세정제로 판매되고 있다.
- 액체는 차아염소산나트륨을 약 1%, 염화나트륨을 약 15~20% 함유하고 원액은 알칼리성이다.
- 정제와 과립의 주성분은 디클로로이소시아눌산이다. 정제는 1정당 500mg을 함유하고 있으며, 어린이 보호 포장을 채용하고 있는 제품도 있다. 과립은 병 제품과 분포된 제품(1포당 750mg)이 있다. 모두 규정 농도에 용해되었을 때의 액성은 중성(pH 6~7)이다.
- 액체는 80배로 희석, 정제는 1정을 물 2L에 용해, 과립은 750~1000mg을 물 2~3L에 녹여 젖병 등을 1시간 이상 담가 살균 소독한다. 살균 소독 후에는 헹굴 필요가 없으며, 남은 차아염소산은 우유에 포함된 유기산과 반응하여 염화나트륨으로 변한다.
- 산성 제품과 혼합하면 염소가스가 발생한다.

2. 사고 발생 상황

■ JPIC 수신 상황

연간 건수	약 100여 건(일반 87%, 의료기관 10%, 기타 3%)
환자 연령층	1세 미만 40%, 1~5세 46%, 20~64세 9%, 기타·불명 5%
사고 상황	소아나 치매가 있는 고령자의 잘못된 섭취 등 63%, 오용 34%(희석률을 착각한 경우, 정제를 약으로 착각하여 먹은 경우, 소독 중인 액을 잘못하여 마신 경우, 소독액을 만들려다 액이 튀어서 눈에 들어간 경우, 소독 후 액을 버리려고 식초와 섞은 경우 등), 기타·불명 3%
증상 출현율	18%(구강 점막의 위화감과 구토, 호흡기의 자극감, 기침 등)

■ JPIC에서 파악한 의료기관 진료 예

【1986~2009년까지 24년간 파악한 소아(12세 이하)의 불의의 사고 사례】
세제, 세정제에 의한 1047건 중, 젖병 소독제에 의한 심각한 사례는 없었다.

【1986~2010년까지 25년간 파악한 고령자(65세 이상)의 불의의 사고 사례】
세제, 세정제에 의한 573건 중, 젖병 소독제에 의한 심각한 사례는 없었다.

3. 독성

액체 제품의 원액일 경우 차아염소산과 염화나트륨, 정제나 과립일 경우 디클로로이소시아눌산의 영향을 고려한다.

1) 염소계 제품(차아염소산, 디클로로이소시아눌산 함유 제품)

주된 작용인 피부·점막 자극 및 부식은 섭취량보다는 농도와 점도, pH, 접촉 시간에 크게 좌우된다.

2) 염화나트륨

경구 섭취 시 중독량은 체중 1kg당 0.5~1g(8.6~17.2mEq)이다.

3) 염소가스

증상 발현 농도는 3~5ppm(점막 손상, 비염, 눈물 흘림, 침 흘림, 기침이 생긴다)이다.

4. 중독학적 약리작용

1. 차아염소산에 의한 피부·점막 자극 작용
2. 대량 섭취한 경우 체내에 흡수된 차아염소산이나 나트륨에 의한 작용
3. 차아염소산이 다른 약제와 반응할 때 생성되는 가스에 의한 작용. 산화반응 또는 열분해 시 발생하는 염소가스에 의한 점막 자극·부식 작용
4. 염화나트륨에 의한 점막 자극 작용. 세포 내 탈수에 의한 조직 장애

5. 증상

1) 경구

- 소독제의 원액이나 정제, 과립을 핥거나 씹은 경우 또는 사용 농도로 조제한 소독액을 잘못 섭취한 경우에는 경미한 소화기 자극에 의한 증상(인두에서 상복부에 걸친 동통, 구역질, 구토)을 보이는 정도이다.
- 액체 제품을 대량 섭취한 경우는 접촉한 부위에 화학 손상을 입을 수 있고, 고나트륨혈증으로 불안 상태, 경련 발작, 우울 상태, 혼수, 저혈압, 호흡정지가 나타날 가능성이 있다.
- 잘못 삼킴에 의한 화학성 폐렴이 의심되는 경우는 중증화될 가능성이 있다.

2) 흡입

- 산화반응 및 열분해 시 발생하는 염소가스를 흡입한 경우는 점막 자극에 의한 인두통, 기침, 호흡곤란, 천식 등이 일반적이며, 중증일 때는 상기도 부종, 기관지경련, 폐렴이 일어날 수 있다.
- 불쾌감, 구역질, 구토, 두통, 현기증, 두근거림 등을 호소할 수도 있다.
- 천식 등의 기저질환이 있는 경우, 흡입에 의해 발작이 유발될 가능성이 있다.

3) 눈

눈의 자극감, 충혈, 통증 등이 나타난다.

4) 피부

가려움이나 통증, 홍반, 발진, 수포가 나타날 가능성이 있다(자극성 접촉피부염).

6. 처치

▌가정에서의 응급처치

1) 경구

① 제거: 입안에 남아 있는 것을 뱉게 한다. 소아나 고령자의 경우는 입안을 확인하여 제거하고, 닦아낸다.
② 헹굼: 물로 입을 헹구고, 가글한다. 가글할 수 없는 경우는 젖은 거즈로 닦아낸다.
③ 수분 섭취: 유제품(우유나 요구르트) 또는 물을 마시게 한다. 마시는 양은 보통 마시는 정도 (120~240ml, 소아는 1kg당 15ml 이하, 무리하게 마시게 하여 구토를 유발하지 않도록 주의한다).
　【이유】 단백질에 의한 점막 보호나 희석에 의해 자극의 완화를 기대할 수 있다.

2) 흡입

신선한 공기가 있는 장소로 이동한다. 실내를 환기한다.

3) 눈

- 눈을 비비지 않도록 주의하고, 즉시 물로 씻는다.
- 콘택트렌즈를 착용하고 있는 경우, 쉽게 뺄 수 있으면 뺀다.

4) 피부

① 제거: 피부에 부착된 것을 제거하고 닦아낸다. 부착된 의복은 벗는다.
② 세척: 물로 충분히 씻는다.

▌의료기관에서의 처치

1) 경구

특별한 치료법은 없고, 우유나 물로 희석하거나 대증치료가 중심이 된다.

2) 흡입

• 증상에 따라 산소 투여, 호흡 관리를 한다.
• 현저한 호흡곤란, 천식, 상기도 부종이 나타나는 경우는 적극적인 치료가 필요하다.

3) 눈

• 눈물의 pH가 중성이 될 때까지 물로 씻는다.
• 증상이 남아 있는 경우는 안과적 진료가 필요하다.

4) 피부

부착 부위를 충분히 세정한다. 증상이 있으면 화상에 준하여 치료한다.

7. 치료상의 주의점

1. 정제가 인두나 식도에 걸려 있을 가능성이 있으면 내시경 등으로 확인하여 제거할 필요가 있다.
2. 중화 금기(식초나 주스를 마셔서 중화하려고 하면, 발생하는 열에 의해 화상을 입을 수 있다)
3. 소다, 탄산음료의 경구 투여는 금기(위에서 이산화탄소를 발생시켜, 때때로 위 파열의 위험이 있다)

8. 체내 동태

1) 차아염소산나트륨

【흡수】위액 등의 산성액에서는 염소와 비이온형 차아염소산으로 존재하기 때문에 점막 투과
성이 높고 위 점막으로 흡수되기 쉽다. 단, 단백질이나 기타 조직 성분에 의해 급속히 불활성
화되기 때문에 흡수되어 체순환에 도달하는 일은 적기 때문에 대량 섭취 이외에는 문제가 되
지 않는다.

2) 염화나트륨

【흡수】경구, 직장 투여, 피하주사로도 흡수된다.
【배설】소변으로 배설된다.

36
폐유 처리제

▌ 개요

제품 사용한 식용유 처리에 사용하는 제품으로 펄프 등의 흡수재에 스며들게 하여 폐기하는 타입, 굳혀서 폐기하는 타입, 유화하여 배수구에 흘려보내는 타입, 폐유를 사용하여 비누를 만드는 타입 등이 판매되고 있다.

문제가 되는 성분과 증상 굳혀서 폐기하는 타입은 피마자유 유도체가 설사나 복통을 일으킨다. 유화하여 배수구에 흘려보내는 타입은 비이온 계면활성제에 의한 피부·점막 자극 증상이 나타난다. 비누를 만드는 타입은 알칼리로서 조직 부식 작용이 있고 농도에 의존하여 부착 부위에 화학 손상을 일으킨다. 특히 눈에 들어간 경우는 심각한 화학 손상이 나타날 수 있으므로 주의가 필요하다.

JPIC 수신 상황 연간 약 50여 건의 문의가 있으며, 소아가 잘못 삼킨 사례가 많고 폐유 처리제를 넣은 기름을 재가열하여 요리에 사용한 경우 등 오용 사고도 있다.

초기 대응을 위한 확인 사항

제품에 따라 성분이 다르므로, 제품표시, 형태, 사용 방법 등을 가능한 한 정확하게 파악한다.

1. 제품

- 형태(고형, 과립, 액체 등)
- 사용 방법(굳혀서 폐기하는 타입, 유화해서 배수구에 흘려보내는 타입, 비누를 만드는 타입)
- 제품표시 성분

2. 노출 상황·경로

- 잘못 섭취한 경우, 처리제 자체인가, 처리제를 넣은 기름인가? 섭취량 중요.
- 눈에 들어가지 않았는가? 피부에 부착되지 않았는가?

3. 환자 상태·증상

- 코의 위화감 및 통증, 구역질, 구토, 복통 등의 소화기 증상은 없는가?
- 기침, 호흡곤란은 없는가? 기관에 들어가지 않았는가?
- 눈의 위화감, 통증, 충혈, 눈물 흘림은 없는가?
- 피부의 통증, 발적, 발진은 없는가?

초기 대응 포인트

1. 경구 노출

토하게 하지 말고 입안의 물질을 제거하고 입을 헹군다. 유화해서 배수구에 흘려보내는 타입과 비누를 만드는 타입을 경구 섭취했을 시 유제품 또는 물을 마시게 한다.

【즉시 진료】
- 여러 번의 구토가 나타나는 경우, 구강 점막의 부종이나 종창, 연하곤란 및 호흡곤란이 있는 경우
- 증상이 없더라도 비누를 만드는 타입의 제품 자체를 마셨을 가능성이 있는 경우

【만약을 위한 진료】 구토, 복통, 설사 등 경도의 소화기 증상이 있는 경우

【경과 관찰】 비누를 만드는 타입의 제품을 핥거나 기타 제품을 한 모금 마신 정도로, 증상이 없는 경우

2. 흡입한 경우

【즉시 진료】 목구멍 자극, 기침이 있고 신선한 공기를 마셔도 개선되지 않는 경우

3. 눈에 들어간 경우

눈을 비비지 않도록 주의하여 즉시 눈을 씻는다.

【즉시 진료】
- 눈 뜨기 곤란한 경우, 눈을 씻은 후에도 통증, 충혈 등이 있는 경우
- 비누를 만드는 타입이 눈에 들어간 경우

【만약을 위한 진료】 비누를 만드는 타입 이외의 제품이 눈에 들어가서 눈 세척 후에도 통증, 충혈이 있는 경우

4. 피부 노출

【만약을 위한 진료】 물 세척 후에도 발적, 통증, 발진이 있는 경우

▌해설

1. 제품에 대하여

사용한 식용유 처리에 사용하는 제품으로 펄프 등의 흡수재에 스며들게 하여 폐기하는 타입, 굳혀서 폐기하는 타입, 유화하여 배수구에 흘려보내는 타입, 폐유를 사용하여 비누를 만드는 타입 등이 판매되고 있다.

1) 굳혀서 폐기하는 타입
- 유지가 고화되는 온도의 차이를 이용하는 제품으로 성분은 천연 유지 성분의 일종인 피마자유 유도체(하이드록시스테아릭산)이다.
- 80℃ 이상의 폐유 100ml에 대해서 고형 혹은 과립 제품 3g 전후를 넣어 휘저은 후 방치하면 실온에서 고화한다.

2) 유화하여 배수구에 흘려보내는 타입
- 비이온 계면활성제(60~100%)가 주성분인 액체이며, '합성세제'라고 표시된 제품도 있다.
- 폐유 100ml에 대해서 제품 약 2~5ml와 물을 함께 휘저어 섞은 후 유화된 것을 배수구에 버린다. 기름때 세제로 이용할 수 있는 제품도 있다.

3) 비누를 만드는 타입

- 알칼리에 의한 유지의 비누화를 이용한 제품도 있다.
- 올소규산나트륨이 주성분으로, 비누(지방산계 계면활성제)나 탄산염, 수산화나트륨을 함유한 분말 제품, 또는 올소규산나트륨과 탄산염 등의 두 가지 성분의 세트 제품으로 판매되고 있다.
- 수용액의 액성은 알칼리성으로 폐유 100ml에 분말 80g과 물 50ml를 잘 섞은 후 며칠 방치한다.

2. 사고 발생 상황

▌JPIC 수신 상황

연간 건수	약 50여 건(일반 91%, 의료기관 7%, 기타 2%)
환자 연령층	1세 미만 11%, 1~5세 56%, 6~19세 12%, 20~64세 13%, 65세 이상 6%, 기타·불명 2%
사고 상황	소아나 치매가 있는 고령자의 잘못된 섭취 65%(가루가 들어 있는 봉지를 씹은 경우, 굳은 기름을 먹은 경우 등), 오용 35%(폐유 처리제로 처리한 기름을 재가열하여 조리에 사용한 경우 등)
증상 출현율	11%(구역질, 구토, 구강·인두의 위화감 등)

▌JPIC 에서 파악한 의료기관 진료 예

【1986~2009년까지 24년간 파악한 소아(12세 이하)의 불의의 사고 사례】

폐유 처리제에 의한 사고 25건 중, 5건에서 증상이 나타났고 심각한 사례는 1건이었다.

사례: 병에 옮겨 담은 비누를 만드는 타입의 폐유 처리제를 소아가 잘못 섭취하여 구토, 안면 창백, 의식장애가 나타났다.

【1986~2010년까지 25년간 파악한 고령자(65세 이상)의 불의의 사고 사례】

폐유 처리제에 의한 사고는 11건으로 식품·내복약 등으로 오인한 경우 7건, 치매에 의한 잘못된 섭취가 1건 있었지만 심각한 사례는 없었다.

3. 독성

굳혀서 폐기하는 타입과 유화하여 하수구에 흘려보내는 타입을 소량 섭취한 경우 심각한 중독은 일어나지 않지만, 비누를 만드는 타입은 알칼리 성분이 문제가 된다.

1) 계면활성제

계면활성제의 작용, 특히 국소작용은 농도에 의존한다. 저농도에서는 증상이 나타나지 않지만, 고농도에서는 중증화한다. 따라서 독성치가 낮아도 고농도의 계면활성제는 위험하다고 생각할 필요가 있다.

2) 알칼리제(올소규산나트륨, 수산화나트륨)

알칼리제의 주요 작용인 조직 부식 정도는 노출 양보다는 농도나 점도, pH, 접촉 시간에 크게 좌우된다.

4. 중독학적 약리작용

1) 굳혀서 폐기하는 타입(피마자유 유도체)

피마자유에 의한 설사 작용

2) 유화해서 배수구에 흘려보내는 타입(비이온 계면활성제)

- 피부·점막 자극 작용
- 체내 순환계의 전신 작용으로, 혈관 투과성 항진 작용·세포 팽윤 작용

3) 비누를 만드는 타입(올소규산나트륨, 수산화나트륨)

알칼리에 의한 부식 작용(화학 손상), 방치하면 접촉 부위보다 더 깊은 곳까지 상해가 진행된다.

5. 증상

1) 경구

【굳혀서 폐기하는 타입(피마자유 유도체)】

설사나 복통(소량으로는 나타나지 않는다). 피마자유에 의한 설사 작용의 발현 시간은 섭취 후 2~6시간 이내에 나타난다.

【유화하여 하수구에 흘려보내는 타입(비이온 계면활성제)】

- 구강·인두의 염증, 구역질, 구토, 설사, 복통 등의 증상을 일으키며, 구토는 섭취 후 1시간 이내에 일어나는 경우가 많다.
- 잘못 삼키면 화학성 폐렴을 일으킬 가능성이 있다.

【비누를 만드는 타입(올소규산나트륨, 수산화나트륨)】

- 구강·인두의 통증, 발적이나 종창, 구토를 일으킨다.
- 식도, 위와 같이 직접 접촉한 부위에는 알칼리에 의한 화학 손상을 입을 가능성이 있다.
- 내시경 검사에서 식도, 위염, 십이지장염 등이 발견될 수 있다.
- 심각한 경우는 소화관 출혈·천공, 발작을 초래할 가능성이 있다.
- 잘못 삼킴에 의한 화학성 폐렴이 의심되는 경우는 중증화될 가능성이 있다.

2) 흡입

【비누를 만드는 타입(올소규산나트륨, 수산화나트륨)】

기침, 천식, 기관지경련, 상기도 부종·화학 손상

3) 눈

【유화하여 하수구에 흘려보내는 타입(비이온 계면활성제)】

눈 통증, 충혈 등

【비누를 만드는 타입(올소규산나트륨, 수산화나트륨)】

- 눈 위화감, 충혈, 동통, 눈물 흘림 등
- 심각한 경우는 알칼리에 의한 각막이나 결막 손상, 시력장애

4) 피부

【유화하여 하수구에 흘려보내는 타입(비이온 계면활성제)】
가려움이나 통증, 홍반, 발진, 수포 등이 나타날 가능성이 있다(자극성 접촉피부염).

【비누를 만드는 타입(올소규산나트륨, 수산화나트륨)】
알칼리에 의한 심각한 피부 자극, 화학 손상, 비후

6. 처치

굳혀서 폐기하는 타입(피마자유 유도체)은 적극적인 처치는 필요 없다. 유화하여 배수구에 흘려보내는 타입이나 비누를 만드는 타입은 약제와의 접촉 시간을 단축하기 위해 즉시 물로 세척하여 희석한다.

▮ 가정에서의 응급처치

1) 경구

【금기】 토하게 해서는 안 된다.
【이유】 토하면 부식성 물질이 재차 식도를 통과함으로써 염증이 악화되기 때문이다.
① 제거: 입안에 남아 있는 것을 뱉게 한다. 소아나 고령자의 경우는 입안을 확인하여 제거하고, 닦아낸다.
② 헹굼: 물로 입을 헹구고, 가글한다. 가글할 수 없는 경우는 젖은 거즈로 닦아낸다.
③ 수분 섭취: 굳혀서 폐기하는 타입은 특별한 주의 사항은 없다. 보통대로 하면 된다. 유화하여 배수구에 흘려보내는 타입과 비누를 만드는 타입은 유제품(우유나 요구르트) 또는 물을 마시게 한다. 마시는 양은 보통 마시는 정도(120~240ml, 소아는 1kg당 15ml 이하, 무리하게 마시게 하여 구토를 유발하지 않도록 주의한다).
【이유】 단백질에 의한 점막 보호나 희석으로 자극의 완화를 기대할 수 있다.

2) 흡입

신선한 공기가 있는 장소로 이동한다.

3) 눈

- 눈을 비비지 않도록 주의하고 즉시 물로 씻는다. 비누를 만드는 타입은 부식 작용이 있는 알칼리의 노출을 고려하여 적어도 30분은 물로 씻어야 한다.
- 콘택트렌즈를 착용하고 있는 경우, 쉽게 뺄 수 있으면 뺀다.

4) 피부

① 제거: 피부에 부착된 것을 제거하고 닦아낸다. 부착된 의복은 벗는다.
② 세척: 물로 충분히 씻는다. 비누를 만드는 타입은 부식 작용이 있는 알칼리의 노출을 고려하여 적어도 15분은 물로 씻어야 한다.

▌의료기관에서의 처치

1) 경구

【금기】 비누를 만드는 타입은 구토, 산에 의한 중화, 활성탄 및 설사약 투여
- 특별한 치료법은 없고 우유나 물로 희석하거나 대증치료가 중심이 된다.

2) 흡입

- 증상에 따라 산소 투여, 호흡관리를 한다.
- 현저한 호흡곤란, 천식, 상기도 부종이 나타난 경우는 적극적인 치료가 필요하다.

3) 눈

- 눈물의 pH가 중성이 될 때까지 물로 씻는다.
- 증상이 남아 있는 경우는 안과적 진료가 필요하다.

4) 피부

부착 부위를 충분히 세정한다. 증상이 있으면 대증치료를 한다. 비누를 만드는 타입은 화상에 준하여 치료한다.

7. 치료상의 주의점

비누를 만드는 타입의 제품(규산나트륨, 수산화나트륨)

1. 구토 금기(부식성 물질이 재차 식도를 통과함으로써, 염증이 악화되기 때문이다)

2. 중화 금기(식초나 주스를 마셔서 중화하려고 하면, 발생하는 열에 의해 화상을 입을 수 있다)

3. 소다, 탄산음료의 경구 투여는 금기(위에서 이산화탄소를 발생시켜, 때때로 위 파열의 위험이 있다)

4. 원액을 대량 섭취하여 위세척을 해야 하는 경우, 가능한 한 빨리 천공에 주의하며 실시한다.

5. 내시경 검사는 섭취 후 12시간 이내에 천공에 주의하여 실시한다(24시간을 초과하면 천공의 위험이 높아진다).

8. 체내 동태

1) 피마자유

【흡수】 소화관 내에서 가수분해되어 흡수된다.

【대사】 간에서 리파아제에 의해 가수분해되어 생성된 리시놀레산나트륨이 설사 작용을 한다.

2) 계면활성제

【흡수】 분자구조에 따라 차이는 있지만, 기본적으로 소화관에서 흡수된다.

【대사·배설】 간에서 대사된 후, 소변 또는 대변으로 배설된다.

3) 규산나트륨

【흡수】 알칼리로 보통 피부·점막에서 흡수된 독성은 문제가 되지 않는다.

세제류/주거

37
욕실용 세제

▍ 개요

제품 욕실을 청소할 때 사용하는 제품이다. 계면활성제가 주성분인 액체 제품으로, 병이나 핸드 스프레이가 주류이며 거품 형태로 분무되는 에어로졸 제품도 있다. 액성은 중성이 많지만, 젖산이나 초산을 수 % 함유한 산성 제품이나 수산화나트륨 등의 알칼리제에서 알칼리성으로 조절한 제품도 있다.

문제가 되는 성분과 증상 잘못 섭취한 경우는 계면활성제의 자극 작용으로 구강·인두의 위화감이나 통증, 구역질, 구토 등의 소화기 증상이 나타나고 잘못 삼킨 경우는 화학성 폐렴을 일으킬 가능성이 있다.

JPIC 수신 상황 연간 약 90여 건의 문의가 있으며, 소아가 세제 용기의 구멍을 핥거나, 얼굴을 향해서 분무한 사고, 사용 중에 액이 튀어 올라 얼굴이나 입에 들어간 사고가 있다.

초기 대응을 위한 확인 사항

1. 제품
- 종류, 제품표시의 품명(욕실용 합성세제 등)
- 형태(병, 핸드 스프레이, 에어로졸, 리필용 등), 사용 방법
- 제품표시 성분(계면활성제 등), 농도, 액성(중성인가, 산성이나 알칼리성 제품은 아닌가?), '혼합하면 위험', '산성 타입' 표시의 유무

2. 노출 상황·경로
- 잘못 섭취한 경우, 핥은 정도인가, 대량으로 마셨을 가능성은 없는가?
- 스프레이 제품의 경우, 얼굴이나 입으로 향해 분무하여 눈에 들어가거나 흡입하지는 않았는가?
- 사용 중 일어난 사고의 경우, 보호구의 사용 상황(마스크·안경·장갑 등). 환기 상태, 기타 제품(곰팡이 제거제 등)과 병용했는가?

3. 환자 상태·증상
- 구강·인두의 통증, 구역질, 구토, 복통 등의 소화기 증상은 없는가?
- 기침, 호흡곤란은 없는가? 기관에 들어가지 않았는가?
- 눈의 위화감, 통증, 충혈, 눈물 흘림은 없는가?
- 피부의 통증, 발적, 발진은 없는가?

초기 대응 포인트

1. 경구 노출
- 입안의 물질을 제거하고 입을 헹군 후, 유제품 또는 물을 마시게 한다.
- 얼굴, 손발, 의복에 부착되어 있을 가능성이 있으면, 샤워 등으로 전신을 씻고 옷을 갈아입는다.

【즉시 진료】 여러 번의 구토와 기침 등 호흡기 증상이 있는 경우

【만약을 위한 진료】 증상은 없더라도 대량으로 섭취했을 가능성이 있는 경우

【경과 관찰】 핥거나 한 모금 마신 정도로 구강의 위화감, 목 통증, 구역질 등 경도의 소화기 증상이 있는 경우

2. 흡입한 경우

【즉시 진료】 '혼합하면 위험', '산성 타입' 표시가 있는 제품을 염소계 세정제나 표백제와 병용하여 발생한 염소가스를 흡입한 경우

【만약을 위한 진료】 목 통증, 기침, 두통, 불쾌감이 있고, 신선한 공기를 마셔도 개선되지 않는 경우

3. 눈에 들어간 경우

눈을 비비지 않도록 주의하여 즉시 세안한다.

【즉시 진료】

• 눈 뜨기 곤란한 경우, 눈 씻기가 어려운 경우와 콘택트렌즈가 빠지지 않는 경우

• 알칼리성 제품이나 산성 제품일 경우

【만약을 위한 진료】 알칼리성·산성 제품 이외의 제품으로, 세안해도 통증, 충혈이 있는 경우

4. 피부 노출

【만약을 위한 진료】 세척 후에도 발적, 통증, 발진이 있는 경우

▌해설

1. 제품에 대하여

• 욕실의 벽, 욕조, 바닥, 소품류 등에 묻은 비누 찌꺼기(지방산 칼슘염 등의 지방산 금속염), 물때(탄산칼슘, 규산칼슘 등), 곰팡이 등을 제거하기 위한 제품으로, 상황에 따라 욕실용 세제, 클리너(346쪽 참조), 곰팡이 제거제 등이 사용된다.

• 욕실용 세제는 주로 병이나 핸드 스프레이 타입의 액체 제품이고, 리필용 스탠딩 파우더나 거품으로 분무되는 에어로졸 제품도 있다.

• 오염된 부분에 직접 분무하거나 오염 정도가 심한 곳에는 잠시 방치한 후 스펀지로 닦으며 씻어낸다.

• 성분은 계면활성제(음이온, 비이온, 양성), 킬레이트제(구연산 등의 유기산, 에틸렌다이아민테트라아세트산), 용제(디알킬글리콜에테르 등의 글리콜에테르류, 에탄올)를 각각 약 1~10% 함유한다.

• 중성 제품이 많지만 젖산이나 초산을 수 % 더한 산성 제품이나 수산화나트륨 등의 알칼리제에서 약알칼리~알칼리성으로 조제한 제품도 있다.

• 곰팡이 방지 기능이 있는 제품은 제균제로서 양이온 계면활성제(염화벤잘코늄 등), 표면 개질제 등을 포함하는 제품이 있다.

▌JPIC 수신 상황

연간 건수	약 90여 건(일반 93%, 의료기관 6%, 기타 1%)
환자 연령층	1세 미만 21%, 1~5세 66%, 20~64세 9%, 65세 이상 1%, 기타·불명 3%
사고 상황	소아나 치매가 있는 고령자의 잘못된 섭취 등 83%(제품이 든 용기의 입구를 핥은 경우, 세제가 묻은 청소용 솔을 핥은 경우, 얼굴을 향해서 분무한 경우 등), 오용 61%(페트병에 옮겨 담은 세제를 잘못하여 마신 경우, 사용 중 액이 튀어 눈이나 입에 들어간 경우), 기타·불명 2%
증상 출현율	24%(구강·인두의 통증, 구역질, 구토, 설사, 두통, 기침, 눈 충혈·통증, 피부 통증 등)

▌JPIC 에서 파악한 의료기관 진료 예

【1986~2009년까지 24년간 파악한 소아(12세 이하)의 불의의 사고 사례】

가정용 세제 94건 중, 욕실용 세제에 의한 심각한 사례는 없었다.

【1986~2010년까지 25년간 파악한 고령자(65세 이상)의 불의의 사고 사례】

가정용 세제 35건 중, 욕실용 세제에 의한 심각한 사례는 없었다.

3. 독성

대량 섭취하거나 눈에 들어간 경우는 계면활성제의 독성을 고려한다. 또 산성 제품은 산에 의한 자극, 알칼리성 제품은 알칼리에 의한 조직의 부식 작용을 고려할 필요가 있다.

1) 계면활성제

계면활성제의 작용, 특히 국소작용은 농도에 의존한다. 저농도에서 증상은 나타나지 않지만, 고농도에서는 중증화한다. 따라서 독성치가 낮아도 고농도의 계면활성제는 위험하다고 생각할 필요가 있다.

2) 알칼리제(수산화나트륨)

알칼리제의 주요 작용인 조직 부식 정도는 노출 양보다 농도나 점도, pH, 접촉 시간에 크게 좌우된다.

3) 산(젖산, 구연산, 초산 등)

피부와 점막 자극·부식 작용이 있지만, 제품 내 농도는 낮아 점막 자극 정도다.

4. 중독학적 약리작용

1) 계면활성제

- 피부·점막 자극 작용
- 체내 순환계의 전신 작용으로, 혈관 투과성 항진 작용·세포 팽윤 작용
- 양이온 계면활성제는 단백질을 변성시키는 작용이 강하고 피부·점막 자극 또는 부식 작용이 음이온·비이온 계면활성제보다 강하다.

2) 알칼리제(수산화나트륨)

알칼리에 의한 부식 작용(화학 손상), 고농도에서 노출된 경우 방치하면 접촉 부위에서 더 깊은 곳까지 상해가 진행된다.

3) 산(젖산, 구연산, 초산 등)

피부와 점막 자극·부식 작용

5. 증상

1) 경구

- 계면활성제에 의해 구강·인두의 염증, 구역질, 구토, 설사, 복통 등이 나타난다. 구토는 섭취 후 1시간 이내에 하는 경우가 많다.
- 잘못 삼키면 화학성 폐렴을 일으킬 가능성이 있다.

2) 흡입

'혼합하면 위험', '산성 타입' 표시가 있는 제품을 염소계 세정제나 표백제와 혼합했을 때 발생하는 염소가스를 흡입한 경우, 점막 자극에 의한 인두통, 기침, 호흡곤란, 천식 등의 호흡기 증상이 일반적이다. 천식 등의 기저질환이 있는 경우 흡입에 의해 발작이 유발될 가능성이 있다.

3) 눈

충혈, 통증, 눈물 흘림. 심각한 경우는 눈꺼풀 주위 부종, 각막 미란, 각막 상피 결손

4) 피부

• 가려움이나 통증, 홍반, 발진, 수포가 나타날 가능성이 있다(자극성 접촉피부염).
• 알칼리성 제품은 알칼리에 의한 심각한 피부 자극, 화학 손상, 비후

6. 처치

▌ 가정에서의 응급처치

1) 경구

【금기】알칼리성 제품은 토하게 해서는 안 된다.

【이유】토하면 부식성 물질이 재차 식도를 통과함으로써 염증이 악화되기 때문이다.

① 제거: 입안에 남아 있는 것을 뱉게 한다. 소아나 고령자의 경우는 입안을 확인하여 제거하고, 닦아낸다.

② 헹굼: 물로 입을 헹구고, 가글한다. 가글할 수 없는 경우는 젖은 거즈로 닦아낸다.

③ 수분 섭취: 유제품(우유나 요구르트) 또는 물을 마시게 한다. 마시는 양은 보통 마시는 정도 (120~240ml, 소아는 1kg당 15ml 이하, 무리하게 마시게 하여 구토를 유발하지 않도록 주의한다).

　　【이유】단백질에 의한 점막 보호나 희석에 의해 자극의 완화를 기대할 수 있다.

2) 흡입

신선한 공기가 있는 장소로 이동한다. 실내를 환기한다.

3) 눈

• 눈을 비비지 않도록 주의하고, 즉시 물로 씻는다. 알칼리성 제품은 부식 작용이 있는 알칼리의 노출을 고려하여 적어도 30분간은 물로 씻어야 한다.
• 콘택트렌즈를 착용하고 있는 경우, 쉽게 뺄 수 있으면 뺀다.

4) 피부

① 제거: 피부에 부착된 것을 제거하고 닦아낸다. 부착된 의복은 벗는다.

② 세척: 물로 충분히 씻는다. 부식 작용이 있는 알칼리의 노출을 고려하여 적어도 15분은 물로 씻어야 한다.

▌의료기관에서의 처치

1) 경구

특별한 치료법은 없고, 우유나 물로 희석하거나 대증치료가 중심이 된다.

2) 흡입

증상에 따라 산소 투여, 호흡 관리를 한다.

3) 눈

• 진료 전 눈 세척이 불충분하면 의료기관에서 충분히 세안한다.

• 산성 제품이나 알칼리성 제품은 눈물의 pH가 중성이 될 때까지 물로 씻는다.

• 증상이 남아 있는 경우는 안과적 진료가 필요하다.

4) 피부

부착 부위를 충분히 세정한다. 증상이 있으면 대증치료를 한다. 알칼리성 제품은 화상에 준하여 치료한다.

7. 체내 동태

1) 계면활성제

【흡수】 분자구조에 따라 차이는 있지만, 기본적으로 소화관에서 흡수된다.

【대사·배설】 간에서 대사된 후 소변 또는 대변으로 배설된다.

2) 알칼리 · 산

【흡수】 보통 피부·점막에서 흡수된 독성은 문제가 되지 않는다. 구연산은 소화관에서 잘 흡수되지만, 제품 내 함유량을 고려하면 체내에 흡수된 구연산의 독성은 거의 무시할 수 있다.

38

곰팡이 제거제

▌개요

제품 욕실, 부엌 등 물 주위에 발생하는 곰팡이를 제거할 목적으로 사용하는 세제로, 핸드 스프레이 제품이 많다. 주로 판매되는 염소계 제품은 차아염소산나트륨 및 수산화나트륨을 함유한 알칼리 용액이다.

문제가 되는 성분과 증상 알칼리로서 조직의 부식 작용이 있으며, 농도에 의존하여 부착 부위에 화학 손상을 일으킨다. 사용 중인 약제의 미스트를 흡입한 경우, 호흡기 증상을 초래할 가능성이 있으며, 특히 산과 반응하여 발생한 염소가스를 흡입한 경우는 호흡 관리가 필요할 수도 있다. 눈에 들어갔을 때 각막이나 결막에 손상을 일으킬 가능성이 있다.

JPIC 수신 상황 연간 약 180여 건의 문의가 있으며, 그중 제품을 사용할 때 흡입하거나 눈에 들어가는 사고가 절반이다.

초기 대응을 위한 확인 사항

1. 제품

- 형태(핸드 스프레이, 젤, 기타 도포 타입인가?)
- 제품표시의 성분, 액성, '혼합하면 위험' 표시 유무(염소계인지 아닌지 확인)

2. 노출 상황·경로

1) 잘못 섭취한 경우

- 스프레이의 끝부분을 핥은 정도인가, 대량으로 마셨을 가능성은 없는가?
- 얼굴이나 입으로 향해 분사하여 눈에 들어가거나 흡입하지는 않았는가?

2) 사용 중 사고의 경우

- 약제의 미스트나 발생한 가스를 흡입했는가, 눈에 들어갔는가?
- 사용량(너무 많이 사용하지 않았는가?)
- 다른 약제와의 혼합이나 병용 유무(다른 약제에 '혼합하면 위험', '산성 타입' 표시가 있는가?)
- 환기 상태(창문과 문 개방 여부, 환풍기 사용 유무), 보호구 사용 상황(마스크·안경·장갑 등)

3. 환자 상태·증상

- 구강의 부착 부위에 염소 냄새가 나지 않는가?
- 구역질, 구토, 복통 등의 소화기 증상은 없는가?
- 기침, 호흡곤란은 없는가? 천식 등의 기저질환은 없는가?
- 눈의 위화감, 통증, 충혈, 눈물 흘림은 없는가?
- 피부의 통증, 발적, 발진, 수포는 없는가?

초기 대응 포인트

1. 경구 노출

- 토하게 하지 말고, 입안의 물질을 제거하고 입을 헹군 후, 유제품 또는 물을 마시게 한다.
- 얼굴, 손발, 의복에 부착되어 있을 가능성이 있으면, 샤워 등으로 전신을 씻고 옷을 갈아입는다.

【즉시 진료】
- 여러 번의 구토와 기침 등 호흡기 증상이 있는 경우
- 증상은 없더라도 대량으로 섭취했을 가능성이 있는 경우

【경과 관찰】 핥거나 한 모금 마신 정도로, 구강의 위화감, 목 통증, 구역질 등 경도의 소화기 증상이 있는 경우

2. 흡입한 경우

【즉시 진료】

- 염소계 제품과의 산화반응에 의해 발생한 염소가스를 흡입한 경우. 또는 특히 천식 등의 기저질환이 있는 경우(발작으로 이어질 우려가 있다)
- 목 통증, 기침, 호흡곤란이 나타나고, 신선한 공기를 마셔도 개선되지 않는 경우

3. 눈에 들어간 경우

눈을 비비지 않도록 주의하여 즉시 세안한다.

【즉시 진료】

- 눈 뜨기 곤란한 경우, 눈을 씻은 후에도 통증, 충혈이 있는 경우
- 눈 씻기가 어려운 경우, 콘택트렌즈가 빠지지 않는 경우

4. 피부 노출

【만약을 위한 진료】 세척 후에도 발적, 통증, 발진이 있는 경우

▌해설

1. 제품에 대하여

고온다습한 욕실, 부엌 등 물 주위에 발생하는 곰팡이를 제거할 목적으로 사용하는 제품으로 곰팡이가 발생한 장소에 약제를 도포하여 수 분~수 시간 정도 방치한 후, 물로 씻어낸다. 밀착성을 높이기 위해 거품 형태로 분무되는 핸드 스프레이 제품이 많고 점도를 높인 젤, 샤워 병, 펜이나 롤러 솔, 시트 등 다양한 형태의 제품이 판매되고 있다.

1) 염소계 제품

- 차아염소산나트륨이 주성분이다. 차아염소산의 분해를 방지하기 위해 수산화나트륨 또는 수산화칼륨이 배합된다. pH 11 이상의 알칼리성으로 화학적으로는 염소계 표백제와 거의 동일하다.
- 산성 타입 제품과 혼합하면 염소가스가 발생하기 때문에, 일본의 가정용품품질표시법에서는 '염소계', '혼합하면 위험' 등을 표시하는 것이 의무화되어 있다.

- 가정용 곰팡이 제거·곰팡이 방지 등 협의회(현 일본 가정용세정제공업회)의 자체 기준에서는 차아염소산나트륨 4% 이하(스프레이 제품은 3% 이하), 수산화나트륨 또는 수산화칼륨은 1% 이하로 규정하고 있다. 또, 스프레이 제품은 튀는 것을 방지하기 위해 부착성 시험에서는 부착률 90% 이상을 요구하고 있다.
- 사고 방지 차원에서 리필용 제품은 없으며, 핸드 스프레이 제품만 교체용이 판매되고 있다.

2) 염소계 이외의 제품

젖산이 주성분인 제품이 판매되고 있으며, 이 제품들은 '염소계'라는 표시가 없으므로 염소계 제품과 구별할 수 있다.

2. 사고 발생 상황

▌JPIC 수신 상황

연간 건수	약 180여 건(일반 87%, 의료기관 12%, 기타 1%)
환자 연령층	1세 미만 11%, 1~5세 36%, 20~64세 40%, 65세 이상 5%, 기타·불명 8%
사고 상황	소아나 치매가 있는 고령자의 잘못된 섭취 40%(스프레이 끝부분을 핥은 경우, 입을 향해 분사한 경우 등), 오용 51%(규정량을 초과하여 사용한 경우, 환기가 불충분한 경우, 마스크나 장갑을 착용하지 않고 사용한 경우, 다른 약제와 혼합한 경우 등), 기타·불명 9%
증상 출현율	50%(구역질, 구토, 인두통, 기침, 천식, 눈 충혈, 각막 미란 등)

▌JPIC에서 파악한 의료기관 진료 예

【2003~2007년까지 파악한 75건】

- 경구 38건: 구역질, 구토, 인두통, 복부 불쾌감, 명치 통증 등의 소화기 증상이 많았다. 원액을 의도적으로 섭취한 사례에서도 내시경 검사에서 식도염, 위염, 십이지장염이 보이는 정도로, 천공이나 협착을 암시하는 소견은 없었다. 흡인성 폐렴이 의심되는 사례도 있었다.
- 사용 중 흡입 34건: 모든 사례에서 기침, 천식, 불쾌감, 구역질, 구토, 두통, 현기증, 두근거림 등의 증상이 나타났다.
- 눈 3건: 눈 충혈, 각막 미란이 나타났다.

【1986~2009년까지 24년간 파악한 소아(12세 이하)의 불의의 사고 사례】

곰팡이 제거제에 의한 사례는 37건으로, 심각한 사례는 없었다.

【1986~2010년까지 25년간 파악한 고령자(65세 이상)의 불의의 사고 사례】

곰팡이 제거제에 의한 사례 9건 중, 심각한 사례는 2건 있었다. 둘 다 흡입에 의한 사례로 장시간 환기하지 않고 사용하여 화학성 폐렴을 일으킨 사례와 천식 발작이 유발된 사례였다.

3. 독성

노출 경로나 노출 양에 따라 알칼리나 염소가스의 영향을 고려할 필요가 있다.

1) 차아염소산 함유 제품

알칼리제의 주요 작용인 조직 부식 정도는 노출 양보다는 농도나 점도, pH, 접촉 시간에 크게 좌우된다. 원액을 체중 1kg당 5ml 이상 대량 섭취한 경우에는 부식성 상해로 이어질 가능성이 있다.

2) 염소가스

증상 발현 농도는 3~5ppm으로, 점막 손상, 비염, 눈물 흘림, 침 흘림, 기침이 생긴다.

4. 중독학적 약리작용

• 차아염소산에 의한 피부·점막 자극 작용

• 알칼리에 의한 부식 작용(화학 손상), 방치하면 접촉 부위에서 더 깊은 곳까지 상해가 진행된다.

• 대량 섭취한 경우, 체내에 흡수된 차아염소산나트륨에 의한 작용

• 차아염소산이 다른 약제와 반응할 때 생성되는 가스에 의한 작용. 산화반응이나 열분해 시 발생하는 염소가스로 인해 점막 자극·부식 작용이 나타난다.

5. 증상

섭취량에 따라 부식 작용이 있는 알칼리의 노출로 인한 증상이 발생할 가능성이 있으며, 염소가 스를 흡입한 경우에는 호흡기 증상을 초래할 가능성이 있다.

1) 경구

【잘못 섭취한 경우】

경미한 소화기 자극에 의한 증상(인두에서 상복부에 걸친 동통, 구역질, 구토)이 나타나는 정도이다.

【대량 섭취(체중 1kg당 5ml 이상)의 경우】

• 구강·인두, 식도, 위의 직접 접촉한 부위에 알칼리에 의한 화학 손상을 입을 가능성이 있다.
• 내시경 검사에서 식도염, 위염, 십이지장염 등이 나타날 수 있다.
• 심각한 경우에는 소화관 출혈·천공, 협착을 초래한 보고도 있으나, 통계적으로는 드물다.
• 잘못 삼키면 화학성 폐렴을 일으킬 가능성이 있다.

2) 흡입

• 점막 자극에 의한 인두통, 기침, 호흡곤란, 천식 등의 호흡기 증상이 일반적이며, 중증의 경우는 상기도 부종, 기관지경련, 폐렴 등이 나타날 수 있다.
• 불쾌감, 구역질, 구토, 두통, 현기증, 두근거림 등을 호소할 수 있다.
• 천식 등의 기저질환이 있는 경우, 흡입에 의해 발작이 유발될 가능성이 있다.

3) 눈

• 눈의 자극감, 충혈, 동통, 눈물 흘림, 눈꺼풀 주위 부종 등
• 심각한 경우는 알칼리에 의한 각막이나 결막의 손상, 시력장애

4) 피부

• 알칼리에 의한 심각한 피부 자극, 화학 손상, 비후
• 부착 부위의 미끄러운 느낌(알칼리에 의해 단백질이 분해되기 때문)

6. 처치

약제와의 접촉 시간을 단축하기 위해 즉시 세척하고 희석해야 한다.

▌가정에서의 응급처치

1) 경구

【금기】 토하게 해서는 안 된다.

【이유】 토하면 부식성 물질이 재차 식도를 통과함으로써 염증이 악화되기 때문이다.

① 제거: 입안에 남아 있는 것을 뱉게 한다. 소아나 고령자의 경우는 입안을 확인하여 제거하고, 닦아낸다.

② 헹굼: 물로 입을 헹구고, 가글한다. 가글할 수 없는 경우는 젖은 거즈로 닦아낸다.

③ 수분 섭취: 유제품(우유나 요구르트) 또는 물을 마시게 한다. 마시는 양은 보통 마시는 정도 (120~240ml, 소아는 1kg당 15ml 이하, 무리하게 마시게 하여 구토를 유발하지 않도록 주의한다).

  【이유】 단백질에 의한 점막 보호나 희석에 의해 자극의 완화를 기대할 수 있다.

2) 흡입

신선한 공기가 있는 장소로 이동한다. 실내를 환기한다.

3) 눈

• 눈을 비비지 않도록 주의하고, 즉시 물로 씻는다. 알칼리성 제품은 부식 작용이 있는 알칼리의 노출을 고려하여 적어도 30분간은 물로 씻어야 한다.

• 콘택트렌즈를 착용하고 있는 경우, 쉽게 뺄 수 있으면 뺀다.

4) 피부

① 제거: 피부에 부착된 것을 제거하고 닦아낸다. 부착된 의복은 벗는다.

② 세척: 물로 충분히 씻는다. 부식 작용이 있는 알칼리의 노출을 고려하여, 적어도 15분은 물로 씻어야 한다.

▌의료기관에서의 처치

1) 경구

【금기】 구토, 산에 의한 중화, 활성탄 및 설사약 투여

• 특별한 치료법은 없고, 우유나 물로 희석하거나 대증치료가 중심이 된다.

2) 흡입

• 증상에 따라 산소 투여, 호흡 관리를 한다.
• 현저한 호흡곤란, 천식, 상기도 부종이 나타나는 경우는 적극적인 치료를 한다.

3) 눈

• 눈물의 pH가 중성이 될 때까지 물로 씻는다.
• 증상이 남아 있는 경우는 안과적 진료가 필요하다.

4) 피부

부착 부위를 충분히 세정한다. 증상이 있으면 화상에 준하여 치료한다.

7. 치료상의 주의점

1. 구토 금기(부식성 물질이 재차 식도를 통과함으로써 염증이 악화되기 때문)
2. 중화 금기(식초나 주스를 마셔서 중화하려고 하면, 발생하는 열에 의해 화상을 입을 수 있다)
3. 소다, 탄산음료의 경구 투여는 금기(위에서 이산화탄소를 발생시켜, 때때로 위 파열의 위험이 있다)
4. 원액을 대량 섭취하여 위세척을 해야 하는 경우 가능한 한 빨리 천공에 주의하며 실시한다.
5. 내시경 검사는 섭취 후 12시간 이내에 천공에 주의하며 실시한다(24시간을 초과하면 천공의 위험이 커진다).

8. 체내 동태

1) 차아염소산나트륨

【흡수】 위액 등의 산성액에서 염소와 비이온형 차아염소산으로 존재하기 때문에 점막 투과성이 높아 위 점막에 흡수되기 쉽다. 단, 단백질이나 기타 조직 성분에 의해 급속히 불활성화되기 때문에 흡수되어 체순환에 도달하는 일은 적으므로, 대량 섭취 이외에는 문제가 되지 않는다.

2) 알칼리

【흡수】 보통 피부·점막에서 흡수된 독성은 문제가 되지 않는다.

39
배수관용 세정제

▌개요

제품 부엌, 욕실, 세면대 등의 배수관에 부착된 오염물을 세척하고 막힘이나 미끈거림, 악취를 제거하는 제품이다. 알칼리성 제품에는 차아염소산나트륨과 수산화나트륨을 함유하고 점도가 높은 액체 행태인 염소계 제품이 있고, 규산염이 주성분인 과립 형태 제품이 있다. 발포 타입으로 과탄산나트륨, 탄산나트륨, 황산나트륨 등을 함유한 제품도 있다.

문제가 되는 성분과 증상 알칼리성 제품은 조직 부식 작용이 있으며 농도에 의존하여 부착 부위에 화학 손상을 일으킨다. 경구뿐만 아니라 눈이나 피부 등에도 주의가 필요하다. 염소계 제품은 산화반응을 일으키므로 염소가스가 발생할 가능성이 있다.

JPIC 수신 상황 연간 약 70여 건의 문의가 있으며, 소아가 잘못 섭취한 사고, 사용 중에 흡입했거나 피부에 부착된 경우, 눈에 들어간 경우 등의 사고가 있다.

초기 대응을 위한 확인 사항

1. 제품

- 형태(액체, 겔, 과립, 분말, 정제 등), 용기(병, 봉지 등)
- 제품표시의 성분, 액성(알칼리성, 약알칼리성, 약산성 등).
- '혼합하면 위험' 표시 유무(염소계인지 아닌지 확인)

2. 노출 상황·경로

- 잘못 섭취한 경우, 핥은 정도인가? 대량으로 섭취했을 가능성은 없는가?
- 고형 제품을 섭취한 경우, 구강에 부착되어 있지 않은가? 정제가 인두나 식도에 걸린 기미는 없는가?
- 사용 중 일어난 사고의 경우, 다른 약제와 혼합하지 않았는가? 분말 제품을 배수관에 투입했을 때 흩날린 약제를 흡입하지 않았는가? 환기 상태, 보호구 사용 상황(마스크·안경·장갑 등)
- 눈에 들어가지 않았는가?
- 피부에 부착되지 않았는가?

3. 환자 상태·증상

- 구강 점막의 발적이나 부종, 통증, 구토, 설사는 없는가?
- 기침, 호흡곤란은 없는가? 천식 등의 기저질환은 없는가?
- 눈의 위화감, 통증, 충혈, 눈물 흘림은 없는가?
- 피부의 통증, 발적, 발진, 수포는 없는가?

초기 대응 포인트

1. 경구 노출

- 토하게 하지 말고, 입안의 물질을 제거하고 입을 헹군 후, 유제품 또는 물을 마시게 한다.
- 얼굴, 손발, 의복에 부착되어 있을 가능성이 있으면, 샤워 등으로 전신을 씻고 옷을 갈아입는다.

【즉시 진료】
- 구강 점막의 발적이나 부종, 통증, 구토 등의 증상이 있는 경우
- 정제가 인두나 식도에 걸린 기미가 있는 경우
- 증상은 없더라도 알칼리성 제품을 들이마신 경우. 또는 발포 타입 제품을 대량으로 마신 경우

【경과 관찰】
- 발포 타입 제품을 핥거나 한 모금 마신 정도로, 증상이 없는 경우

2. 흡입한 경우

【즉시 진료】

- 염소계 제품과의 산화반응으로 발생한 염소가스를 흡입한 경우. 특히 천식 등의 기저질환이 있는 경우 (발작으로 이어질 우려가 있다)
- 목 통증, 기침, 호흡곤란이 나타나고, 신선한 공기를 마셔도 개선되지 않는 경우

3. 눈에 들어간 경우

눈을 비비지 않도록 주의하여 즉시 세안한다.

【즉시 진료】

- 눈 뜨기 곤란한 경우, 눈을 씻은 후에도 통증, 충혈이 있는 경우
- 눈 씻기가 어려운 경우와 콘택트렌즈가 빠지지 않는 경우

4. 피부 노출

【만약을 위한 진료】 세척 후에도 발적, 통증, 발진이 있는 경우

▌해설

1. 제품에 대하여

- 부엌, 욕실, 세면대의 배수관에 부착된 음식물, 기름, 피지, 머리카락, 비누 등의 오염물을 세정하고 막힘이나 끈적거림, 악취를 제거하는 제품이다.
- 알칼리성으로 기름이나 단백질 등의 오염물을 녹여서 세정하는 타입과 약알칼리성~약산성으로 발포하여 세정하는 타입이 있다.

1) 알칼리성 제품

- 알칼리 작용과 물에 녹을 때의 용해열로 기름이나 단백질 등의 오염물을 녹여 세정한다. 일정량을 배수관에 넣고 잠시 내버려둔 후 물로 씻어낸다.
- 염소계 제품은 수산화나트륨(5% 미만), 차아염소산나트륨(5% 전후), 계면활성제(수 %) 등을 함유하고 '염소계', '혼합하면 위험' 표시가 있다. 배수관과의 밀착성을 높이기 위해 점도가 높은 액체 또는 젤 형태이며, 노즐이 달린 병 제품이 많다.
- 비염소계 제품으로서 규산나트륨이 주성분인 과립 제품도 있다.

2) 발포 타입 제품

- 발포성 분말을 배수관에 넣고 잠시 방치한 후 물로 헹군다. 1회분이 개별 포장되어 있으며, '비염소계', '산소계' 표시가 있는 제품이 많다.
- 발포제(과탄산나트륨, 탄산나트륨, 황산나트륨 등), 계면활성제(수 %) 등을 함유한 약알칼리성 제품과 이 성분들에 유기산(설파민산 등)을 첨가한 중성 제품도 있다.

2. 사고 발생 상황

▌JPIC 수신 상황

연간 건수	약 70여 건(일반 83%, 의료기관 16%, 기타 1%)
환자 연령층	1세 미만 8%, 1~5세 41%, 20~64세 40%, 65세 이상 6%, 기타·불명 5%
사고 상황	소아나 치매가 있는 고령자의 잘못된 섭취 등 48%(액체를 핥거나 분말이나 정제를 베어 먹은 경우 등), 오용 40%(다른 약제와 혼합한 경우, 뜨거운 물을 부은 경우, 사용 중 눈에 들어간 경우, 피부에 부착된 경우 등), 기타·불명 12%
증상 출현율	38%(기침, 호흡곤란, 구토, 구역질, 구토, 구강·인두의 통증, 발적, 부종, 눈 통증·충혈, 피부 통증이나 발적 등)

▌JPIC에서 파악한 의료기관 진료 예

【1986~2009년까지 24년간 파악한 소아(12세 이하)의 불의의 사고 사례】

배수관용 세정제 41건 중, 심각한 사례는 2건으로, 전부 올소규산나트륨을 함유한 분말 형태 제품을 잘못 섭취하여 구강 점막에 미란이 나타난 사례가 있고, 아랫입술에 종창, 구강에 수포가 나타난 사례가 있었다.

【1986~2010년까지 25년간 파악한 고령자(65세 이상)의 불의의 사례】

배수관용 세정제와 관련한 사례는 10건으로, 심각한 사례는 없었다.

3. 독성

문제가 되는 것은 알칼리성 제품이다.

* 알칼리제의 주요 작용인 조직의 부식 정도는 노출 양보다는 농도나 점도, pH, 접촉 시간에 크게 좌우된다.
* 염소계 표백제는 원액을 체중 1kg당 5ml 이상 대량 섭취할 경우 부식성 상해로 이어질 가능성이 있다. 파이프용 세정제는 염소계 표백제보다 수산화나트륨의 농도 및 점도가 높기 때문에 소량이라도 부착 부위에 부식성 상해를 초래할 가능성이 있다.
* 규산나트륨을 함유하는 플레이크 형태의 제품이 구강에 부착하면, 접촉시간이 길어져서 부식성 상해를 초래할 가능성이 있다.
* 염소가스가 발생한 경우는 증상 발현 농도 3~5ppm으로, 눈, 코, 기도 점막에 침범하여 비염, 눈물 흘림, 침 흘림, 기침이 발생한다.

4. 중독학적 약리작용

1) 염소계 제품(수산화나트륨, 차아염소산 함유)
* 알칼리에 의한 부식 작용(화학 손상), 방치하면 접촉 부위에서 더 깊은 곳까지 상해가 진행된다.
* 차아염소산에 의한 피부·점막 자극 작용
* 대량 섭취한 경우, 체내에 흡수된 차아염소산나트륨에 의한 작용
* 차아염소산이 다른 약제와 반응할 때 생성되는 가스에 의한 작용. 산화반응이나 열분해 시 발생하는 염소가스에 의해 점막 자극·부식 작용이 나타난다.

2) 규산나트륨 함유 제품
알칼리에 의한 부식 작용(화학 손상), 방치하면 접촉 부위에서 깊은 곳까지 상해가 진행된다.

3) 과탄산나트륨 함유 제품
* 약알칼리성(pH 10~11)에 의한 피부·점막 자극
* 분해 시 발생하는 과산화수소에 의한 피부·점막 자극, 조직에 접촉하면서 체내에서 발생한 산소에 의한 작용

5. 증상

알칼리성 제품은 부식 작용이 있는 알칼리에 의한 증상이 발생할 가능성이 있다. 염소계 제품은 수산화나트륨의 농도 및 점도가 높으므로 염소계 표백제나 곰팡이 제거제보다 더 큰 상해를 입을 수 있다. 또 발생한 염소가스를 흡입한 경우에는 호흡기 증상을 초래할 가능성이 있다.

1) 경구

【알칼리성 제품】

- 구강·인두의 통증, 발적과 종창, 구토 등이 나타나고, 식도와 위와 같이 직접 접촉한 부위에 알칼리에 의한 화학 손상이 일어날 가능성이 있다.
- 내시경 검사에서 식도염, 위염, 십이지장염 등이 나타날 수 있다.
- 심각한 경우에는 소화관 출혈·천공, 협착을 초래할 가능성이 있다.
- 잘못 삼켜서 화학성 폐렴이 의심되는 경우는 중증화될 가능성이 있다.

【발포 타입 제품】

구강·인두의 위화감, 구역질, 구토, 설사 등

2) 흡입

- 형태와 용도를 고려하면 흡입에 의한 사고는 일어나기 어렵다고 생각되지만, 염소계 제품의 산화반응이나 열분해 시 발생한 염소가스를 흡입한 경우에는 점막의 자극에 의한 인두통, 기침, 호흡곤란, 천식 등이 일반적이며, 중증의 경우는 상기도 부종, 기관지경련, 폐렴이 나타날 수 있다.
- 숨쉬기 힘듦, 기침, 구역질, 두통, 현기증 등을 호소할 수 있다.
- 천식 등의 기저질환이 있는 경우, 흡입에 의해 발작이 유발될 가능성이 있다.

3) 눈

- 눈의 자극감, 충혈, 동통, 눈물 흘림, 눈꺼풀 주위 부종 등
- 심각한 경우는 알칼리에 의한 각막이나 결막 손상, 시력장애

4) 피부

- 알칼리에 의한 심각한 피부 자극, 화학 손상, 비후
- 부착 부위의 미끄러운 느낌(알칼리에 의해 단백질이 분해되기 때문)

6. 처치

약제와의 접촉 시간을 단축하기 위해 즉시 세척하고 희석해야 한다.

▌가정에서의 응급처치

1) 경구

【금기】 토하게 해서는 안 된다.

【이유】 토하면 부식성 물질이 재차 식도를 통과함으로써 염증이 악화되기 때문이다.

① 제거: 입안에 남아 있는 것을 뱉게 한다. 소아나 고령자의 경우는 입안을 확인하여 제거하고, 닦아낸다.

② 헹굼: 물로 입을 헹구고, 가글한다. 가글할 수 없는 경우는 젖은 거즈로 닦아낸다.

③ 수분 섭취: 유제품(우유나 요구르트) 또는 물을 마시게 한다. 마시는 양은 보통 마시는 정도 (120~240ml, 소아는 1kg당 15ml 이하, 무리하게 마시게 하여 구토를 유발하지 않도록 주의한다).

【이유】 단백질에 의한 점막 보호나 희석에 의해 자극의 완화를 기대할 수 있다.

2) 흡입

신선한 공기가 있는 장소로 이동한다. 실내를 환기한다.

3) 눈

• 눈을 비비지 않도록 주의하고, 즉시 물로 씻는다. 부식 작용이 있는 알칼리의 노출을 고려하여 적어도 30분간은 물로 씻어야 한다.

• 콘택트렌즈를 착용하고 있는 경우 쉽게 뺄 수 있으면 뺀다.

4) 피부

① 제거: 피부에 부착된 것을 제거하고 닦아낸다. 부착된 의복은 벗는다.

② 세척: 물로 충분히 씻는다. 부식 작용이 있는 알칼리의 노출을 고려하여 적어도 15분은 물로 씻어야 한다.

▌ 의료기관에서의 처치

1) 경구

【금기】 알칼리성 제품은 구토, 산에 의한 중화, 활성탄 및 설사약의 투여

- 특별한 치료법은 없고, 우유나 물로 희석하거나 대증치료가 중심이 된다.

2) 흡입

- 증상에 따라 산소 투여, 호흡관리를 한다.
- 현저한 호흡곤란, 천식, 상기도 부종이 나타나는 경우는 적극적인 치료를 한다.

3) 눈

- 눈물의 pH가 중성이 될 때까지 물로 씻는다.
- 증상이 남아 있는 경우는 안과적 진료가 필요하다.

4) 피부

부착 부위를 충분히 세정한다. 증상이 있으면 화상에 준하여 치료를 한다.

7. 치료상의 주의점

1. 정제가 인두나 식도에 걸려 있을 가능성이 있으면 내시경 검사로 확인한 후 제거할 필요가 있다.
2. 알칼리성 제품의 경우
   - 구토 금기(부식성 물질이 재차 식도를 통과함으로써 염증이 악화되기 때문이다)
   - 중화 금기(식초나 주스를 마셔서 중화하려고 하면, 발생하는 열에 의해 화상을 입을 수 있다)
   - 소다, 탄산음료의 경구 투여는 금기(위에서 이산화탄소를 발생시켜, 때때로 위 파열의 위험이 있다)
   - 원액을 대량 섭취하여 위세척을 해야 하는 경우는 가능한 한 빨리 천공에 주의하여 실시한다.
   - 내시경 검사는 섭취 후 12시간 이내에 천공에 주의하여 실시한다(24시간을 초과하면 천공의 위험이 높아진다).

8. 체내 동태

1) 알칼리

【흡수】 보통 피부·점막에서 흡수된 독성은 문제가 되지 않는다.

2) 차아염소산나트륨

【흡수】 위액 등의 산성액에서는 염소와 비이온형 차아염소산으로 존재하기 때문에 점막 투과성이 높아 위 점막으로 흡수되기 쉽다. 단, 단백질이나 기타 조직 성분에 의해 급속히 불활성화되기 때문에 흡수되어 체순환에 도달하는 일은 적으므로, 대량 섭취 이외에는 문제가 되지 않는다.

40
배수구용 세정제

█ 개요

제품 배수구나 화장실의 물 고이는 부분의 오염물을 세정하고 끈적거림, 악취를 제거하는 제품이다. 청소할 때 사용하는 정제나 분말 타입과 배수구에 설치하는 정제 타입이 있으며, 염소계 제품(디클로로이소시아눌산 함유)과 비염소계 제품(탄산염, 유기산 등 함유)이 있다.

문제가 되는 성분과 증상 정제나 분말 자체를 핥거나 씹은 경우 구역질, 구토, 구강·인두의 통증 등 가벼운 소화기 증상이 나타나는 정도이다. 염소계 제품은 산성 세제 등과 병용할 시 염소가스가 발생할 가능성이 있다.

JPIC 수신 상황 연간 약 20여 건의 문의가 있다. 소아의 잘못된 섭취 사고가 절반을 차지하며, 성인의 경우 산성 세제와의 병용에 의한 염소가스 흡입 사고가 많고, 정제를 약으로 착각하여 잘못 삼키는 사고도 있다.

초기 대응을 위한 확인 사항

1. 제품

- 형태(정제인가, 분말인가?). 사용 방법(청소할 때 사용하는 타입인가, 배수구에 설치하는 타입인가?)
- 제품표시의 성분, 액성, '혼합하면 위험' 표시 유무(염소계인지 아닌지 확인)

2. 노출 상황·경로

- 잘못 섭취한 경우, 핥은 정도인가, 대량으로 섭취했을 가능성은 없는가?
- 고형 제품을 섭취한 경우, 구강에 부착되어 있지 않은가? 정제가 인두나 식도에 걸린 기미는 없는가? 분말이 주위에 흩날리거나 쏟아지지는 않았는가?
- 사용 중 사고의 경우, 산성 제품과의 병용 유무(산성 제품에 '혼합하면 위험', '산성 타입' 표시 유무).

3. 환자 상태·증상

- 구역질, 구토, 구강·인두의 통증은 없는가?
- 기침, 호흡곤란은 없는가? 천식 등의 기저질환은 없는가?
- 눈의 위화감, 통증, 충혈, 눈물 흘림은 없는가?
- 피부의 통증, 발적, 발진, 수포는 없는가?

초기 대응 포인트

1. 경구 노출

- 토하게 하지 말고, 입안의 물질을 제거하고 입을 헹군 후, 유제품 또는 물을 마시게 한다.
- 얼굴, 손발, 의복에 부착되어 있을 가능성이 있으면, 샤워 등으로 전신을 씻고 옷을 갈아입는다.

【즉시 진료】
- 여러 번의 구토나 복통이 있는 경우, 기침 등 호흡기 증상이 있는 경우
- 정제가 인두나 식도에 걸린 기미가 있는 경우
- 증상은 없더라도 대량으로 섭취했을 가능성이 있는 경우

【경과 관찰】 핥거나 한 모금 마신 정도로 구역질, 목 통증 등 가벼운 소화기 증상이 있는 경우

2. 흡입한 경우

【즉시 진료】
- 염소계 제품과의 산화반응으로 발생한 염소가스를 흡입한 경우. 특히 천식 등의 기저질환이 있는 경우 (발작으로 이어질 우려가 있다)
- 목 통증, 기침, 호흡곤란이 나타나고, 신선한 공기를 마셔도 개선되지 않는 경우

3. 눈에 들어간 경우

눈을 비비지 않도록 주의하여 즉시 세안한다.

【즉시 진료】 눈 뜨기 곤란한 경우, 눈 씻기가 어려운 경우와 콘택트렌즈가 빠지지 않는 경우

【만약을 위한 진료】 눈을 씻은 후에도 통증, 충혈이 있는 경우

4. 피부 노출

【만약을 위한 진료】 세척 후에도 발적, 통증, 발진이 있는 경우

▌해설

1. 제품에 대하여

부엌, 욕실, 세면대의 배수구나 화장실의 물 고이는 부분에 부착된 오염물을 세정하고 끈적거림, 악취를 제거하는 제품이다. 청소 시에 사용하는 타입과 배수구에 설치하는 타입이 있다.

1) 청소 시 사용하는 타입

- 발포성이 있는 정제나 분말을 배수구에 넣고 잠시 방치한 후, 물로 헹군다. 1회분이 개별 포장된 과립이나 정제가 많다.
- 염소계 제품은 디클로로이소시아눌산나트륨이 주성분으로, 탄산염(탄산나트륨, 탄산수소나트륨 등), 유기산(숙신산, 푸마르산 등), 계면활성제(수 %) 등을 함유하고, '염소계', '혼합하면 위험' 표시가 있다. 액성은 약산성~중성이다.
- 비염소계 제품으로서 탄산염(과탄산나트륨, 탄산나트륨 등), 유기산(구연산 등), 계면활성제(수 %) 등을 함유한 산성 제품이 있고, 모노과황산수소칼륨, 소듐 퍼보레이트, 탄산염(탄산나트륨, 탄산수소나트륨 등), 설파민산, 계면활성제 등을 함유한 약알칼리성 제품 등이 있다.

2) 배수구에 설치하는 타입(끈적거림 제거제)

- 주로 부엌용으로 케이스에 든 정제를 배수구에 설치한다. 물을 흘려주면 성분이 서서히 녹아 몇 주 정도 효과가 지속된다.
- 염소계 제품은 물에 의해 조금씩 분해되어 차아염소산을 유리하고 표백·제균 작용을 한다. 주성분은 디클로로이소시아눌산 또는 트리클로로이소시아눌산의 염(90% 이상)으로 '염소계',

'혼합하면 위험' 표시가 있다.

- 비염소계로서 과황산수소칼륨이 주성분인 제품이나 항균제가 주성분인 제품도 있다.
- 가정용 배수구 세정제 협의회의 자체기준이 있다.

2. 사고 발생 상황

▌JPIC 수신 상황

연간 건수   약 20여 건(일반 88%, 의료기관 12%)

환자 연령층   1세 미만 7%, 1~5세 50%, 20~64세 38%, 기타·불명 5%

사고 상황   소아나 치매가 있는 고령자의 잘못된 섭취 등 56%(액체를 핥거나 분말이나 정제를 베어 먹은 경우 등), 오용 38%(다른 약제와의 혼합으로 인해 발생한 가스를 흡입한 경우, 정제를 약으로 착각하여 마신 경우 등), 기타·불명 6%

증상 출현율   36%(목 위화감, 구역질, 구토, 구강·인두의 통증, 눈 위화감, 충혈 등)

▌JPIC에서 파악한 의료기관 진료 예

【1986~2009년까지 24년간 파악한 소아(12세 이하)의 불의의 사고 사례】

세제, 세정제에 의한 1047건 중, 배수구용 세정제에 의한 심각한 사례는 없었다.

【1986~2010년까지 25년간 파악한 고령자(65세 이상)의 불의의 사고 사례】

세제, 세정제에 의한 573건 중, 배수구용 세정제에 의한 심각한 사례는 없었다.

▌문헌 보고 예

치매가 있는 고령자가 디클로로이소시아눌산을 함유한 정제를 잘못 섭취하여 후두 부종을 초래한 증례 보고가 있다(가도쿠라 아야나, 외: 일응급의회지 2015; 26: 344).

3. 독성

- 섭취량이나 노출 상황에 따라 디클로로이소시아눌산나트륨, 트리클로로이소시아눌산, 탄산염, 유기산 등의 자극성이 문제가 될 수 있다.
- 염소가스 증상 발현 농도는 3~5ppm으로, 눈, 코, 기도 점막에 침범하여 비염, 눈물 흘림, 침 흘림, 기침이 발생한다.

4. 중독학적 약리작용

1) 디클로로이소시아눌산, 트리클로로이소시아눌산

- 수용액에서 가수분해되어 유리된 차아염소산에 의한 피부·점막 자극 작용
- 산화반응으로 발생한 염소가스의 점막 자극·부식 작용

2) 탄산염(과탄산나트륨, 탄산나트륨 등), 유기산(구연산)

피부·점막 자극

5. 증상

자극에 의한 증상이 발생할 수 있으며, 산화반응으로 발생한 염소가스를 흡입한 경우에는 호흡기 증상을 일으킬 수 있다.

1) 경구

- 얇은 정도나 소량 섭취 시 구역질, 구토, 구강·인두의 통증 등의 소화기 증상
- 정제를 통째로 삼켜서 목에 걸렸을 때는 걸린 부위에 자극이 문제가 된다.
- 잘못 삼키면 화학성 폐렴을 일으킬 가능성이 있다.

2) 흡입

- 염소계 제품과 산성 물질의 혼합으로 발생한 염소가스를 흡입한 경우는 점막 자극에 의한 인두통, 기침, 호흡곤란, 천식 등이 일반적으로 나타나며, 중증의 경우는 상기도 부종, 기관지경련, 폐렴이 나타날 수 있다. 천식 등의 기저질환이 있는 경우, 흡입에 의해 발작이 유발될 가능성이 있다.
- 불쾌감, 구역질, 구토, 두통, 현기증을 호소할 수 있다.

3) 눈

눈의 자극감, 충혈, 통증이 나타난다.

4) 피부

가려움이나 통증, 홍반, 발진, 수포가 나타날 가능성이 있다(자극성 접촉피부염).

▌ 가정에서의 응급처치

1) 경구

① 제거: 입안에 남아 있는 것을 뱉게 한다. 소아나 고령자의 경우는 입안을 확인하여 제거하고, 닦아낸다.

② 헹굼: 물로 입을 헹구고, 가글한다. 가글할 수 없는 경우는 젖은 거즈로 닦아낸다.

③ 수분 섭취: 유제품(우유나 요구르트) 또는 물을 마시게 한다. 마시는 양은 보통 마시는 정도 (120~240ml, 소아는 1kg당 15ml 이하, 무리하게 마시게 하여 구토를 유발하지 않도록 주의한다).

【이유】 단백질에 의한 점막 보호나 희석에 의한 자극의 완화를 기대할 수 있다.

2) 흡입

신선한 공기가 있는 장소로 이동한다. 실내를 환기한다.

3) 눈

• 눈을 비비지 않도록 주의하고, 즉시 물로 씻는다.

• 콘택트렌즈를 착용하고 있는 경우, 쉽게 뺄 수 있으면 뺀다.

4) 피부

① 제거: 피부에 부착된 것을 제거하고 닦아낸다. 부착된 의복은 벗는다.

② 세척: 물로 충분히 씻는다.

▌ 의료기관에서의 처치

1) 경구

【금기】 구토, 산에 의한 중화, 활성탄 및 설사약 투여

• 특별한 치료법은 없고, 우유나 물로 희석하거나 대증치료가 중심이 된다.

2) 흡입

• 증상에 따라 산소 투여, 호흡 관리를 한다.

• 현저한 호흡곤란, 천식, 상기도 부종이 나타나는 경우는 적극적인 치료를 한다.

3) 눈

• 눈물의 pH가 중성이 될 때까지 물로 씻는다.

• 증상이 남아 있는 경우는 안과적 진료가 필요하다.

4) 피부

접촉 부위를 충분히 세정한다. 증상이 있으면 대증치료를 한다.

7. 치료상의 주의점

인두나 식도에 걸려 있을 가능성이 있으면 내시경 검사 등으로 확인한 후 제거할 필요가 있다.

8. 체내 동태

차아염소산나트륨

【흡수】 위액 등의 산성액에서는 염소와 비이온형 차아염소산으로 존재하기 때문에 점막 투과성이 높아 위 점막으로 흡수되기 쉽다. 단, 단백질이나 기타 조직 성분에 의해 급속히 불활성화되기 때문에 흡수되어 체순환에 도달하는 일은 적으므로, 대량 섭취 이외에는 문제가 되지 않는다.

41
화장실용 세제·세정제

▌개요

제품 화장실의 변기나 변기 주위의 오염물을 청소하기 위해 사용하는 제품이다. 노즐이 달린 병 제품은 변기 안에 뿌린 후 물로 씻어내고, 핸드 스프레이나 펌프식 병 제품은 브러시로 문질러 세척하거나 분무 후 닦아낸다. 오염물질 제거 작용이 있어 세정제, 세제, 클리너로 분류되며, 세정제로는 알칼리성 염소계 제품, 염산 함유 제품(산성), 염산 이외의 산(설파민산, 구연산, 젖산 등)을 함유한 제품이 있다.

> ※ 설치 타입은 "42. 화장실용 방향 세정제"(356쪽) 참조. 물 고인 면에 투입하는 타입은 "40. 배수구용 세정제"(339쪽) 참조.

문제가 되는 성분과 증상 염소계 제품과 염산 함유 제품은 수산화나트륨이나 염산에 의한 피부·점막의 부식 작용이 문제가 된다. 그 이외의 제품은 계면활성제, 산 등에 의한 점막 자극 작용이 주를 이루며, 경구 노출 시 구역질, 구토 등의 소화기 증상을 일으킬 가능성이 있다. 염소계 제품과 산성 제품을 혼합·병용할 때 발생하는 염소가스를 흡입한 경우는 호흡기 증상을 일으킬 가능성이 있으며, 호흡 관리가 필요할 수도 있다.

JPIC 수신 상황 연간 약 100여 건의 문의가 있다. 소아와 치매가 있는 고령자가 잘못 삼킨 경우가 절반 이상을 차지하고, 화장실 청소 중 여러 제품을 함께 사용해서 발생한 가스를 흡입하는 사고도 있다.

제품에 따라 성분이 다르므로, 제품표시, 형태, 사용 방법 등을 가능한 한 정확하게 파악한다.

1. 제품

- 형태, 용기(노즐 부착 병, 핸드 스프레이, 에어로졸 등)
- 사용 방법(변기 안에 뿌리고 물로 씻어내는 제품, 브러시로 문질러 세척하는 제품, 분무 후 닦아내는 제품 등)
- 제품표시 품명(화장실용 세정제, 화장실용 합성세제, 클리너 등)
- 제품표시 성분(수산화나트륨, 차아염소산나트륨, 염산설파민산, 구연산, 젖산, 계면활성제 등). 액성상, '혼합하면 위험', '염소계', '산성 타입' 표시 유무)

2. 노출 상황·경로

1) 잘못 섭취한 경우

- 핥은 정도인가, 대량으로 마셨을 가능성은 없는가?
- 스프레이 제품의 경우, 얼굴이나 입을 향해 분무하여 눈에 들어가거나 흡입하지는 않았는가?

2) 사용 중 사고의 경우

- 흡입했는가, 눈에 들어갔는가, 피부에 부착되었는가?
- 여러 개의 세제나 세정제를 혼합하거나 병용하지 않았는가?
- 환기 상태, 보호구의 사용 상황(마스크·안경·장갑 등)

3. 환자 상태·증상

- 구역질, 구토, 복통 등의 소화기 증상은 없는가?
- 기침, 호흡곤란은 없는가? 천식 등의 기저질환은 없는가?
- 눈의 위화감, 통증, 충혈, 눈물 흘림은 없는가?
- 피부의 통증, 발적, 발진, 수포는 없는가?

1. 경구 노출

- 토하게 하지 말고, 입안의 물질을 제거하고 입을 헹군 후, 유제품 또는 물을 마시게 한다.
- 얼굴, 손발, 의복에 부착되어 있을 가능성이 있으면, 샤워 등으로 전신을 씻고 옷을 갈아입는다.

【즉시 진료】
- 구강 점막의 발적이나 부종, 통증, 구토, 설사 등의 증상이 있는 경우
- 증상은 없더라도 대량으로 섭취했을 가능성이 있는 경우

【만약을 위한 진료】 증상은 없더라도 염소계 제품이나 염산 함유 제품을 핥거나 섭취한 경우

【경과 관찰】 기타 제품을 핥거나 한 모금 마신 정도로, 구강의 위화감, 구역질 등 경증의 소화기 증상이 있는 경우

2. 흡입한 경우

【즉시 진료】

- 염소계 제품과의 산화반응에 의해 발생한 염소가스를 흡입한 경우. 특히 천식 등의 기저질환이 있는 경우(발작으로 이어질 우려가 있다)
- 목 통증, 기침, 호흡곤란이 나타나고, 신선한 공기를 마셔도 개선되지 않는 경우

3. 눈에 들어간 경우

눈을 비비지 않도록 주의하여 즉시 세안한다.

【즉시 진료】

- 눈 뜨기 곤란한 경우, 눈 씻기가 어려운 경우와 콘택트렌즈가 빠지지 않는 경우
- 알칼리성 제품, 산성 제품의 경우

【만약을 위한 진료】 알칼리성과 산성 제품 이외의 제품으로 눈을 씻은 후에도 통증, 충혈이 있는 경우

4. 피부 노출

【만약을 위한 진료】 세척 후에도 발적, 통증, 발진이 있는 경우

▌해설

1. 제품에 대하여

화장실 변기의 오염물(대변, 오물, 요석, 물때 등)이나 변기 주위의 오염물을 청소할 때 사용하는 제품이다. 오염을 제거하는 작용이 있어 일본의 가정용품품질표시법에서는 세정제, 세제, 클리너로 분류되어 있다. 제품표시 품명에 '화장실용 세정제', '화장실용 합성세제' 등으로 기재되어 있다. 노즐이 부착된 병 제품은 주로 변기 안을 청소할 때 사용하며, 점성이 있는 액체를 변기에 뿌리고 물로 씻어낸다. 핸드 스프레이나 펌프식 병 제품은 변기에 뿌리고 브러시로 문지른 후 씻어내기, 변기 주위에 분무한 후 닦아내기, 휴지로 닦아내기 등의 사용 방법이 있다.

1) 화장실용 세정제로 염소계 제품(알칼리성)

• 노즐이 부착된 병 제품으로, '염소계'라고 기재되어 있다. 유기물 오염을 분해하여 오염을 제거한다.

• 차아염소산나트륨(5% 이하), 수산화나트륨(2% 이하), 계면활성제 등이 배합되며, pH 13 이상의 알칼리성으로 점성이 있는 액체이다.

• 산성 제품과 혼합하여 사용하면 염소가스가 발생하는 위험성이 있기 때문에, 일본의 가정용품품질표시법에서는 '염소계', '혼합하면 위험' 등의 표시를 하는 것이 의무화되어 있다.

2) 화장실용 세정제로 염산 함유 제품(산성)

• 노즐이 부착된 병 제품으로, 염산(10% 이하)을 함유한다. 산에 의해 요석의 주성분인 인산칼슘을 분해하여 오염을 제거한다.

• 염소계 제품과 혼합하여 사용하면 염소가스가 발생하는 위험성이 있기 때문에, 일본의 가정용품품질표시법에서는 '산성 타입', '혼합하면 위험' 등의 표시를 하는 것이 의무화되어 있다.

3) 화장실용 세정제로 염산 이외의 산을 함유한 제품(산성)

핸드 스프레이나 펌프식 병 타입 제품으로, 산성이다. 계면활성제 이외에 설파민산, 구연산, 젖산 등을 함유한다.

4) 화장실용 세제(약산성~중성~약알칼리성)

• 인산칼슘을 분해하는 킬레이트제와 계면활성제가 주성분이다. 용제로 알코올이나 글리콜류를 함유한 제품이 많다. 휴지로 닦아내는 타입은 알코올(에탄올, 이소프로필알코올)을 수십 % 함유한 제품도 있다.

• 핸드 스프레이 제품이 많지만, 병이나 에어로졸 제품도 있다.

5) 화장실용 클리너(약산성~중성~약알칼리성)

연마제로 요석이나 물때를 제거하는 제품으로, 실리카 등의 연마제가 주성분이며 계면활성제를 함유한다. 변기나 타일 바닥에 사용할 수 있다.

2. 사고 발생 상황

▌JPIC 수신 상황

연간 건수	약 100여 건(일반 68%, 의료기관 27%, 기타 5%)
환자 연령층	5세 미만 46%, 20~64세 34%, 65세 이상 13%, 기타·불명 7%
사고 상황	소아나 치매가 있는 고령자의 잘못된 섭취 등 56%(병이나 스프레이 끝을 핥은 경우, 세제가 부착된 화장실용 브러시를 핥은 경우 등), 오용 19%(화장실을 청소할 때 여러 약제와 세정제를 함께 사용한 경우, 액이 튀어 눈에 들어간 경우 등), 기타·불명 25%
증상 출현율	31%(구역질, 구토, 목 통증, 기침, 현기증, 천식, 호흡곤란, 눈이나 피부 통증 등)

▌JPIC 에서 파악한 의료기관 진료 예

【1986~2009년까지 24년간 파악한 소아(12세 이하)의 불의의 사고 사례】

심각한 사례는 1건 있었다.

사례: 형제 중, 큰아이가 핸드 스프레이 타입의 화장실용 세제를 작은아이의 안면에 분무하여, 눈꺼풀 주위 결막염과 구강 미란이 나타났다.

【1986~2010년까지 25년간 파악한 고령자(65세 이상)의 불의의 사고 사례】

심각한 사례는 2건이었고, 전부 알칼리성 염소계 제품과 산성 제품의 병용으로 인한 사고였다.

사례: 화장실을 청소할 때 염소계 화장실용 세정제와 염산 함유 화장실용 세정제를 혼합하여 사용해 발생한 가스를 흡입했다. 호흡곤란이 나타났다.

3. 독성

1) 염소계 제품

- 알칼리제의 주요 작용인 조직의 부식 정도는 노출 양보다는 농도나 점도, pH, 접촉 시간에 크게 좌우된다.
- 차아염소산 함유 제품의 원액을 체중 1kg당 5ml 이상 대량 섭취한 경우, 부식성 상해로 이어질 가능성이 있다.
- 염소가스로서 증상 발현 농도 3~5ppm(눈, 코, 기도 점막에 침범하여 비염, 눈물 흘림, 침 흘림, 기침이 발생한다)

2) 염산 함유 제품

염산의 주요 작용인 조직의 부식 정도는 노출 양보다는 농도나 점도, pH, 접촉 시간에 크게 좌우된다. 염산의 함유량이 10%가량 되기 때문에 강한 부식성이 있으며, 대량 섭취하면 치명적이다.

3) 염산 이외의 산을 함유한 제품

노출 경로나 노출 양에 따라 산이나 계면활성제 중독을 고려한다.

4) 화장실용 세제

노출 경로나 노출 양에 따라 주로 계면활성제 중독을 고려한다. 휴지로 닦아내는 타입으로 알코올을 함유한 제품을 대량 섭취한 경우, 알코올의 독성을 고려할 필요가 있다.

5) 화장실용 클리너

노출 경로나 노출 양에 따라 계면활성제에 의한 점막 자극이 문제가 된다.

4. 중독학적 약리작용

1) 염소계 제품(수산화나트륨, 차아염소산 함유)

- 차아염소산에 의한 피부·점막 자극 작용
- 알칼리에 의한 부식 작용(화학 손상), 방치하면 접촉 부위에서 더 깊은 곳까지 상해가 진행된다.
- 차아염소산이 다른 약제와 반응하여 생성되는 가스에 의한 작용. 산화반응이나 열분해 시 염소가스가 발생하고 점막 자극·부식 작용이 나타난다.

2) 염산

피부·점막 부식 작용(중증의 화학 손상)

3) 설파민산, 젖산

산으로서 피부·점막 자극·부식 작용(저농도에서는 자극성, 고농도에서는 화학 손상)

4) 구연산

- 산으로서 피부·점막 자극 작용
- 체내에 흡수된 구연산에 의한 체액의 pH 변화
- 구연산과 칼슘의 결합에 의한 저칼슘혈증, 고칼륨혈증

5) 계면활성제

피부·점막 자극 작용. 체내 순환계의 전신 작용으로 혈관 투과성 항진 작용·세포 팽윤 작용

6) 알코올(에탄올, 이소프로필알코올)

점막 자극 작용, 중추신경 억제 작용

5. 증상

1) 경구

【염소계 제품】

- 잘못 섭취한 경우에는 경미한 소화기 자극에 의한 증상(인두에서 상복부에 걸친 동통, 구역질, 구토)이 나타나는 정도이다.
- 대량 섭취(체중 1kg당 5ml 이상)한 경우, 구강·인두, 식도, 위와 같이 직접 접촉한 부위에 알칼리에 의한 화학 손상이 일어날 가능성이 있다.
- 내시경 검사에서 식도염, 위염, 십이지장염 등이 나타날 수 있다.
- 심각한 경우에는 소화관 출혈·천공, 협착을 초래할 가능성이 있다.
- 잘못 삼켜서 화학성 폐렴이 의심되는 경우는 중증화될 가능성이 있다.

【염산 함유 제품】

- 소화관의 화학 손상에 의한 구강·인두통, 연하곤란, 구토, 흉통, 복통
- 대량 섭취한 경우, 소화관 출혈(토혈, 혈성 설사), 소화관 천공·협착(주로, 소화관의 위 유문부). 전신 증상으로 산성혈액증, 쇼크, 의식장애, 파종성 혈관 내 응고 증후군(DIC), 전해질 이상 등

【염산 이외의 산을 함유한 제품, 화장실용 세제, 화장실용 클리너】

- 구강의 위화감, 구역질, 구토, 구강·인두 통증 등의 소화기 증상이 주로 나타난다.
- 잘못 삼키면 화학성 폐렴을 일으킬 가능성이 있다.
- 알코올을 함유한 제품의 경우 중추신경 억제에 의해 만취 상태, 구역질, 구토, 의식장애 등이 나타날 가능성이 있다.

2) 흡입

- 염소계 제품과 산성 물질의 혼합으로 발생한 염소가스를 흡입한 경우, 점막 자극에 의한 인두통, 기침, 호흡곤란, 천식 등이 일반적이며, 중증일 때는 상기도 부종, 기관지경련, 폐렴이 나타날 수 있다.
- 천식 등의 기저질환이 있는 경우, 흡입에 의해 발작이 유발될 가능성이 있다.
- 불쾌감, 구역질, 구토, 두통, 현기증, 동계 등을 호소할 수 있다.

3) 눈

- 눈의 자극감, 충혈, 동통, 눈물 흘림, 눈꺼풀 주위 종창 등
- 알칼리성 제품과 산성 제품은 심각한 경우에 각막이나 결막의 손상, 시력장애를 초래한다.

4) 피부

- 가려움이나 통증, 홍반, 발진, 수포 등이 나타날 가능성이 있다(자극성 접촉피부염).
- 알칼리성 제품과 산성 제품은 심각한 피부 자극, 화학 손상 등

6. 처치

알칼리성 제품과 산성 제품은 약제와의 접촉 시간을 단축하기 위해 즉시 세척을 시작하고 희석한다.

▌가정에서의 응급처치

1) 경구

【금기】 알칼리성 또는 산성 제품에서는 토하게 해서는 안 된다.

【이유】 토하면 부식성 물질이 재차 식도를 통과함으로써 염증이 악화되기 때문이다.

① 제거: 입안에 남아 있는 것을 뱉게 한다. 소아나 고령자의 경우 입안을 확인하여 제거하고, 닦아낸다.

② 헹굼: 물로 입을 헹구고, 가글한다. 가글할 수 없는 경우는 젖은 거즈로 닦아낸다.

③ 수분 섭취: 유제품(우유나 요구르트) 또는 물을 마시게 한다. 마시는 양은 보통 마시는 정도 (120~240ml, 소아는 1kg당 15ml 이하, 무리하게 마시게 하여 구토를 유발하지 않도록 주의한다).

  【이유】 단백질에 의한 점막 보호나 희석에 의해 자극의 완화를 기대할 수 있다.

2) 흡입

신선한 공기가 있는 장소로 이동한다. 가스가 발생한 경우는 환기한다.

3) 눈

- 눈을 비비지 않도록 주의하고, 즉시 물로 씻는다. 알칼리성 제품이나 산성 제품은 부식 작용이 있는 알칼리의 노출을 고려하여 적어도 30분간은 물로 씻어야 한다.
- 콘택트렌즈를 착용하고 있는 경우, 쉽게 뺄 수 있으면 뺀다.

4) 피부

① 제거: 피부에 부착된 것을 제거하고 닦아낸다. 부착된 의복은 벗는다.
② 세척: 물로 충분히 씻는다. 알칼리성 제품이나 산성 제품은 부식 작용이 있는 알칼리의 노출을 고려하여 적어도 15분은 물로 씻어야 한다.

■ 의료기관에서의 처치

1) 경구

【금기】알칼리성 제품이나 산성 제품은 구토, 중화, 활성탄 및 설사약의 투여
- 특별한 치료법은 없고, 우유나 물로 희석하거나 대증치료가 중심이 된다.

2) 흡입

- 증상에 따라 산소 투여, 호흡 관리를 한다.
- 현저한 호흡곤란, 천식, 상기도 부종이 나타나는 경우는 적극적인 치료를 한다.

3) 눈

- 눈물의 pH가 중성이 될 때까지 물로 씻는다.
- 증상이 남아 있는 경우는 안과적 진료가 필요하다.

4) 피부

부착 부위를 충분히 세정한다. 증상이 있으면 대증치료를 한다. 알칼리성 제품이나 산성 제품은 화상에 준하여 치료한다.

7. 치료상의 주의점

알칼리성 제품, 산성 제품

1. 구토 금기(부식성 물질이 재차 식도를 통과함으로써 염증이 악화되기 때문)
2. 중화 금기(식초나 주스를 마셔서 중화하려고 하면, 발생하는 열에 의해 화상을 입을 수 있다)
3. 소다, 탄산음료의 경구 투여는 금기(위에서 이산화탄소를 발생시켜, 때때로 위 파열의 위험이 있다)
4. 원액을 대량 섭취하여 위세척을 해야 하는 경우는 가능한 한 빨리 천공에 주의하여 실시한다.
5. 내시경 검사는 섭취 후 12시간 이내에 천공에 주의하여 실시한다(24시간을 초과하면 천공의 위험이 높아진다).

8. 체내 동태

1) 알칼리, 산

【흡수】 보통 피부·점막에서 흡수된 독성은 문제가 되지 않는다. 구연산은 소화관에서 잘 흡수되지만, 제품 중 함유량을 고려하면 구연산의 흡수 독성은 거의 무시할 수 있다.

2) 차아염소산나트륨

【흡수】 위액 등의 산성액에서는 염소와 비이온형 차아염소산으로 존재하기 때문에 점막 투과성이 높고 위 점막으로 흡수되기 쉽다. 단, 단백질이나 기타 조직 성분에 의해 급속히 불활성화되기 때문에 흡수되어 체순환에 도달하는 일은 적으므로, 대량 섭취 이외에는 문제가 되지 않는다.

3) 계면활성제

【흡수】 분자구조에 따라 차이는 있지만 기본적으로 소화관에서 흡수된다.
【대사·배설】 간에서 대사된 후 소변 또는 대변으로 배설된다.

42

화장실용 방향 세정제

█ 개요

제품 수세식 화장실의 세정, 오염 방지, 냄새 제거, 방향을 목적으로 한 제품으로 변기 물탱크 위의 손 씻는 곳에 두는 타입, 물탱크에 투입하는 타입, 변기 안쪽에 붙이는 타입이 있다. 주성분은 음이온·비이온 계면활성제로, 제품에 따라 표백 성분(디클로로이소시아눌산나트륨, 소듐 퍼보레이트, 과산화수소 등)을 함유한 제품, 양이온 계면활성제를 함유한 제품이 있고, 액체 제품 중에는 에틸렌글리콜을 함유한 것도 있다.

　※ 옮긴이 주: 일본의 화장실은 변기 물탱크 위에 세면대가 있는 경우가 많다.

문제가 되는 성분과 증상 경구 섭취한 경우, 계면활성제의 점막 자극 작용에 의한 소화기 증상이 주로 나타나며 잘못 삼킨 경우에는 화학성 폐렴을 일으킬 가능성이 있다.

JPIC 수신 상황 연간 약 300여 건의 문의가 있으며, 변기 안에 붙이는 타입의 판매 이후 문의 건수가 증가하고 있다. 대부분 소아가 잘못 삼킨 사고이다.

1. 제품

• 형태(고형, 겔, 액체 등), 사용 방법(물탱크 위 손 씻는 곳 설치, 물탱크에 투입, 변기 안쪽에 붙이는 타입 등)

• 제품표시의 성분. 특히 표백 성분(디클로로이소시아눌산나트륨, 소듐 퍼보레이트, 과산화수소 등), 제균 성분(양이온 계면활성제), 액체 제품은 에틸렌글리콜의 표시 유무를 확인. 액성

2. 노출 상황·경로

• 잘못 섭취한 경우, 핥거나 씹은 정도인가, 제품을 한 개 전부 등 대량 섭취했을 가능성은 없는가?

• 눈에 들어가지 않았는가? 부착된 손으로 눈을 만지지 않았는가?

• 피부에 부착되지 않았는가?

3. 환자 상태·증상

• 구강·인두의 통증, 구역질, 구토 등의 소화기 증상은 없는가?

• 기침, 호흡곤란은 없는가? 기관에 들어가지 않았는가?

• 눈의 위화감, 통증, 충혈, 눈물 흘림은 없는가?

• 피부의 통증, 발적, 발진, 수포는 없는가?

1. 경구 노출

• 토하게 하지 말고, 입안의 물질을 제거하고 입을 헹군 후, 유제품 또는 물을 마시게 한다.

• 얼굴, 손발, 의복에 부착되어 있을 가능성이 있으면, 샤워 등으로 전신을 씻고 옷을 갈아입는다.

【즉시 진료】 여러 번의 구토나 기침 등 소화기 증상이 있는 경우

【만약을 위한 진료】

• 증상은 없더라도 제품 한 개를 전부 섭취했을 가능성이 있는 경우(특히 고령자일 때)

• 에틸렌글리콜을 함유한 제품을 마신 경우

【경과 관찰】 핥거나 한 모금 마신 정도로 구강의 위화감, 구역질 등 가벼운 소화기 증상 정도일 경우

2. 흡입한 경우

제품 성질상 흡입해서 문제가 된다고 생각하기 어렵지만, 디클로로이소시아눌산을 함유한 제품을 산성 제품과의 혼합했을 때 발생하는 염소가스를 흡입할 가능성이 있다.

【즉시 진료】 염소계 제품과의 산화반응으로 발생한 염소가스를 흡입한 경우. 특히 천식 등의 기저질환이 있는 경우(발작으로 이어질 우려가 있다)

3. 눈에 들어간 경우

눈을 비비지 않도록 주의하여 즉시 세안한다.

【즉시 진료】 눈 뜨기 곤란한 경우, 눈 씻기가 어려운 경우와 콘택트렌즈가 빠지지 않는 경우

【만약을 위한 진료】 알칼리성 제품 또는 산성 제품 이외의 제품으로, 눈을 씻은 후에도 통증, 충혈이 있는
경우

4. 피부 노출

【만약을 위한 진료】 세척 후에도 발적, 통증, 발진이 있는 경우

▌해설

1. 제품에 대하여

- 수세식 화장실의 세정, 오염 방지, 냄새 제거, 방향을 목적으로 사용된다. 변기 물탱크 위의 손
  씻는 곳에 두는 타입, 물탱크에 투입하는 타입, 변기 안쪽에 붙이는 타입이 있다.
- 변기 물탱크 위의 손 씻는 부분에 두는 타입은 겔상(25~30g)이나 액체(70~80ml) 제품이 있으
  며, 전용 용기에 넣어 손 씻는 곳 구멍에 설치하면 손 씻을 때 조금씩 흘러나와 3~5주 정도 효
  과가 지속된다.
- 물탱크에 넣는 타입은 겔상(30~120g)으로, 외장필름이나 용기를 변기 물탱크에 넣어두면 조금
  씩 용해되어 3~8주간 효과가 지속된다.
- 변기 안쪽에 붙이는 타입은 겔(1회분 6~7g)을 용기에서 덜어내어 변기 안쪽의 물이 닿는 곳에
  붙여두면 물이 나올 때마다 서서히 녹아 일주일 정도 효과가 있다.
- 목적에 따라 화장실용 방향제, 화장실용 탈취제, 화장실용 세제, 화장실용 표백제 등으로 판
  매되고 있으며, 세제와 표백제는 일본 가정용품품질표시법의 대상 품목이다.
- 주요 성분은 계면활성제(음이온, 비이온, 10~80%)와 향료이며 킬레이트제, 효소, 색소 등을 함
  유한다. 그밖에 '표백' 표시가 있는 제품은 표백 성분(디클로로이소시아눌산나트륨, 소듐 퍼보레이
  트, 과산화수소)을 함유한다. 양이온 계면활성제(염화벤잘코늄 등)을 함유하여 제균을 강조한 제
  품이나 에틸렌글리콜을 함유한 액체 제품도 있다.
- 수용액은 약산성~약알칼리성이다.

2. 사고 발생 상황

▌JPIC 수신 상황

연간 건수 약 30여 건(의료기관 11%, 일반 88%, 기타 5%)

환자 연령층 1세 미만 18%, 1~5세 75%, 20~64세 3%, 65세 이상 2%, 기타·불명 2%

사고 상황 소아나 치매가 있는 고령자의 잘못된 섭취 등 97%(변기 물탱크 상부에 설치한 제품을 핥은 경우, 변기 안에 붙어 있던 제품을 손가락으로 떠서 핥은 경우 등), 기타·불명 3%

증상 출현율 12%(구강·인두의 통증, 구역질, 구토)

▌JPIC에서 파악한 의료기관 진료 예

【1986~2009년까지 24년간 파악한 소아(12세 이하)의 불의의 사고 사례】

화장실용 세정제 70건 중, 화장실용 방향 세정제에 의한 심각한 사례는 없었다.

【1986~2010년까지 25년간 파악한 고령자(65세 이상)의 불의의 사고 사례】

화장실용 세정제 49건 중, 화장실용 방향 세정제에 의한 심각한 사례는 없었다.

3. 독성

노출 경로나 노출 양에 따라 계면활성제, 표백 성분, 에틸렌글리콜의 독성을 고려한다.

- 계면활성제의 작용, 특히 국소작용은 농도에 의존한다. 저농도에서는 증상이 나타나지 않지만, 고농도에서는 중증화한다. 따라서 독성치가 낮아도 고농도의 계면활성제는 위험하다고 생각할 필요가 있다.
- 제품표시의 표백 성분(디클로로이소시아눌산나트륨, 소듐 퍼보레이트, 과산화수소 등)이 기재되어 있는 제품은 표백 성분에 의한 피부나 점막 자극·부식을 고려한다.
- 에틸렌글리콜을 함유한 제품을 한 모금 이상 삼킨 경우는 에틸렌글리콜 중독의 가능성을 고려한다. 100% 에틸렌글리콜은 체중 1kg당 0.2ml을 섭취하면 중독을 일으킬 가능성이 있다. 단 증기압이 낮고, 점막 자극도 있기 때문에 전신 증상을 일으킬 정도의 흡입이나 경피 노출은 일어나기 어렵다.

4. 중독학적 약리작용

1) 계면활성제

- 피부·점막 자극 작용
- 체내 순환계의 전신 작용으로, 혈관 투과성 항진 작용·세포 팽윤 작용

2) 표백 성분(디클로로이소시아눌산나트륨, 소듐 퍼보레이트, 과산화수소 등)

피부·점막 자극 작용

3) 에틸렌글리콜

- 에틸렌글리콜에 의한 점막 자극 작용, 중추신경 억제 작용
- 대사물(글리콜알데하이드, 글리콜산, 글리옥실산, 옥살산)에 기인하는 대사성산성혈액증(음이온 갭 상승)이나 석출한 옥살산칼슘의 침착(주로 신장)

5. 증상

1) 경구

- 계면활성제에 의한 구강·인두의 염증, 구역질, 구토, 설사, 복통 등이 나타난다. 구토는 섭취 후 1시간 이내에 일어나는 경우가 많다.
- 잘못 삼키면 화학성 폐렴을 일으킬 가능성이 있다.
- 에틸렌글리콜 함유 제품: 초기에는 음주 시와 유사한 일과성 흥분, 구역질, 구토가 나타나고 그 후, 대사물에 의한 음이온 갭 상승을 동반한 산성혈액증, 신부전, 일과성 경련

2) 흡입

- 염소계 제품과 산성 물질의 혼합 시 발생하는 염소가스를 흡입한 경우는 점막 자극에 의한 인 두통, 기침, 호흡곤란, 천식 등이 일반적이며 중증일 때는 상기도 부종, 기관지경련, 폐렴이 나 타날 수 있다.
- 천식 등의 기저질환이 있는 경우 흡입에 의해 발작이 유발될 가능성이 있다.

3) 눈

결막 충혈, 눈 통증, 눈물 흘림이 나타난다. 심각한 경우에 눈꺼풀 주위 종창, 각막 미란, 각막상피 결손

4) 피부

가려움이나 통증, 홍반, 발진, 수포가 나타날 가능성이 있다(자극성 접촉피부염).

6. 처치

▌가정에서의 응급처치

1) 경구

① 제거: 입안에 남아 있는 것을 뱉게 한다. 소아나 고령자의 경우는 입안을 확인하여 제거하고, 닦아낸다.
② 헹굼: 물로 입을 헹구고 가글한다. 가글할 수 없는 경우는 젖은 거즈로 닦아낸다.
③ 수분 섭취: 유제품(우유나 요구르트) 또는 물을 마시게 한다. 마시는 양은 보통 마시는 정도 (120~240ml, 소아는 1kg당 15ml 이하, 무리하게 마시게 하여 구토를 유발하지 않도록 주의한다).
【이유】 단백질에 의한 점막 보호나 희석에 의해 자극의 완화를 기대할 수 있다.

2) 흡입

가스가 발생한 경우, 신선한 공기가 있는 장소로 이동한다. 실내를 환기한다.

3) 눈

• 눈을 비비지 않도록 주의하고, 즉시 물로 씻는다.
• 콘택트렌즈를 착용하고 있는 경우, 쉽게 뺄 수 있으면 뺀다.

4) 피부

① 제거: 피부에 부착된 것을 제거하고 닦아낸다. 부착된 의복은 벗는다.
② 세척: 물로 충분히 씻는다.

▌의료기관에서의 처치

1) 경구

- 특별한 치료법은 없고, 우유나 물로 희석하거나 대증치료가 중심이 된다.
- 에틸렌글리콜 중독이 예상되는 경우 섭취 후 1시간 이내이면 소화관 제염을 고려한다. 필요에 따라 해독제(포메피졸)를 투여한다. 중증일 때는 혈액 투석이 유효하다.

2) 흡입

증상에 따라 산소 투여, 호흡 관리를 한다.

3) 눈

- 진료 전 눈 세척이 불충분하면 의료기관에서 충분히 세안한다.
- 증상이 남아 있는 경우는 안과적 진료가 필요하다.

4) 피부

부착 부위를 충분히 세정한다. 증상이 있으면, 대증치료를 한다.

7. 체내 동태

1) 계면활성제

【흡수】 분자구조에 따라 차이는 있지만, 기본적으로 소화관에서 흡수된다.
【대사·배설】 간에서 대사된 후 소변 또는 대변으로 배설된다.

2) 에틸렌글리콜

【흡수】 경구를 통해 빠르게 흡수된다. 최고혈중농도 도달시간은 30~60분이다.
【대사】 흡수량의 80%가 간장에서 대사된다. 대사물은 글리콜알데하이드, 글리콜산, 글리옥살산, 옥살산, 글리옥살, 포름산, 글리신 등
【배설】 간에서 대사된 후, 소변 또는 대변으로 배설된다.

43
세탁조용 세정제

█ 개요

제품 세탁조 뒷면에 부착된 비누 찌꺼기나 검은곰팡이와 같은 오염을 세정하는 제품으로, 염소계와 산소계로 분류된다. 염소계 제품 중 액체는 차아염소산나트륨을 함유한 알칼리성이며, 분말이나 정제는 디클로로이소시아눌산나트륨이 주성분이다. 전부 '염소계', '혼합하면 위험' 표시가 있다. 산소계 제품의 경우 액체는 과산화수소를 함유한 산성 제품이 많고, 분말이나 정제는 과탄산나트륨, 유기산 등을 함유한 약알칼리성 제품이 많다.

문제가 되는 성분과 증상 염소계 액체 제품은 농도에 의존하여 부착 부위에 화학 손상을 일으킬 가능성이 있다. 또 산성 제품과 혼합하면 염소가스가 발생할 가능성이 있다. 염소계 제품을 잘못 섭취하면 점막 자극에 의한 소화기 증상이 나타나고, 대량 섭취하면 소화관 점막의 미란이나 체내에서 발생한 산소에 의해 복부팽만이 나타나며, 산소가 혈관에 유입되면 공기색전이 생길 가능성도 있다.

JPIC 수신 상황 연간 약 25여 건의 문의가 있으며, 그중 소아의 잘못된 섭취가 40% 이상이며, 사용할 때 튀어 오른 분말을 흡입하거나 눈에 들어가는 등의 사고가 발생하고 있다.

초기 대응을 위한 확인 사항

1. 제품

- 형태(액체인가, 분말인가, 정제인가?)
- 제품표시의 성분, 염소계인가, 산소계인가?('혼합하면 위험' 표시 유무)
- 액성(알칼리성, 약알칼리성, 산성)

2. 노출 상황·경로

- 잘못 섭취한 경우, 핥은 정도인가, 대량으로 마셨을 가능성은 없는가?
- 사용 중 일어난 사고의 경우, 다른 약제와 혼합하지 않았는가? 분말 제품을 세탁조에 넣을 때 튀어 오른 약제를 흡입하지 않았는가? 환기 상태, 보호구 사용 상황(장갑·마스크·보안경 등)
- 눈에 들어가지 않았는가?
- 피부에 부착되지 않았는가?

3. 환자 상태·증상

- 구강·인두의 통증, 구역질, 구토 등의 소화기 증상은 없는가?
- 기침, 호흡곤란은 없는가? 천식 등의 기저질환은 없는가?
- 눈의 위화감, 통증, 충혈, 눈물 흘림은 없는가?
- 피부의 통증, 발적, 발진은 없는가?

초기 대응 포인트

1. 경구 노출

- 토하게 하지 말고, 입안의 물질을 제거하고 입을 헹군 후, 유제품 또는 물을 마시게 한다.
- 얼굴, 손발, 의복에 부착되어 있을 가능성이 있으면 샤워 등으로 전신을 씻고 옷을 갈아입는다.

【즉시 진료】
- 여러 번의 구토와 기침 등 호흡기 증상이 있는 경우
- 증상은 없더라도 대량으로 섭취했을 가능성이 있는 경우

【경과 관찰】 핥거나 한 모금 마신 정도로 목 통증, 구역질 등 경도의 소화기 증상이 있는 경우

2. 흡입한 경우

【즉시 진료】
- 염소계 제품과의 산화반응으로 발생한 염소가스를 흡입한 경우. 특히 천식 등의 기저질환이 있는 경우 (발작으로 이어질 가능성이 있다)
- 목 통증, 기침, 호흡곤란이 있고, 신선한 공기를 마셔도 개선되지 않는 경우

3. 눈에 들어간 경우

눈을 비비지 않도록 주의하여 즉시 세안한다.

【즉시 진료】

• 눈 뜨기 곤란한 경우, 눈을 씻은 후에도 통증, 충혈이 있는 경우

• 눈 씻기가 어려운 경우, 콘택트렌즈가 빠지지 않는 경우

4. 피부 노출

【만약을 위한 진료】 세척 후에도 발적, 통증, 발진이 있는 경우

▌해설

1. 제품에 대하여

• 세탁조, 특히 자동세탁기의 세탁조 뒷면에 부착된 비누 찌꺼기나 검은곰팡이와 같은 오염을 세정하는 제품으로, 염소계와 산소계 두 종류로 분류된다. 제품 형태로는 액체, 분말, 정제가 있으며 일반적으로 한 번 청소할 때 병 또는 봉지에 든 전량을 세탁조에 넣고 물은 높은 수위까지 급수하여 수 시간 방치한 후, 세탁 코스로 가동한다.

• 염소계 액체 제품은 차아염소산나트륨(3~6%), 수산화나트륨(약 1%), 계면활성제(수%) 등을 함유하며, 알칼리성이다. 염소계 분말이나 정제 제품은 디클로로이소시아눌산나트륨(30~60%)과 규산염, 과산화탄산염, 계면활성제 등을 함유한다. 전부 '염소계', '혼합하면 위험' 표시가 있다.

• 산소계 분말이나 정제 제품은 과탄산나트륨(40~75%), 유기산(구연산 등), 탄산염, 규산염, 계면활성제 등을 함유한 약알칼리성 제품이 많고 소듐 퍼보레이트(20~30%)를 함유한 제품도 있다. '비염소계', '산소계'라고 표시된 제품이 많다.

2. 사고 발생 상황

▌JPIC 수신 상황

연간 건수	약 25여 건(의료기관 7%, 일반 93%)
환자 연령층	1세 미만 16%, 1~5세 27%, 20~64세 40%, 65세 이상 5%, 기타·불명 12%
사고 상황	소아나 치매가 있는 고령자의 잘못된 섭취 등 48%(제품을 핥거나 만진 경우 등), 오용 48%(다른 약제와 혼합하여 발생한 가스를 흡입한 경우, 분말을 세탁조에 넣을 때 가루가 튀어 눈에 들어간 경우, 들이마신 경우 등), 기타·불명 4%
증상 출현율	38%(목 위화감, 기침, 구역질, 구토, 구강 점막의 이상, 눈 통증, 피부 통증 등)

▌JPIC에서 파악한 의료기관 진료 예

【1986~2009년까지 24년간 파악한 소아(12세 이하)의 불의의 사고 사례】

세제, 세정제에 의한 사례 1047건 중, 세탁조용 세정제에 의한 심각한 사례는 없었다.

【1986~2010년까지 25년간 파악한 고령자(65세 이상)의 불의의 사고 사례】

세제, 세정제에 의한 사례 573건 중, 세탁조용 세정제에 의한 심각한 사례는 없었다.

▌문헌 보고 예

염소계 액체 제품을 100ml 섭취하여 부식성 식도염·위염, 반흔성 협착이 나타난 사례가 1건 보고되었다(모리 요시유키 외: 일복부응급의회지 2005; 25: 555-561).

3. 독성

문제가 되는 성분은 염소계의 경우 차아염소산, 디클로로이소시아눌산, 알칼리 성분이며, 산소계의 경우 과산화수소, 과탄산나트륨이다.

1) 염소계 제품(차아염소산, 디클로로이소시아눌산 함유 제품)

• 주요 작용인 피부·점막 자극 및 부식은 섭취량보다는 농도나 점도, pH, 접촉 시간에 크게 좌우된다.

• 차아염소산 함유 제품의 원액을 체중 1kg당 5ml 이상 대량 섭취하면 부식성 상해로 이어질 가능성이 있다.

2) 염소가스

증상 발현 농도 3~5ppm(점막 손상, 비염, 눈물 흘림, 침 흘림, 기침 등)

3) 과산화수소(3%)

소량 섭취 시 보통 영향은 없지만, 있다 하더라도 미약하다.

4. 중독학적 약리작용

1) 염소계 액체 제품(차아염소산, 수산화나트륨 함유)

- 차아염소산에 의한 피부·점막 자극 작용
- 알칼리에 의한 부식 작용(화학 손상), 방치하면 접촉 부위에서 더 깊은 곳까지 상해가 진행된다.
- 대량 섭취한 경우는 체내에 흡수된 차아염소산이나 나트륨에 의한 작용
- 차아염소산이 다른 약제와 반응하여 생성되는 가스에 의한 작용. 산화반응이나 열분해 시 염소가스가 발생하고 점막 자극·부식 작용이 나타난다.

2) 염소계 분말 · 정제 제품(디클로로이소시아눌산 함유)

수용액 속에서 가수분해되어 차아염소산을 유리한다. 피부·점막 자극 작용.

3) 산소계 제품

- 과탄산나트륨: 피부·점막 자극, 분해에 의해 발생하는 과산화수소에 의한 작용
- 과산화수소: 산화작용에 의한 피부·점막 자극, 조직과 접촉하여 체내에서 발생한 산소에 의한 작용

염소계 액체 제품(차아염소산 함유)의 경우 부식 작용이 있는 알칼리의 노출 시 보고된 증상이 발생할 가능성이 있으며, 다른 약제와 반응하여 발생한 염소가스를 흡입한 경우에는 호흡기 증상을 초래할 가능성이 있다.

1) 경구

【염소계 액체 제품(차아염소산 함유)】

- 원액을 잘못 삼킨 경우, 경미한 소화기 자극에 의한 증상(인두에서 상복부에 걸친 동통, 구역질, 구토)이 있는 정도.
- 원액을 대량 섭취한(체중 1kg당 5ml 이상) 경우, 구강·인두, 식도, 위와 같이 직접 접촉한 부위에 알칼리에 의한 화학 손상이 나타날 가능성이 있다.
- 내시경 검사에서 식도염, 위염, 십이지장염 등이 나타날 수도 있다.
- 심각한 경우는 소화관 출혈·천공, 협착을 초래할 가능성이 있다.
- 잘못 삼킴에 의한 화학성 폐렴이 의심되는 경우는 중증화될 가능성이 있다.

【염소계 분말·정제 제품(디클로로이소시아눌산 함유)】

구역질, 구토, 구강·인두의 통증 등 소화기 증상

【산소계 제품】

- 구역질, 구토, 구강·인두의 통증, 체내에서 발생한 산소에 의한 복부팽창 등
- 대량 섭취한 경우, 체내에서 발생한 산소에 의한 동맥·정맥의 공기색전증이 나타날 가능성이 있다.
- 잘못 삼키면 화학성 폐렴을 일으킬 가능성이 있다.

2) 흡입

- 염소계 제품은 발생한 염소가스, 산소계 제품은 분말의 흡입에 의한 호흡기 자극 증상이 나타난다.
- 염소계 제품과 산소계 제품의 혼합으로 발생한 염소가스를 흡입한 경우, 점막 자극에 의한 인두통, 기침, 호흡곤란, 천식 등이 일반적이며, 중증일 때는 상기도 부종, 기관지경련, 폐렴이 일어날 수 있다.
- 천식 등의 기저질환이 있는 경우, 흡입에 의해 발작이 유발될 가능성이 있다.
- 불쾌감, 구역질, 구토, 두통, 현기증, 두근거림 등을 호소할 수도 있다.

3) 눈

- 눈의 자극감, 충혈, 통증이 나타난다.
- 염소계 제품은 심각한 경우 알칼리에 의한 각막과 결막 손상, 시력장애를 일으킬 가능성이 있다.

4) 피부

- 염소계 액체 제품은 알칼리에 의한 심각한 피부 자극, 화학 손상, 비후
- 부착 부위의 미끄러운 느낌(알칼리에 의해 단백질이 분해되기 때문)

6. 처치

약제와의 접촉 시간을 단축하기 위해 즉시 물로 씻어내고 희석해야 한다.

▌가정에서의 응급처치

1) 경구

【금기】 염소계 제품은 토하게 해서는 안 된다.

【이유】 토하면 부식성 물질이 재차 식도를 통과함으로써 염증이 악화하기 때문이다.

① 제거: 입안에 남아 있는 것을 뱉게 한다. 소아나 고령자의 경우는 입안을 확인하여 제거하고, 닦아낸다.

② 헹굼: 물로 입을 헹구고 가글한다. 가글할 수 없는 경우는 젖은 거즈로 닦아낸다.

③ 수분 섭취: 유제품(우유나 요구르트) 또는 물을 마시게 한다. 마시는 양은 보통 마시는 정도 (120~240ml, 소아는 1kg당 15ml 이하, 무리하게 마시게 하여 구토를 유발하지 않도록 주의한다).

  【이유】 단백질에 의한 점막 보호나 희석에 의해 자극의 완화를 기대할 수 있다.

2) 흡입

신선한 공기가 있는 장소로 이동한다. 실내를 환기한다.

3) 눈

- 눈을 비비지 않도록 주의하고, 즉시 물로 씻는다. 부식 작용이 있는 알칼리의 노출을 고려하여 적어도 30분은 물로 씻어야 한다.
- 콘택트렌즈를 착용하고 있는 경우, 쉽게 뺄 수 있으면 뺀다.

4) 피부

① 제거: 피부에 부착된 것을 제거하고 닦아낸다. 부착된 의복은 벗는다.

② 세척: 물로 충분히 씻는다. 염소계 액체 제품은 부식 작용이 있는 알칼리의 노출을 고려하여 적어도 15분은 물로 씻어야 한다.

▌의료기관에서의 처치

1) 경구

【금기】 염소계 액체 제품은 구토, 중화, 활성탄 및 설사약 투여

- 특별한 치료법은 없고, 우유나 물로 희석하거나 대증치료가 중심이 된다.

2) 흡입

- 증상에 따라 산소 투여, 호흡 관리를 한다.
- 현저한 호흡곤란, 천식, 상기도 부종이 나타나는 경우는 적극적인 치료가 필요하다.

3) 눈

- 눈물의 pH가 중성이 될 때까지 물로 씻는다.
- 증상이 남아 있는 경우는 안과적 진료가 필요하다.

4) 피부

부착 부위를 충분히 세정한다. 증상이 있으면 대증치료를 한다. 염소계 액체 제품은 화상에 준하여 치료한다.

7. 치료상의 주의점

염소계 액체 제품(차아염소산 함유)

1. 구토 금기(부식성 물질이 재차 식도를 통과함으로써 염증이 악화되기 때문)
2. 중화 금기(식초나 주스를 마셔서 중화하려고 하면, 발생하는 열에 의해 화상을 입을 수 있다)
3. 소다, 탄산음료의 경구 투여는 금기(위에서 이산화탄소를 발생시켜, 때때로 위 파열의 위험이 있다)
4. 원액을 대량 섭취하여 위세척을 해야 하는 경우는 가능한 한 빨리 천공에 주의하여 실시한다.

5. 내시경 검사는 섭취 후 12시간 이내에 천공에 주의하여 실시한다(24시간을 초과하면 천공의 위험이 커진다).

8. 체내 동태

1) 차아염소산나트륨

【흡수】 위액 등의 산성액 속에서는 염소와 비이온형 차아염소산으로 존재하기 때문에 점막 투과성이 높고 위 점막으로 흡수되기 쉽다. 단, 단백질이나 기타 조직 성분에 의해 급속히 불활성화되기 때문에, 흡수되어 체순환에 도달하는 일은 적으므로, 대량 섭취 이외에는 문제가 되지 않는다.

2) 알칼리

【흡수】 보통 피부·점막에서 흡수된 독성은 문제가 되지 않는다.

3) 과산화수소

【흡수】 피부·점막에서 어느 정도 흡수되지만, 흡수량은 명확하지 않다.

【대사】 흡수된 과산화수소는 대사 효소에 의해 급속히 분해되어, 산소와 물로 변한다.

44
유리용 세제·가구용 세제

█ 개요

제품 유리·가구·마루용 세제로 병, 핸드 스프레이, 에어로졸 타입이 있다. 주성분은 계면활성제(수 % 이하)와 유기용제(에탄올, 이소프로필알코올, 글리콜에테르류, 수 %)로 약알칼리성 제품이 많고 용도에 따라 젖산이나 구연산을 함유한 산성 제품, 암모니아나 에탄올아민을 함유한 알칼리성 제품 등이 있다. 또 계면활성제를 함유하지 않고 pH 12~13 정도의 알칼리 전해수로만 된 제품도 있다.

문제가 되는 성분과 증상 잘못 섭취한 경우 계면활성제나 산, 알칼리의 자극 작용으로 구강의 위화감, 구강·인두의 통증, 구역질, 구토 등의 소화기 증상이 나타나며, 잘못 삼킨 경우에는 화학성 폐렴을 일으킬 가능성이 있다. 알칼리성 제품이 눈에 들어간 경우는 중증화되기 쉬우므로 주의가 필요하다.

JPIC 수신 상황 연간 약 50여 건의 문의가 있으며, 소아의 잘못된 섭취, 사용할 때 액이 튀어 눈에 들어가거나 페트병에 옮겨 담아놓은 세제를 잘못 섭취한 사고가 있다.

초기 대응을 위한 확인 사항

1. 제품

- 종류, 제품표시 품명(주택용·가정용 합성세제, 싱크대·세면대 주변용 세정제 등)
- 형태(병, 핸드 스프레이, 에어로졸, 함침 시트, 리필용 등)
- 제품표시의 성분(계면활성제), 액성(산성, 중성, 알칼리성). '혼합하면 위험', '산성 타입' 표시 유무

2. 노출 상황·경로

- 잘못 섭취한 경우, 핥은 정도인가, 대량으로 마셨을 가능성은 없는가?
- 스프레이 제품의 경우, 얼굴이나 입을 향해 분무하여 눈에 들어가거나 흡입하지는 않았는가?
- 사용 중 일어난 사고의 경우, 보호구 사용 상황(마스크·안경·손 장갑 등), 환기 상태

3. 환자 상태·증상

- 목 위화감이나 통증, 구역질, 구토, 복통 등의 소화기 증상은 없는가?
- 기침, 호흡곤란은 없는가? 기관에 들어가지 않았는가?
- 눈의 위화감, 통증, 충혈, 눈물 흘림은 없는가?
- 피부의 통증, 발적, 발진은 없는가?

초기 대응 포인트

1. 경구 노출

- 토하게 하지 말고, 입안의 물질을 제거하고 입을 헹군 후, 유제품 또는 물을 마시게 한다.
- 얼굴, 손발, 의복에 부착되어 있을 가능성이 있으면 샤워 등으로 전신을 씻고 옷을 갈아입는다.

【즉시 진료】 여러 번의 구토나 기침 등의 소화기 증상이 있는 경우

【만약을 위한 진료】 증상은 없더라도 대량 섭취했을 가능성이 있는 경우

【경과 관찰】 핥거나 한 모금 마신 정도로 구강의 위화감, 목 통증, 구역질 등 가벼운 소화기 증상이 있는
경우

2. 흡입한 경우

【즉시 진료】 '혼합하면 위험', '산성 타입' 표시가 있는 제품을 염소계 세정제나 표백제와 병용해서 발생
한 염소가스를 흡입한 경우

【만약을 위한 진료】 목 통증, 기침, 호흡곤란이 나타나고, 신선한 공기를 마셔도 개선되지 않는 경우

3. 눈에 들어간 경우

눈을 비비지 않도록 주의하여 즉시 세안한다.

【즉시 진료】
- 눈 뜨기 곤란한 경우, 눈 씻기가 어려운 경우와 콘택트렌즈가 빠지지 않는 경우
- 알칼리성 제품·산성 제품이 눈에 들어갔을 때

【만약을 위한 진료】 알칼리성 제품·산성 제품 이외의 제품이 눈에 들어가 눈을 씻은 후에도 통증, 충혈이 있는 경우

4. 피부 노출

【만약을 위한 진료】 세척 후에도 발적, 통증, 발진이 있는 경우

▌해설

1. 제품에 대하여

- 유리나 가구, 마루의 오염을 제거하는 제품으로 물로 희석하여 천 등에 묻혀서 사용하는 액체 타입, 분무한 후 마른 천으로 닦아내는 핸드 스프레이나 에어로졸 타입, 세정액을 함침시킨 시트 등이 있다. 유리용은 수직 유리면에 부착시키기 위해 거품형 에어로졸이나 핸드 스프레이 제품이 많다.
- 음이온·비이온 계면활성제(수 % 이하), 유기용제(에탄올, 이소프로필알코올, 글리콜에테르류 등 수 %)를 함유한다.
- 약알칼리성 제품이 많지만, 용도에 따라 산성~알칼리성인 제품도 있다. 알칼리성~약알칼리성 제품은 알칼리제(암모니아, 에탄올아민 등), 산성 제품은 젖산이나 구연산, 초산 등을 함유한다.
- 세정력을 향상하고, 방향 성분으로 리모넨이나 오렌지 오일을 함유한 제품도 있다.
- 가구용·마루용 등 광택 효과를 강조한 제품은 실리콘 오일이나 왁스, 수지류를 소량 함유한다.
- 제균을 강조한 제품은 양이온 계면활성제를 함유한 것도 있다.
- 계면활성제 등을 함유하지 않고 pH 12~13 정도의 알칼리 전해수로만 된 제품도 있다.

2. 사고 발생 상황

▎JPIC 수신 상황

연간 건수	약 50여 건(일반 86%, 의료기관 11%, 기타 3%)
환자 연령층	1세 미만 21%, 1~5세 60%, 20~64세 13%, 65세 이상 4%, 기타·불명 2%
사고 상황	소아나 치매가 있는 고령자의 잘못된 섭취 등 80%(용기의 입구를 핥은 경우, 세제가 묻은 청소용 브러시를 핥은 경우, 얼굴을 향해 분무한 경우 등), 오용 15%(페트병에 옮겨 담은 세제를 마신 경우, 사용 중에 액이 튀어 눈에 들어간 경우 등), 기타·불명 5%
증상 출현율	22%(구강·인두의 통증, 구역질, 구토, 복통, 가슴 두근거림, 현기증, 비틀거림, 코·목의 자극감, 호흡곤란, 눈 충혈·통증 등)

▎JPIC에서 파악한 의료기관 진료 예

【1986~2009년까지 24년간 파악한 소아(12세 이하)의 불의의 사고 사례】
주거용 세정제 94건 중, 심각한 사례는 없었다.

【1986~2010년까지 25년간 파악한 고령자(65세 이상)의 불의의 사고 사례】
주거용 세정제 35건 중, 심각한 사례는 없었다.

3. 독성

대량 섭취하거나 눈에 들어간 경우는 제품에 따라 계면활성제, 알칼리(암모니아, 에탄올아민 등), 산(젖산, 구연산, 초산 등) 등의 중독을 고려한다.

1) 계면활성제

계면활성제의 작용, 특히 국소작용은 농도에 의존한다. 저농도에서는 증상이 나타나지 않지만, 고농도에서는 중증화한다. 따라서 독성치가 낮아도 고농도의 계면활성제는 위험하다고 생각할 필요가 있다.

2) 알칼리(암모니아, 에탄올아민 등), 알칼리 전해수

알칼리의 주요 작용인 조직의 부식 정도는 노출 양보다는 농도나 점도, pH, 접촉 시간에 크게 좌우된다.

3) 산(젖산, 구연산, 초산 등)

피부와 점막 자극·부식 작용이 있지만, 제품 중 농도는 낮아서 점막의 자극 정도이다.

4. 중독학적 약리작용

1) 계면활성제

- 피부·점막 자극 작용
- 체내 순환계의 전신 작용으로, 혈관 투과성 항진 작용·세포 팽윤 작용
- 양이온 계면활성제는 단백질을 변성시키는 작용이 강하고, 피부·점막 자극 또는 부식 작용이 음이온·비이온 계면활성제보다 강하다.

2) 알칼리(암모니아, 에탄올아민 등), 알칼리 전해수

알칼리에 의한 부식 작용(화학 손상), 고농도 노출에서 방치하면 접촉 부위에서 더 깊은 부위까지 상해가 진행된다.

3) 산(젖산, 구연산, 초산 등)

피부와 점막 자극 작용·부식 작용

4) 리모넨, 오렌지 오일

약한 자극 작용, 피부 감작성이 있다.

5. 증상

1) 경구

- 계면활성제에 의한 구강·인두의 염증, 구역질, 구토, 설사, 복통 등이 나타난다. 구토는 섭취 후 1시간 이내에 일어나는 경우가 많다.
- 잘못 삼키면 화학성 폐렴을 일으킬 가능성이 있다.

2) 흡입

'혼합하면 위험', '산성 타입' 표시가 있는 제품을 염소계 세정제나 표백제와 혼합했을 때 발생하는 염소가스를 흡입한 경우, 점막의 자극에 의한 인두통, 기침, 호흡곤란, 천식 등이 일반적이다. 천식 등의 기저질환이 있는 경우, 흡입에 의해 발작이 유발될 가능성이 있다.

3) 눈

결막 충혈, 눈 통증, 눈물 흘림이 나타난다. 심각한 경우에는 눈꺼풀 주위 종창, 각막 미란, 각막 상피 결손

4) 피부

- 가려움이나 통증, 홍반, 발진, 수포가 나타날 가능성이 있다(자극성 접촉 피부염).
- 알칼리성 제품은 알칼리에 의한 심각한 피부 자극, 화학 손상, 비후

6. 처치

▌가정에서의 응급처치

1) 경구

【금기】 알칼리성 제품은 토하게 해서는 안 된다.

【이유】 토하면 부식성 물질이 재차 식도를 통과함으로써 염증이 악화되기 때문이다.

① 제거: 입안에 남아 있는 것을 뱉게 한다. 소아나 고령자의 경우는 입안을 확인하여 제거하고, 닦아낸다.

② 헹굼: 물로 입을 헹구고 가글한다. 가글할 수 없는 경우는 젖은 거즈로 닦아낸다.

③ 수분 섭취: 유제품(우유나 요구르트) 또는 물을 마시게 한다. 마시는 양은 보통 마시는 정도 (120~240ml, 소아는 1kg당 15ml 이하, 무리하게 마시게 하여 구토를 유발하지 않도록 주의한다).

　【이유】 단백질에 의한 점막 보호나 희석에 의해 자극의 완화를 기대할 수 있다.

2) 흡입

신선한 공기가 있는 장소로 이동한다. 실내를 환기한다.

3) 눈

- 눈을 비비지 않도록 주의하고, 즉시 물로 씻는다. 알칼리성 제품은 부식 작용이 있기 때문에 알칼리의 노출을 고려하여, 적어도 30분은 물로 씻어야 한다.
- 콘택트렌즈를 착용하고 있는 경우, 쉽게 뺄 수 있으면 뺀다.

4) 피부

① 제거: 피부에 부착된 것을 제거하고 닦아낸다. 부착된 의복은 벗는다.
② 세척: 물로 충분히 씻는다.

▌의료기관에서의 처치

1) 경구

특별한 치료법은 없고, 우유나 물로 희석하거나 대증치료가 중심이 된다.

2) 흡입

증상에 따라 산소 투여, 호흡 관리를 한다.

3) 눈

- 진료 전 눈 세척이 불충분하면 의료기관에서 충분히 세안한다.
- 산성 제품이나 알칼리성 제품이 눈에 들어갔을 때는 눈물의 pH가 중성이 될 때까지 물로 씻는다.
- 증상이 남아 있는 경우는 안과적 진료가 필요하다.

4) 피부

부착 부위를 충분히 세정한다. 증상이 있으면 대증치료를 한다. 알칼리성 제품은 화상에 준하여 치료한다.

1) 계면활성제

【흡수】 분자구조에 따라 차이는 있지만, 기본적으로 소화관에서 흡수된다.

【대사·배설】 간에서 대사된 후, 소변 또는 대변으로 배설된다.

2) 산, 알칼리

【흡수】 보통 피부·점막에서 흡수된 독성은 문제가 되지 않는다. 구연산은 소화관에서 잘 흡수되지만, 제품 중 함유량을 고려하면 구연산의 흡수 독성은 거의 무시할 수 있다.

45

왁스류

왁스, 왁스 박리제

█ 개요

제품 왁스는 광택이나 보호를 목적으로 마루나 가구, 자동차의 도장 면에 도포하는 제품이다. 유성, 유화성, 수성이 있으며, 주성분은 밀랍, 합성수지, 실리콘 등이다. 용제로서 물, 계면활성제, 유기용제(석유계 탄화수소, 글리콜류, 알코올) 등을 함유한다. 자동차용에는 연마제를 함유한 제품도 있고 도장면의 보호제로서 불소계나 실란계의 수지 피막을 형성하는 코팅제도 있다. 왁스 박리제는 알칼리(에탄올아민 등)와 계면활성제를 함유하고 업무용은 수산화나트륨이나 수산화칼륨을 함유한 제품도 있다. 또 리모넨을 함유한 제품도 있다.

문제가 되는 성분과 증상 왁스는 유기용제나 계면활성제의 자극에 의한 소화기 증상이나 잘못 삼킴에 의한 화학성 폐렴을 일으킬 가능성이 있다. 왁스 박리제는 알칼리에 의한 조직의 부식 작용이 문제가 되며, 부착 부위에 화학 손상을 일으킬 수 있다.

JPIC 수신 상황 왁스는 연간 약 40여 건, 왁스 박리제는 연간 수 건 정도 문의가 있다. 소아의 잘못된 섭취가 많고 병에 옮겨놓은 것을 착각하여 마시는 사고도 적지 않다.

초기 대응을 위한 확인 사항

1. 제품

- 종류와 용도(왁스인가, 왁스 박리제인가? 마루용, 가구용, 자동차용, 가정용, 업무용 등)
- 형태(액체, 고형, 함침 시트 타입, 핸드 스프레이, 에어로졸 등)
- 왁스의 경우, 유성인가? 유화 타입인가? 수성인가?
- 제품표시의 성분. 왁스 박리제의 경우, 알칼리성 제품인가? 리모넨 함유 제품인가? 알칼리의 종류(에탄올아민, 수산화나트륨, 수산화칼륨 등)

2. 노출 상황·경로

- 잘못 삼킨 경우, 핥은 정도인가, 대량으로 섭취하지는 않았는가?
- 스프레이 제품의 경우, 얼굴이나 입을 향해 분무하여 눈에 들어가거나 흡입하지는 않았는가?
- 눈에 들어가지 않았는가? 피부에 부착되지 않았는가?

3. 환자 상태·증상

- 구강 점막의 부종이나 종창, 구토, 복통, 설사 등의 소화기 증상은 없는가?
- 기침, 호흡곤란은 없는가? 기관에 들어가지 않았는가?
- 눈의 위화감, 통증, 충혈, 눈물 흘림은 없는가?
- 피부의 통증, 발적, 발진은 없는가?

초기 대응 포인트

1. 경구 노출

토하게 하지 말고, 입안의 물질을 제거하고 입을 헹군다. 알칼리성 제품은 유제품 또는 물을 마시게 한다.

【즉시 진료】
- 여러 번의 구토와 기침 등 호흡기 증상이 있는 경우
- 증상이 없더라도 알칼리성 왁스 박리제를 대량으로 섭취했을 가능성이 있는 경우

【만약을 위한 진료】
- 구토, 복통, 설사 등 가벼운 소화기 증상이 있는 경우
- 증상이 없더라도 알칼리성 왁스 박리제를 섭취한 경우. 또는 그밖에 제품을 대량으로 섭취했을 가능성이 있는 경우

【경과 관찰】 알칼리성 왁스 박리제를 핥은 정도일 때. 또는 그밖에 제품을 핥거나 한 모금 마신 정도로 증상이 없는 경우

2. 흡입한 경우

【즉시 진료】 목 통증, 기침, 호흡곤란이 있고 신선한 공기를 마셔도 개선되지 않는 경우

3. 눈에 들어간 경우

눈을 비비지 않도록 주의하여 즉시 세안한다.

【즉시 진료】
• 눈 뜨기 곤란한 경우, 눈 씻기가 어려운 경우와 콘택트렌즈가 빠지지 않는 경우
• 알칼리성 왁스 박리제가 눈에 들어간 경우

【만약을 위한 진료】 알칼리성 왁스 박리제 이외의 제품이 눈에 들어가서 눈을 씻은 후에도 통증, 충혈
  이 있는 경우

4. 피부 노출

【만약을 위한 진료】 세척 후에도 발적, 통증, 발진이 있는 경우

▌해설

1. 제품에 대하여

1) 왁스 · 광택제

• 광택이나 보호를 목적으로 바닥, 가구, 자동차의 도장면에 도포하는 제품이다. 도장과는 달리
  필요할 때 화학적·물리적 방법을 통해 쉽게 제거할 수 있다.
• 주성분은 밀랍, 합성수지, 실리콘 등으로 유성, 유화성, 수성이 있다.
• 마루용으로 시판되는 제품은 아크릴계 수지나 우레탄계 수지 등을 물에 분산시킨 에멀션이
  주성분이며, 계면활성제나 용제로서 글리콜류를 함유한 수성의 수지 왁스가 주류다. 액체나
  함침 시트 타입이 있으며, 도포·건조만 해도 광택이 난다.
• 가구나 자동차 내부에 사용하는 광택제는 액상, 핸드 스프레이, 에어로졸, 고형 타입 등이 있
  다. 실리콘이나 밀랍이 주성분이며, 계면활성제나 유기용제(석유계 탄화수소, 글리콜류, 알코올)
  등을 함유한 제품도 있다.
• 자동차 전용 카 왁스는 고형, 페이스트(반죽), 액상, 함침 시트 타입 등이 있다. 밀랍 물질에 석
  유계 용제, 계면활성제, 실리콘, 연마제 등이 배합되어 있으며, 도장 면에 도포한 후 닦아서 광

택을 낸다. 이와 비슷하게 자동차 도포면의 보호제로서 불소계나 실란계의 수지 피막을 형성하는 코팅제가 있으며 자동차용 왁스와 비교하면 내구성이 더 좋다.

2) 왁스 박리제

마루용 왁스를 다시 칠하기 전에 오래된 왁스를 벗겨내기 데 사용하는 제품으로, 알칼리(에탄올아민 등)과 계면활성제, 용제를 함유한 알칼리성 제품, 리모넨과 계면활성제를 함유한 에어로졸이 있다. 업무용은 수산화나트륨이나 수산화칼슘을 함유한 제품도 있다.

2. 사고 발생 상황

▌JPIC 수신 상황

연간 건수	• 왁스: 약 40여 건(일반 87%, 의료기관 12%, 기타 1%)
	• 왁스 박리제: 수 건(일반 57%, 의료기관 38%, 기타 5%)
환자 연령층	• 왁스: 1세 미만 18%, 1~5세 66%, 20~64세 9%, 65세 이상 3%, 기타·불명 4%
	• 왁스 박리제: 1세 미만 5%, 1~5세 42%, 6~19세 5%, 20~64세 38%, 65세 이상 5%, 기타·불명 5%
사고 상황	• 왁스: 소아나 치매가 있는 고령자의 잘못된 삼킴 86%, 오용 13%(음료 병에 옮겨 담은 제품을 잘못 마신 경우 등), 기타·불명 5%
	• 왁스 박리제: 소아나 치매가 있는 고령자의 잘못된 삼킴 62%, 오용 24%(음료 병에 옮겨 담은 제품을 잘못 마신 경우 등), 기타·불명 14%
증상 출현율	왁스 14%, 왁스 박리제 57%(구역질, 구토, 구강·인두의 위화감·통증 등)

▌JPIC 에서 파악한 의료기관 진료 예

【1986~2009년까지 24년간 파악한 소아(12세 이하)의 불의의 사고 사례】

왁스에 의한 사례는 28건으로 심각한 사례는 없었다. 왁스 박리제에 의한 사례는 1건으로 심각한 사례는 없었다.

사례: 병에 옮겨 담아서 보관하고 있던 업무용 왁스 박리제(에탄올아민 함유)를 잘못 섭취하여 후두 부종, 소화관 점막 장애, 산소화 저하가 나타났다.

【1986~2010년까지 25년간 파악한 고령자(65세 이상)의 불의의 사고 사례】

왁스에 의한 사례는 2건으로 심각한 사례는 없었다. 왁스 박리제에 의한 사례는 2건으로 심각한 사례는 없었다.

사례: 음식물 용기에 옮겨 담은 왁스 박리제를 차(Tea)로 착각하여 마셔서 구강·인두 부종, 소화관 미란·출혈이 나타났다.

3. 독성

1) 왁스

- 고형 왁스는 무독 또는 독성이 적은 물질로 분류되며 소량~중소량의 섭취 시 사실상 무독하다. 단, 제품의 맛이나 감촉에 따라 가벼운 복부 불쾌감이 일어날 가능성이 있다.
- 액상 왁스는 함유된 유기용제(석유계 탄화수소, 글리콜류, 알코올 등)와 계면활성제가 문제가 된다.

2) 왁스 박리제

알칼리(에탄올아민, 수산화나트륨, 수산화칼륨 등)의 주요 작용인 조직의 부식 정도는 노출 양보다는 농도나 점도, pH, 접촉 시간에 크게 좌우된다.

4. 중독학적 약리작용

1) 왁스

유기용제(석유계 탄화수소, 글리콜류, 알코올 등)와 계면활성제에 의한 피부·점막 자극 작용

2) 왁스 박리제

- 알칼리에 의한 부식 작용(화학 손상), 방치하면 접촉 부위에서 더 깊은 곳까지 상해가 진행된다.
- 리모넨에 의한 가벼운 자극, 피부 감작 작용

5. 증상

알칼리성 왁스 박리제의 경우, 부식 작용에 의한 증상이 나타날 가능성이 있다.

1) 경구

【왁스】

- 잘못 삼키지 않았다면 무증상, 또는 경미한 소화관 자극으로 인두에서 상복부에 걸친 동통과 작열감이 있고, 구역질, 구토, 설사가 나타나는 정도이다.
- 잘못 삼키면 화학성 폐렴이 나타날 가능성이 있다.

【왁스 박리제】

- 알칼리성 제품은 구강·인두의 통증, 발적이나 종창 등 구강 점막의 이상, 구토 등이 나타나고, 식도, 위와 같이 직접 접촉한 부위에 알칼리에 의한 화학 손상이 나타날 가능성이 있다.
- 리모넨 함유 제품은 인두의 자극감, 구역질, 구토, 복통, 설사가 나타날 수 있다.
- 잘못 삼켜서 화학성 폐렴이 의심되는 경우는 중증화될 가능성이 있다.

2) 흡입

【왁스】 유기용제를 함유한 제품은 구역질, 구토, 두통, 현기증, 흥분, 졸림 등

【왁스 박리제】 미스트를 흡입하면 숨쉬기 곤란, 기침, 구역질, 두통, 현기증 등을 호소할 가능성이 있다.

3) 눈

【왁스】 눈 통증, 충혈이 나타난다.

【왁스 박리제】 • 눈 위화감, 충혈, 동통, 눈물 흘림, 눈꺼풀 종창이 나타난다.
　　　　　　　 • 심각한 경우 알칼리에 의한 각막이나 점막 손상, 시력장애

4) 피부

【왁스】 가려움이나 통증, 홍반, 발진, 수포가 나타날 가능성이 있다(자극성 접촉피부염).

【왁스 박리제】 • 알칼리에 의한 심각한 피부 자극, 화학 손상, 비후
　　　　　　　 • 리모넨에 의한 피부 자극, 피부 감작

6. 처치

알칼리성 왁스 박리제의 경우, 약제와의 접촉 시간을 단축하기 위해 즉시 물로 씻고 희석한다.

▌가정에서의 응급처치

1) 경구

【금기】 토하게 해서는 안 된다.

【이유】 알칼리성의 왁스 박리제를 토하면 부식성 물질이 재차 식도를 통과함으로써 염증이 악화되기 때문이다. 또한 유기용제(석유계 탄화수소)를 함유한 제품은 잘못 삼키면 화학성 폐렴을 유발할 가능성이 있기 때문이다.

① 제거: 입안에 남아 있는 것을 뱉게 한다. 소아나 고령자의 경우는 입안을 확인하여 제거하고, 닦아낸다.

② 헹굼: 물로 입을 헹구고 가글한다. 가글할 수 없는 경우는 젖은 거즈로 닦아낸다.

③ 수분 섭취: 제품에 따라 다르다.

【알칼리성 왁스 박리제】 유제품(우유나 요구르트) 또는 물을 마시게 한다. 마시는 양은 보통 마시는 정도(120~240ml, 소아는 1kg당 15ml 이하, 무리하게 마시게 하여 구토를 유발하지 않도록 주의한다). 【이유】 단백질에 의한 점막 보호나 희석에 의해 자극의 완화를 기대할 수 있다.

【용제를 함유한 제품】 적극적으로 수분을 섭취하는 것은 피하는 것이 좋다(무리하게 마시게 하여 구토를 유발하지 않도록 주의한다).

2) 흡입

신선한 공기가 있는 장소로 이동한다. 실내를 환기한다.

3) 눈

• 눈을 비비지 않도록 주의하고, 즉시 물로 씻는다. 알칼리성 왁스 박리제는 부식 작용이 있는 알칼리의 노출을 고려하여, 적어도 30분은 물로 씻어야 한다.

• 콘택트렌즈를 착용하고 있는 경우, 쉽게 뺄 수 있으면 뺀다.

4) 피부

① 제거: 피부에 부착된 것을 제거하고 닦아낸다. 부착된 의복은 벗는다.

② 세척: 물로 충분히 씻는다. 알칼리성 왁스 박리제는 부식 작용이 있는 알칼리의 노출을 고려하여, 적어도 15분은 물로 씻어야 한다.

▌의료기관에서의 처치

1) 경구

- 특별한 치료법은 없고, 대증치료를 한다.
- 잘못 삼킨 경우는 화학성 폐렴 치료를 한다.

2) 흡입

- 증상에 따라 산소 투여, 호흡 관리를 한다.
- 현저한 호흡곤란, 천식, 상기도 부종이 나타난 경우는 적극적인 치료가 필요하다.

3) 눈

- 눈물의 pH가 중성이 될 때까지 물로 씻는다.
- 증상이 남아 있는 경우는 안과적 진료가 필요하다.

4) 피부

부착 부위를 충분히 세정한다. 증상이 있으면 대증치료를 한다. 알칼리성 왁스 박리제는 화상에 준하여 치료한다.

7. 치료상의 주의점

1) 유기용제(석유계 탄화수소)를 함유한 제품

잘못 삼키지 않게 하는 것이 중요하고, 구토는 금기이다. 대량 섭취 등으로 위세척을 실시해야 하는 경우는 잘못 삼킴을 방지하는 대책을 세운 다음 실시한다.

2) 알칼리성 왁스 박리제

- 구토 금기(부식성 물질이 재차 식도를 통과함으로써 염증이 악화되기 때문)
- 중화 금기(식초나 주스를 마셔서 중화하려고 하면, 발생하는 열에 의해 화상을 입을 수 있다)
- 소다, 탄산음료의 경구 투여는 금기(위에서 이산화탄소를 발생시켜, 때때로 위 파열의 위험이 있다)
- 위세척을 해야 하는 경우는 가능한 한 빨리 천공에 주의하여 실시한다.
- 내시경 검사는 섭취 후 12시간 이내에 천공에 주의하여 실시한다(24시간을 초과하면 천공의 위험이 커진다).

8. 체내 동태

1) 탄화수소류

【흡수】 소화기에서의 흡수는 적다. 휘발성이 높은 탄화수소는 폐에서 흡수된다.

2) 알칼리

【흡수】 보통 피부·점막에서 흡수된 독성은 문제가 되지 않는다.

46

OA 기기·AV 기기용 클리너

▌ 개요

제품 컴퓨터, 복사기, 디스플레이, 리코더 등의 OA 기기나 AV 기기에 부착된 먼지, 지문, 피지 오염물을 제거하고 정전기를 방지하는 데 사용된다. 알코올(이소프로필알코올, 에탄올 등)과 미량의 계면활성제를 함유한 닦아내는 제품과 에어로졸 캔에 든 압축기체(대체 프레온, 디메틸에테르, 이산화탄소)로 먼지를 날려버리는 에어 더스터가 주로 판매되고 있다.

문제가 되는 성분과 증상 액체 제품은 알코올에 의한 중추신경 억제 작용이 문제가 된다. 에어 더스터의 가스를 흡입할 경우 구역질, 구토, 두통, 흥분, 졸림 등이 나타나고, 대량으로 흡입하면 치사적인 부정맥을 일으킬 가능성이 있다.

JPIC 수신 상황 연간 약 10여 건의 문의가 있으며, 소아의 잘못된 섭취가 절반 이상을 차지하지만, 에어 더스터의 경우 남용에 의한 흡입이 가끔 발견된다.

1. 제품

- 종류(OA 클리너, AV 클리너, 컴퓨터 클리너, 에어 더스터 등)
- 형태(병, 핸드 스프레이, 에어로졸, 함침 시트 등)
- 제품표시의 성분(이소프로필알코올, 에탄올, HFC-152a, 디메틸에테르, 탄산가스 등)

2. 노출 상황·경로

- 소아 사고의 경우, 핥거나 마셨는가, 스프레이 제품을 얼굴을 향해 분사했는가?
- 에어 더스트의 남용은 아닌가?

3. 환자 상태·증상

- 구토, 안면홍조, 흥분 상태, 비틀거림 등 술에 취한 듯한 증상은 없는가?
- 기침, 사레 등 기관에 들어가지 않았는가?
- 에어 더스터의 가스를 흡입하여 호흡곤란, 두통, 졸림은 없는가?
- 눈의 위화감, 통증, 충혈, 눈물 흘림은 없는가?
- 피부의 통증, 발적, 발진은 없는가?

알코올 함유 제품의 경우, 소아는 알코올 민감도가 높고, 저혈당성 경련을 일으킬 가능성도 있기 때문에 주의가 필요하다.

1. 경구 노출

입안의 물질을 제거하고, 입을 헹군다.

【즉시 진료】

- 구토, 안면홍조, 흥분 상태 등이 있는 경우, 기침 등 잘못 삼켰을 가능성이 있는 경우(음주력이 있는 고령자는 증상이 있으면 진료한다)
- 증상은 없더라도 알코올 함유 제품을 마신 경우(체중 1kg당 0.5ml 이상), 섭취량을 모를 경우

【경과 관찰】

- 핥거나 한 모금 마신 정도로 목 통증, 구역질, 구강의 위화감 등 가벼운 소화기 증상이 있는 경우

2. 흡입한 경우

알코올 함유율이 높은 제품은 증기, 스프레이 제품은 미스트를 흡입할 가능성이 있고, 에어 더스터 제품은 가스를 흡입할 가능성도 있다.

【즉시 진료】
- 기침, 호흡곤란, 두통, 흥분, 의식장애가 있고 신선한 공기를 마셔도 개선되지 않는 경우
- 증상은 없더라도 에어 더스터를의 가스를 대량 흡입했을 가능성이 있는 경우

3. 눈에 들어간 경우

눈을 비비지 않도록 주의하여 즉시 세안한다.

【즉시 진료】 눈 뜨기 곤란한 경우, 눈 씻기가 어려운 경우와 콘택트렌즈가 빠지지 않는 경우

【만약을 위한 진료】 눈을 씻은 후에도 통증, 충혈이 있는 경우

4. 피부 노출

【만약을 위한 진료】 세척 후에도 발적, 통증, 발진이 있는 경우

▌해설

1. 제품에 대하여

- 컴퓨터, 복사기, 디스플레이, 리코더 등 OA 기기나 AV 기기에 부착된 먼지, 지문, 피지 오염물을 제거하고 정전기를 방지하는 데 사용된다.
- 제품 형태로는 액체, 핸드 스프레이, 에어로졸, 물티슈 타입 등 닦아내는 제품, 압축기체로 먼지를 날려버리는 에어 더스터 등이 있다. 헤드 클리닝, 렌즈 클리닝용 액은 클리닝용 디스크나 카세트에 소량 적하하여 사용하는 제품도 있다.
- 닦아내는 제품은 알코올류(이소프로필알코올, 에탄올 등)와 미량의 계면활성제를 함유한 제품이 많지만, 물에 양이온 계면활성제를 미량 첨가한 정전기 방지용 제품도 있고, 알코올·계면활성제를 함유하지 않고 전해수(알칼리 이온수)를 함유한 제품도 있다.
- 에어 더스터는 에어로졸 캔에서 방출되는 기체의 압력으로 먼지를 날려보내는 제품이다. 세정제와는 달리 액체 성분을 함유하지 않는다. 압축기체로 대체 프레온(HFC-152a, HFC-134a 등)이 사용되고 있지만, 프리 프레온 타입으로 디메틸에테르(DME), 디메틸에테르와 이산화탄소(탄산가스)의 혼합가스를 사용한 제품도 있다.

2. 사고 발생 상황

▌JPIC 수신 상황

연간 건수	약 10여 건(일반 65%, 의료기관 33%, 기타 2%)
환자 연령층	5세 이하 57%, 6~19세 4%, 20~64세 37%, 기타·불명 2%
사고 상황	소아나 치매가 있는 고령자의 잘못된 삼킴 60%(제품이 든 병의 입구를 핥은 경우, 스프레이를 입을 향해 분사한 경우 등), 오용 12%, 남용이나 자살 기도에 의한 에어 더스터 흡입 26%, 기타·불명 2%
증상 출현율	경구 8%, 흡입 74%(구역질, 구토, 두통, 흥분, 졸림, 피부 통증 등)

▌JPIC에서 파악한 의료기관 진료 예

【1986~2009년까지 24년간 파악한 소아(12세 이하)의 불의의 사고 사례】

OA 기기·AV 기기용 클리너에 의한 심각한 사례는 없었다.

【1986~2010년까지 25년간 파악한 고령자(65세 이상)의 불의의 사고 사례】

OA 기기·AV 기기용 클리너에 의한 심각한 사례는 없었다.

3. 독성

1) 경구

핥은 정도일 때는 증상이 나타나는 경우는 거의 없다. 섭취량이 많을 때는 제품에 따라 알코올(이소프로필렌알코올, 에탄올)의 영향을 고려한다.

2) 흡입

에어 더스터의 가스를 흡입한 경우, 제품에 따라 대체 프레온, 디메틸에테르, 이산화탄소의 영향을 고려할 필요가 있다.

4. 중독학적 약리작용

1) 알코올(이소프로필알코올, 에탄올)

점막 자극 작용, 중추신경 억제 작용

2) 대체 프레온

- 중추신경 억제 작용
- 내인성 카테콜아민 분비로 부정맥이 유발되어 심근의 감수성이 증대된다.
- 고농도에서는 공기가 치환되어 산소결핍을 일으킨다.
- 피부에 부착될 경우 동상을 입을 수 있다.

3) 디메틸에테르, 이산화탄소

마취 작용. 산소결핍에 의한 저산소증. 피부에 부착될 경우 동상

5. 증상

1) 경구

- 핥은 정도일 때는 증상이 나타나는 경우는 거의 없다.
- 알코올 함유 제품을 마신 경우, 알코올의 중추신경 억제에 의한 증상이 나타날 가능성이 있다.
- 소아는 알코올 감수성이 높고, 특히 저혈당성 경련이 생길 가능성이 있기 때문에 혈당 저하에 주의가 필요하다.
- 혈중 에탄올 농도에 따른 증상

    0.01% 전후: 가벼운 취기, 상쾌한 기분

    0.05% 전후: 가벼운 어지러움

    0.10% 전후: 지각 능력 저하 및 반응 둔화

    0.15% 전후: 감정 불안정

    0.20% 전후: 비틀거림, 구역질, 구토, 정신착란

    0.30% 전후: 대화 불명료, 지각상실, 시각의 흐트러짐

    0.40% 전후: 저체온, 저혈당, 근육 조절 부전, 경련, 동공산대

    0.70% 전후: 의식장애, 반사 감퇴, 깊은 혼수, 호흡부전, 사망

- 기타 증상으로 피부홍조, 저혈압, 빈맥, 대사성산성혈액증, 케톤산증 등
- 혼수가 12시간 이상 지속되면 예후 불량으로 여겨진다.
- 스프레이 제품을 입으로 향해 분사한 경우 또는 잘못 삼킨 경우는 기침, 천식, 호흡곤란, 화학성 폐렴이 나타난다.

2) 흡입

- 에어 더스터의 가스를 흡입한 경우, 구역질, 구토, 두통, 흥분, 졸림, 저산소증 등. 대량 흡입했을 때에는 치사적인 부정맥이 발생하고, 돌연사할 수도 있다.
- 에탄올 증기나 스프레이 제품의 미스트를 흡입하면 상기도 자극에 의해 기침, 목 통증 등이 생길 가능성이 있다.

3) 눈

알코올 함유 제품의 경우, 에탄올에 의한 일과성 통증이나 자극감이 있다.

4) 피부

- 알코올 함유 제품의 경우, 에탄올에 의한 자극이 생길 가능성이 있다.
- 에어 더스터는 동상을 일으킬 가능성이 있다.

6. 처치

▌가정에서의 응급처치

1) 경구

① 제거: 입안에 남아 있는 것을 뱉게 한다. 소아나 고령자의 경우는 입안을 확인하여 제거하고, 닦아낸다.
② 헹굼: 물로 입을 헹구고 가글한다. 가글할 수 없는 경우는 젖은 거즈로 닦아낸다.
③ 수분 섭취: 특별한 주의 사항은 없다. 보통대로 하면 된다.

2) 흡입

신선한 공기가 있는 장소로 이동한다.

3) 눈

- 눈을 비비지 않도록 주의하고, 즉시 물로 씻는다.
- 콘택트렌즈를 착용하고 있는 경우, 쉽게 뺄 수 있으면 뺀다.

4) 피부

① 제거: 피부에 부착된 것을 제거하고 닦아낸다. 부착된 의복은 벗는다.
② 세척: 물로 충분히 씻는다.

▌의료기관에서의 처치

1) 경구

- 특별한 치료법은 없고, 대증치료를 한다.
- 알코올 함유 제품을 대량 섭취한 경우, 섭취 후 1시간 이내이면 위 세척을 고려한다. 필요에 따라 수액, 산성혈액증 보정, 호흡·순환 관리, 보온, 혈당 확인을 한다. 중증일 때는 혈액 투석이 효과가 있다.

2) 흡입

증상에 따라 산소 투여, 호흡 관리를 한다.

3) 눈

진료 전 눈 세척이 불충분하면 의료기관에서 충분히 세안한다.

4) 피부

부착 부위를 충분히 세정한다. 증상이 있으면 대증치료를 한다.

7. 치료상의 주의점

알코올 함유 제품

1. 흡착제로서의 활성탄에는 에탄올 흡수를 저지하는 효과는 없다.
2. 혈액 투석은 자연 대사의 2~4배의 속도로 혈중에서 에탄올을 제거한다.
3. 에탄올 중독의 입원 기준
   - 성인: 중추신경 억제가 계속되는 경우, 호흡·순환 관리가 필요한 경우, 수액 등으로 신속하게 보정할 수 없는 알코올성 케톤산증이 있는 경우 등
   - 소아: 현저한 중추신경 억제, 경련, 산염기평형 이상, 저혈당일 경우 등

8. 체내 동태

에탄올

【흡수】 위, 소장에서 빠르게 흡수되어 최고혈중농도 도달시간은 30분~2시간이다. 흡입이나 경피에 의해 흡수된다.

【대사】 간에서 아세트알데히드로, 그 후 초산으로 대사되어 물과 이산화탄소로 분해된다.

【배설】 약 5~10%는 미변화체로 호흡, 소변, 땀, 대변으로 배설된다.

세제류/기타

47
살균제

█ 개요

제품 조리 기구나 가구, 실내 공간 등의 세균·바이러스를 제거하는 제품으로, 에탄올이나 차아염소산을 함유한 제품과 이산화염소로 제균 효과를 강조한 제품이 판매되고 있다. 알코올 함유 제품에는 핸드 스프레이와 함침 시트가 있다. 차아염소산 함유 제품은 핸드 스프레이나 병에 든 액체로 원액 또는 희석액을 분사하거나 대상물을 액체에 담가 적셔서 사용한다. 이산화염소로 제균을 강조한 제품은 차아염소산이 주성분이고, 에어로졸이나 핸드 스프레이, 실내에 설치하여 사용하는 겔형 제품, 휴대용, 훈증제 등 다양한 형태의 제품이 판매되고 있다.

문제가 되는 성분과 증상 알코올 함유 제품은 에탄올에 의한 점막 자극과 중추신경 억제가 문제가 된다. 차아염소산 함유 제품은 pH 5.0~6.5, 유효염소농도는 높은 것이 100~200ppm(0.01~0.02%)이며, 점막의 자극은 강하지 않다고 판단된다. 이산화염소로 제균을 강조한 제품은 주성분인 차아염소산에 의한 점막 자극·부식이 나타날 수 있고, 메트헤모글로빈혈증을 일으킬 가능성이 있다. 차아염소산이나 아염소산이 산과 반응하여 발생하는 염소나 이산화염소가스를 흡입하면 기침, 호흡곤란 등의 호흡기 증상이 나타날 수 있다.

JPIC 수신 상황 연간 약 100여 건의 문의가 있으며, 소아의 잘못된 섭취가 80%를 차지한다. 분사해서 눈에 들어갔거나 다른 제품과 혼합하여 발생한 가스에 노출되는 등 오용에 의한 사고도 있다.

제품에 따라 성분이 다르므로 제품표시, 형태, 사용 방법 등을 가능한 한 정확하게 확인한다.

1. 제품

- 형태(핸드 스프레이, 에어로졸, 병, 시트, 겔, 과립, 정제 등)
- 사용 방법(그대로 사용하는 것인가, 희석하거나 녹여서 사용하는 것인가? 설치용인가, 휴대용인가?)
- 제품표시의 성분(에탄올, 차아염소산염, 이산화염소, 아염소산염 등)

2. 노출 상황·경로

- 잘못 삼키거나 잘못 섭취한 경우, 핥은 정도인가, 제품이 든 용기에서 바로 마셨는가? 대량 섭취했는가?
- 노출 시 제품의 상태가 원액인가, 희석액인가? 겔형 제품일 경우 겔 그 자체인가? 겔화하기 전의 액체인가?
- 흡입했는가, 눈에 들어갔는가, 피부에 부착했는가?
- 여러 개의 제품을 혼합하거나 병용하지는 않았는가?

3. 환자 상태·증상

- 구역질, 구토, 복통 등의 소화기 증상이나 안면홍조, 흥분 상태, 비틀거림 등 술에 취한 듯한 증상은 없는 가? 안색 불량은 없는가?
- 기침, 호흡곤란 등의 호흡기 증상은 없는가? 천식 등의 기저질환은 없는가?
- 눈의 위화감, 통증, 충혈, 눈물 흘림은 없는가?
- 피부의 자극감, 발적, 통증은 없는가?

알코올 함유 제품의 경우, 특히 소아는 알코올 민감도가 높고 저혈당으로 경련을 일으킬 가능성이 있으므로 주의가 필요하다.

1. 경구 노출

- 토하게 하지 말고 입안의 물질을 제거하고 입을 헹군 후, 유제품 또는 물을 마시게 한다.
- 얼굴, 손발, 옷에 부착되어 있을 가능성이 있으면 샤워 등으로 전신을 씻고 옷을 갈아입는다.

【즉시 진료】
- 구토, 안색 불량, 안면홍조, 흥분 상태 등의 증상이 있는 경우, 기침을 하는 등 잘못 삼켰을 가능성이 있는 경우(음주 이력이 있는 고령자는 증상이 있으면 진료를 받도록 한다)
- 증상은 없더라도 알코올 함유 제품을 마셨거나(체중 1kg당 0.5ml 이상) 섭취량을 모를 경우, 이산화염소로 제균을 강조한 제품을 한 모금 이상 마셨거나 섭취량을 모를 경우

【경과 관찰】

- 알코올 함유 제품을 핥은 정도로 증상이 없는 경우(몇 시간은 주의한다)
- 차아염소산 함유 제품을 섭취하여 증상이 없는 경우
- 이산화염소로 제균을 강조한 제품을 핥았거나 희석액을 잘못 삼켜서 증상이 없는 경우

2. 흡입한 경우

- 알코올 함유율이 높은 제품 중 증기, 스프레이 제품은 미스트를 흡입할 가능성이 있다.
- 차아염소산 함유 제품 또는 이산화염소로 제균을 강조한 제품은 다른 제품과 혼합하면 자극성 가스가 발생할 가능성이 있다.

【즉시 진료】

- 차아염소산 함유 제품 또는 이산화염소로 제균을 강조한 제품을 다른 제품과 혼합하여 발생한 가스를 흡입한 경우
- 제품 사용 중 목 통증, 기침, 불쾌감, 호흡곤란 등의 증상이 나타나 신선한 공기를 마셔도 개선되지 않는 경우
- 천식 등의 기저질환이 있는 경우(발작으로 이어질 가능성이 있다)

3. 눈에 들어간 경우

눈을 비비지 않도록 주의하여 즉시 눈을 씻는다.

【즉시 진료】 눈 뜨기 어려운 경우, 눈을 씻기 어려운 경우와 콘택트렌즈가 빠지지 않는 경우

【만약을 위한 진료】 눈을 씻은 후에도 통증, 충혈이 있는 경우

4. 피부 노출

【만약을 위한 진료】 물로 씻은 후에도 발적, 통증, 발진이 있는 경우, 술에 취한 듯한 증상이 있는 경우

▌해설

1. 제품에 대하여

조리 기구나 가구, 실내 공간 등의 세균·바이러스를 제거하는 제품으로, 에탄올 함유 제품, 차아염소산 함유 제품, 이산화염소를 함유하여 제균 효과를 강조한 제품이 판매되고 있다.

1) 알코올 함유 제품

- 에탄올을 약 50~70% 함유한 액체로, 핸드 스프레이 제품, 부직포에 함침시킨 시트(물티슈) 제품이 판매되고 있다. 리필용 파우치나 교체용 병 제품도 있다.
- 영유아의 완구와 같은 주변에 있는 물건, 가구, 냉장고와 같은 부엌 가전제품, 조리 기구 등에 직접 분사하거나 행주 등에 분사하여 오염된 부분을 닦아낸다.

2) 차아염소산 함유 제품

- 차아염소산에 의한 제균 효과를 기대하는 제품으로, 차아염소산수나 제균수 등으로도 불린다.
- 가구나 조리 기구 등의 제균, 화장실이나 실내 공간의 제균·소취, 음식물 쓰레기의 소취를 비롯하여 바이러스 제거를 강조한 제품도 있다. 병 또는 핸드 스프레이에 담긴 액체로, 원액 또는 희석액을 대상물이나 공간에 직접 분사하거나 대상물을 액에 적셔서 사용한다.
- 식품첨가물에 해당하는 제품은 염소 또는 식염수(염화나트륨 수용액)를 전기분해하여 제조하고 pH 5.0~6.5, 유효염소농도 10~30ppm(0.001~0.003%)이다. 차아염소산나트륨 수용액을 염산 등의 산을 이용해 pH 6 정도로 조절한 제품도 있다. 유효농도 100~200ppm(0.01~0.02%)을 강조한 제품이 많고, 염소계 표백제 원액(약 6%)보다 농도는 낮다.

3) 이산화염소로 제균을 강조한 제품

- 차아염소산의 산화로 발생하는 이산화염소로 제균 효과를 기대하는 제품이다. 성분에 '이산화염소액', '안정화 이산화염소' 등으로 기재되어 있는 제품도 아염소산나트륨 등 아염소산염이 주성분이다. 아염소산나트륨은 pH 7 이하에서 이산화염소가 발생한다.
- 가구나 화장실, 실내공간, 자동차 내 제균·소취, 음식물 쓰레기의 소취를 비롯하여, 바이러스 제거를 강조한 제품도 있고, 용도에 따라 다양한 형태의 제품이 판매되고 있다.
- 에어로졸과 핸드 스프레이에 든 액체는 아염소산염 수용액으로, 대상물이나 공간에 분사하여 사용한다. 아염소산염 농도는 그대로 분사하는 제품은 0.5% 이하, 희석해서 사용하는 제품은 5% 정도다. 농도 약 20%의 아염소산염 정제를 녹여서 분사하는 제품도 있다.
- 겔형 제품은 아염소산염 수용액을 겔화한 것으로, 실내나 자동차 안에 설치하여 사용한다. 사용 시 아염소산염 용액에 겔화제를 섞어서 사용하는 제품, 스틱 타입인 휴대용 제품이 있다. 아염소산염 농도는 0.05~수 % 정도다.
- 과립 제품은 아염소산염을 흡착시킨 제올라이트가 부직포 봉지에 담겨 있고, 봉지 째 전용 케이스에 넣어 실내에 설치하는 제품, 네임 홀더에 넣어 목에 걸어 사용하는 휴대용 제품 등이 있다. 아염소산염 농도는 20% 정도다.

• 훈증제는 자동차 내의 제균·소취를 목적으로 한 제품으로, 아염소산염 수용액(약 1%)과 생석 회의 발열반응을 이용하여 이산화염소를 빠르게 발생시키고 에어컨을 작동하여 순환시켜 사용하는 제품이다.

2. 사고 발생 상황

▌JPIC 수신 상황

연간 건수	약 100여 건(에탄올 50건, 차아염소산 수 건, 이산화염소 50건/ 일반 90%, 의료기관 8%, 기타 2%)
환자 연령층	1세 미만 18%, 1~5세 66%, 20~64세 11%, 65세 이상 2%, 기타·불명 3%
사고 상황	소아나 치매가 있는 고령자가 잘못 삼킨 경우 85%, 잘못된 사용 15%(분사하여 눈에 들어간 경우, 표백제 등 다른 제품과 혼합한 경우 등)이다. 입으로 섭취해 발생한 사고가 잦지만, 피부에 닿거나 흡입하거나 눈에 노출된 경우도 다른 제품과 비교했을 때 많다.
증상 출현율	24%(구역질, 구토, 기침, 호흡기의 자극감, 숨 쉬기 힘듦, 눈 통증·충혈 등)

▌JPIC에서 파악한 의료기관 진료 예

【1986~2009년까지 24년간 파악한 소아(12세 이하)의 불의의 사례】
심각한 사례는 없었다.

【1986~2010년까지 25년간 파악한 고령자(65세 이상)의 불의의 사례】
심각한 사례는 없었다.

▌ 문헌 보고 예

• 액체에 겔화제를 혼합한 타입이자 이산화염소로 제균을 강조한 제품을 1세 소아가 잘못 삼킨 증례가 2건 있으며, 구토와 메트헤모글로빈 값의 상승이(최곳값 8.0%, 8.3%) 나타났다(일본 소아과학회 어린이 생활환경개선위원회: 일 소아회지 2013: 117: 938-940).

• 성인이 아염소산나트륨 28% 용액의 희석액(희석 배율 불명)을 한 모금 잘못 삼켜 메트헤모글로빈혈증, 용혈, 급성신부전이 나타난 사례가 있다(Romanovsky A, et al.: J Med Toxicol 2013; 9: 67-70).

3. 독성

제품에 함유된 에탄올, 차아염소산, 아염소산과 이 성분들에 반응하여 발생하는 가스(차아염소산은 주로 염소, 아염소산은 이산화염소)가 문제가 된다.

1) 에탄올

95~99% 에탄올을 경구 섭취했을 경우, 성인은 체중 1kg당 1ml를 섭취할 시 경증~중경증의 중독이, 소아는 1kg당 0.5ml를 섭취할 시 심각한 중독 증상이 나타난다고 알려져 있다. 단 개인차는 크며 중독량은 확립되어 있지 않다.

2) 차아염소산

• 주요 작용인 피부·점막 자극 및 부식은 섭취량보다는 농도나 점도, pH, 접촉 시간에 크게 좌우된다.
• 염소로서 증상 발현 농도 3~5ppm(눈, 코, 기도 점막에 침범하여 비염, 눈물 흘림, 침 흘림, 기침이 나타난다)

3) 아염소산나트륨

조직의 부식 정도는 농도나 접촉 시간에 의존한다.

4. 중독학적 약리작용

1) 에탄올

점막 자극 작용, 중추신경 억제 작용

2) 차아염소산

• 피부·점막 자극 작용
• 산과의 접촉 시 또는 pH 5 이하인 상태에서 발생하는 염소가스에 의한 점막 자극·부식 작용

3) 아염소산

• 점막 자극 및 부식 작용(농도, 접촉 시간에 의존한다)

- 체내에 흡수되면 강력한 산화작용에 의해 메트헤모글로빈혈증, 용혈, 신장 장애를 일으킨다.
- 산과의 접촉 시 또는 pH 7 이하인 상태에서 발생하는 이산화염소가스에 의한 점막 자극·부식 작용

5. 증상

1) 경구

【알코올 함유 제품】

- 에탄올의 중추신경 억제에 의한 증상이 나타날 가능성이 있다.
- 소아는 알코올의 민감도가 높다. 특히 유아, 소아는 저혈당성 경련이 생길 가능성이 있기 때문에 혈당 저하에 주의가 필요하다.
- 혈중 에탄올 농도에 따른 증상

  0.01% 전후: 가벼운 취기, 상쾌한 기분

  0.05% 전후: 가벼운 어지러움

  0.10% 전후: 지각 능력 저하 및 반응 둔화

  0.15% 전후: 감정 불안정

  0.20% 전후: 비틀거림, 구역질, 구토, 정신착란

  0.30% 전후: 대화 불명료, 지각상실, 시각의 흐트러짐

  0.40% 전후: 저체온, 저혈당, 근육 조절 부전, 경련, 동공산대

  0.70% 전후: 의식장애, 반사 감퇴, 깊은 혼수, 호흡부전, 사망

- 기타 증상으로 피부홍조, 저혈압, 빈맥, 대사성산성혈증, 케톤산증 등
- 혼수가 12시간 이상 지속되면 예후 불량으로 여겨진다.

【차아염소산 함유 제품】

제품에 함유된 농도가 낮기 때문에 무증상 또는 경미한 소화관 자극에 의한 증상(인두에서 상복부에 걸친 동통, 구역질, 구토)이 나타난다.

【이산화염소로 제균을 강조한 제품(주성분은 아염소산염)】

- 구역질, 구토 등 소화관 점막 자극에 의한 증상이 나타나고 심각한 경우에는 출혈성 위염 가능성이 있다.
- 체내에 흡수되면 메트헤모글로빈혈증, 용혈, 신장 장애를 일으킬 수 있다.
- 성분에 관계없이 잘못 삼키면 화학성 폐렴을 일으킬 가능성이 있다.

2) 흡입

【알코올 함유 제품】에탄올의 증기나 스프레이 제품의 미스트를 흡입하면 상기도의 자극에 의해 기침, 목 통증 등이 생길 가능성이 있다.

【차아염소산 함유 제품, 이산화염소로 제균을 강조한 제품】산과의 접촉으로 발생한 가스를 흡입한 경우 기침, 콧물, 흉통, 두통, 호흡곤란 등이 나타나고, 중증일 때는 폐수종, 호흡부전을 초래할 가능성이 있다.

3) 눈

【알코올 함유 제품】일과성 통증이나 자극감이 있다.

【차아염소산 함유 제품, 이산화염소로 제균을 강조한 제품】눈 통증, 결막염(충혈·부종)이 생길 수 있다.

3) 피부

【알코올 함유 제품】자극 등이 나타날 가능성이 있다.

【차아염소산 함유 제품, 이산화염소로 제균을 강조한 제품】접촉에 의한 피부염, 장시간의 접촉은 화학 손상을 일으킬 가능성이 있다.

6. 처치

▌가정에서의 응급처치

1) 경구

① 제거: 입안에 남아 있는 것을 뱉게 한다. 소아나 고령자의 경우는 입안을 확인하여 제거하고 닦아낸다.

② 헹굼: 물로 입을 헹구고 가글한다. 가글할 수 없는 경우는 젖은 거즈로 닦아낸다.

③ 수분 섭취: 유제품(우유나 요구르트) 또는 물을 마시게 한다. 마시는 양은 보통 마시는 정도 (120~240ml, 소아는 1kg당 15ml 이하, 무리하게 마시게 하여 구토를 유발하지 않도록 주의한다)

【이유】단백질에 의한 점막 보호와 희석을 통한 자극의 완화를 기대할 수 있다.

2) 흡입

신선한 공기가 있는 장소로 이동한다. 실내를 환기한다.

3) 눈

- 눈을 비비지 않도록 주의하고 즉시 물로 충분히 씻는다.
- 콘택트렌즈를 착용하고 있는 경우, 쉽게 뺄 수 있는 상황이면 뺀다.

4) 피부

① 제거: 피부에 부착된 것을 제거하고 닦아낸다. 부착된 옷은 벗는다.
② 세척: 물로 충분히 씻는다.

▋ 의료기관에서의 처치

1) 경구

- 에탄올 또는 차아염소산염 함유 제품을 대량 섭취한 지 1시간 이내이면 위세척을 고려한다.
- 필요에 따라 수액, 체액·전해질 관리, 호흡·순환 관리를 하고, 보온, 혈당, 메트헤모글로빈 농도를 확인한다.
- 중증 에탄올 중독일 경우 혈액 투석이 효과적이다.
- 차아염소산에 의한 메트헤모글로빈혈증에 대해서는 산소흡입, 수혈 등을 고려한다. 해독제 (메틸렌블루)의 효과는 불분명하다.

2) 흡입

증상에 따라서 산소 투여, 호흡 관리를 한다.

3) 눈

- 진료 전 눈 세척이 불충분하면 의료기관에서 충분히 눈을 씻는다.
- 증상이 남아 있는 경우는 안과적 진찰이 필요하다.

4) 피부

부착 부위를 충분히 씻는다. 증상이 있으면 대증 치료를 한다.

7. 치료상의 주의점

알코올 함유 제품

1. 흡착제로서의 활성탄에는 에탄올의 흡수를 저지하는 효과는 없다.
2. 혈액 투석은 자연 대사의 2~4배 속도로 혈중에서 에탄올을 제거한다.
3. 에탄올 중독의 입원 기준
   - 성인: 중추신경 억제가 계속되는 경우, 호흡·순환 관리가 필요한 경우, 수액 등으로 신속하게 보정할 수 없는 알코올성 케톤산증이 있는 경우 등
   - 소아: 현저한 중추신경 억제, 경련, 산염기평형 이상, 저혈당인 경우 등

8. 체내 동태

1) 에탄올

【흡수】 위, 소장에서 빠르게 흡수되어 최고혈중농도 도달시간은 30분~2시간이다. 흡입이나 경피를 통해 흡수된다.

【대사】 간장에서 아세트알데히드로, 뒤이어 초산으로 대사되어 물과 이산화탄소로 분해된다.

【배설】 약 5~10%는 미변화체로 날숨, 소변, 땀, 대변으로 배설된다.

2) 차아염소산나트륨

【흡수】 위액 등의 산성액 속에서는 염소와 비이온형 차아염소산으로 존재하기 때문에 점막 투과성이 높고 위 점막으로 흡수되기 쉽다. 단, 단백질이나 기타 조직 성분에 의해 급속히 불활성화되기 때문에 흡수되어 체순환에 도달하는 일은 적으므로, 대량 섭취 이외에는 문제되지 않는다.

48
제습제

▌개요

제품 벽장이나 옷장의 습기를 제거하기 위해 습도가 높은 일본 등에서 많이 사용하는 제품이다. 물이 고이는 타입은 염화칼슘의 흡습성과 조해성을 이용한 제품으로, 2층 구조로 된 용기의 상층에 들어 있는 염화칼슘 입자가 습기를 흡수하면 하층에 조해액이 고이는 탱크 타입 제품이 많고, 그밖에 겔화하는 팩 타입도 있다. 또 재사용 가능한 제품으로써 실리카겔이나 특수 흡습 섬유를 이용한 제품도 있지만 화학적으로 불활성화하므로 중독의 위험은 낮다.

문제가 되는 성분과 증상 염화칼슘은 쓴맛이 나므로 조해액을 대량으로 마실 가능성은 낮지만, 마실 경우 국소 자극 작용에 의해 구역질, 구토, 설사 등의 소화기 증상이 나타나고, 장시간 피부에 접촉하면 화학 손상을 일으킬 수 있다. 치매가 있는 고령자가 대량 섭취하면 소화관의 궤양이나 괴사, 고칼슘혈증을 초래할 가능성도 있다.

JPIC 수신 상황 연간 약 250여 건의 문의가 있다. 소아가 용기에 고인 조해액을 마시거나 조해액이 손발에 묻는 사고가 잦다.

초기 대응을 위한 확인 사항

1. 제품

• 형태(물이 고이는 타입 제품인가, 재사용 가능한 제품인가?)

• 물이 고이는 타입의 경우, 조해액을 버리는 탱크 타입인가, 겔화하는 팩 타입인가?

• 제품표시(제품명, 성분)

2. 노출 상황·경로

• 잘못 삼키거나 잘못 섭취한 경우, 핥은 정도인가, 대량 섭취했을 가능성이 있는가?

• 물이 고이는 타입에 노출된 경우, 입자인가, 조해액인가?

• 투습 시트를 제거하는 중에 튀어 오른 입자가 조해액이 눈에 들어가거나 피부에 부착되지 않았는가?

3. 환자 상태·증상

• 구강 점막의 발적이나 종창, 인두 통증, 구토, 설사 등 소화기 증상은 없는가?

• 기침, 숨 막힘 등 호흡기관에 들어간 기미는 없는가?

• 눈의 위화감, 통증, 충혈, 눈물 흘림은 없는가?

• 피부의 통증, 발적, 발진은 없는가?

초기 대응 포인트

1. 경구 노출

• 토하게 하지 말고 입안의 물질을 제거하고 입을 헹군 후, 유제품 또는 물을 마시게 한다.

• 얼굴, 손발, 옷에 부착되어 있을 가능성이 있으면 샤워 등으로 전신을 씻고 옷을 갈아입는다.

【즉시 진료】

• 구강 점막의 발적이나 종창, 통증이 있고, 소화기 증상이 있는 경우

• 증상은 없더라도 입자나 조해액을 대량으로 섭취했을 가능성이 있는 경우

【경과 관찰】 입자를 핥거나 조해액을 소량 마신 정도로 증상이 없는 경우

2. 흡입한 경우

제품 특성상 흡입해서 문제가 발생하기는 어렵다.

3. 눈에 들어간 경우

눈을 비비지 않도록 주의하여 즉시 세안한다.

【즉시 진료】 눈 뜨기 어려운 경우, 눈 씻기가 어려운 경우와 콘택트렌즈가 빠지지 않는 경우

【만약을 위한 진료】 눈을 씻은 후에도 통증, 충혈이 있는 경우

4. 피부 노출

【만약을 위한 진료】 물로 씻은 후에도 발적, 통증, 발진이 있는 경우

▌해설

1. 제품에 대하여

벽장이나 옷장 등 습기가 차기 쉬운 비교적 좁은 공간의 제습을 목적으로 사용한다.

1) 물이 고이는 타입 제품

- 염화칼슘의 화학적 성질인 흡습성과 조해성(수분을 흡수하면 용액이 되는 성질)을 이용한 제품이다. 고인 액(조해액)은 염화칼슘의 수용액으로 약알칼리성이다.
- 탱크 타입은 상층에 있는 알갱이 모양의 염화칼슘이 흡습하고 하층에 조해액이 고이는 2층 구조로 되어 있다. 사용 후에는 상층 상부의 투습 시트를 찢어 조해액을 버린다. 조해액을 쉽게 버릴 수 있도록 스티커가 부착된 제품도 있다.
- 팩 타입은 염화칼슘과 겔화제(고흡수성 수지 등)가 봉지에 포장되어 있고, 흡습하여 봉지 안의 내용물이 겔 상태가 되면 폐기한다. 옷장에 걸어서 사용하는 제품, 이불 사이에 넣어 사용하는 제품이 있다.

2) 재사용 가능한 제품

이불 아래 등에 깔아서 사용하며, 햇볕이나 이불 건조기로 말려 재사용할 수 있는 제품(제습 시트, 흡습 시트, 조습 시트)은 실리카겔이나 특수 흡습 섬유를 이용한 것이 있다. 모두 화학적으로 불활성이다.

▌JPIC 수신 상황

연간 건수	약 250여 건(일반 97%, 의료기관 2%, 기타 1%)
환자 연령층	1세 미만 19%, 1~5세 71%, 20~64세 6%, 65세 이상 2%, 기타·불명 2%
사고 상황	소아나 치매가 있는 고령자가 잘못 삼킨 경우 93%(용기에 고인 조해액을 마신 경우, 조해액이 손발에 묻은 경우 등), 잘못된 사용 7%(조해액을 폐기할 때 튀어 입이나 눈에 들어간 경우 등)
증상 출현율	22%(구강 섭취 시 구역질, 구토, 구강·인두의 위화감이나 통증 등, 경피 노출 시 피부의 위화감이나 발적 등)

▌JPIC 에서 파악한 의료기관 진료 예

【2003~2007년까지 파악한 23건】

• 탱크 타입 하층의 조해액에 의한 사고 20건, 상층의 염화칼슘 입자를 섭취한 사고 3건으로 80%가 소아에 의한 사고였다.

• 소아가 경구 섭취한 사고는 모두 무증상이었다. 성인이나 고령자는 가벼운 소화기 증상이 나타난 정도였다.

• 소아가 피부에 부착한 사고 4건 중 1건은 옷에 조해액이 스며든 상태에서 약 반나절을 눈치 채지 못하고 방치되었다. 화학 손상이 일어났고, 그 후 2차 감염으로 광범위한 괴사와 석회 침착이 나타났다.

【1986~2009년까지 24년간 파악한 소아(12세 이하)의 불의의 사례】

제습제에 의한 사례는 28건으로, 심각한 사례는 피부를 통해 발생한 사고 1건이 있었다(앞의 항목에서 언급한 사례).

【1986~2010년까지 25년간 파악한 고령자(65세 이상)의 불의의 사례】

제습제에 의한 사례는 4건으로 심각한 사례는 없었다.

▌문헌 보고 예

치매가 있는 고령자 등이 제습제의 입자나 조해액을 대량으로 경구 섭취하여 심각한 소화관 점막 병변(궤양, 괴사), 의식 장애, 고칼슘혈증, 대사성 산성혈증을 초래한 사례가 다수 보고되었다(스기야마 유스케 외: 시가의학 2011: 33: 90; 시마다 타다나가 외: 일 응급의회지 2009: 20: 781-786).

3. 독성

염화칼슘

물속에서 격렬하게 용해되어 다량의 열을 방출한다. 수용액은 약알칼리성이다. 단, 입자를 핥거나 조해액을 소량 마신 정도로는 심각한 중독은 일어나지 않는다.

4. 중독학적 약리작용

염화칼슘

- 피부·점막 자극 작용(국소에서의 탈수반응에 의한 직접적인 자극 작용과 약칼리성 수용액에 의한 자극 작용)
- 대량 섭취한 경우, 장내에서 생성된 염소이온에 의한 대사성 산성혈증, 체내에 흡수된 칼슘에 의한 고칼슘혈증

5. 증상

주로 국소 자극 작용에 의한 증상이 나타난다. 염화칼슘은 쓴맛이 나므로 조해액을 대량으로 마실 가능성은 낮다.

1) 경구

- 구역질, 구토, 설사, 위 불쾌감, 가벼운 복통
- 대량 섭취 시 국소 조직 손상(짓무름, 궤양, 괴사), 고칼슘혈증, 산성혈증이 나타날 가능성이 있다.

2) 눈

가루나 입자는 일과성 자극과 표재성 손상. 수용액에 관한 보고는 없다.

3) 피부

발적, 가벼운 화학 손상

▌ 가정에서의 응급처치

1) 경구

① 제거: 입안에 남아 있는 것을 뱉게 한다. 소아나 고령자의 경우는 입안을 확인하여 제거하고 닦아낸다.

② 헹굼: 물로 입을 헹구고 가글한다. 가글할 수 없는 경우는 젖은 거즈로 닦아낸다.

③ 수분 섭취: 유제품(우유나 요구르트) 또는 물을 마시게 한다. 마시는 양은 보통 마시는 정도 (120~240ml, 소아는 1kg당 15ml 이하, 무리하게 마시게 하여 구토를 유발하지 않도록 주의한다).

　　【이유】 단백질에 의한 점막 보호나 희석에 의한 자극의 완화를 기대할 수 있다.

2) 눈

• 눈을 비비지 않도록 주의하여 즉시 물로 씻는다.

• 콘택트렌즈를 착용하고 있는 경우, 쉽게 뺄 수 있으면 뺀다.

3) 피부

① 제거: 피부에 부착된 것을 제거하고 닦아낸다. 부착된 옷은 벗는다.

② 세척: 물로 충분히 씻는다.

▌ 의료기관에서의 처치

1) 경구

【금기】 구토, 산에 의한 중화(발열할 가능성이 있기 때문)

• 특별한 치료법은 없고 우유 또는 물로 희석하거나 대증치료가 중심이 된다.

2) 눈

• 눈물의 pH가 중성이 될 때까지 결막 원개에 잔존하는 미립자가 없는 것을 확인할 때까지 씻는다.

• 증상이 남아 있는 경우는 안과적 진찰이 필요하다.

4) 피부

- 부착 부위를 충분히 씻는다.
- 증상이 있으면 화상에 준하여 치료한다.

7. 치료상의 주의점

1. 가루나 입자가 점막 면에 들러붙어 있지 않은지 충분히 확인하고 고착물을 제거한다.
2. 활성탄 및 설사약 투여는 권장하지 않는다(흡착량이 미미하며, 구토를 유발해 내시경 검사에 지장이 생기기 때문이다).
3. 위세척을 해야 하는 경우는 가능한 한 빨리 천공에 주의하여 실시한다.
4. 내시경 검사는 섭취 후 12시간 이내에 천공에 주의하여 실시한다(24시간을 초과하면 천공의 위험이 커진다).

8. 체내 동태

염화칼슘

【흡수】 주로 소장 상부에서 흡수된다. 흡수된 칼슘의 99%가 뼈에 분포한다.

【배설】 주로 대변으로 배설되며 소변으로는 10~30% 배설된다.

49

의류용 방충제
장뇌, 나프탈렌, 파라디클로로벤젠, 피레스로이드 제제

▌ 개요

제품 의류나 인형 등에 사용하는 방충제다. 오래전부터 사용되고 있는 제품은 성분 특유의 냄새가 있으며, 서서히 작아지는 타입인 장뇌(성분명: 캠퍼), 나프탈린(성분명: 나프탈렌), 파라디클로루벤젠(성분명: 파라디클로로벤젠)이다. 모두 1개에 수 g인 정제 제품이 많으며, 승화되어 확산된다. 냄새가 나지 않는 방충제로 판매되고 있는 피레스로이드 제제는 피레스로이드제를 펄프 등에 함침시킨 것으로, 향이 있는 제품도 판매되고 있다.

문제가 되는 성분과 증상 장뇌의 중추신경 자극에 의한 경련 유발 작용, 나프탈렌에 의한 용혈, 파라디클로로벤젠에 의한 중추신경 억제 작용 등 성분에 따라 증상이 다르게 나타난다. 피레스로이드 제제는 함침량이 적고 형태상 잘못 섭취하기 어려우므로 문제가 되는 일은 거의 없다.

JPIC 수신 상황 연간 약 400여 건(피레스로이드 제제 250건, 파라디클로로벤젠 120건, 나프탈렌 20건, 장뇌 10건)의 문의가 있다. 옷을 갈아입을 때 아이가 핥거나 입에 넣는 등의 사고가 잦고, 고령자가 바둑알 모양의 정제를 사탕으로 착각하여 섭취한 사례도 있다.

초기 대응을 위한 확인 사항

제품에 따라 성분이 다르므로 제품표시, 형태, 냄새 등을 가능한 한 정확하게 파악한다.

1. 제품

- 성분 특유의 냄새가 있으며 서서히 작아지는 타입인가, 냄새가 나지 않는 함침 타입인가?
- 형태: 고체(바둑알 모양·과립형 등)인가, 시트형인가? 고체일 경우 1개의 크기와 무게를 확인한다.
- 제품표시의 성분(나프탈렌과 같은 방충제의 총칭으로 호칭과 성분이 다를 수 있으므로 주의가 필요하다)

2. 노출 상황·경로

- 잘못 섭취한 경우, 핥은 정도인가, 조각을 삼켰는가, 1정을 전부 먹었을 가능성은 없는가?
- 흡입했는가, 피부에 부착했는가?

3. 환자 상태·증상

- 정제를 그대로 삼킨 경우, 인두나 식도에 걸린 기미는 없는가?
- 구역질, 구토, 복통 등의 소화기 증상은 없는가? 입에서 냄새는 나지 않는가?
- 두통, 의식장애, 경련, 안면창백(청색증)은 없는가?
- 기침, 호흡곤란은 없는가? 천식 등의 기저질환은 없는가?
- 눈의 위화감, 통증, 충혈, 눈물 흘림은 없는가?
- 피부 통증, 발적, 발진은 없는가?

초기 대응 포인트

1. 경구 노출

1) 성분 특유의 냄새가 있으며 서서히 작아지는 타입(장뇌·나프탈렌·파라디클로로벤젠)
- 토하게 하지 말고 입안의 물질을 제거하고 입을 헹군다.
- 수분을 섭취할 때는 우유, 알코올, 지방을 함유한 제품은 피한다.

【즉시 진료】
- 구역질, 구토, 의식장애가 있는 경우
- 증상은 없더라도 조각을 삼키거나 정제를 통째로 먹었을 가능성이 있는 경우

【경과 관찰】
- 핥은 정도인 경우(고령자는 증상을 호소하기 어려울 수 있으므로 주의한다)
- 포장 째 입에 넣은 경우(성분이 녹아내릴 염려는 없다)

2) 냄새가 나지 않거나 향이 있는 함침 타입(피레스로이드 제제)

토하게 하지 말고 입안의 물질을 제거하고 입을 헹군다.

【경과 관찰】 핥은 정도나 포장 째 입에 넣은 경우, 과립 제품을 삼켰지만 증상이 없는 경우

2. 흡입한 경우

【만약을 위한 진료】 호흡기 증상이나 불쾌감이 있으며 신선한 공기를 마시거나 환기해도 개선되지 않는 경우

3. 눈에 들어간 경우

눈을 비비지 않도록 주의하고 즉시 눈을 씻는다.

【즉시 진료】 눈 뜨기 어려운 경우, 눈 씻기가 어려운 경우와 콘택트렌즈가 빠지지 않는 경우

【만약을 위한 진료】 눈을 씻은 후에도 통증, 충혈이 있는 경우

4. 피부 노출

【만약을 위한 진료】 물로 씻은 후에도 발적, 통증, 발진이 있는 경우

▌해설

1. 제품에 대하여

- 수시렁이, 옷좀나방의 유충 등, 섬유 제품을 좋아하는 해충이 의류와 침구, 인형 등을 먹어 치우는 것을 방지하기 위해 옷장이나 의류 케이스에 넣어 사용한다.
- 성분 특유의 냄새가 있으며 서서히 작아지는 타입인 장뇌(성분명: 캠퍼), 나프탈린(성분명: 나프탈렌), 파라디클로로벤젠은 전부 물에 녹지 않는 백색 고체로, 승화하여 확산한다. 방충제와 나프탈렌을 동일한 것으로 생각하는 사람도 많지만 많이 사용되는 것은 파라디클로로벤젠이다.
- 냄새 나지 않는 방충제로 판매되고 있는 피레스로이드 제제에는 유효 성분으로 상온에서 휘발하는 피레스로이드제가 사용되고 있다.

1) 장뇌(성분명: 캠퍼)

- 천연 제품과 합성 제품이 있으며 천연 제품은 녹나무 작은 조각에서 수증기 증류를 통해 얻을

수 있는 d-캠퍼, 합성제품은 dl-캠퍼이다. 주로 의류 방충제로 오늘날까지 사용되고 있다.

- 냄새로 벌레가 가까이 오지 않게 하여 방충 효과를 발휘한다. 1개 10g 내외인 넓적한 판 모양 제품을 서랍의 네 모퉁이에 옷이 닿지 않도록 설치하여 사용한다.

2) 나프탈린(성분명: 나프탈렌)

- 콜타르 유출유를 재증류하여 얻을 수 있는 결정이며, 파라디클로로벤젠이나 장뇌에 비해 휘발성이 낮기 때문에 자주 입지 않는 의류나 인형 등의 방충에 적합하다.
- 1개 수 g 전후인 바둑알 모양의 제품을 2개씩 작은 봉지에 넣은 의류용, 1개 10g 전후의 플레이크 형태의 제품을 개별 포장한 인형용, 클리닝 업체용 제품 등이 있다.

3) 파라디클로루벤젠(성분명: 파라디클로로벤젠)

- 나프탈린이나 장뇌에 비해 휘발성이 높고 효과가 빨라 자주 여닫는 장소에 있는 의류 보존에 적합하다.
- 1개 수 g 전후인 바둑알 모양의 제품을 2개씩 주머니에 넣은 서랍용, 1개에 120g 전후인 옷장용, 1개에 40g이나 150g인 화장실용 방충제(화장실 볼)도 있다.

4) 피레스로이드 제제

엠펜스린 등 상온에서 휘발하는 성분인 피레스로이드제를 필프 등에 함침시킨 것으로 시트를 플라스틱 용기에 끼운 서랍용, 옷걸이 모양으로 만든 옷장용, 양복 커버 등 많은 형태가 있다. 향을 첨가한 제품도 판매되고 있다.

2. 사고 발생 상황

▌JPIC 수신 상황

연간 건수	약 400여 건(피레스로이드 제제 250건, 파라디클로로벤젠 120건, 나프탈린 20건, 장뇌 10건), 일반 89%, 의료기관 8%, 기타 3%
환자 연령층	1세 미만 27%, 1~5세 56%, 20~64세 6%, 65세 이상 10%, 기타·불명 1%
사고 상황	소아나 치매가 있는 고령자가 잘못 섭취한 경우 등이 92%, 잘못된 사용 7%(규정량보다 많이 사용한 경우 등), 기타·불명 1%
증상 출현율	11%(구역질, 구토, 구강·인두의 위화감이나 통증, 두통 등)

▌ JPIC에서 파악한 의료기관 진료 예

【1986~2009년까지 24년간 파악한 소아(12세 이하)의 불의의 사례】

- 장뇌 8건 중, 1건에서 경련이 나타나서 입원했다.
- 나프탈린 34건 중, 1건에서 며칠 후 피부 증상과 용혈이 나타났다.
- 파라디클로루벤젠 77건, 피레스로이드 제제 75건에서 심각한 사례는 없었다.

【1986~2010년까지 25년간 파악한 고령자(65세 이상)의 불의의 사례】

- 장뇌 16건 중, 심각한 사례는 8건 있었고 6건에서 경련이 나타났다.
- 나프탈린 11건 중, 헤모글로빈요와 신장 장애가 나타난 심각한 사례가 2건 있었다.
- 파라디클로루벤젠 56건 중, 1건에서 40개를 잘못 섭취하여 호흡 억제, 쇼크가 나타났다.
- 피레스로이드 제제 7건 중, 심각한 사례는 없었다.

3. 독성

1) 장뇌(성분명: 캠퍼)

중독량과 치사량은 확립되어 있지 않지만, 체중 1kg당 30mg 이상을 섭취하면 심각한 중독에 걸릴 가능성이 있다.

2) 나프탈린(성분명: 나프탈렌)

신생아나 글루코스-6-인산탈수소효소(G6PD) 결핍증 환자는 소량이라도 용혈을 일으킬 가능성이 있다.

3) 파라디클로루벤젠(성분명: 파라디클로로벤젠)

수 g(정제 1개 정도) 섭취한 경우, 소화기 증상을 비롯한 중독 증상이 나타날 가능성이 있다.

4) 피레스로이드 제제

형태상 대량 섭취할 가능성은 낮으므로 중독에 걸릴 우려는 거의 없다.

4. 중독학적 약리작용

1) 장뇌(성분명: 캠퍼)

피부·점막 자극 작용, 중추신경 자극 작용

2) 나프탈린(성분명: 나프탈렌)

점막 자극 작용, 나프탈렌 대사물의 산화작용에 의한 용혈, 메트헤모글로빈혈증

3) 파라디클로루벤젠(성분명: 파라디클로로벤젠)

중추신경 억제 작용, 간 장애 작용

4) 피레스로이드 제제

노출 부분의 감각 이상, 신경축삭의 일시적인 과잉 흥분(신경 자극)과 자극전도 저해 작용, 알레르기

5. 증상

방충제의 성분이나 섭취량에 따라 증상이 다르므로 성분과 섭취량을 정확하게 파악해야 한다.

1) 장뇌(성분명: 캠퍼)

- 핥거나 조각을 삼킨 정도는 소화기 자극 증상(구강에서 상부에 걸친 소화관의 작열감, 구역질, 구토)
- 대량 섭취한 경우, 소화기 자극 증상뿐만 아니라 중추신경 자극 증상(흥분, 경련 등), 더 진행되면 중추신경 억제에 의한 호흡부전, 혼수가 나타난다.
- 일반적으로 섭취 후 5~15분 이내에 증상이 발현되며 최고 증상 발현 시간은 90분 이내이나, 위 내에 음식이 있거나 고형 제제를 섭취했을 경우에는 흡수에 시간이 걸리므로 증상의 발현이 늦어질 수 있다.
- 고농도를 흡수한 경우: 착란 상태, 두통, 현기증, 얼굴 근육 경련 등이 나타날 가능성이 있다.
- 눈에 들어간 경우: 증기에 노출되면 자극은 있지만 심각한 장애는 보고되지 않았다.
- 피부에 접촉한 경우: 피부에서 빠르게 흡수되어 경구 섭취 시와 동일한 증상이 나타날 가능성이 있다. 접촉피부염.

2) 나프탈린(성분명: 나프탈렌)

- 핥거나 조각을 삼킨 정도면 소화기 자극 증상(구역질, 구토)
- 대량 섭취한 경우는 소화기 증상을 비롯하여 용혈성빈혈, 메트헤모글로빈혈증, 두통, 현기증, 실신, 경련, 혼수 등의 신경계 증상이 나타나고, 간 장애, 신장 장애 등을 일으킬 가능성이 있다.
- 눈에 들어간 경우: 증기에 노출되면 시신경염, 각막 손상. 고체가 눈에 들어가면 결막염, 각막 손상, 시력 저하
- 피부에 접촉한 경우: 접촉피부염, 과민성 피부염

3) 파라클로루벤젠(성분명: 파라클로로벤젠)

- 핥거나 조각을 삼킨 정도면 소화기 자극 증상(구역질, 구토, 설사, 복통)
- 대량 섭취한 경우는 소화기 자극 증상을 비롯하여 가벼운 간 장애, 신장 장애가 나타날 가능성이 있다.
- 눈에 들어간 경우: 증기에 장시간 노출되면 눈, 코 점막의 자극통
- 피부에 접촉한 경우: 피부염

4) 피레스로이드 제제

- 경구: 구역질, 구토, 설사
- 흡입한 경우: 재채기, 비염
- 피부에 접촉한 경우: 피부염

6. 처치

▌가정에서의 응급처치

1) 경구

【장뇌·나프탈린·파라디클로루벤젠】

【금기】 토하게 해서는 안 된다.

【이유】 토하면 캠퍼는 경련을 유발할 가능성이 있기 때문이다.

① 제거: 입안에 남아 있는 것을 뱉게 한다. 소아나 고령자의 경우는 입안을 확인하여 제거하고 닦아낸다.

② 헹굼: 물로 입을 헹구고 가글한다. 가글할 수 없는 경우는 젖은 거즈로 닦아낸다.
③ 수분 섭취: 우유, 지방식, 알코올은 피한다. 【이유】 장뇌 등은 지용성이므로 우유 등을 섭취하면 유분에 의해 흡수가 촉진될 수 있다.

【피레스로이드 제제】
① 제거: 입안에 남아 있는 것을 뱉게 한다. 소아나 고령자의 경우는 입안을 확인하여 제거하고 닦아낸다.
② 헹굼: 물로 입을 헹구고 가글한다. 가글할 수 없는 경우는 젖은 거즈로 닦아낸다.
③ 수분 섭취: 특별한 주의 사항은 없다. 평소대로 하면 된다.

2) 흡입

신선한 공기가 있는 장소로 이동한다. 실내를 환기한다.

3) 눈

• 눈을 비비지 않도록 주의하고 즉시 물로 씻는다.
• 콘택트렌즈를 착용하고 있는 경우, 쉽게 뺄 수 있으면 뺀다.

4) 피부

① 제거: 피부에 부착된 것을 제거하고 닦아낸다. 부착된 옷은 벗는다.
② 세척: 물로 충분히 씻는다.

▌ 의료기관에서의 처치

1) 경구

【장뇌·나프탈린·파라디클로루벤젠】
【금기】 구토, 피마자유와 같은 유성 설사약 투여
【이유】 구토는 캠퍼에 의한 경련을 유발할 우려가 있으며, 장뇌 등은 지용성이므로 유분에 의해 흡수가 촉진될 수 있기 때문이다.
• 특별한 치료법은 없고 필요에 따라 소화관 제염 및 경련에 대비하는 등 대증치료를 한다.
• 위 내용물 제거: 위 내에 방충제가 있는 경우에는 최대한 회수한다. 정제를 통째로 삼킨 경우 위튜브가 통과할 수 없기 때문에 겸자 등을 이용한 내시경에 의한 제거가 효과적일 가능성이 있다.

- 활성탄, 염류 설사약 투여
- 혈액 정화: 일반적인 혈액 투석이나 강제 이뇨는 효과가 없다.

【피레스로이드 제제】특별한 치료법은 없다. 대증치료를 한다.

2) 흡입

증상에 따라 산소 투여, 호흡 관리를 한다.

3) 눈

진료 전 눈을 충분히 씻지 못했다면 의료기관에서 눈을 충분히 씻는다.

4) 피부

부착 부위를 충분히 씻는다. 증상이 있으면 대증치료를 한다.

7. 치료상의 주의점

1) 장뇌(성분명: 캠퍼)

경련에 대비하고 호흡 관리를 즉각 실시할 수 있는 상태에서 경과를 관찰한다. 일반적으로 6~8시간 관찰하여 증상이 없으면 경과 관찰을 중지해도 좋지만, 고체 방충제를 먹은 경우에는 흡수에 시간이 걸리기 때문에 시간이 더 지난 후 증상이 나타날 수 있다.

2) 나프탈린(성분명: 나프탈렌)

- 글루코스-6-인산탈수소효소(G6PD) 결핍증 환자는 용혈을 일으킬 가능성이 있다. 용혈은 시간이 지난 후 나타날 수 있으므로 초진 검사에서 이상이 없더라도 5일 정도 관찰이 필요하다.
- 용혈의 징후가 있는 경우 적혈구 붕괴산물의 신장 침착을 막기 위해 소변 알칼리화를 한다.

3) 성분 특유의 냄새가 있고, 서서히 작아지는 타입이며 성분이 불명인 경우의 감별 방법

- 비중의 차이(캠퍼 0.99, 나프탈렌 1.16, 파라디클로로벤젠 1.46)를 이용하여 구별한다.
- 물에 넣으면 뜬다 → 캠퍼로 판단
- 물에는 가라앉고 포화 식염수(물 50ml에 식염 18g을 더한 것. 비중 1.21)에는 뜬다 → 나프탈렌으

로 판단

• 물에도 포화 식염수에도 가라앉는다 → 파라디클로로벤젠으로 판단

8. 체내 동태

1) 장뇌(성분명: 캠퍼)

【흡수】 소화관에서 잘 흡수된다.

【배설】 폐에서도 배설된다(날숨의 냄새로 진단이 가능).

2) 나프탈린(성분명: 나프탈렌)

【흡수】 지용성이므로 소화관 및 피부 흡수량이 증가한다.

【대사】 간장에서 α-나프톨, α-나프토퀴논, β-나프토퀴논으로 대사된다.

【배설】 나프톨이나 글루쿠론산 포합체로 소변으로 배설된다.

3) 파라디클로루벤젠(성분명: 파라디클로로벤젠)

【흡수】 구강 또는 흡입을 통해 잘 흡수되고 지방 조직에 축적된다.

【분포】 파라디클로로벤젠 및 대사산물은 지방, 간장, 신장의 각 조직에 많이 분포한다.

【배설】 간장에서 대사되어 소변으로 90% 이상 배설, 변 또는 날숨으로는 아주 조금 배설된다.

4) 피레스로이드 제제

【흡수】 소화관에서 빠르게 흡수된다.

【대사】 주로 간장에서 가수분해되어 산화된다.

【배설】 주로 소변으로 배설된다.

50
가정용 살충제(전반)

▌개요

- 가정 내에 침입한 해충을 구제하고 침입을 막기 위한(방제) 살충제로, 대상 해충에 따라 위생 살충용과 불쾌 살충용으로 분류된다.
- 위생 살충은 감염증을 매개하는 해충으로 모기, 파리, 바퀴벌레, 벼룩, 빈대, 집먼지진드기, 이, 실내 기생진드기류, 진드기가 해당된다. 위생 해충용 살충제는 의약품 또는 의약외품에 해당하고 용기나 설명서에 유효 성분이 기재되어 있다.
- 불쾌 해충은 물림, 불결감 등 사람에게 불쾌감을 주는 곤충의 총칭으로, 예를 들면 개미, 벌, 쇠가죽파리, 깔따구, 나방파리, 거미, 지네, 노래기, 공벌레, 쥐며느리, 그리마, 민달팽이, 달팽이 등이 포함된다. 불쾌 해충용 살충제는 일본의 의약품의료기기등법(구 약사법)이나 농약취급법에 해당하지 않는다.
- 가정용 살충제의 형태와 성분은 대상 해충이나 사용 장소, 사용법에 따라 다양하다.

이 책에서는 가정용 살충제를 형태와 대상 해충에 따라 일곱 가지로 분류했다.

① 모기 제거류
② 살충 스프레이(가정용)
③ 훈연제(가정용)
④ 유인살충제(독먹이제)
⑤ 붕산 경단
⑥ 위생 해충용 살충제(가정용)
⑦ 불쾌 해충용 살충제(가정용)

형태, 주요 구제 대상, 사용 방법 및 이 책의 참조 항목(참조 페이지)을 다음 표에 나타냈다.

형태	주요 구제 대상	사용 방법	참조 항목 (참조 페이지)
모기향	모기	살충제를 반죽한 모기향 끝에 점화한다	모기 제거제 (428쪽)
매트식 전자모기향 (모기 제거 매트)	모기	약액을 함침한 매트를 전용 기구로 가열한다	
액체식 전자 모기향 (액체 모기 제거제)	모기	약액이 든 병을 전용 기구로 가열한다	
팬식 모기 퇴치기	모기	건전지를 사용해 팬을 회전하여 약액을 함침한 매트에서 휘발시킨다.	
원터치 모기향	모기, 파리, 불쾌 해충	공간에 1회 분사하면 장시간 효과가 있다	실충 스프레이(가정용) (436쪽)
에어로졸제	파리, 모기	직접 분사한다	
	바퀴벌레, 불쾌 해충(벌, 지네, 노래기, 개미, 공벌레, 털벌레, 깔따구, 거미 등)	직접 또는 생식 장소에 분사한다	
	진드기	마루나 카펫에 분사한다	
훈연제	바퀴벌레, 진드기, 파리, 모기, 불쾌 해충	점화하여 연기를 발생시켜, 살충 성분을 실내에 가득 채운다	훈연제(가정용) (445쪽)
가열증산제	바퀴벌레, 진드기, 파리, 모기, 불쾌 해충	물을 넣어 가열하여 살충 성분을 실내에 가득 채운다	
전량 분사식 에어로졸	바퀴벌레, 진드기, 파리, 모기, 불쾌 해충	한 번으로 살충 성분 전량이 실내 공간에 분사된다	

형태	주요 구제 대상	사용 방법	참조 항목 (참조 페이지)
독먹이제(베이트제)	바퀴벌레, 불쾌 해충 (개미, 날파리, 지네, 민달팽이, 달팽이)	유인하여 독먹이를 먹게 한다	유인 살충제(독먹이제) (453쪽)
	바퀴벌레, 불쾌 해충(개미)	유인하여 붕산 함유 독먹이를 먹게 한다	붕산 경단 (464쪽)
접착식 포집기 유인제	바퀴벌레	유인하여 포획한다	유인 살충제(독먹이제) (453쪽)
상온 휘발형 살충제	파리, 모기, 바퀴벌레	약액을 함침한 살충 플레이트를 창고, 화장실 등에 매단다	위생 해충용 살충제 (가정용)(472쪽)
	진드기	약액을 함침한 시트를 발생하기 쉬운 장소에 깐다	
	불쾌 해충(깔따구, 나방파리)	약액을 함침한 벌레 회피 플레이트를 베란다, 현관 등에 매단다	불쾌 해충용 살충제 (가정용)(482쪽)
액제	파리유충(구더기), 모기유충(장구벌레)	생식·발생 장소에 살포한다.	위생 해충용 살충제 (가정용)(472쪽)
	진드기	마루나 카펫에 분사한다.	
	이	살충 성분이 들어간 샴푸로 머리를 감는다.	
	불쾌 해충(지네, 노래기, 개미, 공벌레, 털벌레 등)	직접 또는 생식 장소에 분사·살포한다	불쾌 해충용 살충제 (가정용)(482쪽)
유제(乳劑)	파리유충(구더기), 모기유충(장구벌레)	희석하여 생식·발생 장소에 살포한다	위생 해충용 살충제 (가정용)(472쪽)
유제(油劑)	파리유충(구더기), 모기유충(장구벌레)	생식·발생 장소에 살포한다	
가루 약제·과립 약제	파리유충(구더기), 모기유충(장구벌레)	생식·발생 장소에 살포한다	
	진드기	마루나 카펫에 살포한다	
	이	두발에 살포한다	
	지네, 노래기, 개미, 공벌레, 털벌레 등	직접 또는 생식 장소에 살포한다	불쾌 해충용 살충제 (가정용)(482쪽)

51

모기 제거제

모기향, 매트형 전자 모기향, 액체 전자 모기향, 팬식 모기 퇴치기

▌개요

제품 모기 성충 구제를 목적으로 한 제품으로, 모기향은 연소 시의 열, 매트형 전자 모기향과 액체 전자 모기향은 전용 용기의 전기 발열체에서 나오는 열, 팬식 모기 퇴치기는 송풍이나 원심력으로 살충 성분을 공간에 휘발시킨다. 모든 제품의 살충 성분은 피레스로이드제이며 액체 전자 모기향은 용제로 등유를 함유한 유성 제품과 글리콜에테르류를 함유한 수성 제품이 있다.

> ※ 가정용 살충제의 분류에 대해서는 "50. 가정용 살충제(전반)"(425쪽) 참조.
> ※ 원터치식 모기향은 "52. 살충 스프레이(가정용)"(436쪽) 참조.

문제가 되는 성분과 증상 형태나 구조상 대량으로 섭취할 가능성은 낮다. 경구 노출의 경우 구강의 위화감, 구역질, 구토 정도의 증상이 나타난다. 환기하지 않고 장시간 사용한 경우에는 목 통증이나 두통 등이 나타나고, 피부에 부착된 경우에는 피부의 감각 이상 등이 나타날 가능성이 있다. 또한 피레스로이드에 의한 알레르기를 비롯하여 모기향, 매트형 전자 모기향, 액체 전자 모기향은 화상에도 주의가 필요하다.

JPIC 수신 상황 연간 약 230여 건의 문의가 있으며 소아가 잘못 삼키거나 섭취한 경우가 90% 이상을 차지한다. 액체 전자 모기향은 약액이 스며든 심지를 핥는 사고가 대부분이다.

초기 대응을 위한 확인 사항

제품에 따라 성분이 다르므로 제품표시, 형태, 사용 방법 등을 가능한 한 정확하게 파악한다.

1. 제품

- 종류(모기향, 매트형 전자 모기향, 액체 전자 모기향, 팬식 모기 퇴치기)
- 제품표시의 성분(유효 성분, 기타 성분)과 함유량.
- 액체 전자 모기향의 경우 수성인가, 등유를 함유한 유성인가?

2. 노출 상황·경로

- 사용 전인가, 사용 중인가, 사용 후인가?
- 잘못 삼켰거나 섭취한 경우 핥은 정도인가, 마셨는가?(※ 마신 경우 섭취량을 확인한다)
- 흡입했는가, 눈에 들어갔는가, 피부에 부착했는가?

3. 환자 상태·증상

- 구역질, 구토, 구강·인두의 위화감이나 통증 등 소화기 증상은 없는가?
- 사용 중인 모기향, 매트형 전자 모기향, 액체 전자 모기향의 경우 화상은 없는가?
- 모기향, 매트형 전자 모기향의 경우, 목에 걸린 기미는 없는가?
- 기침, 호흡곤란은 없는가? 천식 등의 기저질환은 없는가? 호흡기관에 들어간 기미는 없는가?
- 눈의 위화감, 통증, 충혈, 눈물 흘림은 없는가?
- 피부의 감각 이상, 통증, 발적, 발진은 없는가?

초기 대응 포인트

1. 경구 노출

토하게 하지 말고 입안의 물질을 제거하고 입을 헹군다.

【즉시 진료】
- 구역질, 구토, 복통, 기침 등의 증상이 있는 경우
- 모기향, 매트형 전자 모기향을 삼켜 목에 걸린 기미가 있는 경우
- 불을 붙인 모기향, 전류가 흐르는 매트형 전자 모기향이나 액체 전자 모기향을 입에 넣어 화상을 입었을 가능성이 있는 경우

【경과 관찰】
- 핥거나 한 모금 마신 정도로 증상이 없는 경우

2. 흡입한 경우

【즉시 진료】 목 통증, 기침, 호흡곤란, 구역질, 구토, 두통이 있고 신선한 공기를 마셔도 개선되지 않는 경우

【만약을 위한 진료】 천식 등의 기저질환이 있는 경우(발작으로 이어질 가능성이 있다)

3. 눈에 들어간 경우

눈을 비비지 않도록 주의하고 즉시 눈을 씻는다.

【즉시 진료】 눈 뜨기 어려운 경우, 눈 씻기가 어려운 경우와 콘택트렌즈가 빠지지 않는 경우

【만약을 위한 진료】 눈을 씻은 후에도 통증, 충혈이 있는 경우

4. 피부 노출

- 비누를 사용하여 충분히 씻는다. 뜨거운 물로 씻으면 피부의 감각 이상을 악화시킬 수 있으므로 뜨겁지 않은 물로 씻는다.
- 피부의 감각 이상이 나타났을 경우, 깨끗이 씻은 후 비타민 E를 함유한 연고제나 비타민 E를 많이 함유한 식물성 기름을 최대한 빨리 바른다.

【만약을 위해 위한 진료】

- 물로 씻은 후에도 발적, 통증, 발진이 있는 경우
- 불을 붙인 모기향, 전류가 흐르는 매트형 전자 모기향, 액체 전자 모기향을 만져서 화상 등의 가능성이 있는 경우

【경과 관찰】 부착 부위의 따끔따끔한 느낌 등 감각 이상만 있는 경우(감각 이상은 일반적으로 24시간 정도면 좋아진다)

▌해설

1. 제품에 대하여

일본뇌염이나 뎅기열, 지카열 등의 감염증을 매개하는 모기 성충의 구제를 목적으로 한 제품으로 의약외품에 해당한다. 주성분은 피레스로이드제이며 다양한 형태의 제품이 있다.

1) 모기향

연소하는 부분의 열에 의해 살충 성분을 휘발시키는 제품으로, 피레스로이드제(알레트린, 피레트

린 등 약 0.2~0.5%)에 톱밥, 전분 등을 첨가해 만든 것이다. 모기향 1개는 7시간용이 약 13g, 9시간용이 약 18g이다.

2) 매트형 전자 모기향

살충 성분을 함침한 매트(펄프)를 전용 기구의 전기 발열체에 올리면 발열체의 열로 살충 성분을 휘발시켜 사용한다. 피레스로이드제(알레트린, 프라메트린, 프랄레트린 등)를 매트 1장당 수십 mg 함유한다. 공력제로서 피페로닐부톡시드를 미량 함유한 것도 있다.

3) 액체 전자 모기향

약액이 든 병을 전용 기구에 세팅하면 기구 상부의 전기 히터가 약액이 스며든 심지(탄소봉)를 가열하여 살충 성분을 휘발시킨다. 피레스로이드제(알레트린, 프라메트린, 프랄레트린, 메토플루트린, 트란스플루트린 등) 수 %를 함유하고, 용제로 등유를 함유한다. 수성 제품은 용제로 글리콜에 테르류와 물이 사용된다. 약액 병은 쉽게 열리지 않는 구조로 되어 있고, 용량은 약 30~50ml이다.

4) 팬식 모기 퇴치기

살충 성분을 카트리지(펄프, 부직포 등)에 함침시켜 팬이 돌면 송풍이나 원심력으로 살충 성분을 휘발시키는 제품으로, 건전지식이므로 휴대용으로 사용할 수 있다. 상온에서 휘발하기 쉬운 피레스로이드제(메토플루트린, 트란스플루트린 등)를 카트리지 1개당 수십~수백 mg 함유한다.

2. 사고 발생 상황

▌JPIC 수신 상황

연간 건수	약 230여 건(모기향 70건, 액체 전자 모기향 130건, 매트형·팬식 모기향 30건) 일반 95%, 의료기관 5%
환자 연령층	1세 미만 46%, 1~5세 49%, 20~64세 3%, 65세 이상 1%, 기타·불명 1%
사고 상황	소아나 치매가 있는 고령자가 잘못 삼키거나 섭취한 경우 97%(모기향을 씹은 경우, 매트형 전자 모기향을 먹은 경우, 액체 전자 모기향의 약액이 스며든 심지를 핥은 경우 등), 잘못된 사용이 3%(환기 불량 등)
증상 출현율	14%(구강·인두의 위화감이나 통증, 구역질, 구토, 기침, 숨 쉬기 힘듦, 피부의 위화감이나 통증 등)

▌ JPIC에서 파악한 의료기관 진료 예

【2003~2007년까지 파악한 액체 전자 모기향 86건】

- 경구 80건 중, 21건에서 증상이 나타났다. 구역질, 구토, 구강·인두통 등의 소화기 증상이 주된 증상이었으며 2건에서 오연성 폐렴이 인정되었다. 알레르기가 있는 환자에게서 발적 등의 피부 증상이 인정되었다.

- 흡입 6건 중, 5건에서 소화기 증상, 사지 저림, 호흡곤란, 비틀거림 등이 인정되었다.

【1986~2009년까지 24년간 파악한 소아(12세 이하)의 불의의 사례】

모기향·매트형 전자 모기향 72건, 액체 전자 모기향 95건에서 심각한 사례는 없었다.

【1986~2010년까지 25년간 파악한 고령자(65세 이상)의 불의의 사례】

- 모기향·매트형 전자 모기향 4건에서 심각한 사례는 없었다.

- 액체 전자 모기향 3건 중, 심각한 사례는 1건 있었다.

  사례: 치매가 있는 고령자가 액체 전자 모기향을 잘못 삼켜 화학성 폐렴 증상이 나타났다.

3. 독성

형태상 대량 섭취하기는 어렵고 피레스로이드에 심각하게 중독될 가능성은 적지만, 유성 액체 전자 모기향은 잘못 삼킬 경우 문제가 될 수 있다.

1) 피레스로이드제

독성치는 성분에 따라 다르며 사람에 대한 중독량은 명확하지 않다.

2) 등유

경구 노출의 경우, 잘못 삼키면 1ml 이하의 섭취로도 심각한 화학성 폐렴이 발생할 가능성이 있다. 잘못 삼킨 것이 아니라 잘못 먹은 정도(체중 1kg당 1~2ml 미만)로는 중추신경 억제에 의한 증상이 나타날 가능성은 적다.

4. 중독학적 약리작용

1) 피레스로이드제

노출 부위의 감각 이상, 신경축삭의 일시적인 과잉 흥분(신경 자극)과 자극전도의 저해 작용, 알레르기 반응

2) 등유

- 피부·점막 자극 작용, 탈지 작용, 중추신경 억제 작용
- 잘못 삼킬 경우 화학성 폐렴

5. 증상

1) 경구

- 목 통증, 구토, 설사, 복통 등. 대량 섭취한 경우 흥분, 경련, 혼수, 의식장애 등이 나타날 가능성이 있다.
- 유성 액체 전자 모기향을 잘못 삼키면 화학성 폐렴을 일으킬 가능성이 있다.

2) 흡입

- 목·코 자극, 기침, 숨 쉬기 힘듦, 구역질, 구토, 두통 등
- 천식 등의 기저질환이 있을 경우 흡입으로 발작이 유발될 가능성이 있다.

3) 눈

자극감, 통증, 충혈, 눈물 흘림 등

4) 피부

- 피레스로이드에 의한 피부의 감각 이상(작열감, 가려움), 발적, 통증, 발진 등. 감각 이상은 일반적으로 24시간 정도면 좋아진다.
- 유성 액체 전자 모기향에 장시간 접촉한 경우는 2~3도의 화학 손상을 입을 수도 있다.

▌가정에서의 응급처치

1) 경구

【금기】 토하게 해서는 안 된다.

【이유】 피레스로이드는 경련을 유발할 가능성이 있기 때문이다. 또한 유성 액체 전자 모기향 을 잘못 삼키면 화학성 폐렴을 일으킬 수 있기 때문이다.

① 제거: 입안에 남아 있는 것을 뱉게 한다. 소아나 고령자의 경우는 입안을 확인하여 제거하고 닦아낸다.

② 헹굼: 물로 입을 헹구고 가글한다. 가글할 수 없는 경우는 젖은 거즈로 닦아낸다.

③ 수분 섭취: 유성 액체 전자 모기향을 마신 경우는 적극적으로 수분을 섭취하는 것은 피하는 것이 좋다(억지로 마시게 하여 구토를 유발하지 않도록 주의한다). 그밖에 특별한 주의 사항은 없 다. 평소대로 하면 된다.

2) 흡입

신선한 공기가 있는 장소로 이동한다.

3) 눈

• 눈을 비비지 않도록 주의하고 즉시 물로 씻는다.

• 콘택트렌즈를 착용하고 있는 경우, 쉽게 뺄 수 있으면 뺀다.

4) 피부

① 제거: 피부에 부착된 것을 제거하고 닦아낸다. 부착된 옷은 벗는다.

② 세척: 비누를 사용하여 물로 충분히 씻는다. 뜨거운 물로 씻으면 피부의 감각 이상을 악화시 킬 수 있으므로 주의한다.

③ 비타민 E를 함유한 연고제나 비타민 E를 많이 함유한 식물성 기름(해바라기유, 면실유, 홍화유, 쌀기름 등)의 도포: 피부의 감각 이상이 나타날 경우 세정 후 가능한 한 빨리 바른다.

▌ 의료기관에서의 처치

1) 경구

특별한 치료법은 없고 경련 대책, 알레르기 대책 등의 대증치료를 한다.

2) 흡입

증상에 따라 산소 투여, 호흡 관리를 한다.

3) 눈

진료 전 눈을 충분히 씻지 못했다면 의료기관에서 눈을 충분히 씻는다.

4) 피부

- 부착 부위를 비누와 물로 충분히 씻는다.
- 비타민 E 함유 연고제나 식물성 기름의 도포를 고려한다.

7. 치료상의 주의점

1. 피레스로이드로 인한 피부 감각 이상은 일반적으로 24시간 정도면 좋아진다. 증상을 악화시키는 요인으로 빛, 바람, 열을 들 수 있으며, 발한이나 뜨거운 물에 의한 세척은 증상을 악화시킬 수 있으므로 뜨겁지 않은 물로 씻는다.
2. 유성 액체 전자 모기향은 잘못 삼키지 않도록 하는 것이 중요하며 구토는 금기다. 위세척은 잘못 삼킬 위험이 있기 때문에 금기로 하는 문헌도 많다. 대량 섭취 등으로 위세척을 실시할 경우에는 잘못 삼키는 것을 막을 대책을 세운 후 실시한다.

8. 체내 동태

1) 피레스로이드제

【흡수】 소화관에서 빠르게 흡수된다.
【대사】 주로 간장에서 가수분해, 산화된다.
【배설】 주로 소변으로 배설된다.

2) 등유

【흡수】 소화관에서 흡수되는 양은 극히 적다.

52

살충 스프레이(가정용)

에어로졸식 살충제, 원터치 분사형 살충제

▋ 개요

제품 에어로졸식 살충제는 해충에 직접 또는 해충의 생식 장소에 분무하는 것으로, 오래전부터 널리 사용되고 있다. 원터치 분사형 살충제는 공간에 1회 분사하면 일정량의 약제가 분사되어 장시간 효과를 내며 일본에서는 2007년에 판매된 이후 급속히 보급되고 있다. 살충 성분으로 피레스로이드제를 함유한 제품이 대부분이며 원터치 분사형 살충제의 함유량은 수 %~80% 정도로 기존 에어로졸식 살충제에 비해 농도가 높다. 에어로졸식 살충제는 용제로 등유를, 원터치 분사형 살충제는 미리스틴산, 이소프로필알코올, 에탄올을 함유한 제품이 많다.

※ 가정용 살충제의 분류에 대해서는 "50. 가정용 살충제(전반)"(425쪽) 참조.

문제가 되는 성분과 증상 살충 성분 및 용제가 문제가 되지만, 제품 구조상 대량으로 경구 섭취할 가능성은 적다. 경구 노출의 경우 주요 증상은 구강의 위화감, 구역질, 구토 정도이며 잘못 삼키지 않도록 주의가 필요하다. 흡입 시 증상은 호흡곤란, 기침, 두통 등이 있고, 피부에 부착한 경우에는 피부의 감각 이상 등이 나타날 가능성이 있다. 또한 피레스로이드에 의한 알레르기 증상이 나타날 가능성도 있다.

JPIC 수신 상황 연간 약 300여 건의 문의가 있으며 소아가 스프레이의 끝부분을 핥는 등 잘못된 섭취를 비롯하여 실외용 제품을 실내에서 사용한 경우, 원터치 분사형 살충제를 방충제로 착각하여 피부에 분사한 경우 등 잘못된 사용에 의한 사고도 많다.

초기 대응을 위한 확인 사항

1. 제품

- 종류(에어로졸식 살충제인가, 원터치 분사형 살충제인가? 에어로졸식 살충제일 경우, 실외용 제품이나 수십 초 만에 전량을 분사하는 강력한 분사 타입은 아닌가?)
- 제품표시의 성분(유효 성분인 피레스로이드제 등, 용제인 케로신, 에탄올 등. '케로신'이라고 기재되어 있으면 등유를 함유한다), 함유량

2. 노출 상황·경로

- 잘못 섭취한 경우, 핥은 정도인가, 컵 등에 분사해서 고인 액을 마시지 않았는가?
- 얼굴이나 입을 향해서 분사하지 않았는가? 흡입하거나, 눈에 들어가거나, 피부에 부착하지 않았는가?
- 사용 중 발생한 사고일 경우 사용량(분사 횟수, 노출 시간), 보호구의 사용 상황(마스크, 안경 등)
- 원터치 분사형 살충제를 방충제로 착각하여 피부에 분사하지 않았는가?

3. 환자 상태·증상

- 안면 창백, 의식장애나 경련은 없는가?
- 구역질, 구토, 구강·인두의 위화감이나 통증 등 소화기 증상은 없는가?
- 기침, 호흡곤란은 없는가? 천식 등의 기저질환은 없는가?
- 눈의 위화감, 통증, 충혈, 눈물 흘림은 없는가?
- 피부의 감각 이상, 통증, 발적, 발진은 없는가?

초기 대응 포인트

1. 경구 노출

- 토하게 하지 말고 입안의 물질을 제거하고 입을 헹군다.
- 얼굴, 손발, 옷에 부착되어 있을 가능성이 있으면 샤워 등으로 전신을 씻고 옷을 갈아입는다.

【즉시 진료】 구역질, 구토, 복통, 기침 등의 증상이 있는 경우

【경과 관찰】 핥거나 입을 향해서 소량 분사한 정도로 구강에 위화감만 있는 경우

2. 흡입한 경우

【즉시 진료】

- 목 통증, 기침, 호흡곤란, 구역질, 구토, 두통이 있고 신선한 공기를 마셔도 개선되지 않는 경우
- 천식 등의 기저질환이 있는 경우(발작으로 이어질 가능성이 있다)

3. 눈에 들어간 경우

- 눈을 비비지 않도록 주의하고 즉시 눈을 씻는다.
- 특히 실외용 제품이나 강력 분사 타입은 에어로졸 분사 시 압력이 크기 때문에 주의해야 한다.

  【즉시 진료】 눈 뜨기 어려운 경우, 눈 씻기가 어려운 경우와 콘택트렌즈가 빠지지 않는 경우

  【만약을 위한 진료】 눈을 씻은 후에도 통증, 충혈이 있는 경우

4. 피부 노출

- 비누를 사용하여 충분히 씻는다. 뜨거운 물로 씻으면 피부의 감각 이상을 악화시킬 수 있으므로 뜨겁지 않은 물로 씻는다.
- 피부의 감각 이상이 나타날 경우 깨끗이 씻은 후 비타민 E를 함유한 연고제나 비타민 E를 많이 함유한 식물성 기름을 최대한 빨리 바른다.

  【만약을 위한 진료】 물로 씻은 후에도 발적, 통증, 발진이 있는 경우

  【경과 관찰】 부착 부위의 따끔따끔한 느낌 등 감각 이상만 있는 경우(감각 이상은 일반적으로 24시간 정도면 좋아진다)

▎해설

1. 제품에 대하여

- 살충 성분과 용제가 디메틸에테르(DME)나 액화석유가스(LPG)와 같은 분사제와 함께 내압 용기(캔 또는 플라스틱제)에 채워져 있다. 유효 성분을 함유한 살충제를 분사제의 압력을 이용해 미립자 상태로 분무함으로써 살충 효과를 낸다.
- 파리, 모기, 바퀴벌레, 진드기 등 위생 해충을 대상으로 한 제품이 있고, 개미, 지네, 벌 등 불쾌 해충을 대상으로 한 제품이 있다. 위생 해충 살충제는 의약품 또는 의약외품에 해당하고 제품 용기나 설명서에 유효 성분이 기재되어 있다.

1) 에어로졸식 살충제

- 해충에 직접 분사하거나 또는 해충의 생식 장소에 분사한다. 1개의 용량은 분사제를 포함하여 약200~500ml인 제품이 많고, 강력 분사 타입은 수십 초 만에 용기의 전량이 분사된다. 바퀴벌레용으로 좁은 곳에 분사할 수 있도록 노즐이 부착된 제품이나, 진드기용으로 마루 주입용 스프레이가 있을 뿐 아니라 벌용으로 10m 정도 거리에서 분사할 수 있는 제품도 있다.

- 살충 성분으로 피레스로이드제를 약 0.1~0.5% 함유하고 용제로는 등유(케로신)를 사용하는 제품이 많지만, 계면활성제와 물을 주성분으로 하는 수성 타입 제품도 있다. 그밖에 피레스로이드 공력제나 향료를 함유한 제품이 있다.
- 피레스로이드제의 종류는 살충 대상에 따라 선택된다. 파리·모기용에는 속효성이 높은 d-T80-프탈트린과 살충 효과가 높은 d-T80-레스메트린을 조합하여 사용한다. 바퀴벌레용에는 속효성이 높은 이미프로트린과 효과가 오래 지속되는 페노트린과 페르메트린을 조합하고, 진드기용에는 d-T80-레스메트린, 페노트린, 페르메트린 등이 사용된다. 피레스로이드제에 추가로 진드기용이나 바퀴벌레용으로 메톡사디아존이나 아미도플루메트을 함유한 제품, 불쾌해충용으로 카르바메이트제(프로폭서 등)나 유기인제(MEP 등)를 함유한 제품도 있다.
- 살충 성분 없이 압축 액화한 프레온 등의 기화열로 해충을 동사시키는 제품도 있다.

2) 원터치 분사형 살충제(배리어용 에어로졸)

- 1회 누르면 일정량의 약액이 분사되어 살충 성분이 공간에 퍼져 효과가 장시간 유지되는 제품으로, 1개의 용량은 약 10~60ml인 소형 제품이다. 에어로졸 용기에 푸시(push) 버튼을 장착한 스프레이 타입과 전용 기기에 에어로졸 용기를 세팅해서 분사하는 거치형이 있다. 거치형은 잘못 분사되는 것을 방지하는 잠금 기능이 있는 제품이 있다.
- 살충 성분으로 증기압이 높고 상온에서 휘발하는 피레스로이드제(트란스플루트린, 메토플루트린 등)를 수 %~80% 함유하고 일부 제품은 프탈트린과의 합제 제품도 있다. 용제로 미리스틴산, 이소프로필, 에탄올 등을 함유한다.

2. 사고 발생 상황

▌JPIC 수신 상황

연간 건수   약 300여 건(일반 90%, 의료기관 9%, 기타 1%)

환자 연령층   1세 미만 10%, 1~5세 41%, 20~64세 30%, 65세 이상 7%, 기타·불명 12%

사고 상황   소아나 치매가 있는 고령자가 잘못 삼킨 경우 55%(용기를 핥은 경우, 얼굴에 분사한 경우 등), 잘못된 사용 41%(스프레이의 분사 방향을 착각하여 들이마신 경우, 원터치 분사형 살충제를 방충제로 착각하여 피부에 분사한 경우 등), 기타·불명 4%

증상 출현율   61%(구강·인두의 위화감이나 통증, 구역질, 구토, 기침, 숨 쉬기 힘듦, 눈 통증·충혈, 피부 위화감 등)

■ JPIC에서 파악한 의료기관 진료 예

【2003~2007년까지 파악한 64건】

- 경구: 소아의 사고 6건 중, 1건에서 인두통이 인정되었다. 성인은 살충제가 묻은 음식물을 섭취한 3건 중 2건에서 구역질, 구토, 설사가 인정되었다.
- 흡입: 40건 중, 약 70%에서 증상이 나타났고 호흡곤란이나 기침 등의 호흡기 증상을 비롯하여 구역질, 구토, 인두통이나 혀 마비, 두통이나 현기증 등이 인정되었으나, 중증화된 사례는 없었다.

【1986~2009년까지 24년간 파악한 소아(12세 이하)의 불의의 사례】

피레스로이드 함유 에어로졸식 살충제에서 심각한 사례는 1건 있었다.

사례: 4세와 6세 소아가 실내에서 1시간 정도 분사하며 놀다가 흡입했고, 구토, 복통, 발열이 인정되었다.

【1986~2010년까지 25년간 파악한 고령자(65세 이상)의 불의의 사례】

심각한 사례는 없었다.

3. 독성

형태상 대량 섭취하기는 어렵고 피레스로이드에 의해 심각하게 중독될 가능성은 적지만, 입을 향해 분사하거나 컵 등에 분사하여 고인 액을 마신 경우에는 잘못 삼켜서 문제가 될 수 있다.

1) 피레스로이드제, 카르바메이트제, 유기인제

독성은 성분에 따라 다르며 사람에 대한 중독량은 명확하지 않다.

2) 등유

경구 노출의 경우, 잘못 삼키면 1ml 이하의 섭취로도 심각한 화학성 폐렴이 발생할 가능성이 있다. 잘못 삼킨 것이 아니라 잘못 먹은 정도(체중 1kg당 1~2ml 미만)로는 중추신경의 억제에 의한 증상이 나타날 가능성은 적다.

4. 중독학적 약리작용

1) 피레스로이드제

노출 부위의 감각 이상, 신경축삭의 일시적인 과잉 흥분(신경 자극)과 자극전도의 저해 작용, 알레르기 반응

2) 카르바메이트제, 유기인제

아세틸콜린에스테라아제의 저해

3) 등유

- 피부·점막 자극 작용, 탈지 작용, 중추신경 억제 작용
- 잘못 삼킬 경우 화학성 폐렴

5. 증상

1) 경구

- 목 통증, 구토, 설사, 복통 등
- 피레스로이드제를 대량 섭취하면 흥분, 경련, 의식장애가 나타날 가능성이 있다.
- 잘못 삼키면 화학성 폐렴을 일으킬 가능성이 있다.

2) 흡입

- 목·코 자극, 기침, 숨 쉬기 힘듦, 구역질, 구토, 두통 등
- 천식 등의 기저질환이 있는 경우 흡입으로 발작이 유발될 가능성이 있다.

3) 눈

자극감, 통증, 충혈, 눈물 흘림 등

4) 피부

- 피레스로이드에 의한 피부의 감각 이상(작열감, 가려움), 발적, 통증, 발진 등
- 특히 원터치 분사형 살충제를 방충제로 착각하여 피부에 분사한 경우, 수 분~수 시간 후 국소

부위의 따끔함(착감각), 저릿함, 열감 등이 나타난다. 감각 이상은 일반적으로 24시간 정도면 좋아진다.

- 등유 함유 제품에 장시간 접촉할 경우 2~3도의 화학 손상을 입을 수 있다.

6. 처치

▌가정에서의 응급처치

1) 경구

【금기】 토하게 해서는 안 된다.

【이유】 피레스로이드는 경련을 유발할 가능성이 있기 때문이다. 또한 잘못 삼키면 화학성 폐렴을 일으키기 쉽기 때문이다.

① 제거: 입안에 남아 있는 것을 뱉게 한다. 소아나 고령자의 경우는 입안을 확인하여 제거하고 닦아낸다.

② 헹굼: 물로 입을 헹구고 가글한다. 가글할 수 없는 경우는 젖은 거즈로 닦아낸다.

③ 수분 섭취: 등유 함유 제품은 적극적으로 수분을 섭취하는 것은 피하는 것이 좋다(억지로 마시게 하여 구토를 유발하지 않도록 주의한다). 그밖에 특별한 주의 사항은 없다. 평소대로 하면 된다.

2) 흡입

신선한 공기가 있는 장소로 이동한다.

3) 눈

- 눈을 비비지 않도록 주의하고 즉시 물로 씻는다.
- 콘택트렌즈를 착용하고 있는 경우, 쉽게 뺄 수 있으면 뺀다.

4) 피부

① 제거: 피부에 부착된 것을 제거하고 닦아낸다. 부착된 옷은 벗는다.

② 세척: 비누를 사용하여 물로 충분히 씻는다. 뜨거운 물로 씻으면 피부의 감각 이상을 악화시킬 수 있으므로 뜨겁지 않은 물로 씻는다.

③ 비타민 E를 함유한 연고제나 비타민 E를 많이 함유한 식물성 기름(해바라기유, 면실유, 홍화유, 쌀기름 등)의 도포: 세정 후 피부의 감각 이상이 있는 곳에 가능한 한 빨리 바른다.

▌의료기관에서의 처치

1) 경구
특별한 치료법은 없고 경련 대책, 알레르기 대책 등의 대증치료를 한다.

2) 흡입
증상에 따라 산소 투여, 호흡 관리를 한다.

3) 눈
진료 전 눈을 충분히 씻지 못했다면 의료기관에서 눈을 충분히 씻는다.

4) 피부
- 부착 부위를 비누와 물로 충분히 씻는다.
- 비타민 E 함유 연고제나 식물성 기름의 도포를 고려한다.

7. 치료상의 주의점

1. 피레스로이드로 인한 피부 감각 이상은 일반적으로 24시간 정도면 좋아진다. 증상을 악화시키는 요인으로 빛, 바람, 열을 들 수 있으며, 발한이나 뜨거운 물에 의한 세척은 증상을 악화시키므로 뜨겁지 않은 물로 씻는다.
2. 등유 함유 제품은 잘못 삼키지 않도록 하는 것이 중요하며 구토는 금기다. 위세척은 잘못 삼킬 위험이 있기 때문에 금기로 하는 문헌도 많다. 대량 섭취 등으로 위세척을 실시할 경우에는 잘못 삼키는 것을 막을 대책을 세운 후 실시한다.

8. 체내 동태

1) 피레스로이드제

【흡수】 소화관에서 빠르게 흡수된다.

【대사】 주로 간장에서 가수분해, 산화된다.

【배설】 주로 소변으로 배설된다.

2) 등유

【흡수】 소화관에서 흡수되는 양은 극히 적다.

53

훈연제(가정용)

훈연제, 가열 증산제, 전량 분사식 에어로졸

▌개요

제품 살충 성분을 단시간에 휘발시켜 빠르게 실내에 충만시킴으로써 해충을 구제하는 제품으로, 점화하는 훈연제, 물을 가하는 가열 증산제, 버튼을 누르는 전량 분사식 에어로졸로 분류된다. 가정용은 살충 성분으로 피레스로이드제와 메톡사디아존이 혼합된 제품이 많다.

※ 가정용 살충제의 분류에 대해서는 "50. 가정용 살충제(전반)"(425쪽) 참조.

문제가 되는 성분과 증상 사용 중에 퍼진 연기나 약제를 흡입한 경우에는 목 통증, 기침, 호흡 곤란 등의 호흡기 증상과 구역질, 구토, 두통 등이 나타난다. 약제를 입으로 섭취한 경우에는 의식장애나 경련이 나타날 수 있다.

JPIC 수신 상황 연간 약 50여 건의 문의가 있고 제품을 개시한 후 늦게 퇴실하거나, 사용 중에 작동한 화재경보기를 멈추기 위해 제품을 사용 중인 공간에 입실하는 등 부적절한 사용으로 인한 사고가 잦다. 가열 증산제의 경우, 소아나 치매가 있는 고령자가 약제 과립을 잘못 섭취하여 의식장애나 경련 등 심각한 증상이 나타난 사례도 있다.

초기 대응을 위한 확인 사항

1. 제품

- 종류와 형태(마찰판을 사용하여 점화하는 훈연제인가, 물을 넣어 사용하는 가열 증산제인가, 버튼을 눌러서 사용하는 전량 분사식 에어로졸인가?)
- 제품표시의 성분과 함유량(피레스로이드, 메톡사디아존 등)

2. 노출 상황·경로

1) 사용 중 발생한 사고인 경우

- 흡입한 경우, 사용 중인가, 사용 후인가? 노출 시간, 보호구의 착용 상황(마스크 등)
- 훈연 중 실내에 방치한 식품을 먹었는가?

2) 소아나 치매가 있는 고령자의 경우

- 용기에서 약제 과립을 꺼내어 잘못 섭취한 경우, 섭취량은 어느 정도인가?
- 전량 분사식 에어로졸을 분사한 경우, 눈에 들어가거나 흡입했는가?

3. 환자 상태·증상

- 안면 창백, 의식장애나 경련은 없는가?
- 구역질, 구토, 구강·인두의 위화감이나 통증 등 소화기 증상은 없는가?
- 기침, 호흡곤란은 없는가? 천식 등의 기저질환은 없는가?
- 눈의 위화감, 통증, 충혈, 눈물 흘림은 없는가?
- 피부의 통증, 발적, 발진은 없는가?

초기 대응 포인트

1. 경구 노출

- 토하게 하지 말고 입안의 물질을 제거하고 입을 헹군다.
- 얼굴, 손발, 옷에 부착되어 있을 가능성이 있으면 샤워 등으로 전신을 씻고 옷을 갈아입는다.

  【즉시 진료】 증상이 없더라도 용기에서 약제 과립을 꺼내어 먹은 경우(의식장애나 경련이 나타날 가능성이 있다)

  【경과 관찰】 용기를 핥은 경우, 훈연 중 실내에 방치한 식품을 먹었지만 증상이 없는 경우

2. 흡입한 경우

【즉시 진료】

- 목 통증, 기침, 호흡곤란, 구역질, 구토, 두통 등이 있고 신선한 공기를 마셔도 개선되지 않는 경우
- 천식 등의 기저질환이 있는 경우(발작으로 이어질 가능성이 있다)

3. 눈에 들어간 경우

눈을 비비지 않도록 주의하고 즉시 눈을 씻는다.

【즉시 진료】 눈 뜨기 어려운 경우, 눈 씻기가 어려운 경우와 콘택트렌즈가 빠지지 않는 경우

【만약을 위한 진료】 눈을 씻은 후에도 통증, 충혈이 있는 경우

4. 피부 노출

• 비누를 사용하여 충분히 씻는다. 뜨거운 물로 씻으면 피부의 감각 이상을 악화시킬 수 있으므로 뜨겁지 않은 물로 씻는다.

• 피부의 감각 이상이 나타날 경우, 깨끗이 씻은 후 비타민 E를 함유한 연고제나 비타민 E를 많이 함유한 식물성 기름을 최대한 빨리 바른다.

【만약을 위한 진료】 물로 씻은 후에도 발적, 통증, 발진이 있는 경우

【경과 관찰】 부착 부위의 따끔따끔한 느낌 등 감각 이상만 있는 경우(감각 이상은 일반적으로 24시간 정도면 좋아진다)

▌ 해설

1. 제품에 대하여

• 살충 성분을 단시간에 용기에서 휘발시켜 실내를 채움으로써 해충을 구제하는 제품이다.

• 제품을 조작·개시 후 문을 닫고 빠르게 퇴실하여 정해진 시간 동안 방치한 후, 창문을 열어 충분히 환기한다. 약제가 발생하는 메커니즘과 시작할 때 조작 방식에 따라 훈연제, 가열 증산제, 전량 분사식 에어로졸로 분류된다.

• 훈연제와 가열 증산제는 발열을 이용하여 살충 성분을 휘발시키는 제품으로, 금속제 용기에 살충 성분을 함유한 약제와 발열제가 채워져 있다. 훈연제는 전용 마찰판을 사용하여 발열제를 점화하고 발열제의 연기와 함께 살충 성분을 공중에 휘발시킨다. 가열 증산제는 전용 용기에 물을 더하면 생석회(산화칼슘)와 물의 반응열에 의해 살충약제가 발포·용해되며, 이때 발생하는 질소가스와 함께 살충 성분을 휘발시킨다.

• 전량 분사식 에어로졸은 버튼을 눌러 살충 성분을 함유한 내용액 전량을 한꺼번에 분사시키는 제품이다.

• 살충 성분으로 피레스로이드제(페르메트린, 페노트린, 시페노트린 등 수 %~10% 정도)와 옥사디아졸계의 메톡사디아존(수 %~10% 정도)이 배합된 제품이 많다. 카르바메이트제(프로폭서 등)가

배합된 제품이나 아미도플루메트를 함유한 진드기용 제품도 있다. 의약품, 의약외품에 해당하는 제품에는 용기나 설명서에 유효 성분이 기재되어 있다.

- 기타 성분으로 훈연제와 가열 증산제는 발열제(아조디카르본아미드 등), 전량 분사식 에어로졸은 용제(에탄올, 이소프로필알코올 등)를 함유한다. 에어로졸은 분사제이므로 디메틸에테르(DME)나 액화석유가스(LPG)를 함유한다.
- 가열 증산제 중 일부 제품은 살충약제가 들어간 금속 용기의 윗면이 금속제가 아닌 종이 스티커로 되어 있어 소아도 비교적 쉽게 찢을 수 있으므로 주의해야 한다. 가열용 생석회는 살충약제와는 별도로 용기 하부에 들어 있어 쉽게 꺼낼 수 없다.
- 훈연제와 가열 증산제는 휘발 시 연기 감지 화재경보기가 반응하므로 사용 시에는 화재경보기에 커버를 씌워야 하며, 전용 커버가 들어 있는 제품도 있다. 전량 분사식 에어로졸은 분사 시 가스 누출 경보기가 반응하는 경우도 있다.

2. 사고 발생 상황

▌JPIC 수신 상황

연간 건수   약 50여 건(일반 64%, 의료기관 36%)

환자 연령층 1세 미만 4%, 1~5세 10%, 6~19세 4%, 20~64세 55%, 65세 이상 24%,
             기타·불명 3%

사고 상황   소아나 치매가 있는 고령자가 잘못 섭취한 경우 20%, 잘못된 사용 77%(제품을 개
             시하고 늦게 퇴실한 경우, 사용 중에 화재경보기나 가스 누출 경보기가 울려서 제품이 개시
             중인 방으로 들어가 흡입한 경우 등), 기타·불명 3%

증상 출현율 83%(기침, 자극감, 숨 쉬기 힘듦, 구역질, 두통 등)

▌JPIC에서 파악한 의료기관 진료 예

【2003~2007년까지 파악한 사례】

흡입 44건 중, 42건(95.5%)에서 증상이 인정되었다. 주요 증상은 호흡기 증상(인두통 등 호흡기 자극, 기침, 호흡곤란, 산소포화도 저하 등)이었다. 그 외에 소화기 증상(구역질, 구토, 설사), 두통, 손발이나 구강의 저린 느낌, 현기증이나 권태감 등이 인정되었다.

【1986~2009년까지 24년간 파악한 소아(12세 이하)의 불의의 사례】

훈연제 관련 사례 중, 심각한 사례는 경구 섭취 2건이 있었다.

사례: 큰아이가 개봉한 가열 증산제의 과립을 작은아이가 먹고 동공 축소 현상, 의식장애, 간대성 경련, 산소화 이상이 나타났다.

【1986~2010년까지 25년간 파악한 고령자(65세 이상)의 불의의 사례】

- 훈연제를 경구 섭취한 사례 중, 심각한 사례는 3건 있었다. 전부 치매가 있는 고령자의 잘못된 섭취로 일어난 사고이며 의식장애, 떨림, 경련 등이 인정되었다.

  사례: 치매가 있는 고령자가 가열 증산제 30g을 잘못 섭취했다. 혼수, 호흡 억제, 경련 등이 인정되었다.

- 훈연제를 흡입한 사례 중, 심각한 사례는 5건 있었다.

  사례: 가열 증산제 사용 중, 고령자가 흡입했다. 객담 문제로 인한 호흡곤란, 기도 협착음을 인정했다.

▌ 문헌 보고 예

피레스로이드와 메톡사디아존의 합제인 훈연제나 전량 분사식 에어로졸을 착각하여 흡입해 후두 부종에 의한 호흡곤란 등 상기도 협착 증상이 나타난 사례가 보고되었다(타구치 시게마사 외: 중독연구 2006; 19: 147-153).

3. 독성

피레스로이드와 메톡사디아존을 함유한 가열 증산제는 소아가 과립을 10g 잘못 섭취하여 경련이 나타난 사례, 고령자가 10g 잘못 섭취하여 의식장애가 나타난 사례, 고령자가 30g 섭취하여 혼수, 호흡 억제, 경련이 나타난 사례를 JPIC에서 파악했다.

피레스로이드제

독성치는 성분에 따라 다르며 사람에 대한 중독량은 명확하지 않다.

4. 중독학적 약리작용

1) 피레스로이드제

노출 부위의 감각 이상, 신경축삭의 일시적인 과잉 흥분(신경 자극)과 자극전도의 저해 작용, 알레르기 반응

2) 메톡사디아존

중추신경 억제 작용, 부교감신경 흥분과 유사한 작용(동물 실험에서 아세틸콜린에스테라아제 저해 작용이 나타났다)

5. 증상

1) 경구

- 구역질, 구토, 설사, 복통 등 소화기 증상
- 살충약제를 수 g 이상 섭취한 경우 의식장애, 혼수, 진전, 경련, 호흡 억제가 나타날 수 있다.

2) 흡입

- 목·코 자극, 기침, 숨 쉬기 힘듦, 구역질, 구토, 두통, 손발과 구강의 저릿함, 현기증, 권태감 등
- 심각한 경우 호흡곤란, 저산소혈증이 나타날 가능성이 있다. 인두·후두 부종이 나타난 사례도 있다.
- 천식 등의 기저질환이 있는 경우 흡입으로 발작이 유발될 가능성이 있다.

3) 눈

자극감, 통증, 충혈, 눈물 흘림 등

4) 피부

피레스로이드에 의한 피부의 감각 이상(작열감, 가려움), 발적, 통증, 발진 등. 감각 이상은 일반적으로 24시간 정도면 좋아진다.

6. 처치

▌ 가정에서의 응급처치

1) 경구

【금기】 토하게 해서는 안 된다.

【이유】 피레스로이드, 메톡사디아존은 경련을 유발할 가능성이 있기 때문이다.

① 제거: 입안에 남아 있는 것을 뱉게 한다. 소아나 고령자의 경우는 입안을 확인하여 제거하고 닦아낸다.

② 헹굼: 물로 입을 헹구고 가글한다. 가글할 수 없는 경우는 젖은 거즈로 닦아낸다.

③ 수분 섭취: 특별한 주의 사항은 없다. 평소대로 하면 된다.

2) 흡입

신선한 공기가 있는 장소로 이동한다.

3) 눈

* 눈을 비비지 않도록 주의하고 즉시 물로 씻는다.
* 콘택트렌즈를 착용하고 있는 경우, 쉽게 뺄 수 있으면 뺀다.

4) 피부

① 제거: 피부에 부착된 것을 제거하고 닦아낸다. 부착된 옷은 벗는다.

② 세척: 필요에 따라 비누를 사용하여 물로 충분히 씻는다. 뜨거운 물로 씻으면 피부의 감각 이상을 악화시킬 수가 있으므로 뜨겁지 않은 물로 씻는다.

③ 비타민 E를 함유한 연고제나 비타민 E를 많이 함유한 식물성 기름(해바라기유, 면실유, 홍화유, 쌀기름 등)의 도포: 세정 후 피부의 감각 이상이 있는 곳에 가능한 한 빨리 바른다.

▌ 의료기관에서의 처치

1) 경구

필요에 따라 소화관 제염 및 경련 대책, 알레르기 대책 등의 대증치료를 한다.

2) 흡입

증상에 따라 산소 투여, 호흡 관리를 한다.

3) 눈

진료 전 눈을 충분히 씻지 못했다면 의료기관에서 눈을 충분히 씻는다.

4) 피부

- 부착 부위를 비누와 물로 충분히 씻는다.
- 비타민 E 함유 연고제나 식물성 기름의 도포를 고려한다.

7. 치료상의 주의점

1. 입으로 섭취한 경우는 경련 대책과 호흡 관리를 즉시 실시할 수 있는 상태에서 경과 관찰이 필요하다. 구토는 경련을 유발할 가능성이 있으므로 추천하지 않는다.
2. 피레스로이드로 인한 피부 감각 이상은 일반적으로 24시간 정도면 좋아진다. 증상을 악화시키는 요인으로 빛, 바람, 열을 들 수 있으며, 발한이나 뜨거운 물에 의한 세척은 증상을 악화시킬 수 있으므로 뜨겁지 않은 물로 씻는다.

8. 체내 동태

피레스로이드제

【흡수】 소화관에서 빠르게 흡수된다.
【대사】 주로 간장에서 가수분해, 산화된다.
【배설】 주로 소변으로 배설된다.

54

유인 살충제(독먹이제)

█ 개요

제품 해충이 좋아하는 유인 성분에 살충 성분을 섞은 독먹이 타입의 살충제로, 바퀴벌레용, 날파리용, 개미용, 민달팽이·달팽이용, 지네용 등이 있다. 대상 해충에 따라 사용되는 살충 성분이 다르며, 붕산, 히드라메틸논, 피프로닐, 네오니코티노이드제, 카르바메이트제, 메타알데히드 등이 사용된다.

> ※ 가정용 살충제의 분류에 대해서는 "50. 가정용 살충제(전반)"(425쪽) 참조.
> ※ 붕산 함유 독먹이제에 대해서는 "55. 붕산 경단"(464쪽) 참조.

문제가 되는 성분과 증상 살충 성분이 문제가 되며, 바퀴벌레용은 붕산에 의한 피부 증상이나 신장 장애에 주의해야 하고, 민달팽이·달팽이용과 지네용은 메타알데히드에 의한 경련 등에 주의가 필요하다. 기타 살충 성분은 함유량이 적으므로 잘못 섭취한 정도로는 심각한 증상이 나타날 가능성은 낮다. 유인 성분으로 에탄올을 함유한 날파리용 제품은 알코올에 의한 증상이 나타날 가능성이 있다.

JPIC 수신 상황 연간 약 750여 건의 문의가 있으며, 소아나 고령자가 잘못 섭취한 경우가 대부분이다.

초기 대응을 위한 확인 사항

제품에 따라 성분이 다르므로 제품표시, 형태, 사용 방법 등을 가능한 한 정확하게 확인한다.

1. 제품

- 사용 대상(바퀴벌레, 날파리, 개미, 민달팽이·달팽이, 지네 등)
- 형태(경단형, 젤리형, 과립 등), 용기
- 제품표시의 성분(유효 성분, 기타 성분), 함유량
- 바퀴벌레용의 경우, 붕산을 함유하고 있지 않은가?(붕산 함유 제품은 "55. 붕산 경단"(464쪽) 참조).
- 민달팽이·달팽이용, 지네용의 경우는 메타알데히드를 함유하고 있지 않은가?

2. 노출 상황·경로

잘못 섭취한 경우, 핥은 정도인가, 대량 섭취하지 않았는가?

3. 환자 상태·증상

- 구역질, 구토, 설사 등의 소화기 증상은 없는가?
- 날파리용의 경우, 구토, 안면홍조, 흥분 상태, 비틀거림 등의 증상은 없는가?

초기 대응 포인트

1. 경구 노출

토하게 하지 말고 입안의 물질을 제거하고 입을 헹군다.

【즉시 진료】
- 구역질, 구토 등의 증상이 있는 경우
- 증상이 없더라도 메타알데히드 함유 제품을 삼켰을 가능성이 있는 경우

【만약을 위한 진료】
- 증상은 없더라도 붕산 함유 제품을 다음과 같이 섭취한 경우
  ▸ 붕산 섭취량이 체중 30kg 미만에서는 체중 1kg당 200mg 이상,
    체중 30kg 이상에서는 6g 이상인 경우(자세한 내용은 "55. 붕산 경단"(464쪽) 참조).
- 증상은 없더라도 알코올 함유 제품을 대량으로 섭취한 경우(액체로는 체중 1kg당 5ml 이상)

【경과 관찰】
- 메타알데히드 함유 제품을 핥은 정도로 증상이 없는 경우(몇 시간은 주의한다)
- 메타알데히드 함유 제품 이외의 제품을 소량 섭취하여 증상이 없는 경우

2. 흡입한 경우

제품 성질상 흡입해서 문제가 발생하기는 어렵다.

3. 눈에 들어간 경우

눈을 비비지 않도록 주의하고 즉시 눈을 씻는다.

【즉시 진료】 눈 뜨기 어려운 경우, 눈 씻기가 어려운 경우와 콘택트렌즈가 빠지지 않는 경우

【만약을 위한 진료】 눈을 씻은 후에도 통증, 충혈이 있는 경우

4. 피부 노출

【만약을 위한 진료】 물로 씻은 후에도 발적, 통증, 발진이 있는 경우

▌해설

1. 제품에 대하여

해충 구제를 목적으로 한 제품으로, 해충이 좋아하는 유인 성분에 살충 성분을 섞어 이를 해충
이 먹으면 살충 효과를 낸다. 의약외품에 해당하는 바퀴벌레용을 비롯하여 날파리, 개미, 민달
팽이·달팽이, 지네와 같은 불쾌 해충용이 있다. 잘못 섭취하는 것을 방지하기 위해 쓴맛을 내는
물질인 데나토늄 벤조에이트를 함유한 제품도 있다.

1) 바퀴벌레용

시판 제품에는 살충 성분으로 오래전부터 사용되어 온 붕산(5~70%)과 히드라메틸논(약 2%), 피프
로닐(약 0.1%)이 사용되고, 유인 성분으로 곡물이나 당류 등이 사용된다. 약제의 크기는 수 g~10g
정도로 잘못된 섭취 방지용으로서 구멍이 뚫린 플라스틱 용기에 담긴 제품이 많으며 실내에 설치
하여 사용한다. 수제 붕산 경단은 붕산을 50% 이상 함유한 경우가 많지만, 만드는 이에 따라 따
라 조성, 크기가 다르다.

2) 날파리용

살충 성분으로 네오니코티노이드(디노테퓨란, 클로티아니딘 등 약 0.2%), 유인제로 식초, 에탄올 등
을 함유한 약제를 시트나 흡수성 수지에 함침시켜 플라스틱제 용기에 넣은 제품이 많다.

3) 개미용

살충 성분으로 히드라메틸논(약 1%), 피프로닐(0.002~0.1%), 디노테퓨란(약 0.05%), 붕산(약 5%) 등이, 유인 성분으로 당류나 동물성·식물성 단백질 등이 사용된다. 형태는 과립, 젤리 타입, 반반죽 타입 등이 있다. 구멍이 뚫린 플라스틱 용기에 약제가 들어 있고 실외나 실내에 설치하여 사용한다.

4) 민달팽이·달팽이용

유인 살충 작용이 있는 메타알데히드를 사용한 제품이 많고 가정용은 수 %~10% 정도, 농약으로 등록된 제품은 30%를 함유한 제품도 있다. 살충 성분으로 인산제2철 약 1%를 함유한 제품도 있다. 과립제 외에 땅에 꽂아 사용하는 막대기형 제품이나 용기 안에 정제를 설치하는 제품 등이 있다.

5) 지네용

살충 성분으로 메타알데히드, 디노테퓨란, 카르바메이트제(NAC 등) 등이 사용되며 노래기, 그리마, 공벌레, 쥐며느리 등을 구제하는 데 효과가 있다.

6) 유인제

점착 시트로 해충을 포획하는 포획기의 유인제에는 살충 성분 없이 식물 유래 성분, 동물성 단백질 등을 사용한다.

2. 사고 발생 상황

▌JPIC 수신 상황

연간 건수	약 750여 건(일반 88%, 의료기관 11%, 기타 1%)
환자 연령층	1세 미만 38%, 1~5세 57%, 65세 이상 4%, 기타·불명 1%
사고 상황	소아나 치매가 있는 고령자가 잘못 섭취한 경우 98%, 잘못된 사용 2%(식품으로 착각하여 먹은 경우 등)
증상 출현율	6%(구강·인두의 위화감, 구역질, 구토, 불쾌함, 피부의 발적·붉은 반점 등)

▌JPIC에서 파악한 의료기관 진료 예

【2003~2005년까지 파악한 사례】

- 붕산 함유 제품: 경구 섭취 114건 중, 18건에서 증상이 인정되었다. 주요 증상은 소화기 증상(구역질, 구토, 설사, 복통, 식욕부진 등) 이었다. 그 외 발적·붉은 반점 등의 피부 증상, 신장 장애가 인정된 사례도 있다.
- 히드라메틸논 함유 제품: 경구 섭취 70건 중, 2건에서 설사, 복통, 발진 등이 인정되었다.
- 피프로닐 함유 제품: 경구 섭취 25건 중 심각한 사례는 없었다.

【1986~2009년까지 24년간 파악한 소아(12세 이하)의 불의의 사례】

- 붕산 함유 제품 232건 중, 심각한 사례는 1건 있었다(상세한 내용은 464쪽 참조).
- 메타알데히드 함유 제품 4건, 히드라메틸논 함유 제품 155건에서 심각한 사례는 없었다.

【1986~2010년까지 25년간 파악한 고령자(65세 이상)의 불의의 사례】

- 붕산 경단에 의한 29건 중, 심각한 사례는 3건 있었다(상세한 내용은 464쪽 참조).
- 히드라메틸논 함유 제품 3건에서 심각한 사례는 없었다.

3. 독성

붕산 및 메타알데히드 함유 제품 외에는 살충 성분의 함유량이 적고 잘못 삼켜 심각하게 중독될 가능성은 적다.

1) 붕산

개인차가 크며 최대내량, 최소치사량은 확립되어 있지 않다(상세한 내용은 464쪽 참조).

2) 메타알데히드

체중당 섭취량에 따른 증상

※ 체중 10kg를 기준으로, 메타알데히드 10%의 제품 5g을 섭취했다고 하면 50mg/kg이 된다.

- 수 mg/kg: 구역질, 구토, 복부 경련, 발열, 안면홍조, 침 흘림
- 50mg/kg까지: 상기의 증상과 함께, 졸림, 잦은 맥박, 과민증, 근육 경련
- 50mg/kg 이상: 상기의 증상과 함께, 근육 긴장 증대, 운동실조, 경련, 반사항진, 근육 연축, 혼수

3) 피프로닐

성인이 피프로닐 4.95% 제제 100ml(피프로닐 4.95g)을 섭취하여 졸림, 발한, 구토, 경련이 나타
난 증례 보고가 있다(Mohamed F, et al.: Clin Toxicol 2004; 42: 955-963).

4) 히드라메틸론, 네오니코티노이드제, 카르바메이트제

사람에 대한 중독량은 확립되어 있지 않다.

5) 에탄올

95~99%의 에탄올은, 성인은 체중 1kg당 1ml의 섭취로 경증~중경증의 중독이, 소아는 1kg당
0.5ml의 섭취로 심각한 중독 증상이 나타난다고 알려져 있다. 단 개인차는 크며 중독량은 확립
되어 있지 않다.

4. 중독학적 약리작용

1) 붕산, 붕산염

- 전신 독성을 일으키는 메커니즘은 불분명하나, 세포독으로 작용하고 있을 가능성이 있다.
- 탈수 작용, 점막 자극 작용

2) 메타알데히드

동물실험(mouse)을 통해 뇌내 신경전달물질(GABA, 노르아드레날린, 세로토닌 등)에 대한 의미 있
는 감소가 보고되었다.

3) 피프로닐

$GABA_A$ 수용체의 Cl^- 채널 저해 작용

4) 히드라메틸론

살충 작용 메커니즘은 미토콘드리아의 전자전달계 복합체Ⅲ의 저해이다. 사람에 대한 작용은
밝혀지지 않았다.

5) 네오니코티노이드제

니코틴성 아세틸콜린 수용체에 대한 작용

6) 카르바메이트제

아세틸콜린에스테라아제의 저해 작용

7) 에탄올

점막 자극 작용, 중추신경 억제 작용

5. 증상

1) 경구

붕산 및 메타알데히드 함유 제품은 살충 성분의 함유량이 많으므로 대량 섭취한 경우 심각한 증상이 나타날 가능성이 있다. 그 밖의 제품은 함유량이 적고 소아의 잘못된 섭취로 인한 사고로 심각한 중독 증상이 나타날 가능성은 적다.

【붕산】주요 증상은 소화기 증상(구역질, 구토, 설사), 피부 증상(붉은 반점, 낙설)(상세한 내용은 464쪽 참조).

【메타알데히드】
- 일반적으로 섭취 1~3시간 후 증상이 나타난다. 구역질, 구토, 심한 복통 등의 소화기 증상
- 심각한 경우는 중추 억제, 경련, 긴장항진, 호흡 억제 등

【피프로닐】현기증, 구역질, 구토, 가슴 쓰림. 심각한 경우는 의식장애, 졸림, 경련 등

【히드라메틸논】구토, 설사, 복통 등

【네오니코티노이드제】구역질, 구토 등. 심각한 경우는 잦은 맥박, 경련, 혈압 상승 등 니코틴을 섭취했을 때와 유사한 증상이 나타날 가능성이 있다.

【카르바메이트제】구역질, 구토, 설사, 타액 분비 과다 등. 심각한 경우는 호흡 억제, 의식장애, 경련 등

【에탄올 함유 제품】에탄올의 중추신경 억제에 의한 만취 상태, 구역질, 구토, 의식장애 등이

나타날 가능성이 있다. 소아는 알코올에 대한 민감성이 높고 저혈당성 경련이 생길 가능성이 있기 때문에 혈당 저하에 주의해야 한다.

【잘못된 섭취 방지제(데나토늄 벤조에이트) 함유 제품】 입에 넣은 직후 구역질, 구토 등 소화기 증상이 나타날 수 있다.

2) 흡입

제품 성질상 흡입하여 문제가 발생하기는 어렵다.

3) 눈

자극에 의해 통증이나 충혈, 결막염이 생길 가능성이 있다.

4) 피부

자극에 의해 발적, 통증 등이 생길 가능성이 있다.

6. 처치

▌ 가정에서의 응급처치

1) 경구

【금기】 메타알데히드 제품은 토하게 해서는 안 된다.
【이유】 메타알데히드는 경련을 유발할 가능성이 있기 때문이다.
① 제거: 입안에 남아 있는 것을 뱉게 한다. 소아나 고령자의 경우는 입안을 확인하여 제거하고 닦아낸다.
② 헹굼: 물로 입을 헹구고 가글한다. 가글할 수 없는 경우는 젖은 거즈로 닦아낸다.
③ 수분 섭취: 붕산 함유 제품의 경우 유제품(우유나 요구르트) 또는 물을 마시게 한다. 마시는 양은 보통 마시는 정도(120~240ml, 소아는 체중 1kg당 15ml 이하, 무리하게 마시게 하여 구토를 유발하지 않도록 주의한다).
　【이유】 단백질에 의한 점막 보호나 희석에 의해 자극의 완화를 기대할 수 있다.

2) 눈

- 눈을 비비지 않도록 주의하고 즉시 물로 씻는다.
- 콘택트렌즈를 착용하고 있는 경우, 쉽게 뺄 수 있으면 뺀다.

3) 피부

① 제거: 피부에 부착된 것을 제거하고 닦아낸다. 부착된 옷은 벗는다.
② 세척: 물로 충분히 씻는다.

▌의료기관에서의 처치

1) 경구

【붕산】 필요에 따라 소화관 제염 및 대중치료를 한다(상세한 내용은 464쪽 참조)

【메타알데히드】
- 증상이 없어도 섭취 후 적어도 24시간은 경과 관찰한다.
- 특별한 치료법은 없고 필요에 따라 소화관 제염 및 대중치료를 한다(경련 대책 등).

【피프로닐, 히드라메틸논, 네오니코티노이드제】 특별한 치료법은 없고 필요에 따라 소화관 제염 및 대중치료를 한다

【카르바메이트제】 필요에 따라 소화관 제염 및 대중치료를 한다. 필요에 따라 아트로핀을 투여한다.

【에탄올 함유 제품】 대량 섭취한 지 1시간 이내이면 위세척을 고려한다. 필요에 따라 수액, 산성혈증의 보정, 호흡·순환 관리, 보온, 혈당 확인을 한다. 중증일 경우는 혈액 투석이 효과적이다.

2) 눈

진료 전 눈을 충분히 씻지 못했다면 의료기관에서 눈을 충분히 씻는다.

3) 피부

부착 부위를 물로 충분히 씻는다. 증상이 있으면 대중치료를 한다

7. 치료상의 주의점

1) 붕산(상세한 내용은 464쪽 참조)

2) 메타알데히드

• 중증일 경우에도 몇 시간의 잠복 기간이 있으므로 섭취한 것이 확실하다면 증상이 없어도 초기 치료를 시작한다.

• 위세척은 경련을 유발할 가능성이 있으므로 신중하게 한다.

3) 네오니코티노이드제

동물실험에서 아트로핀 투여는 금기일 가능성이 있다.

4) 카르바메이트제

일반적으로 유기인 중독 해독제인 프랄리독심(PAM)의 투여는 효과가 없다.

8. 체내 동태

1) 붕산

【흡수】 소화관, 점막, 상처가 있는 피부에서 특히 잘 흡수된다(상세한 내용은 464쪽 참조).

2) 메타알데히드

【배설】 메타알데히드를 20% 함유한 민달팽이 구제제를 35~50ml 경구 섭취한 사례에서 혈중 반감기는 26.9시간이었다(Moody, JP et al.: Hum Exp Toxicol 1992; 11: 361-362).

3) 피프로닐

【흡수】 빠르게 흡수된다. 더 독성이 강한 술폰피프로닐로 대사된다.

4) 히드라메틸론

【흡수】 포유류에서는 경구에 의한 흡수는 적다.

5) 네오니코티노이드제

【흡수】 혈액뇌관문을 통과하기 어렵다.

6) 카르바메이트제

【흡수】 빠르게 흡수된다.

7) 에탄올

【흡수】 위, 소장에서 빠르게 흡수되어 최고혈중농도 도달시간은 30분~2시간이다. 흡입이나 피부를 통해 흡수된다.

【대사】 간장에서 아세트알데히드로, 뒤이어 초산으로 대사되어 물과 이산화탄소로 분해된다.

【배설】 약 5~10%는 미변화체로 날숨, 소변, 땀, 대변으로 배설된다.

55
붕산 경단

▌개요

제품 해충이 좋아하는 유인 성분(곡물, 당류 등)에 살충 성분인 붕산을 혼합한 독먹이제로, 바퀴벌레용을 비롯하여 개미용 제품도 있다. 시판되는 바퀴벌레용 제품의 붕산 함유량은 약 5~70%로 제품에 따라 차이는 있지만 15% 전후인 제품이 많다. 가정 등에서 직접 만든 붕산 경단은 붕산을 50% 이상 함유한 경우가 많다. 개미용 제품은 붕산 또는 붕사(사붕산나트륨)를 3~5% 함유한다.

　※ 가정용 살충제의 분류에 대해서는 "50. 가정용 살충제(전반)"(425쪽) 참조.

문제가 되는 성분과 증상 섭취량에 따라 구역질, 구토 등의 소화기 증상을 비롯하여 붉은 반점, 발적, 낙설 등의 피부 증상이 나타난다. 심각한 경우는 순환 허탈, 경련, 신장 장애 등이 나타날 가능성이 있다.

JPIC 수신 상황 연간 약 350여 건의 문의가 있으며 소아나 고령자가 잘못 섭취하여 발생한 사고가 대부분이다. 치매가 있는 고령자가 직접 만든 붕산 경단을 잘못 섭취하여 신장 장애가 나타난 사례도 있다.

1. 제품

- 시판 제품인가, 직접 만든 것인가?(시판품은 약제가 잘못된 섭취 방지용 플라스틱 용기에 들어가 있으므로, 대량으로 잘못 섭취할 가능성은 적다)
- 제품표시의 성분, 붕산 또는 붕사의 함유량(용기에 기재되어 있지 않아서 겉 포장을 확인해야 하는 경우가 많다. 직접 만든 붕산 경단은 1개당 몇 g의 붕산이 함유되어 있는지 확인한다)

2. 노출 상황·경로

- 잘못 섭취한 경우, 핥은 정도인가, 대량으로 섭취하지 않았는가?

3. 환자 상태·증상

- 구역질, 구토, 설사 등의 소화기 증상은 없는가?
- 붉은 반점, 발적, 낙설 등의 피부 증상은 없는가?(피부 증상은 며칠 늦게 입술, 구강 점막, 손바닥, 발바닥, 엉덩이 등에 나타날 수 있다)
- 눈의 위화감, 통증, 충혈, 눈물 흘림은 없는가?

초기 대응 포인트

성분과 형태에 따라 경구 섭취의 경우가 문제가 된다.

1. 경구 노출

입안의 물질을 제거하고 입을 헹군 후 유제품 또는 물을 마시게 한다.

【즉시 진료】 구역질, 구토 등의 증상이 있는 경우

【만약을 위한 진료】

- 증상은 없더라도 체중당 붕산 섭취량이 다음과 같을 때
  - ▶ 체중 30kg 미만에서는 체중 1kg당 200mg 이상일 때
  - ▶ 체중 30kg 이상에서는 체중 1kg당 6g 이상일 때
  - ※ 붕산 50%인 경단은 체중 10kg의 경우 4g, 체중 30kg 이상은 12g,
    붕산 15%인 경단은 체중 10kg의 경우 13.3g, 체중 30kg 이상은 40g 상당

【경과 관찰】 섭취량이 진찰을 권하는 양보다 적거나 핥은 정도로 증상이 없는 경우(배설 시간을 고려하여 며칠 정도는 주의한다)

2. 흡입한 경우

제품 성질상 흡입해서 문제가 발생하기는 어렵다.

3. 눈에 들어간 경우

눈을 비비지 않도록 주의하고 즉시 눈을 씻는다.

【즉시 진료】 눈 뜨기 어려운 경우, 눈 씻기가 어려운 경우와 콘택트렌즈가 빠지지 않는 경우

【만약을 위한 진료】 눈을 씻은 후에도 통증, 충혈이 있는 경우

4. 피부 노출

【만약을 위한 진료】 물로 씻은 후에도 발적, 통증, 발진이 있는 경우

▌해설

1. 제품에 대하여

- 해충이 좋아하는 유인 성분(곡물, 당류 등)에 살충 성분인 붕산을 혼합한 독먹이제로, 해충이 먹음으로써 살충·구제 효과를 낸다. 바퀴벌레용을 비롯하여 개미용 제품도 있다.

- 바퀴벌레용으로 시판되는 제품은 바퀴벌레가 머리를 넣을 수 있는 구멍이 뚫린, 잘못된 섭취 방지용 플라스틱 용기에 약제가 들어 있으며, 실내에 설치한다. 붕산을 먹은 바퀴벌레는 탈수 상태에 빠져 물을 찾아 하수구 등으로 가다가 결국 말라서 죽는다. 효과가 나타나는 데 1~2주 가 걸리지만, 지속 효과가 있다.

- 약제의 형태는 경단형, 정제, 반고체형, 반죽형 등이 있으며, 1개의 크기는 수 g~10g 정도다. 붕산 함유량은 약 5~70%로 제품에 따라 차이는 있지만 15% 전후의 제품이 많고, 부형제(소맥분, 전분), 유인제(당류), 착향제 등이 함유되어 있다. 잘못된 섭취 방지제(데나토뉴 벤조에이트) 를 배합한 제품도 있다.

- 가정에서 붕산 경단을 만드는 경우에는 붕산에 양파, 소맥분, 설탕, 우유 등을 넣고 경단형으로 만들어 건조시킨다. 이렇게 직접 만든 제품은 붕산을 50% 이상 함유한 제품이 많지만, 가정에 따라 조성과 크기에는 차이가 있다.

- 개미용으로 판매되는 제품은 붕산 또는 붕사(사붕산나트륨)를 3~5% 함유한다.

- 붕산 제제는 장기간에 걸쳐 안정성이 확인되었으며, 예로부터도 살충제로서 효과가 있다고 알려져 있다.

2. 사고 발생 상황

▌JPIC 수신 상황

연간 건수	약 350여 건(일반 90%, 의료기관 9%, 기타 1%)
환자 연령층	1세 미만 43%(1~5세 52%, 20~64세 1%, 65세 이상 3%, 기타·불명 1%)
사고 상황	소아나 치매가 있는 고령자가 잘못 섭취한 경우 등 99%, 잘못된 사용 1%(식품으로 착각하여 먹은 경우 등). 시판 제품에 의한 사고뿐 아니라 직접 만든 경단에 의한 사고도 잦다.
증상 출현율	6%(구강·인두의 위화감, 구역질, 구토, 설사, 피부 발적·붉은 반점 등)

▌JPIC에서 파악한 의료기관 진료 예

【2003~2005년까지 파악한 사례】

경구 섭취 114건 중, 18건에서 붕산 경단이 원인인 것으로 보이는 증상이 인정되었다. 주요 증상은 소화기 증상(구역질, 구토, 설사, 복통, 식욕부진 등)이 있었다. 안면 발적·붉은 반점 등의 피부 증상, 신장 장애를 인정한 사례도 있다.

【1986~2009년까지 24년간 파악한 소아(12세 이하)의 불의의 사례】

붕산 함유 제품 232건 중, 심각한 사례는 1건 있었다.

사례: 11개월 소아가 붕산 경단을 잘못 섭취하여 7일째에 간 유래 산소의 가벼운 상승, 9일째에 설사를 했다.

【1986~2010년까지 25년간 파악한 고령자(65세 이상)의 불의의 사례】

붕산 경단에 의한 29건 중, 심각한 사례는 3건 있었다.

사례: 치매가 있는 고령자가 냉장고에 보관하고 있던 직접 만든 붕산 경단을 잘못 섭취했다. 2일째부터 피부 증상, 신장 장애가 나타났다.

3. 독성

대량으로 섭취한 경우에는 붕산의 독성이 문제가 된다.

1) 붕산

• 개인차가 크며 최대내량, 최소치사량은 확립되어 있지 않다.

- Litovitz 연구진에 따르면 붕산을 급성 경구 섭취한 대부분의 경우가 무증상이었다(Litovitz TL, et al.: Am J Emerg Med 1988; 6: 209-213).
- 중독량은 소아는 체중 1kg당 0.1~0.5g, 성인은 체중 1kg당 1~3g으로 기재된 자료도 있다.
- 의약품으로서 결막낭의 세정·소독에 2% 이하의 농도로 사용된다.

2) 붕사

- 붕사 1g은 붕산 약 0.65g에 상당한다.
- 의약품으로서 결막낭의 세정·소독에 1% 이하의 농도로 사용된다.

4. 중독학적 약리작용

붕산, 붕사

- 전신 독성을 일으키는 메커니즘은 불분명하나, 세포독으로 작용하고 있을 가능성이 있다.
- 탈수 작용, 점막 자극 작용

5. 증상

1) 경구

【붕산, 붕사】
- 주요 증상은 소화기 증상(구역질, 구토, 설사), 피부 증상(붉은 반점, 낙설)이다. 일반적으로 소화기 증상은 섭취한 지 몇 시간 후에 나타나고 피부 증상은 3~5일 후에 가장 현저해진다.
- 피부 증상은 붕산 중독의 특징적인 증상으로 삶은 랍스터 같은 붉은 반점이 입술, 구강 점막, 목, 손바닥, 발바닥, 엉덩이, 음낭 등에 나타나고 나중에 낙설이 일어난다. 전신성 피부 발진의 보고도 있다.
- 중증례에서는 혈압 저하, 심한 탈수, 순환 허탈, 경련, 혼수가 일어난다. 수일 후 신부전·요세관괴사에 의한 빈뇨, 단백뇨에서 무뇨를 초래할 수 있다. 심각한 증상은 피부 증상을 동반하지 않고 나타날 수도 있다.

【잘못된 섭취 방지제(데나토늄 벤조에이트) 함유 제품】
입에 넣은 직후 구역질, 구토 등의 소화기 증상이 나타날 수 있다.

2) 눈

자극 작용에 의해 통증이나 충혈, 결막염이 발생할 가능성이 있다.

3) 피부

자극에 의해 발적, 통증이 발생할 가능성이 있다.

6. 처치

▌가정에서의 응급처치

1) 경구

① 제거: 입안에 남아 있는 것을 뱉게 한다. 소아나 고령자의 경우는 입안을 확인하여 제거하고 닦아낸다.

② 헹굼: 물로 입을 헹구고 가글한다. 가글할 수 없는 경우는 젖은 거즈로 닦아낸다.

③ 수분 섭취: 유제품(우유나 요구르트) 또는 물을 마시게 한다. 마시는 양은 보통 마시는 정도 (120~ 240ml, 소아는 1kg당 15ml 이하, 무리하게 마시게 하여 구토를 유발하지 않도록 주의한다). 【이유】 단백질에 의한 점막 보호나 희석으로 인한 자극의 완화를 기대할 수 있다.

2) 눈

• 눈을 비비지 않도록 주의하고 즉시 물로 씻는다.
• 콘택트렌즈를 착용하고 있는 경우, 쉽게 뺄 수 있으면 뺀다.

3) 피부

① 제거: 피부에 부착된 것을 제거하고 닦아낸다. 부착된 옷은 벗는다.
② 세척: 물로 충분히 씻는다.

▌의료기관에서의 처치

1) 경구

- 특별한 치료법은 없고 필요에 따라 소화관 제염 및 대증치료를 한다.
- 체중 30kg 미만일 때, 체중 1kg당 200mg 이상, 체중 30kg 이상일 때, 6g 이상을 섭취했을 경우에는 위세척을 고려한다.
- 심한 설사나 구토, 탈수 증상이 있을 때 전해질 평형 유지, 보액을 실시한다.
- 필요에 따라 혈액 투석을 한다. 혈액 투석은 붕산 제거에 효과적이므로 일반 치료에 반응하지 않는 중증 환자, 심각한 전해질 이상이 발생한 난치성 환자의 관리에 권한다.

2) 눈

진료 전, 눈을 충분히 씻지 못했다면 의료기관에서 눈을 충분히 씻는다.

3) 피부

부착 부위를 물로 충분히 씻는다. 증상이 있으면 대증치료를 한다.

7. 치료상의 주의점

1. Litovitz 등은 붕산 섭취량에 따른 급성 붕산 중독의 치료를 다음과 같이 제시한다.
   - 체중 30kg 미만으로 체중 1kg당 200mg 미만, 체중 30kg 이상으로 6g 미만이면 경과 관찰만 한다.
   - 체중 30kg 미만으로 체중 1kg당 200~400mg, 체중 30kg 이상으로 6~12g이면(토콘 시럽에 의한) 구토.
   - 체중 30kg 미만으로 체중 1kg당 400mg 이상, 체중 30kg 이상으로 12g 이상 섭취하면 의료기관에서의 구토 또는 위세척을 실시하고, 섭취 2~3시간 시점에서 붕산의 혈중농도를 측정한다(Litovitz TL, et al.: Am J Emerg Med 1988; 6: 209-213).
2. 구역질, 구토 등의 소화기 증상을 인정한 경우에는 뒤늦게 나타날 가능성이 있는 피부 증상이나 빈뇨, 무뇨 등의 신장 장애에 충분히 주의하여 경과 관찰한다.
3. 활성탄은 붕산 흡착능이 높지 않은 것으로 추정되므로 주기적으로 투여하는 것은 권하지 않는다.

8. 체내 동태

붕산, 붕사

【흡수】소화관, 점막, 상처가 있는 피부에서 특히 잘 흡수된다. 뇌, 심장, 신장에 분포한다.

【배설】주로 미변화체로 신장에서 배설된다. 붕산을 경구 섭취했을 경우 12시간 이내에 50%가 소변으로 배설되지만, 85~100%가 배설되는 데에는 5~7일 이상 걸린다. 혈중 반감기는 4~28시간이다.

56

위생 해충용 살충제(가정용)
구더기 살충제, 진드기·벼룩 살충제, 이 구제제, 살충 플레이트

▌개요

제품 감염증을 매개하는 해충(모기, 바퀴벌레, 벼룩, 빈대, 집먼지 진드기, 이, 실내 진성 진드기류, 진드기)의 구제에 사용된다. 구더기 살충제는 파리 유충(구더기)이나 모기 유충(장구벌레)의 발생원에, 진드기·벼룩용 살충제는 실내의 카펫이나 마루에 살포한다. 이 구제제는 사람에게 기생하는 머릿니와 사면발니의 구제에 사용하는 샴푸와 가루 약제가 있다. 살충 플레이트는 공간에 매달아 둠으로써 유효 성분이 조금씩 휘발되어 살충 효과를 발휘한다.

> ※ 가정용 살충제의 분류에 대해서는 "50. 가정용 살충제(전반)"(425쪽) 참조.
> ※ 위생 해충용 살충제 중, 모기 제거제는 428쪽 참조, 살충 스프레이(가정용)는 436쪽 참조, 훈연제(가정용)는 445쪽 참조, 유인 살충제(독먹이제)는 453쪽, 붕산 경단은 464쪽 참조.

문제가 되는 성분과 증상 구더기 살충제는 살충 성분(오쏘-디클로로벤젠, 유기인제, 크레졸)과 유기용제(등유나 자일렌)에 의한 소화기 증상을 일으키며, 대량 섭취한 경우에는 의식장애, 경련, 순환 부전 등이 나타날 가능성이 있다. 진드기·벼룩용 살충제 및 이 구제제는 살충 성분의 함유량이 적으므로 심각한 중독에 걸릴 가능성은 낮지만, 핸드 스프레이 제품은 용제인 에탄올에 의한 증상이 나타날 가능성이 있다. 유기인제인 DDVP(디클로르보스)를 함유한 살충 플레이트는 주거 공간에 사용하면 문제가 될 수 있다.

JPIC 수신 상황 연간 약 50여 건의 문의가 있으며 구더기 살충제의 경우 용기 교체 시 잘못된 섭취를 하여 발생한 사고가 있다. 진드기·벼룩용 살충제 및 이 구제제는 소아가 잘못 삼킨 경우가 있고, 살충 플레이트는 부적절한 장소에 설치한 경우 등 잘못된 사용에 의한 흡입 사고가 많다.

초기 대응을 위한 확인 사항

제품에 따라 성분이 다르므로 제품표시, 형태, 사용 방법 등을 가능한 한 정확하게 확인한다.

1. 제품

- 종류(구더기 살충제, 진드기·벼룩용 살충제, 이 구제제, 살충 플레이트 등)
- 형태(액제, 가루 약제, 과립제 등)
- 제품표시의 성분(유효 성분, 기타 성분), 함유량

2. 노출 상황·경로

- 잘못 삼키거나 잘못 섭취한 경우, 핥은 정도인가, 대량 섭취하지 않았는가?
- 가루 약제의 경우, 가루가 흩날려 흡입하거나 눈에 들어가지는 않았는가?
- 핸드 스프레이의 경우, 핥았는가, 눈이나 입을 향해 분사하여 눈에 들어가거나 흡입하지는 않았는가?
- 살충 플레이트의 경우, 사용 장소와 환기 상태를 확인한다.

3. 환자 상태·증상

- 구역질, 구토, 설사 등의 소화기 증상은 없는가? 안면홍조, 흥분 상태, 비틀거림은 없는가?
- 기침, 호흡곤란은 없는가? 기관에 들어간 기미는 없는가?
- 눈의 위화감, 통증, 충혈, 눈물 흘림은 없는가?
- 피부 통증, 발적, 발진, 수포는 없는가?

초기 대응 포인트

1. 경구 노출

토하게 하지 말고, 입안의 물질을 제거하고 입을 헹군다.

【즉시 진료】

- 구역질, 구토, 설사, 침 흘림, 의식장애 등의 증상이 있는 경우.
- 기침이나 호흡곤란 등 잘못 삼켰을 가능성이 있는 경우.
- 증상은 없더라도 구더기 살충제를 잘못 삼킨 경우.

【만약을 위한 진료】

- 증상은 없더라도 알코올 함유 제품을 몇 모금 이상 마신 경우(체중 1kg당 2ml 이상).

【경과 관찰】

- 구더기 살충제나 에탄올 함유 제품 이외의 제품을 섭취하여 증상이 없는 경우.

2. 흡입한 경우

살충 플레이트나 액제를 흡입하여 구역질, 구토, 설사, 침 흘림, 의식장애 등의 증상이 있는 경우.

【만약을 위한 진료】 목 통증, 기침, 불쾌감, 두통 등이 나타나고 신선한 공기를 마셔도 증상이 개선되지 않는 경우.

3. 눈에 들어간 경우

눈을 비비지 않도록 주의하고 즉시 눈을 씻는다.

【즉시 진료】 눈 뜨기 어려운 경우, 눈 씻기가 어려운 경우와 콘택트렌즈가 빠지지 않는 경우.

【만약을 위한 진료】 눈을 씻은 후에도 통증, 충혈이 있는 경우.

4. 피부 노출

【만약을 위한 진료】 물로 씻은 후에도 발적, 통증, 발진이 있는 경우.

▌해설

1. 제품에 대하여

- 위생 해충은 감염증을 매개하는 해충으로, 모기, 파리, 바퀴벌레, 벼룩, 빈대, 집먼지 진드기, 실내 진성 진드기류, 진드기 등이 있다. 위생 해충용 살충제는 의약품 또는 의약외품에 해당하며, 용기나 설명서에 유효 성분이 기재되어 있다.

  ※ 모기 제거제는 428쪽, 살충 플레이트는 472쪽, 훈연제는 445쪽, 유인 살충제(독먹이제)는 453쪽, 붕산 경단은 464쪽 참조.

1) 구더기 살충제

- 파리 유충(구더기)이나 모기 유충(장구벌레)의 구제에 사용하는 약제로, 제품 형태로는 유효 성분을 계면활성제나 유기용제에 녹인 액체(유제)와 과립이 있다.
- 액체는 유효 성분으로 오쏘-디클로로벤젠을 10~60% 함유한 제품이 많고, 오쏘-디클로로벤젠과 유기인제인 DDVP(디클로르보스)의 혼합 약제도 있으며, 유기인제인 DDVP나 MEP(페니트로티온)을 약 5% 함유한 제품도 있다. 크레졸이나 유기용제(등유나 자일렌)를 함유한 제품도 있으며, 그대로 또는 희석해서 발생원에 살포한다.

- 과립은 유기인제인 MPP(펜티온) 등을 약 5% 함유하며, 그대로 발생원에 살포한다.
- 가정용으로 판매되는 구더기 살충제 이외에, 전문업자가 사용하는 위생 해충용 살충제(방역용 살충제)가 있으며 성분과 형태는 다양하다. 유효 성분으로 유기인제, 피레스로이드제, 카르바메이트제, 오쏘-디클로로벤젠 등이 있으며, 제품 형태로는 유제(乳劑), 유제(油劑), 수화제, 과립제, 분말제 등이 있다. 시·읍·면 등 지역 단위에서 감염증을 예방하기 위해 방역용 살충제를 사용하는 경우가 있지만, 약제를 소분하여 배포하는 것은 금지되어 있다.

2) 진드기 · 벼룩 살충제

실내에 사용하는 진드기·벼룩용 제품에는 잔효성이 뛰어난 피레스로이드제인 페노트린(1% 이하)이 사용된다. 분말제나 핸드 스프레이의 액제는 카펫이나 마루 등에 살포하고, 유효 성분을 함침한 시트 타입은 마루나 카펫의 밑에 뿌린다. 핸드 스프레이의 용제로 에탄올을 함유한 제품도 있다.

3) 이 구제제

사람에 기생하는 머릿니와 사면발니용으로써 페노트린 0.4%를 함유한 분말제와 샴푸가 있다.

4) 살충 플레이트

파리, 모기, 바퀴벌레 등을 대상으로 한 제품이다. DDVP를 수지에 반죽하여 넣으면 조금씩 공간에 휘발되어 살충 효과를 발휘한다. 창고, 화장실 등 사람이 장시간 머물지 않는 공간에 매달아서 사용한다.

2. 사고 발생 상황

▌JPIC 수신 상황

연간 건수	약 50여 건(일반 56%, 의료기관 40%, 기타 4%)
환자 연령층	1세 미만 4%, 1~5세 26%, 20~64세 42%, 65세 이상 18%, 기타·불명 10%
사고 상황	소아나 치매가 있는 고령자가 잘못 섭취한 경우 등 32%, 잘못된 사용 28%(용기의 교체에 의해 잘못 삼킨 경우, 사용 시 흡입한 경우, 주거 공간에 사용한 경우 등), 의도적 섭취 30%, 기타·불명 10%
증상 출현율	64%(구역질, 구토, 구강·인두의 위화감·통증, 호흡기의 자극감, 기침, 숨 쉬기 힘듦 등)

▌JPIC에서 파악한 의료기관 진료 예

【1986~2009년까지 24년간 파악한 소아(12세 이하)의 불의의 사례】

구더기 살충제 19건 중, 심각한 사례는 3건 있었다.

사례: 지자체에서 배포한 페트병에 든 유기인 살충제를 잘못 섭취하여 구토, 동공 축소 현상, 콜린에스테라아제 수치 저하가 나타났다.

【1986~2010년까지 25년간 파악한 고령자(65세 이상)의 불의의 사례】

구더기 살충제 42건 중, 심각한 사례는 9건 있었다.

사례: 치매가 있는 고령자가 구더기 살충제를 잘못 삼켜서 유기인에 의한 중독 증상이 나타났다.

3. 독성

- 구더기 살충제는 한 모금 정도 잘못 삼키면 유효 성분인 오쏘-디클로로벤젠, 크레졸이나 유기인에 의한 증상이 나타날 가능성이 있다. 용제인 등유나 자일렌은 잘못 삼키면 섭취량이 1ml 이하이더라도 심각한 화학성 폐렴이 나타날 가능성이 있다.
- 진드기·벼룩용 살충제나 이 구제제의 살충 성분인 페노트린은 함유량으로 보아 심각한 중독이 일어난다고 보기 어렵다. 진드기·벼룩용 핸드 스프레이는 용제의 에탄올을, 이 구제용 샴푸는 계면활성제를 고려할 필요가 있다.
- DDVP를 함유한 살충 플레이트는 형태상 잘못 섭취할 가능성은 낮지만 휘발한 유기인의 독성이 문제가 될 가능성이 있다.

4. 중독학적 약리작용

1) 오쏘-디클로로벤젠

중추신경 억제 작용, 간·신장 장애 작용, 피부·점막 자극 작용

2) 크레졸

조직 단백질의 변성 응고, 중추신경 자극 및 억제 작용

3) 유기인(DDVP, MEP, MPP)

아세틸콜린에스테라아제 저해 작용

4) 피레스로이드(페노트린)

노출 부위의 감각 이상, 신경축삭의 일시적인 과잉 홍분(신경 자극)과 자극전도의 저해 작용, 알레르기 반응

5) 등유

- 피부·점막 자극 작용, 탈지 작용, 중추신경 억제 작용
- 잘못 삼켰을 경우 자극 작용

6) 자일렌

마취 작용, 피부·점막 자극 작용

7) 에탄올

점막 자극 작용, 중추신경 억제 작용

8) 계면활성제

- 피부·점막 자극 작용
- 체순환에 들어가면 전신 작용으로 혈관 투과성 항진·세포 팽화 작용

5. 증상

1) 경구

【구더기 살충제】

- 구강, 식도, 위 점막의 발적, 종창, 미란, 구역질, 구토, 설사 등.
- 심각한 경우는 의식장애, 경련, 호흡 억제, 간·신장 장애, 순환 부전이 일어날 수 있다.
- 유기인제를 함유한 제품을 경구 섭취한 경우, 상기 증상과 더불어 동공 축소 현상, 타액 분비 과다, 콜린에스테라아제 수치 저하 등이 나타난다.
- 잘못 삼키면 화학성 폐렴을 일으킬 가능성이 있다.

【진드기·벼룩용 살충제, 머릿니 구제용】

- 구역질, 구토, 설사 등

- 진드기·벼룩용 핸드 스프레이를 경구 섭취하면 에탄올의 중추신경 억제 작용에 의해 만취 상태, 구역질, 구토, 의식장애 등이 나타날 가능성이 있다. 소아는 알코올 민감도가 높고, 저혈당성 경련이 나타날 가능성이 있으므로 혈당 저하에 주의가 필요하다.

- 이 구제용 샴푸를 경구 섭취하면 계면활성제의 점막 자극 작용에 의한 구강·인두의 염증, 구역질, 구토, 설사, 복통 등이 나타날 수 있다. 구토는 섭취 한 지 1시간 이내에 일어나는 경우가 많다. 대량 섭취한 경우, 혈관 투과성 항진·세포 팽화 작용에 기인하고 폐수종을 동반한 전신성 부종, 순환혈액량감소성쇼크를 일으킬 가능성이 있다.

【살충 플레이트】 형태상 잘못 섭취할 가능성은 적고, 핥은 정도이면 구강의 위화감 등을 느낄 수 있다.

2) 흡입

목이나 코의 자극, 기침, 숨 쉬기 힘듦, 구역질, 구토, 두통 등을 느낄 수 있다.

3) 눈

자극감, 충혈, 눈물 흘림 등.

4) 피부

- 피레스로이드에 의한 피부의 감각 이상(작열감, 가려움), 발적, 통증, 발진 등. 감각 이상은 일반적으로 24시간 정도면 좋아진다.

- 구더기 살충제에 장시간 접촉한 경우는 2~3도의 화학 손상을 입을 가능성이 있다.

6. 처치

▌ 가정에서의 응급처치

1) 경구

【금기】 토하게 해서는 안 된다.

【이유】 구더기 살충제를 잘못 삼키면 화학성 폐렴을 일으킬 수 있기 때문이다. 또한 피레스로

이드는 경련을 유발할 가능성이 있기 때문이다.

① 제거: 입안에 남아 있는 것을 뱉게 한다. 소아나 고령자의 경우는 입안을 확인하여 제거하고 닦아낸다.

② 헹굼: 물로 입을 헹구고 가글한다. 가글할 수 없는 경우는 젖은 거즈로 닦아낸다.

③ 수분 섭취: 제품에 따라 다르다.

【구더기 살충제】 적극적으로 수분을 섭취하는 것은 피하는 것이 좋다(무리하게 마시게 하여 구토를 유발하지 않도록 주의한다).

【이 구제용 샴푸】 유제품(우유나 요구르트) 또는 물을 마시게 한다. 마시는 양은 보통 마시는 정도(120~240ml, 소아는 1kg당 15ml 이하, 무리하게 마시게 하여 구토를 유발하지 않도록 주의한다)

【이유】 단백질에 의한 점막 보호나 희석에 의해 자극의 완화를 기대할 수 있다.

【그 외 제품】 특별한 주의 사항은 없다.

2) 흡입

신선한 공기가 있는 장소로 이동한다.

3) 눈

• 눈을 비비지 않도록 주의하고, 즉시 물로 씻는다.
• 콘택트렌즈를 착용하고 있는 경우 쉽게 뺄 수 있으면 뺀다.

4) 피부

① 제거: 피부에 부착된 것을 제거하고 닦아낸다. 부착된 옷은 벗는다.
② 세척: 물로 충분히 씻는다.

▌ 의료기관에서의 처치

1) 경구

【구더기 살충제】

• 위세척, 활성탄 투여, 간·신장 기능 확인, 기타 대증치료를 한다.
• 유기인 함유 제품을 경구 섭취한 경우, 콜린에스테라아제 수치를 확인하고, 필요에 따라 해독제인 프랄리독심(PAM), 아트로핀을 투여한다.
• 잘못 삼킨 경우 화학성 폐렴에 대한 치료를 한다.

【진드기·벼룩용 살충제, 이 구제제】
- 특별한 치료법은 없고, 대증치료를 한다.
- 알코올을 함유한 진드기·벼룩용 핸드 스프레이를 대량 섭취한 경우, 섭취 후 1시간 이내이면 위세척을 고려한다. 필요에 따라 수액, 산성혈증의 보정, 호흡·순환 관리, 보온, 혈당을 확인한다. 중증례에서는 혈액 투석이 효과적이다.

2) 흡입

증상에 따라 산소 투여, 호흡 관리를 한다.

3) 눈

- 진료 전 눈을 충분히 씻지 못했다면 의료기관에서 눈을 충분히 씻는다.
- 증상이 남아 있는 경우는 안과적 진료가 필요하다.

4) 피부

비누를 사용해 부착 부위를 충분히 씻는다. 증상이 있으면 대증치료를 한다. 크레졸을 함유한 제품이 피부에 부착되었을 경우, 화상에 준하여 치료한다.

7. 치료상의 주의점

구더기 살충제의 경우 잘못 삼키지 않는 것이 중요하며, 구토는 금기이다. 위세척은 잘못 삼킬 위험이 있으므로 금기로 하는 문헌도 많으나, 대량 섭취 등으로 실시해야 하는 경우에는 잘못 삼키는 것을 막을 대책을 세운 후 실시한다.

8. 체내 동태

1) 오쏘-디클로로벤젠

【흡수】 소화관, 호흡기, 피부에서 흡수된다.

2) 크레졸

【흡수】 폐, 피부, 점막, 소화관에서 더욱 빠르게 흡수되어, 5~30분 이내에 증상이 나타난다.

【배설】 보통 24시간 이내에 대부분 소변으로 배설된다. 폐를 통해서 호흡 중에도 미량 배설된다.

3) 등유

【흡수】 소화관에서 흡수되는 양은 극히 적다.

4) 자일렌

【흡수】 흡입, 입을 통해 빠르게 흡수되지만, 상처가 없는 피부에서는 잘 흡수되지 않는다.

5) 에탄올

【흡수】 위, 소장에서 빠르게 흡수되어, 최고혈중농도 도달시간은 30분~2시간이다. 흡입이나 피부를 통해 흡수된다.

【대사】 간장에서 아세트알데히드로, 뒤이어 초산으로 대사되어 물과 이산화탄소로 분해된다.

【배설】 약 5~10%는 미변화체로 날숨, 소변, 땀, 대변으로 배설된다.

57

불쾌 해충용 살충제(가정용)
분말제, 액제, 방충 플레이트

▌개요

제품 감염증을 매개하지는 않지만 찌르거나 물어서 사람에게 해를 가하거나 불쾌감을 주는 불쾌 해충(개미, 벌, 쇠가죽파리, 깔따구, 나방파리, 거미, 지네, 노래기, 공벌레, 쥐며느리, 그리마, 민달팽이, 달팽이 등)을 살충하는 데 사용된다. 분말제나 액제는 거미, 지네, 공벌레 등 기어서 돌아다니는 해충이 접촉함으로써 살충 효과를 발휘하고, 살충 성분으로 피레스로이드제, 유기인제, 카르바메이트제, 네오니코티노이드제, 피프로닐 등을 1% 이하로 함유한 제품이 많다. 방충 플레이트는 베란다나 현관에 매달아 두는 것으로, 수지에 반죽된 피레스로이드제가 조금씩 휘발되어 깔따구나 나방파리에게 기피 효과를 발휘한다.

   ※ 가정용 살충제의 분류에 대해서는 "50. 가정용 살충제(전반)"(425쪽) 참조.
   ※ 불쾌 해충용 살충제 중, 에어로졸식 살충 스프레이는 436쪽, 훈연제는 445쪽, 유인 살충제(독먹이제)는 453쪽, 붕산 경단은 464쪽 참조.

문제가 되는 성분과 증상 분말제와 액제는 살충 성분의 함유량이 적으므로 잘못 삼켜서 심각하게 중독될 가능성은 적지만, 경구 섭취했을 경우에는 구역질, 구토 등이, 흡입했을 경우에는 기침이나 코 자극 등의 증상이 나타날 가능성이 있다. 방충 플레이트는 제품 구조상 잘못 섭취할 가능성은 적고, 핥은 정도이면 가벼운 소화기 증상이 나타난다.

JPIC 수신 상황 연간 약 50여 건의 문의가 있으며, 소아가 잘못 삼켜 발생하는 사고를 비롯하여 사용 중에 분말제나 액제를 흡입하는 사고가 있다.

초기 대응을 위한 확인 사항

제품에 따라 성분이 다르므로, 제품표시, 형태, 사용 방법 등을 가능한 한 정확하게 확인한다.

1. 제품

- 종류와 형태(지면에 살포하는 가루 약제, 핸드 스프레이나 샤워 타입의 액제, 매달아 두는 방충 플레이트)
- 제품표시의 성분(살충 성분, 기타 성분), 함유량

2. 노출 상황·경로

- 잘못 삼키거나 잘못 섭취한 경우, 핥은 정도인가, 대량으로 섭취하지 않았는가?
- 가루 약제의 경우, 가루가 흩날려 흡입하거나, 눈에 들어가지는 않았는가?
- 핸드 스프레이의 경우, 얼굴이나 입을 향해 분사하여 눈에 들어갔거나 흡입하지는 않았는가?
- 방충 플레이트의 경우, 사용 장소나 환기 상태를 확인한다.

3. 환자 상태·증상

- 구역질, 구토, 설사 등의 소화기 증상은 없는가?
- 기침, 호흡곤란은 없는가? 기관에 들어간 기미는 없는가?
- 눈의 위화감, 통증, 충혈, 눈물 흘림은 없는가?
- 피부 통증, 발적, 발진은 없는가?

초기 대응 포인트

1. 경구 노출

토하게 하지 말고 입안의 물질을 제거하고 입을 헹군다.

【즉시 진료】

- 구역질, 구토, 복통 등의 증상이 있는 경우
- 기침이나 호흡곤란 등 잘못 삼켰을 가능성이 있는 경우

【만약을 위한 진료】 증상은 없더라도 대량으로 섭취했을 가능성이 있는 경우(특히 고령자의 경우)

【경과 관찰】 핥거나 입을 향해 분사하여 구강에 위화감 정도만 있는 경우

2. 흡입한 경우

【즉시 진료】

- 목 통증, 기침, 호흡곤란, 구역질, 구토, 두통이 있으며 신선한 공기를 마셔도 증상이 개선되지 않는 경우
- 천식 등의 기저질환이 있는 경우(발작으로 이어질 가능성이 있다)

3. 눈에 들어간 경우

눈을 비비지 않도록 주의하고 즉시 눈을 씻는다.

【즉시 진료】 눈 뜨기 어려운 경우, 눈 씻기가 어려운 경우와 콘택트렌즈가 빠지지 않는 경우

【만약을 위한 진료】 눈을 씻은 후에도 통증, 충혈이 있는 경우

4. 피부 노출

【만약을 위한 진료】 물로 씻은 후에도 발적, 통증, 발진이 있는 경우

▌해설

1. 제품에 대하여

불쾌 해충은 감염증을 매개하지 않지만 사람을 찌르거나 물어서 해를 가하거나 불쾌감을 주는 벌레로, 개미, 벌, 쇠가죽파리, 깔따구, 나방파리, 거미, 지네, 노래기, 공벌레, 쥐며느리, 그리마, 민달팽이, 달팽이 등이 해당된다. 불쾌 해충용 살충제는 일본의 의약품의료기기등법(구 약사법)이나 농약취급법 등의 규제 대상에 속하지 않는다.

1) 분말제, 액제

- 해충의 생식 장소나 다니는 길에 살포하여 해충이 약제에 접촉함으로써 살충 효과를 발휘한다.
- 분말제는 살충 성분을 활석, 점토 등의 광물성 미세 분말과 혼합한 제제이다.
- 액체는 살충 성분을 계면활성제와 함께 물에 녹인 제제로, 핸드 스프레이 타입 또는 병 입구가 샤워 장치로 된 샤워 타입이 있다.
- 살충 성분은 피레스로이드제로 피레트린, 시플루트린, 페르메트린 등을, 유기인제로 MEP(페니트로티온) 등을, 카르바메이트제로 PHC(프로폭서), BPMC(페노뷰카브), NAC(카바릴) 등을, 그 밖에 네오니코티노이드제(디노테퓨란 등), 피프로닐 등을 단독 또는 조합하여 사용하며 전부 함유량은 1% 이하이다.

2) 방충 플레이트

* 깔따구나 나방파리 기피제이다. 베란다나 창문, 현관 등에 설치하거나 매달아서 사용한다.
* 수지에 반죽하거나 부직포에 함침한 피레스로이드가 조금씩 공간에 휘발하면서 기피 효과를 발휘한다. 피레스로이드제에는 상온에서 휘발성이 높은 메토플루트린, 트란스플루트린, 엠펜스린 등이 사용된다.

2. 사고 발생 상황

▌JPIC 수신 상황

연간 건수	약 50여 건(일반 81%, 의료기관 18%, 기타 1%)
환자 연령층	1세 미만 17%, 1~5세 50%, 20~64세 21%, 65세 이상 6%, 기타·불명 6%
사고 상황	소아나 치매가 있는 고령자가 잘못 삼킨 경우 등 72%, 잘못된 사용 21%(사용 중 흡입한 경우 등), 기타·불명 7%
증상 출현율	40%(구역질, 구토, 기침, 목이나 코의 자극, 숨 쉬기 힘듦 등)

▌JPIC 에서 파악한 의료기관 진료 예

【1986~2009년까지 24년간 파악한 소아(12세 이하)의 불의의 사례】

심각한 사례는 1건 있었다.

사례: 피레스로이드 함유 액제를 잘못 삼켜 기침, 안색 불량, 구토가 나타나 진료를 받았다. 흉부 X선상, 오른쪽 아래 폐에 침윤 음영이 나타났다.

【1986~2010년까지 25년간 파악한 고령자(65세 이상)의 불의의 사례】

심각한 사례는 1건 있었다.

사례: 고령자가 페트병에 든 녹차로 착각하여 카르바메이트·피레스로이드 함유 액제를 마셔 구토, 오연성 폐렴이 나타났다.

3. 독성

살충 성분이 문제가 되지만 함유량이 적으므로 잘못 삼켜서 심각하게 중독될 가능성은 낮다.

1) 피프로닐

성인이 피프로닐 4.95% 제제 100ml(피프로닐로서 4.95g)를 섭취하여 졸림, 발한, 구토, 경련이 나타난 증례 보고가 있다(Mohamed F, et al.: Clin Toxicol 2004; 42: 955-963).

2) 피레스로이드제, 카르바메이트제, 유기인제, 네오니코티노이드제

독성치는 성분에 따라 다르며 사람에 대한 중독량은 명확하지 않다.

4. 중독학적 약리작용

1) 피프로닐

GABAA 수용체의 Cl⁻ 채널 저해 작용

2) 피레스로이드제

노출 부위의 감각 이상, 신경축삭의 일시적인 과잉 흥분(신경 자극)과 자극전도의 저해 작용, 알레르기 반응

3) 유기인제, 카르바메이트제

콜린에스테라아제 활성 저해 작용

4) 네오니코티노이드제

니코틴성 아세틸콜린 수용체에 대한 작용

5. 증상

1) 경구

【분말제·액제】

- 살충 성분의 함유량이 적으므로 잘못 삼켜서 심각하게 중독될 가능성은 적다. 구역질, 구토 등의 소화기 증상이 나타나고, 잘못 삼키면 화학성 폐렴을 일으킬 가능성이 있다.
- 대량 섭취한 경우, 유기인제와 카르바메이트계에서는 동공 축소 현상, 타액 분비 과다, 콜린에스테라아제 수치 저하 등이 나타나고, 네오니코티노이드계에서는 잦은 맥박, 경련, 혈압 상승 등이, 피프로닐에서는 의식장애, 졸림, 경련 등이 발생할 가능성이 있다.

【방충 플레이트】

형태상 잘못 섭취할 가능성은 적고 핥은 정도면 구강의 위화감 등을 느낄 수 있다.

2) 흡입

목이나 코의 자극, 기침, 숨 쉬기 힘듦, 구역질, 구토, 두통 등

3) 눈

자극감, 충혈, 눈물 흘림 등

4) 피부

피레스로이드에 의한 피부의 감각 이상(작열감, 가려움), 발적, 통증, 발진 등. 감각 이상은 일반적으로 24시간 정도면 좋아진다.

6. 처치

■ 가정에서의 응급처치

1) 경구

【금기】 토하게 해서는 안 된다.
【이유】 피레스로이드는 경련을 유발할 가능성이 있기 때문이다.

① 제거: 입안에 남아 있는 것을 뱉게 한다. 소아나 고령자의 경우는 입안을 확인하여 제거하고 닦아낸다.

② 헹굼: 물로 입을 헹구고 가글한다. 가글할 수 없는 경우는 젖은 거즈로 닦아낸다.

③ 수분 섭취: 특별한 주의 사항은 없다. 평소대로 하면 된다.

2) 흡입

신선한 공기가 있는 장소로 이동한다.

3) 눈

- 눈을 비비지 않도록 주의하고 즉시 물로 씻는다.
- 콘택트렌즈를 착용하고 있는 경우, 쉽게 뺄 수 있으면 뺀다.

4) 피부

① 제거: 피부에 부착된 것을 제거하고 닦아낸다. 부착된 옷은 벗는다.

② 세척: 물로 충분히 씻는다.

▌의료기관에서의 처치

1) 경구

- 필요에 따라 소화기 제염 및 대증치료를 한다. 잘못 삼킨 경우에는 화학성 폐렴에 대한 치료를 실시한다.
- 유기인제를 대량 섭취한 경우, 필요에 따라 해독제인 프랄리독심(PAM), 아트로핀을 투여한다.
- 카르바메이트제를 대량 섭취한 경우, 필요에 따라 아트로핀을 투여한다.

2) 흡입

증상에 따라 산소 투여, 호흡 관리를 한다.

3) 눈

- 진료 전 눈을 충분히 씻지 못했다면 의료기관에서 눈을 충분히 씻는다.
- 증상이 남아 있는 경우는 안과적 진료가 필요하다.

4) 피부

부착 부위를 물로 충분히 씻는다. 증상이 있으면 대증치료를 한다.

7. 치료상의 주의점

1) 카르바메이트제

일반적으로 유기인 중독 해독제인 프랄리독심(PAM)의 투여는 효과가 없다.

2) 네오니코티노이드제

동물실험에서 아트로핀 투여는 금기일 가능성이 있다.

8. 체내 동태

1) 피레스로이드제

【흡수】 소화관에서 빠르게 흡수된다.

2) 카르바메이트제, 유기인제

【흡수】 흡수는 빠르다.

3) 네오니코티노이드제

【흡수】 혈액뇌관문을 통과하기 어렵다.

4) 피프로닐

【흡수】 흡수는 빠르다. 독성이 더 강한 술폰피프로닐로 대사된다.

58
쥐약(가정용)

▌개요

제품 가정에서 사용하는 쥐약은 유효 성분을 쥐가 좋아하는 곡물 등의 유인 성분과 혼합한 독
먹이형 제품이 많고, 쥐가 먹음으로써 살서 효과를 낸다. 가정용으로 항응고제(와파린이나 장시
간 작용형 항응고제), 인화아연, 실로사이드를 함유한 제품이 판매되고 있다.

문제가 되는 성분과 증상 항응고제는 1회 소량 섭취로는 중증화될 가능성은 적으나, 대량 섭취
한 경우에는 프로트롬빈 시간 연장, 출혈 경향이 보인다. 인화아연은 물이나 위산과 반응하여
발생한 유독가스(포스핀)에 의한 경련이나 장기 장애, 실로사이드는 방실 블록, 느린 맥박 등을
일으킬 가능성이 있다.

JPIC 수신 상황 연간 약 50여 건의 문의가 있으며 소아나 치매가 있는 고령자가 잘못 섭취한
경우가 많다.

초기 대응을 위한 확인 사항

제품에 따라서 성분이 다르므로 제품표시, 형태, 사용 방법 등을 가능한 한 정확하게 파악한다.

1. 제품

- 가정용 쥐약인가, 농약인가?(농약은 독성이 강한 성분이 함유되어 있을 수 있다)
- 형태(쌀알형, 분말, 봉지, 트레이형 등)
- 제품표시의 성분(유효 성분, 기타 성분), 함유량

2. 노출 상황·경로

- 잘못 섭취한 경우, 섭취량은 어느 정도인가?
- 눈에 들어갔는가, 피부에 부착되었는가?

3. 환자 상태·증상

- 구토, 복통 등의 소화기 증상은 없는가?
- 항응고제의 경우, 잇몸 출혈, 코 출혈, 피하 출혈, 혈변 등은 없는가?
- 항응고제의 경우, 기저질환으로 인해 와파린 등의 항응고제로 치료를 받지 않았는가?

초기 대응 포인트

성분에 따라 대응이 다르다. 특히 인화아연의 경우, 수분과 반응하여 유독가스(포스핀)가 발생하므로 주의가 필요하다. 성분을 모를 경우, 농약일 가능성이 있으면 즉시 진찰받는 것이 좋다.

1. 경구 노출

1) 항응고제

입안의 물질을 제거하고 입을 헹군다.

【즉시 진료】

- 구토, 출혈 등이 있는 경우
- 대량 섭취한 경우 기준이 되는 섭취량
  - ▶ 와파린은 체중 1kg당 0.5mg 이상(체중 10kg일 때 0.1% 함유 제품을 5g 이상),
  - ▶ 장시간 작용형 항응고제는 체중 1kg당 1mg 이상(0.005% 함유 제품을 20g 이상) 섭취한 경우
- 항응고제를 이용해 치료를 받는 환자일 경우(혈관 손상이나 출혈이 일어나기 쉽고 중증화될 가능성이 있다)

【경과 관찰】 노출된 정도가 위에 기재된 양보다 적거나 핥은 정도로 증상이 없는 경우

2) 인화아연

물이나 위산과 반응하여 발생한 포스핀에 2차 노출될 위험이 있으므로 구토를 유도하거나 수분을 섭취해서는 안 된다.

【즉시 진료】 증상은 없더라도 약제를 핥거나 먹은 경우

【경과 관찰】 봉투 겉을 핥기만 했고 증상이 없는 경우

3) 실로사이드

입안의 물질을 제거하고 입을 헹군다.

【즉시 진료】 구토, 복통 등의 소화기 증상이 있는 경우

【경과 관찰】 핥거나 한 모금 마신 정도로 증상이 없는 경우

4) 성분을 모를 경우

【즉시 진료】

• 성분, 섭취량을 모르는 경우

• 농약일 가능성이 있는 경우(특히 황린, 탈륨, 플루오르화아세트산나트륨은 독성이 강하다)

2. 흡입한 경우

인화아연은 물 또는 산과 반응하여 유독가스(포스핀)를 생성한다.

【즉시 진료】 목 자극, 기침, 호흡곤란 등의 증상이 있는 경우

3. 눈에 들어간 경우

눈을 비비지 않도록 주의하고 즉시 눈을 씻는다.

【즉시 진료】 눈 뜨기 어려운 경우, 눈 씻기가 어려운 경우와 콘택트렌즈가 빠지지 않는 경우.

【만약을 위한 진료】 눈을 씻은 후에도 통증, 충혈이 있는 경우

4. 피부 노출

【만약을 위한 진료】 물로 씻은 후에도 발적, 통증, 발진이 있는 경우

▌해설

1. 제품에 대하여

- 쥐 구제를 목적으로 하는 제품이다. 가장 많이 사용되는 베이트(독먹이)형 제품은 유효 성분을 쥐가 좋아하는 곡물 등의 유인 성분과 혼합한 것으로, 쥐가 먹음으로써 살서 효과가 나타난다. 쥐를 포획하는 점착 시트형도 있다.
- 가정용이나 업무용 등 방역 관점에서 사용하는 제품은 의약외품, 농작물의 충해 방지 관점에서 사용하는 제품은 농약에 해당한다.
- 분말이나 쌀알형, 블록형 약제를 쥐가 다니는 장소에 설치하는 제품이 많고, 작은 봉지째로 설치하는 제품이나 식품에 섞어서 사용하는 분말도 있다. 잘못된 섭취 방지제로 고추 엑기스나 데나토늄 벤조에이트를 배합한 제품도 있다.
- 유효 성분에는 며칠 이상의 섭취로 살서 효과가 나타나는 항응고제와 1회 정도의 섭취로 살서 효과가 나타나는 인화아연, 실로사이드, 노르보르미드, 황린, 탈륨, 플루오르화아세트산나트륨 등이 있으며, 현재 가정용으로 항응고제, 인화아연, 실로사이드가 판매되고 있다.

1) 항응고제

- 혈액 응고 작용이 있는 살서제로, 와파린을 비롯하여 사용 시간이 더 긴 장시간 작용형 항응고제(쿠마테트라릴, 쿠마퍼릴, 클로로파시논, 디페치아롤, 디파시논, 브로마디올론 등)가 사용되고 있다.
- 와파린의 경우, 의약외품은 함유량이 1% 이하로 규정되어 있으며, 0.025~0.1%를 함유한 제품이 많다. 농약은 함유량이 0.03~2%인 제품이 많다.
- 그밖에 성분 함유량을 보면, 의약외품은 쿠마테트라릴 0.05~0.75%, 쿠마퍼릴 0.05~0.25%, 디페치아롤 0.0025%, 브로마디올론 0.005%, 농약은 클로로파시논 0.01~0.025%, 디파시논 0.005%이다.

2) 인화아연

- 쥐가 경구 섭취하면 위산과 반응하여 체내에 포스핀이 발생하고 살서 효과를 낸다. 섭취 후 3~5시간 이내에 효과를 낸다고 강조한 제품도 있다.
- 의약외품은 인화아연 함유량이 1% 이하로 규정되어 있다. 농약은 함유량 1~3%인 제품이 많지만, 과거에는 10%인 제품도 있었다.

3) 실로사이드

- 다년성 백합과 식물인 해총에 포함된 강심배당체이다.
- 실로사이드를 0.02~0.05% 함유한 제품이 판매되고 있다.

2. 사고 발생 상황

▌JPIC 수신 상황

연간 건수	약 50여 건(항응고제 35건, 인화아연 5건, 기타·성분 불명 10건), 일반 59%, 의료기관 39%, 기타 2%
환자 연령층	1세 미만 13%, 1~5세 55%, 20~64세 15%, 65세 이상 13%, 기타·불명 4%
사고 상황	소아나 치매가 있는 고령자의 잘못된 섭취 등 77%, 잘못된 사용이 4%, 기타·불명 19%
증상 출현율	18%(잘못 섭취한 경우 구역질, 구토 등)

▌JPIC 에서 파악한 의료기관 진료 예

【1986~2009년까지 24년간 파악한 소아(12세 이하)의 불의의 사례】
쥐약에 의한 사례는 82건으로 심각한 사례는 없었다.

【1986~2010년까지 25년간 파악한 고령자(65세 이상)의 불의의 사례】
쥐약에 의한 사례 12건 중, 심각한 사례는 2건 있었다.
사례: 치매가 있는 고령자가 쥐약(항응고제)을 양손으로 3잔 분량을 잘못 섭취하여 혈액 응고 이상이 나타났다.

3. 독성

1) 항응고제

- 일반적인 중독 작용은 대량 섭취 또는 장기간 섭취했을 때 일어난다.
- 섭취량은 편차가 커서 확립되어 있지 않지만 와파린의 경우, 소아는 체중 1kg당 0.5mg 이상 섭취하면 프로트롬빈 시간의 연장이 일어날 수 있다. 성인은 클로로파시논 100mg을 섭취한 사례에서 심각한 응고 장애가 보고되었다(Vogel JJ. et al.: Schweiz Med Wochenschr 1988; 118: 1915-1917).

2) 인화아연

- 수분이나 습기, 위산과 접촉하여 체내에서 발생하는 포스핀에 의해 전신 독성이 나타난다.
- 허용 농도 이상을 흡입하면 치명적인 독성으로 작용할 수 있다. 0.01~5ppm의 농도에서 포스핀 특유의 생선이 부패한 듯한 냄새를 감지할 수 있다.
   ※ 참고: 일본산업위생학회(2015)의 최대 허용 농도는 0.3ppm이다.

3) 실로사이드

쥐 이외의 동물에게는 최토 작용이 강하므로 잘못 섭취하더라도 심각한 중독을 일으키지 않는다.

4. 중독학적 약리작용

1) 항응고제

- 항응고 작용: 비타민 K 의존성 응고인자(II, VII, IX, X)의 간장에서의 생합성을 저해
- 장시간 작용형 항응고제의 항응고 작용은 와파린보다도 지속적이다.
- 모세혈관 손상 작용

2) 인화아연

- 수분이나 위산과 반응하여 발생하는 포스핀은 미토콘드리아의 산화적 인산화를 저해하므로 산소 소비가 큰 장기(뇌, 심장, 간장, 신장)에 강한 독성을 나타낸다.
- 인화아연에 의한 위 점막 자극 작용

3) 실로사이드

- 나트륨-칼륨-ATP 가수분해효소(Na+/K+-ATPase) 저해 작용(디기탈리스 유사 작용). 세포 내 칼륨이 감소하여, 심근의 흥분성이 감소한다.
- 아세틸콜린 유사 작용

5. 증상

1) 경구

【항응고제】

- 일반적으로 중독은 대량 섭취나 장시간에 걸쳐 섭취한 경우 발생한다. 1회의 소량 섭취로 증상이 나타날 가능성은 적다.
- 프로트롬빈 시간(PT)의 연장, 출혈 경향(잇몸 출혈, 코 출혈, 객혈, 소화관 출혈, 피하출혈반, 관절 내 출혈, 혈뇨, 혈변 또는 흑색 타르변)
- PT 연장은 24시간 이내에 나타나고 36~72시간이 피크다. 작용 시간은 와파린의 경우 3~4일, 장시간 작용형 항응고제의 경우 수개월 지속될 가능성이 있다.

【인화아연】

- 구역질, 구토, 복통 등의 소화기 증상
- 중증인 경우 의식장애, 경련, 혈압 저하, 부정맥, 간 장애, 신장 장애, 호흡곤란이 나타나며, 추후에 폐수종이 나타날 수 있다.

【실로사이드】

- 구토, 복통 등, 특히 구토 작용이 강하고 섭취 직후부터 구토가 나기 때문에 심각한 중독 증상이 일어날 가능성은 적다.
- 대량 섭취한 경우 방실 블록, 느린맥박, 심정지, 디기탈리스 중독과 같은 재분극 이상
- 초기에 고칼륨혈증, 그 후 저칼륨혈증

6. 처치

▌ 가정에서의 응급처치

1) 경구

【금기】 인화아연의 경우 토하게 해서는 안 되며 물을 마시게 해서도 안 된다.

【이유】 포스핀이 발생하여 2차 노출의 위험이 있기 때문이다.

① 제거: 입안에 남아 있는 것을 뱉게 한다. 소아나 고령자의 경우는 입안을 확인하여 제거하고 닦아낸다.

② 헹굼: 물로 입을 헹구고 가글한다. 가글할 수 없는 경우는 젖은 거즈로 닦아낸다.

③ 수분 섭취: 인화아연의 경우 물을 마시게 하지 않는다. 기타 제품은 특별한 주의 사항은 없으며 평소대로 하면 된다.

2) 흡입

신선한 공기가 있는 장소로 이동한다.

3) 눈

• 눈을 비비지 않도록 주의하고 즉시 물로 씻는다.
• 콘택트렌즈를 착용하고 있는 경우, 쉽게 뺄 수 있으면 뺀다.

4) 피부

① 제거: 피부에 부착된 것을 제거하고 닦아낸다. 부착된 옷은 벗는다.
② 세척: 물로 충분히 씻는다.

▌의료기관에서의 처치

경구

【항응고제】
• 와파린은 체중 1kg당 0.5mg 이상(체중 10kg일 때, 0.1% 함유 제품을 5g 이상), 장시간 작용형 항응고제는 1mg 이상(0.005% 함유 제품을 20g 이상) 섭취했을 경우 의료기관에서 진행한다.
• 필요에 따라 소화관 제염을 한다. 프로트롬빈 시간(PT) 측정, 적혈구 용적값 측정. 저프로트롬빈 혈증에 대해서 비타민 K 투여, 혈장 교환, 교환 수혈을 한다.
• 항응고제 치료를 받고 있는 경우, 위세척이나 비타민 K의 투여는 리스크를 동반하므로 기저질환이나 복약 상황을 충분히 고려한 후에 판단할 필요가 있다.

【인화아연】
• 특별한 치료법은 없고 대증치료를 한다.
• 필요에 따라 산소 투여, 호흡 관리를 한다.

【실로사이드】
• 소화관 제염, 순환 관리를 중심으로 대증치료를 한다.
• 방실 블록이 일어나거나 현저하게 맥박이 느릴 경우 페이싱을 한다.

7. 치료상의 주의점

1) 항응고제

- 항응고제 치료를 받고 있지 않은지 확인한다.
- 강제 이뇨, 혈액 투석, 혈액 관류는 효과가 없다.

2) 인화아연

- 물이나 위산과 반응하면 유독한 포스핀이 발생하므로 위세척은 위험하다.
- 대량으로 경구 섭취한 경우, 구토물 등에서 발생하는 포스핀에 의한 2차 노출에 주의해야 한다.
- 혈액 투석, 혈액 관류는 포스핀 제거라는 관점에서는 효과가 없다.

3) 실로사이드

- 항디곡신 항체가 효과가 있을 가능성이 있지만 시중에 판매하지 않을 수도 있다(일본의 경우 2016년 6월 기준으로 판매하지 않았음).
- 혈액 투석은 효과가 없다.

8. 체내 동태

1) 항응고제(와파린)

【흡수】 소화관에서 완전히 흡수된다.
【배설】 대사물로서 신장에서 배설된다. 반감기는 20~60시간이다.

2) 인화아연

【흡수】 위산과 반응하여 생성된 포스핀이 흡수된다.

3) 실로사이드

【흡수】 쥐의 경우, 최토 작용을 하지 않기 때문에 흡수된다.
【대사】 간 대사를 받는다.
【배설】 신장에서 일부 배설된다.

59

접착제류(가정용)

풀, 접착제, 스티커 제거제, 실링제

█ 개요

제품 접착제는 접착 성분(수지나 고무 등)과 용제(물 또는 유기용제), 기타(경화제, 첨가제 등)로 이루어져 있으며 용도에 따라 다양한 제품이 있다. 가정용 제품은 일본의 가정용품품질표시법에 따라 용기 또는 겉 포장에 성분 표시가 의무화되어 있으므로 성분 확인이 가능하다. 스티커 제거제는 접착제를 떼어내기 위한 제품으로 유기용제, 알코올, 계면활성제 등을 함유한다.

문제가 되는 성분과 증상 유기용제를 함유한 접착제나 스티커 제거제는 점막이나 피부 자극 증상, 중추신경 억제 증상을 일으킬 수 있다. 에폭시 수지계 접착제는 자극 작용이 강하고 화학 손상을 일으킬 가능성도 있다. 풀이나 목공용 접착제, 용제를 함유하지 않은 순간접착제나 실리콘계 접착제·실링제, 완전히 굳은 상태의 접착제는 일반적으로 급성중독이 문제되지 않는다.

JPIC 수신 상황 연간 약 300여 건의 문의가 있으며 소아가 잘못 삼키거나 섭취해 발생하는 사고가 많고, 피부끼리 붙어 떨어지지 않는 사례나 스프레이 풀을 흡입한 사례도 있다.

초기 대응을 위한 확인 사항

제품에 따라 성분이 다르므로 제품표시, 형태, 사용 방법 등을 가능한 한 정확하게 확인한다.

1. 제품

- 종류(풀, 접착제, 실링제, 스티커 제거제 등)
- 제품표시: 접착제의 종류(수성형, 용제형, 화학반응형, 열 용융형 등), 성분, 내용물의 양
- 형태, 사용 방법(액체, 고체, 스프레이, 두 제제를 혼합하여 사용하는 제품 등)
- 에폭시 수지계 접착제의 경우, 주성분인가, 경화제인가?

2. 노출 상황·경로

- 잘못 삼키거나 잘못 섭취한 경우, 용기에서 바로 입에 넣었는가, 두 제제를 혼합한 상태인가, 굳은 상태의 제품인가?(※ 섭취량 확인 중요)
- 사용 중 발생한 사고인 경우, 흡입했는가, 눈에 들어갔는가, 피부에 부착되었는가?
- 스프레이 제품의 경우, 환기 상태·마스크 착용 유무 등을 확인한다.

3. 환자 상태·증상

- 구강·인두의 자극감, 붉은 반점, 짓무름, 구역질, 구토, 비틀거림, 의식장애 등은 없는가?
- 기침, 호흡곤란은 없는가? 기관에 들어간 기미는 없는가?
- 눈의 위화감, 통증, 충혈, 눈물 흘림은 없는가?
- 피부 통증, 발적, 발진, 낙설, 수포는 없는가?

초기 대응 포인트

1. 경구 노출

토하게 하지 말고 입안의 물질을 제거하고 입을 헹군다.

【즉시 진료】
- 구토, 복통, 구강의 짓무름 등이 나타날 경우, 기침을 하는 등 잘못 삼켰을 가능성이 있는 경우

【만약을 위한 진료】
- 증상은 없더라도 에폭시 수지계 접착제나 유기용제 함유 제품을 마신 경우

【경과 관찰】
- 에폭시 수지계 접착제나 유기용제 함유 제품을 핥은 정도로, 증상이 없는 경우
- 풀, 목공용 접착제, 순간접착제 등 유기용제가 함유되지 않은 제품, 굳은 상태의 접착제일 경우

2. 흡입한 경우

유기용제가 함유된 접착제나 스프레이 풀, 스티커 제거제는 흡입할 가능성이 있다.

【만약을 위한 진료】 목 통증, 불쾌감, 현기증, 기침 등이 나타나고 신선한 공기를 마셔도 증상이 개선되지 않는 경우

3. 눈에 들어간 경우

눈을 비비지 않도록 주의하고 즉시 눈을 씻는다.

【즉시 진료】
- 눈 뜨기 어려운 경우, 눈 씻기가 어려운 경우와 콘택트렌즈가 빠지지 않는 경우
- 에폭시 수지계 접착제의 경화제인 경우

【만약을 위한 진료】 눈을 씻은 후에도 통증, 충혈이 있는 경우

4. 피부 노출

- 즉시 닦아낸 후 물로 씻는다.
- 피부에 부착되어 굳어진 것은 급성중독이 될 위험은 없으므로 무리하게 제거하지 않아도 된다. 접착된 것을 무리하게 제거하면 상해를 입을 수 있다.

【만약을 위한 진료】 물로 씻은 후에도 발적, 통증, 발진이 있는 경우

▌해설

1. 제품에 대하여

- 접착제는 같은 물체끼리 또는 다른 종류의 물체와 붙이기 위해 사용하는 제품으로, 용도에 따라 많은 종류가 있다.
- 접착 성분인 주 약제는 전분이나 셀룰로스, 합성수지나 합성고무와 같은 고분자화합물이며, 이를 비롯해 용제(물 또는 유기용제), 경화제 등을 함유한다.
- 가정용 접착제는 일본의 가정용품품질표시법에 따라 성분 표시가 의무화되어 있으므로, 겉포장에 종류, 성분(성분과 함유량), 용도 등이 기재되어 있다.
- 수성형, 용제형을 비롯해 화학반응형, 열 용융형(핫 멜트), 감압형(접착테이프 등)이 있다.

1) 수성형 접착제

- 물을 용제로 하는 접착제이다.
- 액상 풀의 주 약제는 전분이나 폴리비닐알코올이다. 스틱형 풀의 주 약제는 폴리비닐피롤리돈, 우레탄수지 등이며, 이를 비롯해 지방족 나트륨을 함유한다.
- 수성형 목공용 접착제의 주 약제는 초산비닐수지이며, 굳으면 투명해지지만 물에 젖으면 다시 하얗게 용해된다.

2) 용제형 접착제

- 유기용제가 증발하여 굳어지는 접착제이다.
- 가정용 접착제에서 사용되는 유기용제는 헥산, 시클로헥산, 아세톤, 알코올류 등이며, 톨루엔이나 자일렌을 함유한 것은 거의 없다.
- 스프레이 풀은 단시간 동안 넓은 면적에 균일하게 도포할 수 있는 에어로졸 제품으로 주 약제는 합성고무다.
- 그밖에 가정용 접착제의 주 약제로 초산비닐수지, 에틸렌초산비닐수지, 염화비닐수지, 아크릴수지, 클로로프렌 고무, 스티렌부타디엔 고무, 니트로셀룰로오스 등이 많이 사용된다.

3) 화학반응형 접착제

- 시아노아크릴레이트계 순간접착제는 주 약제가 시아노아크릴레이트 모노머로, 용제를 함유하지 않는다. 공기 중이나 접착 면의 수분과 반응하여 순식간에 경화된다.
- 에폭시수지계 접착제(2제 타입)의 주 약제는 에폭시수지, 경화제는 폴리아민, 폴리티올, 산무수물 등으로 사용 시 주 약제와 경화제를 섞어서 사용한다.
- 변성실리콘수지는 탄성 접착제나 실링제(코킹제)의 주성분, 시릴화우레탄수지는 다용도 접착제의 주 약제로 이용된다. 공기 중의 수분과 반응하여 경화되고 용제를 함유하지 않는다.

4) 스티커 제거제

- 스티커나 테이프 등의 접착제(점착제)를 제거하기 위한 제품으로 액제와 스프레이가 있다. 유기용제(탄화수소류, 초산에스테르류, 부틸셀로솔브 등), 알코올, 계면활성제 등을 함유한다.
- 에어로졸 분사제에는 액화석유가스(LPG)나 디메틸에테르(DME)가 사용된다.

▌JPIC 수신 상황

연간 건수	• 풀·접착제: 약 300여 건(일반 88%, 의료기관 7%, 기타 5%)
	• 스티커 제거제: 약 15건(일반 81%, 의료기관 19%)
환자 연령층	• 풀·접착제: 1세 미만 22%, 1~5세 57%, 20~64세 9%, 65세 이상 6%, 기타·불명 6%
	• 스티커 제거제: 1세 미만 11%, 1~5세 74%, 20~64세 7%, 65세 이상 4%, 기타·불명 4%
사고 상황	• 풀·접착제: 소아나 치매가 있는 고령자가 잘못 삼키거나 섭취한 경우 등 87%, 잘못된 사용 12%(피부에 부착되어 떨어지지 않는 경우 등), 기타·불명 1%
	• 스티커 제거제: 소아나 치매가 있는 고령자가 잘못 삼킨 경우 등 80%, 잘못된 사용 16%, 산재 4%
증상 출현율	• 풀·접착제 16%, 스티커 제거제 32%(구강 섭취한 경우 구역질, 구토, 구강·인두의 위화감·통증, 피부에 부착한 경우 위화감, 발적, 붉은 반점 등)

▌JPIC에서 파악한 의료기관 진료 예

【1986~2009년까지 24년간 파악한 소아(12세 이하)의 불의의 사례】
풀, 접착제 등에 의한 사고 78건에서 심각한 사례는 없었다.

【1986~2010년까지 25년간 파악한 고령자(65세 이상)의 불의의 사례】
풀, 접착제 등에 의한 사고 19건에서 심각한 사례는 없었다.

3. 독성

• 유기용제 함유 제품은 유기용제가 문제가 된다.
• 에폭시수지계 접착제는 경화가 불충분한 경우, 유리 에폭시수지 모노머와 경화제가 문제가 된다.
• 물을 용제로 한 풀이나 목공용 접착제, 시아노아크릴레이트계 순간접착제는 독성이 없거나 독성이 낮은 물질로 분류되므로 소량~중소량을 섭취한 경우에는 사실상 독성이 없다. 단, 제품의 맛이나 감촉에 의해 가벼운 복부 불쾌감이 생길 가능성이 있다. 시아노아크릴레이트계

접착제는 시안화물을 발생시키지 않는다.

4. 중독학적 약리작용

1) 유기용제 함유 제품

- 피부·점막 자극 작용
- 중추신경 억제 작용
- 내인성 카테콜아민의 최부정맥 작용으로 인해 심근의 감수성이 증대한다.

2) 에폭시수지계 접착제

- 에폭시수지 모노머에 의한 피부·점막 자극 작용, 감작성
- 경화제에 사용되는 아민류(알칼리성)나 산무수물(산성)에 의한 피부·점막 부식 작용. 알칼리의 경우 방치하면 접촉 부위에서 더 깊은 곳으로 상해가 진행된다.

5. 증상

1) 경구

- 유기용제 함유 제품: 소량 섭취한 경우 무증상 또는 구역질, 구토, 설사 등의 소화기 증상이 나 나타나고, 대량 섭취한 경우 두통, 현기증, 졸림, 흥분 등의 중추신경 증상이 나타날 가능성이 있다. 잘못 삼킨 경우는 화학성 폐렴이 나타난다.
- 에폭시수지계 접착제의 경화제: 입술, 혀, 구강 점막, 인두, 식도의 화학 손상·통증 등
- 시아노아크릴레이트계 순간접착제: 입안이나 혀에 부착된 경우 회백색의 붉은 반점이 생긴다.

2) 흡입

- 닫힌 방에서 유기용제 함유 제품을 장시간 사용한 경우, 용제의 냄새와 점막 자극 작용에 의한 구역질, 구토, 기침 및 눈물 흘림 등
- 고농도로 흡입하면 두통, 현기증, 술 취함, 흥분 등의 중추신경 억제에 의한 증상이 나타나고, 중증례에서는 의식장애, 호흡 억제가 나타날 가능성이 있다. 남용 등으로 흡입한 경우는 치명적인 부정맥이 발생하고 돌연사할 수 있다.

3) 눈

- 각막 자극, 눈물 흘림, 충혈 등
- 접착에 의해 각막 박리가 일어날 가능성이 있다.

4) 피부

- 발적, 통증, 자극성 접촉피부염 등
- 피부에 부착될 가능성이 있으며 억지로 제거하면 상해를 입을 수 있다.

6. 처치

▌가정에서의 응급처치

1) 경구

【금기】유기용제 함유 제품은 토하게 해서는 안 된다.

【이유】잘못 삼키면 화학성 폐렴을 일으킬 수 있기 때문이다.

① 제거: 입안에 남아 있는 것을 뱉게 한다. 소아나 고령자의 경우는 입안을 확인하여 제거하고 닦아낸다.

② 헹굼: 물로 입을 헹구고 가글한다. 가글할 수 없는 경우는 젖은 거즈로 닦아낸다.

③ 수분 섭취: 제품에 따라 다르다.

　【유기용제 함유 제품】적극적으로 수분을 섭취하는 것은 피하는 것이 좋다(무리하게 마시게 하여 구토를 유발하지 않도록 주의한다).

　【에폭시수지계 접착제】유제품(우유나 요구르트) 또는 물을 마시게 한다. 마시는 양은 보통 마시는 정도(120~240ml, 소아는 1kg당 15ml 이하, 무리하게 마시게 하여 구토를 유발하지 않도록 주의한다). 【이유】단백질에 의한 점막 보호나 희석에 의해 자극의 완화를 기대할 수 있다.

2) 흡입

신선한 공기가 있는 장소로 이동한다.

3) 눈

- 눈을 비비지 않도록 주의하고 즉시 물로 씻는다.
- 콘택트렌즈를 착용하고 있는 경우, 쉽게 뺄 수 있으면 뺀다.

4) 피부

① 제거: 피부에 부착된 것을 제거하고 닦아낸다. 부착된 옷은 벗는다.

　※ 피부에 부착된 접착제를 제거하는 방법에 대해서는 다음 항목인 "7. 치료상의 주의점" 참조.

　※ 굳어진 것은 중독될 걱정이 없으므로 무리하게 제거하지 않아도 된다.

② 세척: 필요에 따라 비누를 이용하여 물로 충분히 씻는다.

▌의료기관에서의 처치

1) 경구

- 유기용제 함유 제품: 특별한 해독제는 없고 대증치료를 한다. 잘못 삼킨 경우는 화학성 폐렴에 대한 치료를 한다.
- 에폭시수지계 접착제: 희석, 점막 부식에 대한 대증치료를 한다.
- 시아노아크릴레이트계 순간접착제: 보통은 처치가 필요 없다.

2) 흡입

증상에 따라 산소 투여, 호흡 관리를 한다.

3) 눈

- 진료 전, 눈을 충분히 씻지 못했다면 의료기관에서 눈을 충분히 씻는다.
- 증상이 남아 있는 경우는 안과적 진료가 필요하다.

4) 피부

부착 부위를 물로 충분히 씻는다. 증상이 있으면 대증치료를 한다.

▌ 피부에 부착된 접착제 제거 방법

1) 수성형 접착제(풀, 목공용 접착제 등), 용제형 접착제, 에폭시수지계 접착제
즉시 닦아낸 후 비눗물로 씻어낸다. 여러 번 뜨거운 물에 담갔다가 천천히 제거한다.

2) 순간접착제
- 40℃ 정도의 뜨거운 물에서 문지르면 떼어내기 쉽다. 손가락끼리 붙었을 때는 모서리가 있는 연필 등을 꽂고 빙빙 돌리면 비교적 쉽게 제거할 수 있다. 도저히 제거할 수 없는 경우에는 바셀린 베이스의 연고나 순간접착제 전용 제거제(아세톤 함유)를 사용한다.
- 입술에 묻었을 때는 온찜질을 하면서 서서히 떼어낸다.
- 눈꺼풀에 부착된 경우에는 세척 후 안와 부위에 축축한 거즈를 올려두면 분리가 촉진된다. 눈 주위나 점막에는 순간접착제 전용 제거제(아세톤 함유)를 사용해서는 안 된다.
- 입안이나 혀에 부착되어 생긴 회백색의 반점은 저절로 떨어진다.

3) 변성실리콘수지
미경화 상태이면 밀가루나 녹말 또는 치약을 묻혀 문지른 후 물로 씻어낸다.

60
연필·크레용

개요

제품 착색 성분을 고착 성분과 혼합하여 막대기 모양으로 만든 필기·묘화 재료이다. 색연필, 크레용, 파스텔은 고착 성분으로 납이나 유지를 함유하고, 물로 닦아낼 수 있는 수성 크레용은 유지와 계면활성제를 함유한다.

문제가 되는 성분과 증상 주로 소아의 주변에 있고 컬러풀한 색채이기에 잘못 섭취하는 경우가 많지만, 사실상 대부분 독성이 없고 형태상으로도 대량으로 섭취하기 어려워 급성중독 문제는 거의 없다. 다만 전문가용 파스텔 등에는 안료에 중금속이 함유되어 있을 수 있으므로 대량 섭취한 경우에는 주의가 필요하다.

JPIC 수신 상황 연간 약 500여 건의 문의가 있지만, 대부분 소아의 잘못된 섭취로 인한 사고이며 심각한 증상이 나타난 사례는 파악되지 않았다.

초기 대응을 위한 확인 사항

1. 제품

- 종류(연필, 색연필, 수채 색연필, 크레용, 수성 크레용, 파스텔 등)
- 아동용인가, 전문가용인가?

2. 노출 상황·경로

- 잘못 섭취한 경우, 핥은 정도인가, 갉아 먹었는가, 잘게 씹었는가, 통째로 삼켰는가, 몇 자루 정도를 삼키지는 않았는가, 조각이 기도에 들어가지는 않았는가?
- 눈에 들어간 기미는 없는가, 귀나 코에 들어가지 않았는가?

3. 환자 상태·증상

- 구토나 설사 등의 소화기 증상은 없는가?
- 기침, 목 메임 등 기관에 들어간 기미는 없는가?

초기 대응 포인트

1. 경구 노출

입안의 물질을 제거하고 입을 헹군다. 수성 크레용일 경우는 유제품 또는 물을 마시게 한다.

【즉시 진료】
- 기침, 호흡곤란이 있고, 기도 이물질의 가능성이 있는 경우
- 귀나 코에 들어간 채 꺼낼 수 없는 경우

【만약을 위한 진료】 증상은 없더라도 전문가용 제품을 대량 섭취했을 가능성이 있는 경우(안료에 함유된 중금속의 독성을 고려할 필요가 있다)

【경과 관찰】 아동용 등 일반용 제품을 섭취하여 증상이 없는 경우

2. 흡입한 경우

제품 특성상 흡입해서 문제가 발생하기는 어렵다.

3. 눈에 들어간 경우

눈을 비비지 않도록 주의하고 즉시 눈을 씻는다.

【즉시 진료】
- 눈 뜨기 어려운 경우, 눈 씻기가 어려운 경우와 콘택트렌즈가 빠지지 않는 경우
- 눈에 들어간 것을 제거할 수 없는 경우

【만약을 위한 진료】 눈을 씻은 후에도 통증, 충혈이 있고, 이물감이 느껴지는 경우

4. 피부 노출

제품 특성상 피부에 부착해서 문제가 발생하기는 어렵다.

▌해설

1. 제품에 대하여

- 막대기 모양의 필기·묘화 재료로 착색 성분을 고착 성분과 혼합하여 만든 제품이다.
- 색연필, 크레용, 파스텔은 밀납이 많을수록 단단하며 부러지고 쉽고, 유지가 많을수록 부드럽다.

  단단하다(밀납이 많다)   색연필 > 크레용 > 파스텔   **부드럽다(유지가 많다)**

- 연필과 색연필은 JIS 규격에 따라 심 및 심대의 도료 중 납 농도는 90mg/kg 이하로 규정되어 있다. 또 아동용 등 일반적으로 사용하는 크레용과 파스텔은 JIS 규격으로 유해 물질(중금속) 의 함유량이 제한되어 있지만, 전문가용 제품 중에는 중금속을 함유한 것도 있다.

1) 연필심

착색 성분으로 흑연(그라파이트 약 70%), 고착 성분으로 점토(약 30%)를 함유한다.

2) 색연필 심

- 착색 성분으로 안료(약 20%), 체질안료(탈크 약 50%), 고착 성분으로 왁스(카르나바 납 등 약 25%), 호제(약 5%)를 함유한다.
- 물에 녹여 수채화를 그리는 데 쓰는 수채화 색연필은 계면활성제 등을 첨가하여 수용성으로 만든 것이다.

3) 크레용

- 착색제로 안료, 체질안료(탄산칼슘, 탈크 등), 고착 성분으로 왁스(카르나바 납 등 약 30~80%), 유지(유동파라핀 등), 그밖에 첨가제로 구성된다.
- 물로 닦을 수 있는 수성 크레용은 유지와 계면활성제를 함유한다.

4) 파스텔

착색제인 안료, 체질안료(탄산칼슘, 탈크 등)를 비롯해, 고착 성분으로 유지(유동파라핀 등)를 사용한 오일 파스텔이 있고, 밀가루, 아교, 아라비아고무 등의 수성 풀을 사용한 수성 파스텔이 있다.

2. 사고 발생 상황

▌ JPIC 수신 상황

연간 건수	약 500여 건(일반 95%, 의료기관 1%, 기타 4%)
환자 연령층	1세 미만 21%, 1~5세 75%, 6~12세 2%, 기타·불명 2%
사고 상황	소아나 치매가 있는 고령자가 잘못 삼키거나 섭취한 경우 등 100%
증상 출현율	7%(구역질, 구토, 기침, 불쾌감 등)

▌ JPIC에서 파악한 의료기관 진료 예

【1986~2009년까지 24년간 파악한 소아(12세 이하)의 불의의 사례】

연필 6건, 크레용류 24건 중, 심각한 사례는 없었다.

【1986~2010년까지 25년간 파악한 고령자(65세 이상)의 불의의 사례】

연필 6건, 크레용류 10건 중, 심각한 사례는 없었다.

3. 독성

- 연필이나 크레용은 무독 또는 독성이 낮은 물질로 분류되므로, 소량~중경량을 섭취한 경우 사실상 독성이 없다. 단, 제품의 맛이나 감촉에 의해 가벼운 복부 불쾌감이 느껴질 가능성이 있다.
- 이물질로 인한 물리적인 상해나 폐색의 가능성이 있다.

4. 중독학적 약리작용

- 유분(왁스, 유동파라핀 등): 소화관 점막 자극 작용, 완하 작용
- 수성 크레용의 경우, 계면활성제에 의한 피부·점막 자극 작용

5. 증상

1) 경구

- 제품의 맛이나 감촉에 의해 위에 가벼운 불쾌감을 일으킬 수 있다.
- 크레용이나 파스텔을 대량으로 잘못 섭취한 경우는 구역질, 구토, 복통, 설사 등이 일어날 수 있다.
- 수성 크레용은 계면활성제에 의해 구강의 위화감, 구역질, 구토 등이 나타날 가능성이 있다.
- 기도에 들어간 경우는 이물질로 인한 증상이 발생한다. 이물질의 크기나 환자의 연령에 따라 질식할 위험이 있다.

2) 눈

이물질로 인한 물리적인 자극에 의해 통증 등이 있을 수 있다.

6. 처치

▌ 가정에서의 응급처치

1) 경구

① 제거: 입안에 남아 있는 것을 뱉게 한다. 소아나 고령자의 경우는 입안을 확인하여 제거하고 닦아낸다.

② 헹굼: 물로 입을 헹구고 가글한다. 가글할 수 없는 경우는 젖은 거즈로 닦아낸다.

③ 수분 섭취: 수성 크레용을 섭취했을 경우, 유제품(우유나 요구르트) 또는 물을 마시게 한다. 마시는 양은 보통 마시는 정도(120~240ml, 소아는 1kg당 15ml 이하). 기타 제품은 특별한 주의 사

항은 없고, 평소대로 하면 된다. 【이유】 수성 크레용은 계면활성제를 함유하므로 단백질에 의한 점막 보호나 희석에 의해 자극의 완화를 기대할 수 있다.

- 기도에 이물질이 걸린 경우에는 질식의 위험이 있으면 등(배부) 고타법, 하임리히법을 시도한다.

2) 눈

- 눈을 비비지 않도록 주의하고 즉시 물로 씻는다.
- 콘택트렌즈를 착용하고 있는 경우, 쉽게 뺄 수 있으면 뺀다.
- 눈에 들어간 것을 제거하기 어려우면 안과에서 진료를 받는다.

▌ 의료기관에서의 처치

경구

잘못 섭취한 정도면 적극적으로 처치할 필요는 없고, 증상이 있으면 대증치료를 한다.

7. 체내 동태

【흡수】 크레용은 왁스를 굳힌 것으로 체내에 거의 흡수되지 않는다.

61

잉크류

만년필, 볼펜, 마킹펜, 스탬프잉크, 프린트용 잉크, 먹물, 인주

▌개요

제품 만년필, 볼펜, 마킹펜과 같은 필기구의 잉크를 비롯하여 스탬프잉크, 잉크젯 프린트용 잉크, 먹물, 인주 등이 있다. 모두 색소와 용제를 함유하고 용제의 종류에 따라 휘발성 유기용제를 함유한 유성 잉크와 물을 베이스로 하는 수성 잉크로 분류된다.

문제가 되는 성분과 증상 펜 끝을 빨거나 핥은 정도라면 무증상 또는 가벼운 소화기 증상 정도이지만, 병에 든 잉크 보충액이나 먹물을 용기에서 직접 대량으로 마신 경우, 유성 잉크에서는 자일렌, 수성 잉크에서는 에틸렌글리콜 등의 용제에 의한 증상이 나타날 가능성이 있다.

JPIC 수신 상황 연간 약 600여 건의 문의가 있으며 소아가 펜촉이나 스탬프를 핥는 정도의 사고가 대부분이다.

제품에 따라 성분이 다르므로 제품표시, 형태, 사용 방법 등을 가능한 한 정확하게 확인한다.

1. 제품

- 종류: 필기구인가, 스탬프잉크인가, 잉크젯 프린트용 잉크인가, 먹물인가, 인주인가?
- 필기구인 경우, 유성 잉크인가? 수성 잉크인가?
- 병에 든 잉크 보충액(만년필용, 유성펜용, 잉크젯 프린트용 등)인가?

2. 노출 상황·경로

- 잘못 삼킨 경우, 핥거나 펜 끝을 빨아들인 정도인가?
- 병에 든 잉크 보충액이나 먹물을 용기에서 직접 마신 경우, 대량으로 마시지는 않았는가?

3. 환자 상태·증상

- 구역질, 구토 등의 소화기 증상은 없는가, 술에 취한 듯한 증상은 없는가?
- 기침, 목 메임 등 기관에 들어간 기미는 없는가?
- 눈의 위화감, 통증, 충혈, 눈물 흘림은 없는가?
- 피부의 통증, 발적, 발진은 없는가?

초기 대응 포인트

1. 경구 노출

토하게 하지 말고 입안의 물질을 제거하고 입을 헹군다.

【즉시 진료】

- 기침이나 호흡곤란 등 잘못 삼켰을 가능성이 있는 경우, 구역질, 구토 등 소화기 증상이 있는 경우

【만약을 위한 진료】

- 증상은 없더라도 병에 든 잉크 보충액이나 먹물을 마신 경우. 반죽 인주를 삼킨 경우

【경과 관찰】 핥거나 펜 끝을 빨아들인 정도로, 구강의 불쾌감 등 가벼운 소화기 증상만 있는 경우(착색되어 있어도 섭취량은 극히 적다)

2. 흡입한 경우

유성 잉크는 휘발성 유기용제를 함유하고 있으므로 흡입할 가능성이 있다.

【만약을 위한 진료】 두통, 현기증이 있고 신선한 공기를 마셔도 개선되지 않는 경우.

3. 눈에 들어간 경우

눈을 비비지 않도록 주의하고 즉시 눈을 씻는다.

【즉시 진료】 눈 뜨기 어려운 경우, 눈 씻기가 어려운 경우와 콘택트렌즈가 빠지지 않는 경우

【만약을 위한 진료】 눈을 씻은 후에도 통증, 충혈이 있는 경우

4. 피부 노출

【만약을 위한 진료】 물로 씻은 후에도 발적, 통증, 발진이 있는 경우

▌해설

1. 제품에 대하여

가정용은 만년필, 볼펜, 마킹펜(마커, 사인펜, 펠트펜, 붓펜, 형광펜 등 모세관 현상을 통해 펜 끝에 잉크를 유도하는 펜) 등의 필기구의 잉크를 비롯하여 스탬프잉크, 잉크젯 프린트용 잉크, 먹물, 인주 등이 있다. 전부 색소(염료, 안료), 수지 등과 용제를 함유하고 용제의 종류에 따라 휘발성 유기 용제를 함유한 유성 잉크와 물을 베이스로 하는 수성 잉크로 분류된다.

1) 만년필

• 수성 잉크로 글리세린, 글리콜류(에틸렌글리콜, 디에틸렌글리콜 등) 수 %와 미량의 색소를 함유하고, 나머지는 물이다. 흑색, 감청색은 색소로서 몰식자산, 황산제일철을 약 1% 함유한다.

• 카트리지 타입과 병 잉크가 있으며 카트리지의 용량은 약 1~2ml, 병 잉크는 수십 ml인 용량의 제품이 많지만, 350ml 정도의 병에 든 제품도 있다. 병 잉크는 잉크를 묻혀서 사용하는 펜에도 사용된다.

2) 볼펜

유성 잉크에는 알코올계 용제가 사용된다. 수성 잉크는 물을 주성분으로 하고 글리세린 등을 함유한다. 겔 잉크는 수성 잉크이다.

3) 마킹펜

유성 잉크는 자일렌이나 알코올계 용제를 약 70% 함유하고 제품에 따라 용량 약 60~2,000ml인

보충용 잉크도 판매되고 있다. 수성 잉크는 물이 주성분이고 글리세린, 글리콜류를 약 10% 함유한다. 화이트보드 마커는 유성 잉크, 붓펜이나 형광펜은 수성 잉크다.

4) 스탬프잉크

스탬프 대나 침투인에 스며들게 해 사용한다. 유성 잉크에는 알코올계 용제가 사용된다. 수성 잉크는 물이 주성분이고 글리세린, 글리콜류를 함유한다. 적하 용기에 담긴 보충용 잉크도 판매되고 있다.

5) 잉크젯 프린트용 잉크

가정용에는 수성 잉크가 사용되고 염료 또는 안료, 글리세린, 글리콜류, 물을 함유한다. 교환이 가능한 카트리지로 채워져 있지만, 리필용으로 수십~수백 ml들이의 병 타입도 있다.

6) 먹물 · 인주액

먹물의 주성분은 아교액 또는 합성수지와 카본블랙이다. 인주액은 합성수지와 유기 안료를 함유한다. 모두 합성수지로 폴리비닐 알코올 등이 사용되며, 에틸렌글리콜 수 %를 함유한다.

7) 인주

안료와 피마자유 등의 오일을 혼합한 인주 오일을 일본 종이와 반죽한 반죽 인주, 스펀지에 스며들게 한 스펀지 인주가 있다. 안료에는 유기 안료와 중금속(납 화합물 등)을 포함한 무기 안료가 있으며, 오래된 제품 중에는 황화제이수은을 함유한 것도 있다.

2. 사고 발생 상황

▌JPIC 수신 상황

연간 건수   약 600여 건(일반 95%, 의료기관 2%, 기타 3%)

환자 연령층   1세 미만 41%, 1~5세 51%, 6~12세 2%, 기타·불명 6%

사고 상황   소아나 치매가 있는 고령자가 잘못 삼킨 경우 등 99%(소아가 펜 끝이나 스탬프를 핥은 경우, 고령자가 먹물을 마신 경우 등), 기타·불명 1%

증상 출현율   4%(구강·인두의 위화감, 구역질, 구토 등)

▌JPIC에서 파악한 의료기관 진료 예

【1986~2009년까지 24년간 파악한 소아(12세 이하)의 불의의 사례】

잉크 33건, 먹물 8건, 인주 6건, 유성펜 10건, 수성펜 23건으로 심각한 사례는 없었다.

【1986~2010년까지 25년간 파악한 고령자(65세 이상)의 불의의 사례】

잉크 1건, 먹물 9건, 유성펜 1건으로 심각한 사례는 없었다.

3. 독성

- 잉크는 무독 또는 독성이 낮은 물질로 분류되므로, 소량~중경량을 섭취한 경우에는 사실상 독성이 없다. 단, 제품의 맛이나 감촉에 의해 가벼운 복부 불쾌감이 느껴질 가능성이 있다.
- 대량 섭취한 경우, 유성 잉크에서는 자일렌, 수성 잉크에서는 에틸렌글리콜, 디에틸렌글리콜 등의 용제가 문제가 된다. 만년필용 잉크에서는 황산제일철, 반죽형 인주에서는 납 화합물, 오래된 인주에서는 황산제이수은의 영향도 고려해야 한다.

4. 중독학적 약리작용

1) 자일렌

마취 작용, 피부·점막 자극 작용

2) 에틸렌글리콜

- 에틸렌글리콜에 의한 점막 자극 작용, 중추신경 억제 작용
- 대사물(글리콜알데히드, 글리콜산, 글리옥실산, 옥살산)에 기인하는 대사성 산성혈증(음이온 갭 상승)이나 석출한 옥살산칼슘의 침착(주로 신장)

3) 디에틸렌글리콜

대사물의 글리콜산에 의한 산성혈증, 신장 장애, 신경 장애

4) 글리세린

침투압 이뇨 작용, 완하 작용

1) 경구

- 펜촉을 빨거나 핥은 정도면 무증상 또는 구강의 위화감, 구역질, 구토 등의 소화기 증상 정도.
- 잉크 보충액이나 먹물을 용기에서 직접 대량으로 섭취한 경우에는 용제에 의한 증상이 나타날 가능성이 있다.

【자일렌】
- 구강·인두·위의 작열감, 구토, 중추신경 억제 증상, 심실세동, 간 장애, 신장 장애 등
- 잘못 삼킨 경우는 화학성 폐렴

【에틸렌글리콜】 증상 발현은 보통 30~60분 이내에 나타나지만, 심각한 증상은 12시간 이상 늦게 나타나기도 한다.
- 제1단계(섭취 후 0.5~12시간): 구역질, 구토, 에탄올성 만취 상태, 침투압 갭, 음이온 갭 상승을 동반한 대사성 산성혈증, 경련 등
- 제2단계(섭취 후 12~24시간): 잦은 맥박, 과호흡, 쇼크, 다장기부전 등
- 제3단계(섭취 후 24~72시간): 신장 장애

【디에틸렌글리콜】
- 가슴 쓰림, 구역질, 구토, 복통, 설사, 두통 등
- 심각한 경우는 만취 상태, 대사성 산성혈증, 신장 장애, 간 장애, 섭취 후 3~5일 이내로 중추 억제, 혼수 등

【글리세린】
구역질, 구토, 설사, 두통, 현기증 등. 일반적으로 완하 작용의 발현은 24~48시간 이내.

2) 흡입

닫힌 방에서 유성 잉크를 장시간 사용한 경우는 자일렌에 의한 증상(점막 자극, 두통, 현기증 등)이 나타날 가능성이 있다.

3) 눈

눈의 위화감, 통증, 충혈 등

4) 피부

발적, 붉은 반점 등

6. 처치

▌가정에서의 응급처치

1) 경구

【금기】 유성 잉크는 토하게 해서는 안 된다.

【이유】 잘못 삼키면 화학성 폐렴을 일으킬 수 있기 때문이다.

① 제거: 입안에 남아 있는 것을 뱉게 한다. 소아나 고령자의 경우는 입안을 확인하여 제거하고 닦아낸다.

② 헹굼: 물로 입을 헹구고 가글한다. 가글할 수 없는 경우는 젖은 거즈로 닦아낸다.

③ 수분 섭취: 특별한 주의 사항은 없다. 평소대로 하면 된다.

2) 흡입

신선한 공기가 있는 장소로 이동한다.

3) 눈

• 눈을 비비지 않도록 주의하고 즉시 물로 씻는다.

• 콘택트렌즈를 착용하고 있는 경우, 쉽게 뺄 수 있으면 뺀다.

4) 피부

① 제거: 피부에 부착된 것을 제거하고 닦아낸다. 부착된 옷은 벗는다.

② 세척: 필요에 따라 비누를 이용하여 물로 충분히 씻는다.

▎의료기관에서의 처치

1) 경구

- 병에 든 잉크 보충액이나 먹물을 대량으로 잘못 섭취한 경우는 용제에 대한 치료를 한다.
- 유성 잉크의 경우 해독제는 없다. 자일렌에 의한 중추 억제, 부정맥 등을 고려하여 호흡·순환 관리 등을 실시한다.
- 수성 잉크를 대량 섭취한 경우, 산성혈증, 음이온 갭, 침투압 갭을 확인한다. 에틸렌글리콜 함유 제품을 섭취하여 에탄올성 만취 상태, 음이온 갭 상승을 동반한 대사성 산성혈증이 나타난 경우는 해독제(포르메피졸)의 투여, 혈액 투석을 고려한다.
- 만년필용 잉크를 대량 섭취한 경우, 황산제일철을 고려하여 혈청 철을 측정하고 필요에 따라서 킬레이트제(디페록사민)를 투여한다.
- 반죽형 인주를 대량 섭취한 경우, 납 화합물, 황화제이수은 등의 영향을 고려한다.

2) 흡입

증상에 따라 산소 투여, 호흡 관리를 한다.

3) 눈

진료 전, 눈을 충분히 씻지 못했다면 의료기관에서 눈을 충분히 씻는다.

4) 피부

부착 부위를 물로 충분히 씻는다. 증상이 있으면 대증치료를 한다.

7. 치료상의 주의점

유성 잉크는 잘못 삼키지 않는 것이 중요하며 구토는 금기이다. 대량 섭취 등으로 위 세척을 실시해야 하는 경우에는 잘못 삼키는 것을 방지하는 대책을 세운 후 실시한다.

62

그림물감류

수채화 물감, 포스터컬러, 아크릴 물감, 유성 물감, 화용액

▌개요

제품 주로 붓을 사용하여 회화나 공작에 색을 입히기 위한 그림 재료로 안료 등의 착색 성분을 용제에 분산시킨 것이다. 물을 용제로 하는 수성 물감(수채화 물감, 포스터컬러, 아크릴 물감 등)과 유성 물감으로 분류된다. 유성 물감이나 유성 물감용 화용액(녹이는 오일, 물감 박리제, 붓 세정액 등)은 식물성 건조 오일이나 휘발성 용제 등을 함유한다.

문제가 되는 성분과 증상 초등학교나 유치원에서 사용하는 아동용 수성 물감을 잘못 섭취하면 일과성 소화기 증상이 나타나는 정도이며 중증화될 가능성은 적다. 전문가용 수성 물감이나 유성 물감 중에는 색에 따라 안료에 중금속을 함유한 것이 있으므로, 대량 섭취한 경우에는 중금속 중독의 가능성이 있다. 유성 물감이나 화용액은 용제를 함유하고 있으므로 경구 섭취한 경우 소화기 증상, 흡입 시 기침, 두통, 현기증, 구역질 등의 증상이 나타날 가능성이 있다.

JPIC 수신 상황 연간 약 100여 건의 문의가 있으며 아동용 수성 물감을 경구 섭취한 사고가 대부분이다. 소아가 튜브에서 물감을 짜서 먹거나, 용해액을 마시거나, 물감을 사용한 작품을 핥은 사고가 많다.

초기 대응을 위한 확인 사항

제품에 따라 성분이 다르므로 제품표시, 형태, 사용 방법 등을 가능한 한 정확하게 확인한다.

1. 제품

- 학생용인가, 전문가용인가? 전문가용인 경우, 색의 명칭(안료명), 독성 표시의 유무
- 수성 물감인가, 유성 물감인가, 화용액인가?
- 형태(반죽형, 고체, 액상 등)

2. 노출 상황·경로

- 잘못 삼키거나 잘못 섭취한 경우, 핥은 정도인가, 용기에서 바로 입에 넣었는가, 희석한 것인가?
  (※ 섭취량 중요)
- 환기가 잘 안 되는 상태에서 장시간 사용하지 않았는가?
- 눈에 들어가거나 피부에 부착하지 않았는가?

3. 환자 상태·증상

- 구역질, 구토, 복통 등의 소화기 증상은 없는가?
- 기침, 목 메임 등 호흡 기관에 들어간 기미는 없는가?
- 눈의 위화감, 통증, 충혈, 눈물 흘림은 없는가?
- 피부 통증, 발적, 발진은 없는가?

초기 대응 포인트

1. 경구 노출

- 토하게 하지 말고 입안의 물질을 제거하고 입을 헹군다.
- 얼굴, 손발, 옷에 부착되어 있을 가능성이 있으면 샤워 등으로 전신을 씻고 옷을 갈아입는다.

【즉시 진료】
- 여러 번의 구토와 복통이 있는 경우
- 기침이나 호흡곤란 등 잘못 삼켰을 가능성이 있는 경우

【만약을 위한 진료】
- 섭취량과 관계없이 전문가용 수성 물감이나 유성 물감을 섭취한 경우(중금속중독의 가능성이 있다),
- 화용액을 마신 경우

【경과 관찰】
- 아동용 수성 물감을 마셔서 복부 불쾌감 등 가벼운 소화기 증상만 있는 경우
- 화용액을 핥은 정도로 증상이 없는 경우
- 그림물감을 사용한 제품을 핥은 경우

2. 흡입한 경우

유성 물감과 화용액은 유기용제를 함유하므로 흡입할 가능성이 있다.

【만약을 위한 진료】 신선한 공기를 마셔도 증상이 개선되지 않는 경우

3. 눈에 들어간 경우

눈을 비비지 않도록 주의하고 즉시 눈을 씻는다.

【즉시 진료】 눈 뜨기 어려운 경우, 눈 씻기가 어려운 경우와 콘택트렌즈가 빠지지 않는 경우

【만약을 위한 진료】 눈을 씻은 후에도 통증, 충혈이 있는 경우

4. 피부 노출

【만약을 위한 진료】 물로 씻은 후에도 발적, 통증, 발진이 있는 경우

▌해설

1. 제품에 대하여

- 주로 붓을 사용하여 색을 입히는 데 사용하는 그림 재료로, 착색 성분(발색제: 안료, 염료)을 고착 성분(전색제: 식물 오일, 수지, 아교, 덱스트린 등)이나 용제에 분산시킨 것이다.

- 튜브나 병에 들어 있는 페이스트형 그림물감을 비롯하여 고형 그림물감이나 액체 그림물감도 있다.

- 크게 수성 물감(수채화 물감, 포스터컬러, 아크릴 물감)과 유성 물감으로 분류된다.

- 수성 물감은 안료, 수지, 습윤제(글리세린 등), 물 등을 함유하고, 수채화 물감과 포스터컬러는 수지로 아라비아고무, 아크릴 물감은 내수성이 있는 아크릴수지를 함유한다. 전부 수분이 증발하면 건조·고착하지만, 수채화 물감이나 포스터컬러는 건조한 후에도 물에 녹는다.

- 유성 물감은 안료, 식물성 건조 오일(아마인유, 양귀비유 등), 휘발성 용제(송진을 수증기로 증류하여 얻을 수 있는 테레빈유 석유계 탄화수소 등)를 함유한다. 건성유의 산화중합에 의해 고체화·건조되고, 고착한다.

- 유성 물감의 경우, 화용액에는 녹이는 기름(식물성 건조유, 휘발성 용제), 바니시, 건조 촉진제(바니시, 금속비누 등), 물감 박리제(용제), 붓 세정액(석유계 탄화수소, 수성 제품은 계면활성제와 물) 등이 사용되고, 아크릴 물감용에는 건조 조절제(글리콜 등), 물감 박리제(글리콜에테르류, 자일렌

등) 등이 사용된다.

- 초등학교나 유치원에서 사용하는 아동용 수채화 물감에 대해서는 JIS 규격에 따라 중금속 함유량이 제한되어 있으나, 전문가용 수성 물감이나 유성 물감의 안료에는 비소, 카드뮴, 셀렌, 크롬, 망간, 납, 수은 등의 중금속을 함유한 제품도 있다. 색의 명칭에서 안료(성분)를 특정할 수 있는 경우가 있으며, 예를 들면 실버화이트는 염기성 탄산납(연백), 징크 화이트는 산화아연(아연화)이 사용되고 있다. 유해한 안료를 함유한 물감에는 튜브에 '독성 있음', '유해성 있음' 등의 표시가 있는 제품도 있다.

2. 사고 발생 상황

▋ JPIC 수신 상황

연간 건수	약 100여 건(일반 83%, 의료기관 4%, 어린이집이나 고령자 시설 등 기타 13%)
환자 연령층	1세 미만 30%, 1~5세 58%, 65세 이상 5%, 기타·불명 7%
사고 상황	소아나 치매가 있는 고령자가 잘못 삼킨 경우 등 97%(아동용 수성 물감을 잘못 섭취한 경우, 물감을 사용한 작품을 핥은 경우 등), 잘못된 사용 3%(페트병이나 컵에 넣어둔 용해액을 음료수로 착각하여 마신 경우 등)
증상 출현율	5%(구강·인두의 위화감이나 통증, 구역질, 구토, 복통 등)

▋ JPIC에서 파악한 의료기관 진료 예

【1986~2009년까지 24년간 파악한 소아(12세 이하)의 불의의 사례】

그림물감에 의한 사례 17건 중, 심각한 사례는 2건 있었다.

사례: 3세 유아가 포스터컬러를 잘못 섭취하여 호흡곤란, 탈수, 오연성 폐렴이 나타났다.

【1986~2010년까지 25년간 파악한 고령자(65세 이상)의 불의의 사례】

그림물감에 의한 사례는 13건으로 심각한 사례는 없었다.

3. 독성

- 아동용 그림물감은 무독 또는 독성이 낮은 물질로 분류되므로, 소량~중경량을 섭취한 경우에는 사실상 독성이 없다. 단, 제품의 맛이나 감촉에 의해 가벼운 복부 불쾌감이 느껴질 가능성이 있다.
- 전문가용 수성 물감, 유성 물감, 화용액은 다양한 종류가 있으며 제품으로서의 중독량은 명확하지 않다. 전문가용 수성 및 유성 물감을 대량 섭취한 경우는 중금속중독이 될 가능성이 있다.

4. 중독학적 약리작용

- 유성 물감, 화용액은 용제에 의한 점막 자극 작용, 중추신경 억제 작용
- 전문가용 수성 및 유성 물감은 중금속중독의 가능성

5. 증상

1) 경구

【아동용 수성 물감】 무증상 또는 구토, 복통 등의 소화기 증상

【전문가용 수성 및 유성 물감, 화용액】
- 유성 물감이나 화용액을 섭취한 경우, 용제에 의한 복통, 설사 등의 소화기 증상이나 두통, 현기증, 졸음 등의 중추신경 억제에 의한 증상
- 전문가용 수성 및 유성 물감을 대량 섭취한 경우는 중금속중독의 가능성이 있다.
- 잘못 삼킨 경우는 화학성 폐렴으로 이어질 수 있다.

2) 흡입

유성 물감, 화용액을 흡입할 경우, 기침 등의 호흡기 자극 증상, 두통, 현기증, 구역질 등

3) 눈

유성 물감, 화용액이 눈에 들어갈 경우, 약한 자극에 의한 통증 등

4) 피부

유성 물감, 화용액이 피부에 부착되면 피부염, 과민증

6. 처치

▌가정에서의 응급처치

1) 경구

【금기】 유성 물감, 화용액은 토하게 해서는 안 된다.

【이유】 잘못 삼키면 화학성 폐렴을 일으킬 수 있기 때문이다.

① 제거: 입안에 남아 있는 것을 뱉게 한다. 소아나 고령자의 경우는 입안을 확인하여 제거하고 닦아낸다.

② 헹굼: 물로 입을 헹구고 가글한다. 가글할 수 없는 경우는 젖은 거즈로 닦아낸다.

③ 수분 섭취: 유성 물감, 화용액의 경우 적극적으로 수분을 섭취하는 것은 피하는 것이 좋다(억지로 마시게 하여 구토를 유발하지 않도록 주의한다). 그 밖의 제품은 특별한 주의 사항은 없다. 평소대로 하면 된다.

2) 흡입

신선한 공기가 있는 장소로 이동한다.

3) 눈

- 눈을 비비지 않도록 주의하고 즉시 물로 씻는다.
- 콘택트렌즈를 착용하고 있는 경우, 쉽게 뺄 수 있으면 뺀다.

4) 피부

① 제거: 피부에 부착된 것을 제거하고 닦아낸다. 부착된 옷은 벗는다.

② 세척: 필요에 따라 비누를 이용하여 물로 충분히 씻는다.

▌ 의료기관에서의 처치

1) 경구

- 특별한 치료법은 없고 대증치료를 한다.
- 중금속을 함유한 제품을 대량 섭취한 경우는 함유된 중금속의 종류에 따라 치료한다.
- 잘못 삼킨 경우는 화학성 폐렴에 대한 치료를 한다.

2) 흡입

증상에 따라 산소 투여, 호흡 관리를 한다.

3) 눈

진료 전, 눈을 충분히 씻지 못했다면 의료기관에서 눈을 충분히 씻는다.

4) 피부

부착 부위를 물로 충분히 씻는다. 증상이 있으면 대증치료를 한다.

7. 치료상의 주의점

1. 전문가용 수성 및 유성 물감에는 중금속이 함유되어 있을 가능성이 있기 때문에 대량 섭취한 경우, 색의 명칭이나 안료의 종류에서 성분을 특정할 필요가 있다.
2. 유성 물감, 화용액의 경우, 잘못 삼키지 않도록 하는 것이 중요하며, 구토는 금기다. 대량 섭취 등으로 위세척을 실시해야 하는 경우 잘못 삼키는 것을 방지하는 대책을 세운 후 실시한다.

63
분필·라인용 석회

▌개요

제품 학교나 유치원, 어린이집 등에서 사용하는 분필, 운동장에 흰 선을 긋기 위한 라인용 석회(라인 파우더)는 모두 탄산칼슘 또는 황산칼슘이 주성분이다. 단, 라인용 석회는 일본에서 2007년 이전에는 소석회(수산화칼슘)를 주로 사용했기 때문에 지금도 소석회가 사용되고 있을 가능성이 있다.

문제가 되는 성분과 증상 탄산칼슘 및 황산칼슘은 경구 독성이 높지 않지만, 눈에 들어가거나 흡입하면 자극이 있다. 또한 황산칼슘은 수분으로 고체화되기 때문에 이물질로 인해 문제가 될 가능성도 있다. 소석회(수산화칼슘)의 수용액은 알칼리성으로, 소화관이나 호흡기 점막, 눈, 피부에 대한 부식 작용이 문제가 된다.

JPIC 수신 상황 연간 약 50여 건의 문의가 있으며 소아가 잘못 섭취한 사례가 많지만, 눈에 들어가거나 흡입한 사고도 가끔 보인다.

1. 제품

• 성분(탄산칼슘인가, 황산칼슘인가?)

• 라인용 석회인 경우, 라인 전용 제품인가, 농업용 소석회를 라인용 석회로 사용하지 않았는가?

2. 노출 상황·경로

• 잘못 삼킨 경우, 핥은 정도인가, 대량으로 삼켰는가?

• 분필의 경우, 잘게 씹었는가, 1개 이상을 대량 섭취하지 않았는가?

• 가루를 흡입했을 가능성은 없는가?

• 가루가 눈에 들어갔을 가능성은 없는가, 피부에 장시간 부착했을 가능성은 없는가?

3. 환자 상태·증상

• 구역질, 구토, 복통 등의 소화기 증상은 없는가? 분필로 인해 목이 막힌 기미는 없는가?

• 기침, 호흡곤란은 없는가? 천식 등의 기저질환은 없는가?

• 눈의 위화감, 통증, 충혈, 눈물 흘림은 없는가?

• 피부 통증, 발적, 발진은 없는가? 피부에 부착한 것이 물로 인해 굳어지지 않았는가?

1. 경구 노출

• 토하게 하지 말고 입안의 물질을 제거하고 입을 헹군 후, 유제품 또는 물을 마시게 한다.

• 얼굴, 손발, 옷에 부착되어 있을 가능성이 있으면 샤워 등으로 전신을 씻고 옷을 갈아입는다.

【즉시 진료】

• 여러 번의 구토와 구강의 화학 손상, 기침 등 호흡기 증상이 있는 경우

• 목이 막혀 기도 이물질의 가능성이 있는 경우

【만약을 위한 진료】

• 대량으로 섭취했을 가능성이 있는 경우(분필 1개 이상)

• 목 통증, 구역질, 구강의 위화감 등 가벼운 소화기 증상 정도인 경우

【경과 관찰】

• 핥거나 소량 먹은 정도로 증상이 없는 경우

2. 흡입한 경우

【즉시 진료】

• 목 통증, 불쾌감, 기침, 호흡곤란이 있고 신선한 공기를 마셔도 개선되지 않는 경우

• 천식 등의 기저질환이 있는 경우(발작으로 이어질 가능성이 있다)

3. 눈에 들어간 경우

눈을 비비지 않도록 주의하고 즉시 눈을 씻는다.

【즉시 진료】

• 눈 뜨기 어려운 경우, 눈 씻기가 어려운 경우와 콘택트렌즈가 빠지지 않는 경우

• 소석회인 경우

• 황산칼슘이 굳어서 눈꺼풀 등에 부착되어 떨어지지 않는 경우

【만약을 위한 진료】 소석회 이외의 물질이 눈에 들어가 눈을 씻은 후에도 통증, 충혈이 있는 경우

4. 피부 노출

【만약을 위한 진료】

• 물로 씻은 후에도 발적, 통증, 발진이 있는 경우

• 황산칼슘이 굳어서 피부에 부착되어 떨어지지 않는 경우

▌해설

1. 제품에 대하여

1) 분필

• 분말을 막대 모양으로 굳힌 칠판용 필기구로 1개 약 5g이다.

• 주성분은 탄산칼슘 또는 황산칼슘이며, 색분필은 안료를 함유한다. 탄산칼슘 제품 중에는 달 걀 껍데기나 조개 껍데기를 사용한 것도 있다.

2) 라인용 석회

• 운동장에 라인(흰 선)을 긋기 위한 백색 분말로, 안료를 첨가한 색깔 있는 제품도 있다.

• 일본에서는 2007년 문부과학성 통지 이전의 라인 전용 제품은 소석회(수산화칼슘)가 주로 사용되었으며, 소석회의 수용액은 알칼리성(pH12.4)이다.

- 문부과학성 통지 이후의 라인 전용 제품은 주성분이 탄산칼슘 또는 황산칼슘이다. 탄산칼슘 제품은 석회석을 분쇄한 제품을 비롯하여 달걀 껍데기나 조개 껍데기를 재활용한 제품도 있다. 수용액은 약알칼리성이다. 황산칼슘 제품은 건축용 석고보드의 남은 재료를 재활용한 제품 등이 있고, 수용액은 중성이다.
- 문부과학성 통지 이후에도 농업용 제품에서는 소석회를 그대로 사용하고 있을 가능성도 있다.

2. 사고 발생 상황

■ JPIC 수신 상황

연간 건수	약 50여 건(분필 약 45건, 라인용 석회 약 5건). 일반 80%, 의료기관 4%, 기타 16%
환자 연령층	1세 미만 28%, 1~5세 58%, 6~19세 11%, 20~64세 2%, 기타·불명 1%
사고 상황	소아나 치매가 있는 고령자가 잘못 섭취한 경우 등 100%(분필을 씹어 먹은 경우, 운동장에 그어져 있던 라인용 석회를 만지고 핥은 경우, 운동 중에 바람에 날린 라인용 석회를 들이마신 경우 등)
증상 출현율	9%(구역질, 구토, 눈의 위화감이나 통증, 부착 부위의 가려움이나 발적)

■ JPIC에서 파악한 의료기관 진료 예

【1986~2009년까지 24년간 파악한 소아(12세 이하)의 불의의 사례】

분필 관련 14건으로 심각한 사례는 없었고, 라인용 석회는 심각한 사례가 1건 있었다.

사례: 유치원에서 일어난 사건으로, 아이의 입안으로 소석회가 들어갔다. 가벼운 호흡곤란, 기침, 천식, 폐렴이 나타났다.

【1986~2010년까지 25년간 파악한 고령자(65세 이상)의 불의의 사례】

분필, 라인용 석회에 의한 사례는 없었다.

■ 문헌 보고 예

- 소석회(수산화칼슘)의 경우, 2007년 이전에 바람에 의해 눈에 들어가거나 제품이 든 봉지에서 라인 긋는 기기에 리필하는 작업 중에 라인 긋는 기기의 막힘 점검 시, 라인 긋는 기기가 쓰러졌고, 공에 붙은 석회가 날아 흩어져 눈에 들어가 각막과 점막에 손상을 일으켜 시력 장애가 된 사례가 보고된 바 있다. 또, 운동 중에 발이나 엉덩이에 붙은 소석회를 그대로 방치하여 피

부의 화학 손상을 초래한 증례가 보고되었다(고바야시 세츠 외: 피부과 임상 2005; 47: 530-531) (아베 요시로 외: 화상 2007: 33: 47-51)(아이카와 미와 외: 피부과 임상 2009; 51: 1747-1750)(일본학교보건회: 운동장의 라인 등에 사용하는 석회의 취급에 대하여 2007년 11월 2일).

- 농업용 석회(소석회)가 눈에 들어가 즉시 세안한 후 안과 진료를 받았지만 실명에 이른 예가 보고되었다(우에다 키이치 외: 안임기 2012; 5: 481-482).

3. 독성

문제가 되는 성분은 소석회(수산화칼슘)이다.

1) 탄산칼슘

분필은 약한 소화기 자극물로 분류되므로, 소량 섭취 시 보통 영향이 없지만, 있다고 해도 매우 미약하다.

2) 황산칼슘

분필은 무독 또는 독성이 낮은 물질로 분류되므로, 소량~중경량을 섭취할 경우 사실상 독성이 없다. 단, 제품의 맛이나 감촉에 의해 가벼운 복부 불쾌감을 일으킬 가능성이 있다. 황산칼슘은 수분으로 고체화되기 때문에 이물질로서 문제가 될 가능성이 있다.

3) 소석회(수산화칼슘)

- 수용액은 알칼리성(25℃ 포화수용액의 pH12.4). 피부·점막에 대한 부식성이 있다.
- 알칼리제의 주요 작용인 조직의 부식 정도는 노출 양보다는 농도나 점도, pH, 접촉 시간에 크게 좌우된다.

4. 중독학적 약리작용

1) 탄산칼슘

수용액이 약알칼리성이므로 눈, 피부, 호흡기가 자극을 받아 증상이 나타날 수 있다.

2) 황산칼슘

눈, 피부, 점막의 기계적인 자극. 경구 노출 시 물과 반응하여 고체화되어 소화관 폐색을 초래할 가능성이 있다.

3) 소석회(수산화칼슘)

알칼리에 의한 부식 작용(화학 손상). 고농도의 노출에서 방치하면 접촉 부위보다 더 깊은 곳으로 상해가 진행된다.

5. 증상

성분에 따라 차이가 있다.

1) 경구

【탄산칼슘, 황산칼슘】가벼운 소화기 증상 정도다. 황산칼슘을 많이 섭취하면 고체화되어 물리적인 소화관 폐색(특히 유문부)을 초래할 가능성이 있다.

【소석회】중인두, 식도, 위에 자극 또는 화학 손상을 일으킨다. 상기도 부종을 일으킬 수도 있다.

2) 흡입

【탄산칼슘, 황산칼슘】기침 등의 호흡기 자극 증상

【수산화칼슘】기침, 기관지 경련. 중증일 경우 상기도 부종과 화학 손상, 천식

3) 눈

【탄산칼슘, 황산칼슘】눈 자극 증상

【수산화칼슘】각막이나 결막의 손상, 시력 장애

4) 피부

【수산화칼슘】심각한 피부 자극, 화학 손상, 비후

라인용 석회의 성분이 불분명한 경우, 소석회(수산화칼슘)에 준하여 대응한다.

▌ 가정에서의 응급처치

1) 경구

【금기】 소석회(수산화칼슘)는 토하게 해서는 안 된다.

【이유】 부식성 물질이 재차 식도를 통과하여 염증이 악화되기 때문이다.

① 제거: 입안에 남아 있는 것을 뱉게 한다. 소아나 고령자의 경우는 입안을 확인하여 제거하고 닦아낸다.

② 헹굼: 물로 입을 헹구고 가글한다. 가글할 수 없는 경우는 젖은 거즈로 닦아낸다.

③ 수분 섭취: 점막 보호를 목적으로 유제품(우유나 요구르트) 또는 물을 마시게 한다(120~240ml, 소아는 체중 1kg당 15ml 이하, 무리하게 마시게 하여 구토를 유발하지 않도록 주의한다).

2) 흡입

신선한 공기가 있는 장소로 이동한다.

3) 눈

• 눈을 비비지 않도록 주의하고 즉시 물로 씻는다. 소석회(수산화칼슘)의 경우는 부식 작용이 있는 알칼리에 노출되었을 때와 동일하게 적어도 30분간은 물로 씻어야 한다.

• 콘택트렌즈를 착용하고 있는 경우, 쉽게 뺄 수 있으면 뺀다.

4) 피부

① 제거: 피부에 부착된 것을 제거하고 닦아낸다. 부착된 옷은 벗는다.

② 세척: 물로 충분히 씻는다. 소석회(수산화칼슘)의 경우는 부식 작용이 있는 알칼리에 노출되었을 때와 동일하게 적어도 15분간은 물로 씻어야 한다.

■ 의료기관에서의 처치

1) 경구

성분에 따라 대응이 다르다.

【탄산칼슘】일반적으로 치료는 필요 없다. 증상이 나타날 경우 대증치료를 한다.

【황산칼슘】대량 섭취한 경우 고체화될 가능성이 있으므로 섭취 후 즉시 글리세린, 젤라틴 용액과 대량의 물을 투여하여 고체화를 늦춘다. 소화관 폐색의 징후가 보일 경우 필요에 따라 외과적 처치를 검토한다.

【수산화칼슘】특별한 치료법은 없고 우유나 물로 희석하거나 대증치료를 중심으로 진행한다. 이때, 구토, 산에 의한 중화, 활성탄 및 설사약의 투여는 금기다.

2) 흡입

- 현저한 호흡곤란, 천식, 상기도 부종이 나타난 경우는 적극적인 치료가 필요하다.
- 증상에 따라 산소 투여, 호흡 관리를 한다.

3) 눈

- 눈물의 pH가 중성 부근이고 결막원개에 잔존하는 미립자가 없는 것을 확인할 때까지 씻는다.
- 증상이 남아 있는 경우는 안과적 진료가 필요하다.

4) 피부

- 부착 부분을 물로 충분히 씻는다.
- 소석회(수산화칼슘)의 경우 증상이 있으면 화상에 준하여 치료한다.

7. 치료상의 주의점

소석회(수산화칼슘)

- 점막 면에 고착되어 있지 않은지 충분히 확인하여 고착물을 제거한다. 제거할 수 없는 경우에는 접촉 시간이 길어지고 화학 손상의 정도도 중증화된다.
- 경구 노출 시 구강에 이상이 없더라도 인후두나 식도, 위에 고착하여 화학 손상이 심해질 가능

성이 있다.

- 눈에 들어간 경우, 30분 이상 물로 씻고 안과 진료를 받아야 한다. 씻는 것을 중지한 후 30분 이 경과한 시점에도 pH가 중성 부근인 채로 1~2시간 동안 유지되는지 확인할 것을 권하는 문 헌 보고도 있다.

8. 체내 동태

1) 탄산칼슘

【흡수】 물에는 녹지 않으나 위산에 의해 즉시 염화칼슘으로 변하고 소화관에서 흡수되어 고칼 슘혈증을 일으킨다. 단, 고칼슘혈증은 만성적인 섭취 때문에 일어난다.

2) 소석회(수산화칼슘)

【흡수】 흡수된 독성은 문제가 되지 않는다.

64
점토

▌개요

제품 입체 조형에 이용하는 재료로, 점토 놀이나 학교 조형, 공예나 수공예(클레이아트)에 이용 되며 유점토나 밀가루 점토, 종이 점토, 수지 점토 등이 있다.

문제가 되는 성분과 증상 소량~중소량을 섭취했을 경우 사실상 독성은 없지만, 제품의 맛이나 감촉에 의해 가벼운 복부 불쾌감을 느낄 가능성이 있다. 유점토를 대량 섭취한 경우 유분에 의 한 구역질, 구토, 설사 등의 소화기 증상이 나타날 수 있다.

JPIC 수신 상황 연간 약 100여 건의 문의가 있으며 소아의 잘못된 섭취로 인한 사고가 대부분 을 차지한다.

초기 대응을 위한 확인 사항

1. 제품

종류(유점토, 밀가루 점토, 종이 점토, 수지 점토 등)

2. 노출 상황·경로

잘못 섭취한 경우, 핥은 정도인가, 대량으로 섭취하지 않았는가?

3. 환자 상태·증상

• 구역질, 구토, 복통 등의 소화기 증상은 없는가?

• 목에 막히지는 않았는가?

• 밀가루 점토의 경우, 환자에게 소맥 알레르기는 없는가?

초기 대응 포인트

1. 경구 노출

입안의 물질을 제거하고 입을 헹군다.

【즉시 진료】 목이 막힌 기미가 있는 경우

【만약을 위한 진료】 구토나 설사 등의 소화기 증상이 있는 경우

【경과 관찰】 가벼운 복부 불쾌감 정도인 경우

2. 흡입한 경우

제품 성질상 흡입해서 문제가 발생하기는 어렵다.

3. 눈에 들어간 경우

눈을 비비지 않도록 주의하고 즉시 눈을 씻는다.

【즉시 진료】

• 눈 뜨기 어려운 경우, 눈 씻기가 어려운 경우와 콘택트렌즈가 빠지지 않는 경우

• 눈에 들어간 이물질을 제거할 수 없는 경우

【만약을 위한 진료】 눈을 씻은 후에도 통증, 충혈, 이물감이 있는 경우

4. 피부 노출

제품 성질상 피부에 부착해서 문제가 발생하기는 어렵다.

▌해설

1. 제품에 대하여

- 입체 조형에 사용하는 재료로, 점토 놀이나 학교 조형, 공예나 수예(클레이아트)에 이용된다. 유점토, 밀가루 점토, 종이 점토, 수지 점토 등이 있으며 색상을 혼합할 수 있는 제품도 많다.
- 점토 놀이에는 밀가루 점토나 유점토가 사용된다. 조형이나 공예, 수예로 작품을 만들 때는 주로 종이 점토, 수지 점토 등이 사용되고, 만든 후 건조시키거나 구우면 딱딱해진다.
- 밀가루 점토는 유아나 아동의 점토 놀이용으로 판매되고 있다. 주성분은 밀가루, 소금, 오일, 물이며 밀가루 대신 쌀가루나 한천을 사용한 제품도 있다. 유아용으로 판매되고 있는 제품 중에는 '입에 넣어도 안심'이라는 것을 내세운 제품이 많다.
- 유점토는 카오린이나 석고에 바세린, 왁스, 피마자유 등의 점결제를 첨가한 것으로, 딱딱해지지 않으므로 재사용할 수 있다. 점토 놀이나 원형 제작에 사용된다.
- 종이 점토의 주성분은 펄프, 백자(경석이나 화산재), 활석, 탄산칼슘, 카복시메틸셀룰로스 등이다. 호제, 물을 첨가하여 조형하기 쉽고 단단하며 건조하면 딱딱해진다. 경량 종이 점토는 미소중공구수지를 첨가하여 경량화한 것으로 일반적인 종이 점토보다 수분량이 적다. 석분 점토는 종이 점토에 석분을 섞은 것으로 건조 후에 돌처럼 딱딱해진다.
- 수지 점토의 주성분은 수지, 식물 가루 등이며 수지로 셀룰로스나 폴리염화비닐(PVC), 실리콘 고무 등이 사용된다. PVC 수지는 뜨거운 물에 담그면 부드러워지는 타입과 오븐에 경화시키는 타입(오븐 점토, 오븐 클레이)이 있다. 실리콘 고무계는 건조하면 고무가 탱탱볼처럼 튀어 오른다. 경량 수지 점토는 미소중공구수지를 첨가하여 경량화한 것이다. 구슬형 제품 또는 굳히면 지우개가 되는 제품도 있다.
- 점토와는 차이가 있지만, 실내용 모래 놀이를 강조한 제품은 모래(아산화규소 등)에 유분(실리콘, 글리세린 등)을 첨가한 것으로 뭉치기 쉽고 잘 흩어지지 않는 특징이 있다.

2. 사고 발생 상황

▌JPIC 수신 상황

연간 건수	약 100여 건(일반 87%, 의료기관 2%, 어린이집, 유치원, 고령자시설 등 기타 11%)
환자 연령층	1세 미만 43%, 1~5세 50%, 65세 이상 3%, 기타·불명 4%
사고 상황	소아나 치매가 있는 고령자가 잘못 섭취한 경우 등 100%(사용 중 점토를 먹은 경우, 어린이집이나 유치원에서 만든 점토의 공작물을 먹은 경우 등)
증상 출현율	7%(구강·인두의 위화감, 구역질, 구토 등)

▌JPIC에서 파악한 의료기관 진료 예

【1986~2009년까지 24년간 파악한 소아(12세 이하)의 불의의 사례】

점토에 의한 사례는 12건으로 심각한 사례는 없었다.

【1986~2010년까지 25년간 파악한 고령자(65세 이상)의 불의의 사례】

점토에 의한 사례는 4건으로 심각한 사례는 없었다.

3. 독성

점토는 무독 또는 독성이 낮은 물질로 분류되므로 소량~중소량을 섭취한 경우에는 사실상 독성이 없다. 단, 제품의 맛이나 감촉에 의해 가벼운 복부 불쾌감이 나타날 가능성이 있다.

4. 중독학적 약리작용

유점토는 유분에 의한 소화관 점막 자극 작용, 완하 작용

5. 증상

1) 경구

- 소량 섭취 시 일반적으로 증상이 나타나지 않지만, 있다 하더라도 가벼운 소화기 증상 정도다.
- 유점토를 대량 섭취한 경우는 유분에 의한 일과성 구역질, 구토, 설사 등의 소화기 증상이 나타날 가능성이 있다.
- 밀가루 점토를 섭취한 경우는 밀가루 알레르기가 유발될 가능성이 있다.
- 이물질로서 물리적 폐색을 일으킬 수 있다

2) 눈

물리적인 자극에 의한 통증이 나타날 수 있다.

6. 처치

보통은 처치가 불필요하다.

▌가정에서의 응급처치

1) 경구

① 제거: 입안에 남아 있는 것을 뱉게 한다. 소아나 고령자의 경우는 입안을 확인하여 제거하고 닦아낸다.
② 헹굼: 물로 입을 헹구고 가글한다. 가글할 수 없는 경우는 젖은 거즈로 닦아낸다.
③ 수분 섭취: 특별한 주의 사항은 없다. 평소대로 하면 된다.
 ※ 기도 이물질의 경우: 질식할 것 같은 경우 등(배부) 고타법 및 하임리히법을 시도한다.

2) 눈

눈을 비비지 않도록 주의하고, 즉시 물로 충분히 씻는다.

▌의료기관에서의 처치

경구

잘못 섭취한 정도면 적극적인 처치는 불필요하며 증상이 있으면 대증치료를 한다.

완구류

65
비눗방울액

█ 개요

제품 시판되고 있는 비눗방울액은 음이온·비이온 계면활성제가
주성분으로, 일본의 완구안전기준에서 계면활성제의 함량은 3%
이하로 규정되어 있다. 가정에서 만드는 비눗방울액은 세제류(식기
용·세탁용 세제, 비누, 샴푸 등)를 희석한 것이다.

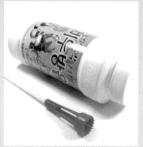

문제가 되는 성분과 증상 계면활성제의 함유량이 적기 때문에 독
성은 낮다고 생각된다. 소아가 잘못 섭취한 정도로는 가벼운 소화
기 증상만 있는 경우가 많지만, 호흡기관에 들어간 경우는 기침 등의 호흡기 증상이 나타날 가
능성이 있다.

JPIC 수신 상황 연간 약 200~300여 건의 문의가 있으며, 소아가 비눗방울을 잘 불지 못하고
빨대로 빨아들인 경우, 용기에 입을 대고 마신 경우 등 사용 중에 잘못 삼킨 경우가 대부분이다.
얼굴에 묻거나 눈, 코에 들어간 사례도 있다.

초기 대응을 위한 확인 사항

1. 제품

- 시판 비눗방울액인가, 식기용 세제 등을 희석하여 비눗방울액으로 사용했는가?
- 시판 비눗방울액의 경우 용기의 크기(용량)
- 식기용 세제 등을 희석하여 비눗방울액으로 사용한 경우, 제품의 계면활성제 농도와 희석된 정도

2. 노출 상황·경로

- 잘못 섭취한 경우, 빨대 등으로 마셨는가? 용기에서 직접 마셨는가? 대량으로 마셨을 가능성은 없는가?
- 비눗방울액이 얼굴에 묻어서 눈이나 코에 들어갔거나, 부착된 손으로 눈을 만지지 않았는가?
- 피부에 부착되지 않았는가?

3. 환자 상태·증상

- 구역질, 구토 등의 소화기 증상은 없는가?
- 기침, 목 메임 등 기관에 들어간 기미는 없는가?
- 눈의 위화감, 통증, 충혈, 눈물 흘림은 없는가?
- 피부 통증, 발적, 발진은 없는가?

초기 대응 포인트

1. 경구 노출

- 입안의 물질을 제거하고 입을 헹군 후, 유제품 또는 물을 마시게 한다.
- 얼굴, 손발, 옷에 부착되어 있을 가능성이 있으면 샤워 등으로 전신을 씻고 옷을 갈아입는다.

【즉시 진료】

- 여러 번 구토하고 목 통증, 구역질 등이 개선되지 않는 경우
- 기침 등의 호흡기 증상이 있고 호흡기관에 들어갔을 가능성이 있는 경우

【경과 관찰】

- 핥거나 한 모금 마신 정도로 목 통증, 구역질, 구강의 위화감 등 가벼운 소화기 증상 정도인 경우

2. 흡입한 경우

제품 특성상 흡입해서 문제가 발생하기는 어렵다.

3. 눈에 들어간 경우

눈을 비비지 않도록 주의하고 즉시 눈을 씻는다.

【즉시 진료】 눈 뜨기 어려운 경우, 눈 씻기가 어려운 경우와 콘택트렌즈가 빠지지 않는 경우

【만약을 위한 진료】 눈을 씻은 후에도 통증, 충혈이 있는 경우

4. 피부 노출

【만약을 위한 진료】 물로 씻은 후에도 발적, 통증, 발진이 있는 경우

▌해설

1. 제품에 대하여

- 시판되고 있는 비눗방울액은 음이온·비이온 계면활성제와 미량의 증점제, 물을 함유한다.
- 일반사단법인 일본완구협회의 완구안전기준(ST)에 따르면 계면활성제 함유량은 3% 이하, 용량은 빨대식 비눗방울의 경우 300ml 이하, 빨대식 이외에는 600ml 이하로 규정되어 있다.
- 가정에서 만드는 비눗방울액은 세제류(식기용·세탁용 세제, 비누, 샴푸 등)를 희석한 것이다. 폴리비닐알코올(PVA)을 함유한 세탁풀이나 글리세린, 검 시럽 등을 혼합하는 경우도 있다.

2. 사고 발생 상황

▌JPIC 수신 상황

연간 건수   약 230여 건(일반 96%, 의료기관 2%, 기타 2%)

환자 연령층   1세 미만 4%, 1~5세 95%, 기타·불명 1%

사고 상황   소아의 잘못된 섭취 등 98%(비눗방울액 용기에 입을 대고 직접 마신 경우, 빨대 끝을 핥은 경우, 잘 불지 못하고 들이마신 경우, 용기가 넘어져서 비눗방울액이 얼굴에 묻은 경우, 눈에 들어간 경우 등).

증상 출현율   32%(구강·인두의 통증이나 위화감, 구역질, 구토, 기침, 눈 충혈이나 위화감·통증, 피부 부착 부위의 발적·붉은 반점 등).

▌JPIC에서 파악한 의료기관 진료 예

【1986~2009년까지 24년간 파악한 소아(12세 이하)의 불의의 사례】
비눗방울액에 의한 75건 중, 심각한 사례는 없었다.

【1986~2010년까지 25년간 파악한 고령자(65세 이상)의 불의의 사례】
비눗방울액에 의한 사례는 없었다.

3. 독성

- 비눗방울액은 약한 소화기 자극물로 분류되므로 소량 섭취 시에는 영향이 없고, 있다 하더라도 미약하다.
- 시판되고 있는 비눗방울액은 계면활성제의 농도가 낮고 독성은 낮다.

4. 중독학적 약리작용

계면활성제

- 피부·점막 자극 작용
- 체순환에 들어갔을 때의 전신 작용으로 혈관 투과성 항진·세포 팽윤 작용

6. 처치

계면활성제의 자극 작용에 의한 증상이 나타날 가능성이 있다.

1) 경구

- 계면활성제에 의한 구강·인두의 염증, 구역질, 구토, 설사, 복통 등이 나타난다. 구토는 섭취 후 1시간 이내에 일어나는 경우가 많다.
- 호흡기관에 들어간 경우는 기침 등의 호흡기 증상이 나타날 가능성이 있다.

2) 눈

눈 통증, 충혈 등이 나타난다.

3) 피부

피부의 가려움이나 부종, 발적이 나타난다.

6. 처치

▌가정에서의 응급처치

1) 경구

① 제거: 입안에 남아 있는 것을 뱉게 한다. 소아나 고령자의 경우는 입안을 확인하여 제거하고 닦아낸다.

② 헹굼: 물로 입을 헹구고 가글한다. 가글할 수 없는 경우는 젖은 거즈로 닦아낸다.

③ 수분 섭취: 유제품(우유나 요구르트) 또는 물을 마시게 한다. 마시는 양은 보통 마시는 정도 (120~240ml, 소아는 체중 1kg당 15ml 이하, 억지로 마시게 하여 구토를 유발하지 않도록 주의한다).

【이유】 단백질에 의한 점막 보호나 희석에 의해 자극의 완화를 기대할 수 있다.

2) 눈

• 눈을 비비지 않도록 주의하고 즉시 물로 씻는다.

• 콘택트렌즈를 착용하고 있는 경우, 쉽게 뺄 수 있으면 뺀다.

3) 피부

① 제거: 피부에 부착된 것을 제거하고 닦아낸다. 부착된 옷은 벗는다.

② 세척: 물로 충분히 씻는다.

▌ 의료기관에서의 처치

1) 경구

- 우유나 물로 희석하거나 대증치료를 한다.
- 기침 등의 호흡기 증상이 나타나는 경우, 잘못 삼켰을 가능성을 고려한다.

2) 눈

진료 전 눈을 충분히 씻지 못했다면 의료기관에서 눈을 충분히 씻는다.

3) 피부

부착 부위를 충분히 씻는다. 증상이 있으면 대증치료를 한다.

7. 체내 동태

계면활성제

【흡수】 분자구조에 따라 차이는 있지만, 기본적으로 소화관에서 흡수된다.

【대사·배설】 간장에서 대사된 후, 소변 또는 대변으로 배설된다.

66
야광봉

▌개요

제품 팔찌 모양이나 스틱 모양의 제품이 축제나
콘서트장 등에서 판매되며 낚시찌나 긴급 상황 시
의 라이트, 결혼 피로연 등의 연출에도 이용된다.
형광액과 산화액 두 종류의 액체를 혼합하면 화학
반응에 의해 발광하는 원리를 이용한 제품이다.

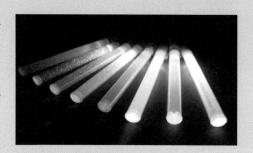

문제가 되는 성분과 증상 프탈산에스테르와 같은 용제의 자극 작용에 의해 경구 섭취 시 구강·
인두의 작열감이나 구토, 눈에 들어간 경우는 통증이나 충혈, 피부를 통해 들어간 경우 가려움
이나 부종 등이 나타날 가능성이 있다.

JPIC 수신 상황 연간 약 150여 건의 문의가 있으며, 소아가 스틱을 깨물어 입에 들어갔거나 구
부리고 놀다가 깨져서 액체가 튀어 피부에 묻은 경우, 눈에 들어간 사고가 잦다.

초기 대응을 위한 확인 사항

1. 제품

- 축제나 콘서트장 등에서 판매되는 팔찌형이나 스틱형 제품인가?
- 결혼식 피로연 등에서 연출에 사용하는 액체인가?

2. 노출 상황·경로

- 팔찌형이나 스틱형 제품에서 흘러나온 액체를 핥았는가, 삼켰는가?
- 액이 튀어 얼굴에 묻거나 눈에 들어가지는 않았는가? 액이 묻은 손으로 눈을 만지지 않았는가?
- 결혼식 피로연 등에서 연출에 사용하는 액체를 잘못 삼킨 경우, 대량으로 마셨을 가능성은 없는가?

3. 환자 상태·증상

- 구강·인두의 통증이나 구역질, 구토 등의 소화기 증상은 없는가?
- 대량 섭취한 경우, 현기증이나 비틀거림 등 중추신경 억제에 의한 증상은 없는가?
- 기침, 목 메임 등 호흡기관에 들어간 기미는 없는가?
- 눈의 위화감, 통증, 충혈, 눈물 흘림은 없는가?
- 피부 통증, 발적, 발진은 없는가?

초기 대응 포인트

1. 경구 노출

- 입안의 물질을 제거하고 입을 헹군 후, 유제품 또는 물을 마시게 한다.
- 얼굴, 손발, 옷에 부착되어 있을 가능성이 있으면 샤워 등으로 전신을 씻고 옷을 갈아입는다.

【즉시 진료】
- 구강이나 인두의 통증, 구역질, 구토 등의 증상이 있는 경우
- 증상은 없더라도 결혼식 피로연 등에서 연출에 사용하는 액체를 대량으로 마셨을 가능성이 있는 경우

【경과 관찰】
- 팔찌형이나 스틱형 제품을 잘못 섭취하여 구강의 위화감 등 가벼운 소화기 증상 정도인 경우(함유되어 있는 액체의 양은 적다)

2. 흡입한 경우

제품 성질상 흡입해서 문제가 발생하기는 어렵다.

3. 눈에 들어간 경우

눈을 비비지 않도록 주의하고 즉시 눈을 씻는다.

【즉시 진료】 눈 뜨기 어려운 경우, 눈 씻기가 어려운 경우와 콘택트렌즈가 빠지지 않는 경우

【만약을 위한 진료】 눈을 씻은 후에도 통증, 충혈이 있는 경우

4. 피부 노출

【만약을 위한 진료】 물로 씻은 후에도 발적, 통증, 발진이 있는 경우

▌해설

1. 제품에 대하여

- 형광액과 산화액 두 종류의 액체를 혼합하면 화학 반응에 의해 수 분~수 시간 동안 발광하는 원리를 이용한 제품이다.
- 팔찌형이나 스틱형 제품이 축제나 콘서트장 등에서 판매되며 낚시찌나 긴급 상황 시의 라이트 등으로도 이용되고 있다. 결혼식 등에서는 미리 세팅된 형광액이 담긴 글라스에 산화액을 따르면 발광이 시작되는 등의 연출에 사용된다.
- 밀폐된 이중 구조의 스틱형 제품이 많고, 바깥쪽의 플라스틱 용기를 가볍게 구부려 가운데 있는 유리 앰플을 깨뜨린 후 두 종류의 액체를 혼합하는 방식이다. 액량은 제품에 따라 다양하며 1ml 이하 ~ 수십 ml 정도다.
- 형광액은 옥살산의 에스테르, 형광색소, 산화액에는 과산화수소, 부틸알코올 등을 함유하고, 용제로 프탈산에스테르(프탈산디메틸, 디부틸프탈레이트 등)를 약 90% 함유한다.

2. 사고 발생 상황

▌JPIC 수신 상황

연간 건수 　　약 150여 건(일반 91%, 의료기관 8%, 기타 1%)

환자 연령층 　1세 미만 2%, 1~5세 86%, 6~12세 9%, 기타·불명 3%

사고 상황 　　소아의 잘못된 섭취 등 99%(팔찌형이나 스틱형 제품을 깨물었거나, 구부리고 놀다가

깨져서 액체가 튀어 눈에 들어간 경우, 피부에 부착한 경우 등), 기타·불명 1%. 결혼식 피로연에서 술로 착각하여 마신 사고도 있다.

증상 출현율   26%(구강·인두의 통증이나 위화감, 구역질, 구토, 눈 충혈이나 통증, 피부 발적·붉은 반점 등)

▌JPIC에서 파악한 의료기관 진료 예

【2003~2007년까지 파악한 사례】

• 경구 113건: 잘못 섭취한 양과 관계없이 가벼운 소화기 증상이 나타나는 정도로, 심각한 사례는 없었다.

• 눈 10건: 8건에서 통증이나 충혈 등이 있었고, 각막상피미란으로 완치까지 5일 걸린 사례가 있었다.

【1986~2009년까지 24년간 파악한 소아(12세 이하)의 불의의 사례】

야광봉에 의한 사례 147건 중, 심각한 사례는 눈에 들어간 1건 있었다.

【1896~2010년까지 25년간 파악한 고령자(65세 이상)의 불의의 사례】

야광봉에 의한 사례는 없었다.

▌문헌 보고 예

디부틸프탈레이트의 경구 섭취로 일과성 눈 장애(각막염 등)가 나타난 보고가 다수 있다(Krauskopf LG: Environ Health Perspect 1973; 3: 61-72), (후지모토 카즈노리: 일 응급의회지 2003; 14: 668).

3. 독성

• 화학발광 제품은 무독 또는 독성이 낮은 물질로 분류되므로 소량~중경량을 섭취했을 경우는 사실상 독성이 없다. 단, 제품의 맛이나 감촉에 의해 가벼운 복부 불쾌감이 느껴질 가능성이 있다.

• 프탈산에스테르는 증기압이 낮고 기화하기 어렵기 때문에 흡입에 의한 사고는 일어나기 어렵다.

4. 중독학적 약리작용

프탈산에스테르 등의 용제에 의한 피부·점막 자극 작용, 대량 섭취 시 중추신경 억제 작용

5. 증상

1) 경구

구강·인두의 작열감, 구토. 대량 섭취 시 현기증, 의식장애, 간·신장 장애가 생길 가능성도 있다.

2) 흡입

기화하기 어렵기 때문에 흡입에 의한 사고는 일어나기 어렵다.

3) 눈

눈 통증, 충혈, 광선 공포증, 각막염 등이 나타난다.

4) 피부

가려움이나 부종, 발적 등이 나타난다.

6. 처치

▌가정에서의 응급처치

1) 경구

① 제거: 입안에 남아 있는 것을 뱉게 한다. 소아나 고령자의 경우는 입안을 확인하여 제거하고 닦아낸다.
② 헹굼: 물로 입을 헹구고 가글한다. 가글할 수 없는 경우는 젖은 거즈로 닦아낸다.
③ 수분 섭취: 유제품(우유나 요구르트) 또는 물을 마시게 한다. 마시는 양은 보통 마시는 정도 (120~240ml, 소아는 1kg당 15ml 이하, 억지로 마시게 하여 구토를 유발하지 않도록 주의한다).
  【이유】 단백질에 의한 점막 보호나 희석에 의해 자극의 완화를 기대할 수 있기 때문이다.

2) 눈

- 눈을 비비지 않도록 주의하고 즉시 물로 씻는다.
- 콘택트렌즈를 착용하고 있는 경우, 쉽게 뺄 수 있으면 뺀다.

3) 피부

① 제거: 피부에 부착된 것을 제거하고 닦아낸다. 부착된 옷은 벗는다.
② 세척: 물로 충분히 씻는다.

▌ 의료기관에서의 처치

1) 경구

대증치료를 한다. 기침 등의 호흡기 증상이 나타나는 경우는 잘못 삼켰을 가능성을 고려한다.

2) 눈

- 진료 전 눈을 충분히 씻지 못했다면 의료기관에서 눈을 충분히 씻는다.
- 증상이 남아 있는 경우는 안과 진료가 필요하다.

3) 피부

부착 부위를 충분히 씻는다. 증상이 있으면 대증치료를 한다.

7. 체내 동태

프탈산에스테르

【흡수】 경구에서 단시간에 빠르게 흡수된다고 알려져 있다. 프탈산에스테르 저분자는 피부를 통해서도 흡수된다.

【대사】 프탈산에스테르 저분자는 가수분해되어 알코올과 프탈산이 된다.

【배설】 대사물은 주로 소변으로 배설된다. 축적성은 적다.

67
슬라임

█ 개요

제품 말랑말랑한 촉감을 즐기는 반유동체 완구로 시판물을 비롯하여 DIY 레시피 등 직접 만드는 제품도 있다. 폴리비닐 알코올(PVA)의 수용액에 붕사의 포화수용액을 첨가하여 잘 섞으면 PVA와 붕사의 가교 구조에 물 분자가 갇혀 슬라임이 된다.

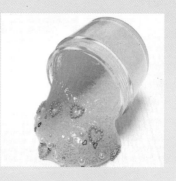

문제가 되는 성분과 증상 경구 섭취 시 붕산에 의해 구역질, 구토 등의 소화기 증상이 나타나고, 붉은 반점, 발적, 낙설 등의 피부 증상이 나타날 가능성이 있다. 소아가 잘못 삼켜서 일어나는 사고일 경우, 심각한 증상이 나타날 정도의 양을 섭취할 가능성은 적지만 증상이 늦게 나타날 수도 있다.

JPIC 수신 상황 연간 약 60여 건의 문의가 있으며 소아가 잘못 섭취한 경우가 대부분이다.

1. 제품

- 시판 제품인가, 직접 만든 것인가?(직접 만든 것일 경우, 재료를 배합할 때 사용하는 붕사 수용액을 잘못 삼켰을 가능성도 있다)
- 직접 만든 것일 경우, 붕사의 사용량, 또는 붕사 수용액과 PVA 수용액의 혼합 비율을 확인한다.

2. 노출 상황·경로

- 잘못 섭취한 경우, 핥은 정도인가, 대량 섭취하지 않았는가?
- 눈에 들어가지 않았는가?

3. 환자 상태·증상

- 구역질, 구토, 설사 등의 소화기 증상은 없는가?
- 기침, 목 메임 등 기관에 들어간 기미는 없는가?
- 눈의 위화감, 통증, 충혈, 눈물 흘림은 없는가?
- 붉은 반점, 발적, 낙설 등의 피부 증상은 없는가?(피부 증상은 며칠 늦게 입술, 구강점막, 손바닥, 발바닥, 엉덩이 등에 나타날 수 있다)

초기 대응 포인트

1. 경구 노출

입안의 물질을 제거하고 입을 헹군 후, 유제품 또는 물을 마시게 한다.

【즉시 진료】
- 구역질, 구토 등의 증상이 있는 경우

【만약을 위한 진료】
- 증상은 없더라도 붕사의 섭취량이 다음과 같을 때
  - ▸ 체중 30kg 미만일 때 체중 1kg당 300mg 이상,
  - ▸ 체중 30kg 이상일 때 체중 1kg당 9g 이상
  - ※ 붕사의 포화수용액(약 5.9%)과 합성 세탁풀 수용액을 중량비 1:1로 혼합하여 제작한 슬라임일 경우, 체중 10kg일 때 103g 이상, 체중 30kg 이상일 때 310g 이상에 상당

【경과 관찰】 붕사의 섭취량이 진료를 권장하는 양보다 적거나, 핥은 정도로 증상이 없는 경우(배설 시간을 고려하여 며칠 정도는 주의한다)

2. 흡입한 경우

제품 성질상 흡입해서 문제가 발생하기는 어렵다.

3. 눈에 들어간 경우

눈을 비비지 않도록 주의하고 즉시 눈을 씻는다.

【즉시 진료】 눈 뜨기 어려운 경우, 눈 씻기가 어려운 경우와 콘택트렌즈가 빠지지 않는 경우

【만약을 위한 진료】 눈을 씻은 후에도 통증, 충혈이 있는 경우

4. 피부 노출

【만약을 위한 진료】 물로 씻은 후에도 발적, 통증, 발진이 있는 경우

▌ 해설

1. 제품에 대하여

- 반유동체로 말랑말랑한 촉감을 즐기는 완구이다.
- 폴리비닐알코올(PVA)이 붕산 이온으로 가교된 구조로 그 입체적인 그물망 속에 물 분자를 가 둠으로써 말랑말랑한 감촉이 된다. 물 분자가 완전히 갇힌 상태면 끈적임이 없고 만져도 젖지 않는다.
- 시판품을 비롯하여 DIY 레시피 등으로 사용자가 직접 만드는 제품도 있다. PVA의 수용액 (PVA를 함유한 합성세제 풀에 물을 첨가한 것이 자주 사용된다)에 붕사(사붕산나트륨)의 포화수용액 (16ml의 물에 1g이 용해된다고 하면, 5.9w/w%)을 첨가하여 잘 혼합하면 PVA와 붕산의 가교 구조 에 물 분자가 갇히게 되어 슬라임이 된다. 붕사 포화수용액과 합성세제 풀 수용액을 중량비 1:1로 혼합해서 제작한 슬라임의 붕사 농도는 2.9w/w%가 된다.
- 염화나트륨을 가하면 수분이 그물코 구조에서 빠져나와 수축되어 물이 빠져나온다.
- 산을 가하면 붕산 이온에 의한 가교가 깨져 걸쭉해진다.

2. 사고 발생 상황

▌JPIC 수신 상황

연간 건수   약 60여 건(일반 84%, 의료기관 10%, 기타 6%)

환자 연령층   1세 미만 20%, 1~5세 65%, 6~12세 11%, 기타·불명 4%

사고 상황   소아의 잘못된 섭취 등 96%, 잘못된 사용 4%(젤리 등 식품으로 착각하여 먹은 경우
              등). 시판 제품뿐만 아니라 직접 만든 슬라임에 의한 사고도 잦다.

증상 출현율   7%(구강·인두의 위화감, 구역질, 구토, 복통, 눈에 들어간 경우는 눈 통증 등)

▌JPIC 에서 파악한 의료기관 진료 예

【1986~2009년까지 24년간 파악한 소아(12세 이하)의 불의의 사례】

슬라임에 의한 사례 22건 중, 심각한 사례는 1건 있었다.

사례: 5세, 슬라임을 젤리로 착각하여 먹었다. 곧바로 심한 구토와 설사를 했고 그 후 양쪽 눈
주위에 점상 구진, 앞가슴에 붉은 반점과 같은 피부 발진이 나타났다.

【1986~2010년까지 25년간 파악한 고령자(65세 이상)의 불의의 사례】

슬라임에 의한 사례는 1건으로 심각한 사례는 없었다.

3. 독성

대량으로 섭취한 경우 문제가 되는 것은 붕산, 또는 붕사이다.

1) 붕산

• 개인차가 크며 최대내량, 최소치사량은 확립되어 있지 않다.

• Litovitz 등에 의하면 붕산을 급성 경구 섭취한 대부분의 경우는 무증상이다(Litovitz TL, et al.:
Am J Emerg Med 1988; 6: 209-213).

• 중독량은 소아는 체중 1kg당 0.1~0.5g, 성인은 1~3g으로 기재된 자료도 있다.

• 의약품은 결막염의 세정·소독에 2% 이하의 농도로 사용된다.

2) 붕사

• 붕사 1g은 붕산 약 0.65g에 상당한다.

• 의약품은 결막염의 세정·소독에 1% 이하의 농도로 사용된다.

4. 중독학적 약리작용

붕산, 붕사

- 전신 독성을 일으키는 메커니즘은 불분명하나, 세포독으로 작용하고 있을 가능성이 있다.
- 탈수 작용, 점막 자극 작용

5. 증상

1) 경구

- 붕산과 붕사에 의한 증상이 문제가 된다.
- 주요 증상은 소화기 증상(구역질, 구토, 설사), 피부 증상(붉은 반점, 낙설)이다. 일반적으로 소화기 증상은 수 시간 정도 후에 나타나고 피부 증상은 3~5일 후에 나타나는 경우가 가장 많다.
- 구토물, 대변은 청록색이 될 수가 있다.
- 피부 증상은 붕산 중독의 특징적인 증상으로 삶은 랍스터와 같은 붉은 반점이 입술, 구강점막, 목, 손바닥, 발바닥, 엉덩이, 음낭 등에 나타나고 나중에 낙설이 일어난다. 전신성 피부 발진이 일어난 보고도 있다.
- 중증례에서는 혈압 저하, 심한 탈수, 순환 허탈, 경련, 혼수가 일어난다. 수일 후, 신부전·요세관괴사에 의한 빈뇨, 단백질에서 무뇨를 초래할 수 있다. 심각한 증상은 피부 증상을 동반하지 않고 나타날 수도 있다.

2) 눈

붕사의 자극 작용으로 통증이나 충혈, 결막염이 나타날 가능성이 있다.

6. 처치

▌가정에서의 응급처치

1) 경구

① 제거: 입안에 남아 있는 것을 뱉게 한다. 소아나 고령자의 경우는 입안을 확인하여 제거하고

닦아낸다.

② 헹굼: 물로 입을 헹구고 가글한다. 가글할 수 없는 경우는 젖은 거즈로 닦아낸다.

③ 수분 섭취: 유제품(우유나 요구르트) 또는 물을 마시게 한다. 마시는 양은 보통 마시는 정도 (120~240ml, 소아는 체중 1kg당 15ml 이하, 무리하게 마시게 하여 구토를 유발하지 않도록 주의한다).

【이유】 단백질에 의한 점막 보호나 희석에 의해 자극의 완화를 기대할 수 있기 때문이다.

2) 눈

- 눈을 비비지 않도록 주의하고 즉시 물로 충분히 씻는다.
- 콘택트렌즈를 착용하고 있는 경우, 쉽게 뺄 수 있으면 뺀다.

3) 피부

① 제거: 피부에 부착된 것을 제거하고 닦아낸다. 부착된 옷은 벗는다.

② 세척: 물로 충분히 씻는다.

▌ 의료기관에서의 처치

1) 경구

- 특별한 치료법은 없고 대증치료를 한다.
- 붕산을 체중 30kg 미만일 때 체중 1kg당 200mg 이상, 체중 30kg 이상일 때 6g 이상을 섭취했을 경우, 위세척을 고려한다.
- 심한 설사나 구토, 탈수 증상이 있을 때 전해질 평형 유지, 보액을 실시한다.
- 필요에 따라 혈액 투석을 한다. 혈액 투석은 붕산 제거에 효과적이고 일반 치료에 반응하지 않는 중증 환자, 심각한 전해질 이상이 발생한 난치성 환자의 관리에 권한다.

2) 눈

진료 전 눈을 충분히 씻지 못했다면 의료기관에서 눈을 충분히 씻는다.

7. 치료상의 주의점

1. Litovitz 연구진은 급성 붕산 중독의 치료로 붕산 섭취량에 따라 다음과 같이 제시한다.
    • 체중 30kg 미만일 때 체중 1kg당 200mg 미만(붕사는 체중 1kg당 약 300mg 미만),
      체중 30kg 이상일 때 6.0g 미만(붕사는 9g 미만) 섭취했으면 경과 관찰만 한다.
    • 체중 30kg 미만일 때 체중 1kg당 200~400mg(붕사는 체중 1kg당 약 300~600mg),
      체중 30kg 이상일 때 6~12g(붕사는 약 9~18g)이면 (토근 시럽에 의한) 구토
    • 체중 30kg 미만일 때 체중 1kg당 400mg 이상(붕사는 체중 1kg당 약 600mg 이상),
      체중 30kg 이상으로 12g 이상(붕사는 약 18g 이상)이면 의료기관에서의 구토 또는 위세척과 섭취 2~3시간 시점에 붕산의 혈중농도 측정(Litovitz TL, et al.: Am J Emerg Med 1988; 6: 209-213).
2. 구역질, 구토 등의 소화기 증상이 나타난 경우는 늦게 나타날 가능성이 있는 피부 증상이나 소변량 감소, 무뇨 등의 신장 장애에 충분히 주의하여 경과 관찰한다.
3. 활성탄은 붕산과 붕사의 흡착능이 높지 않은 것으로 추정되므로 주기적으로 투여하는 것은 권장하지 않는다.

8. 체내 동태

붕산, 붕사

【흡수】 소화관, 점막, 상처가 있는 피부에서 특히 잘 흡수된다. 뇌, 심장, 신장에 분포한다.

【배설】 주로 미변화체로 신장에서 배설된다. 붕산을 경구 섭취한 경우, 12시간 이내에 50%가 소변으로 배설되지만, 85~100%가 배설되는 데에는 5~7일 이상 걸린다. 혈중 반감기는 4~28시간이다.

68

풍선류
풍선 안의 기체·액체, 비닐 풍선

▌개요

제품 기체를 넣어 부풀리는 풍선 중에서 부양성이 높은
알루미늄 풍선 등에는 헬륨이 사용되며, 헬륨 충전용 에
어로졸 제품도 판매되고 있다. 부양성이 낮은 고무풍선
등의 가스는 공기이며, 또는 물 풍선 안의 액체는 기본적
으로 물이다. 오른쪽 사진과 같은 비닐 풍선은 알루미늄
튜브에 들어 있는 고무 형태의 내용물을 빨대 끝에 묻힌
후, 입김을 불어 부풀려서 투명 풍선을 만들어서 노는 장
난감이다.

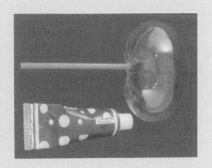

문제가 되는 성분과 증상 헬륨가스를 대량으로 흡입한 경우 산소결핍에 의한 저산소증을 일으
킬 가능성이 있다. 비닐 풍선을 경구 섭취하거나 장시간 흡입했을 때에는 용제에 의한 점막 자
극 작용과 중추신경 억제 작용이 문제가 된다. 부풀린 비닐 풍선은 용제가 휘발되기 때문에 중
독 문제는 없다.

JPIC 수신 상황 연간 약 30여 건의 문의가 있으며, 소아가 비닐 풍선을 잘못 섭취한 경우가 많
고 풍선용 헬륨가스를 흡입한 사례도 있다.

초기 대응을 위한 확인 사항

1. 제품

- 풍선 가스의 경우, 부양성이 높은 제품인가, 헬륨 충전용 에어로졸 제품인가?
- 비닐 풍선의 경우, 부풀리기 전의 내용물인가, 부풀린 후의 풍선인가?

2. 노출 상황·경로

1) 헬륨 가스

- 풍선에서 직접 흡입했는가, 충전용 에어로졸 캔에서 흡입했는가?

2) 비닐 풍선

- 잘못 삼킨 경우, 핥은 정도인가, 튜브를 눌러 삼켰는가?
- 들이마셨을 가능성은 없는가? 환기 상태(창문, 문 개방 여부)
- 눈에 들어갔을 가능성은 없는가?
- 피부에 부착했을 가능성은 없는가?

3. 환자 상태·증상

- 구역질, 구토 등의 소화기 증상이나 구강의 통증은 없는가?
- 현기증, 비틀거림 등 중추신경 억제 증상은 없는가?
- 기침, 호흡곤란은 없는가?
- 눈의 위화감, 통증, 충혈, 눈물 흘림은 없는가?
- 피부 통증, 발적, 발진은 없는가?
- 부풀린 후의 비닐 풍선일 경우, 목에 걸린 기미는 없는가?

초기 대응 포인트

1. 경구 노출

토하게 하지 말고 입안의 물질을 제거하고 입을 헹군다.

【즉시 진료】 구토, 비틀거림, 의식장애 등이 있는 경우

【경과 관찰】 비닐 풍선을 핥거나 한 입 먹은 정도로, 구강·인두에 자극감이 느껴지는 정도인 경우

2. 흡입한 경우

【즉시 진료】

- 의식장애, 경련 등 전신 증상이 있는 경우
- 목 통증, 불쾌감, 기침, 호흡곤란이 있고 신선한 공기를 마셔도 개선되지 않는 경우

3. 눈에 들어간 경우

눈을 비비지 않도록 주의하고 즉시 눈을 씻는다.

【즉시 진료】 눈 뜨기 어려운 경우, 눈 씻기가 어려운 경우와 콘택트렌즈가 빠지지 않는 경우

【만약을 위한 진료】 눈을 씻은 후에도 통증, 충혈이 있는 경우

4. 피부 노출

【만약을 위한 진료】 물로 씻은 후에도 발적, 통증, 발진이 있는 경우

▌해설

1. 제품에 대하여

1) 풍선 안의 기체 · 액체

- 알루미늄 풍선(마일라 풍선) 중에는 부유성이 높은 헬륨(100%)이 사용되는 제품이 많고, 충전용 봄베나 보충용 에어로졸 캔도 판매되고 있다.
- 고무풍선의 가스도 부유성이 높은 것은 헬륨을 이용하기도 하지만, 벌룬 펌프나 압축 공기 봄베를 사용한 경우는 공기(질소 80%, 산소 20%)이다.
- 물 풍선(물방울 풍선, 요요 풍선) 안의 액체는 기본적으로 물이다.

2) 비닐 풍선

- 알루미늄 튜브에 들어 있는 고무 형태의 내용물을 빨대 끝에 묻혀서 입김을 불어 부풀려서 투명 풍선으로 만들어서 노는 장난감이다. 튜브 1개의 용량은 3~5g이다.
- 주성분은 초산비닐수지가 70~80%, 용제로 초산에틸, 에탄올 등을 약 10~20% 함유한다.

2. 사고 발생 상황

▌JPIC 수신 상황

연간 건수   약 30여 건(일반 94%, 의료기관 5%, 기타 1%)

환자 연령층   1세 미만 21%, 1~5세 79%, 6~12세 7%, 20~64세 3%, 기타·불명 1%

| 사고 상황 | 소아나 치매가 있는 고령자가 잘못 섭취한 경우 등 96%(비닐 풍선을 불려고 하다가 착각하여 흡입한 경우, 튜브 끝을 핥은 경우 등), 잘못된 사용 3%, 기타·불명 1% |
| 증상 출현율 | 14%(비닐 풍선을 경구 섭취한 경우 구역질, 구토, 구강·인두의 위화감이나 통증 등이 나타나고, 흡입했을 시 구역질, 구토 등이 나타난다. 헬륨 가스 흡입 시에는 의식 소실, 구토, 안면 창백, 불쾌감 등이 나타난다) |

▌JPIC에서 파악한 의료기관 진료 예

【1986~2009년까지 24년간 파악한 소아(12세 이하)의 불의의 사례】

완구류(기타 완구) 53건, 가스·증기(기타, 가스 불명) 17건에서 심각한 사례는 없었다.

【1986~2010년까지 25년간 파악한 고령자(65세 이상)의 불의의 사례】

가스·증기(기타, 가스 불명) 3건에서 심각한 사례는 없었다.

3. 독성

알루미늄 풍선은 무독 또는 독성이 낮은 물질로 분류되므로 소량~중경량을 섭취할 경우 사실상 독성이 없다. 단, 제품의 맛이나 감촉에 의해 가벼운 복부 불쾌감을 느낄 가능성이 있다.

1) 헬륨 가스

가스 자체에는 거의 독성이 없지만, 산소결핍에 의한 저산소증을 일으킬 가능성이 있다.

2) 비닐 풍선

- 초산비닐 등의 용제가 문제가 된다. 단, 튜브 1개의 용량이 소량이므로 대량 섭취할 가능성은 적다.
- 부풀린 후의 비닐 풍선은 용제가 휘발된 상태이므로 중독되지 않는다.

4. 중독학적 약리작용

1) 헬륨 가스
산소결핍에 의한 저산소증

2) 비닐 풍선
용제의 점막 자극 작용과 중추신경 억제 작용

5. 증상

1) 경구
【비닐 풍선】
- 소량 섭취 시 무증상 또는 구역질, 구토, 설사 등의 소화기 증상
- 대량 섭취 시 두통, 현기증, 졸림, 흥분 등의 중추신경 증상이 나타날 가능성이 있다.
- 잘못 삼킨 경우는 화학성 폐렴

2) 흡입
【헬륨 가스】
- 산소결핍에 의한 저산소증: 잦은 맥박, 빈호흡, 두통, 구역질, 구토, 졸림, 혼수, 경련 등
- 저산소증에 대해서는 가장 감수성이 높은 뇌와 심장이 영향을 받기 쉽다.

【비닐 풍선】
밀폐된 방에서 장시간 사용할 경우 용제의 냄새와 기화한 용제의 점막 자극 작용에 의한 구역질, 구토, 기침, 눈물 흘림 등. 고농도일 경우 두통, 현기증 등의 중추신경 억제 증상이 나타날 가능성이 있다.

3) 눈
비닐 풍선의 경우 눈의 위화감, 통증, 충혈 등

4) 피부
비닐 풍선의 경우 발적, 붉은 반점 등

6. 처치

▌ 가정에서의 응급처치

1) 경구

【금기】 비닐 풍선은 토하게 해서는 안 된다.

【이유】 잘못 삼키면 화학성 폐렴을 일으키기 쉽기 때문이다.

① 제거: 입안에 남아 있는 것을 뱉게 한다. 소아나 고령자의 경우는 입안을 확인하여 제거하고 닦아낸다.

② 헹굼: 물로 입을 헹구고 가글한다. 가글할 수 없는 경우에는 젖은 거즈로 닦아낸다.

③ 수분 섭취: 적극적으로 수분을 섭취하는 것은 피하는 것이 좋다(무리해서 마시게 하여 구토를 유발하지 않도록 주의한다).

2) 호흡

신선한 공기가 있는 장소로 이동한다.

3) 눈

• 눈을 비비지 않도록 주의하고 즉시 물로 씻는다.

• 콘택트렌즈를 착용하고 있는 경우, 쉽게 뺄 수 있으면 뺀다.

4) 피부

① 제거: 피부에 부착된 것을 제거하고 닦아낸다. 부착된 옷은 벗는다.

② 세척: 물로 충분히 씻는다.

▌ 의료기관에서의 처치

1) 경구

• 비닐 풍선을 소량 섭취한 경우, 일반적으로 치료는 필요 없다. 증상이 나타나는 경우는 대중치료를 한다.

• 기침 등의 호흡기 증상이 나타나는 경우는 잘못 삼켰을 가능성을 고려한다.

570 완구류

2) 흡입

연기를 흡입한 경우, 증상에 따라 산소 투여, 호흡 관리를 한다.

3) 눈

진료 전, 눈을 충분히 씻지 못했다면 의료기관에서 눈을 충분히 씻는다.

4) 피부

부착 부위를 물로 충분히 씻는다. 증상이 있으면 대중치료를 한다.

7. 치료상의 주의점

풍선의 가스를 흡입하여 과호흡, 잦은 맥박, 두통, 의식 장애 등이 온 경우 헬륨으로 인한 저산소증을 의심한다.

8. 체내 동태

초산에틸

【흡수】 경구, 흡입을 통해 흡수된다. 소화관으로는 빨리 흡수된다.

【대사】 빠르게 초산과 에탄올에 가수분해된다.

【배설】 대사산물 에탄올의 일부는 날숨 및 소변으로 배설되며 일부는 대사되어 소변으로 배설된다.

69
폭죽

▌개요

제품 시중에 판매되고 있는 장난감 폭죽에는 다양한 종류가 있으며, 화약은 질산염 등의 산화제를 함유한다. 화약의 양은 종류마다 규정되어 있으며 최대 15g이다. 실내에서 사용되는 제품 중 화약을 사용하지 않고 착화하면 색이 가미된 작은 불꽃이 나오는 제품은 메타알데히드가 주성분이다.

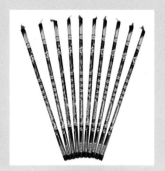

문제가 되는 성분과 증상 장난감용 불꽃을 소량 섭취하면 중증화될 가능성이 낮지만, 대량 섭취한 경우에는 산화제에 의해 메트헤모글로빈혈증이 나타날 가능성이 있다. 메타알데히드를 주성분으로 하는 실내용 폭죽은 독성이 높고 소아가 잘못 섭취할 경우 중추 억제, 경련, 긴장 항진 등을 일으킬 가능성이 있다.

JPIC 수신 상황 연간 약 40여 건의 문의가 있으며, 대부분 5세 이하의 잘못된 섭취로 인한 사고이지만, 폭죽의 연기를 흡입한 사례나 크래커 볼을 씹어 입안에서 파열된 사례도 있다.

1. 제품

- 종류(선향 불꽃, 분출, 크래커 등), 형태(모양, 크기)
- 실내 불꽃의 경우, 성분은 화약인가, 메타알데히드인가?

2. 노출 상황·경로

- 잘못 섭취한 경우, 핥은 정도인가, 씹어서 삼켰는가?
- 연기를 흡입했는가?

3. 환자 상태·증상

- 구강에 이상은 없는가? 구토 등의 소화기 증상은 없는가?
- 기침, 호흡곤란은 없는가? 천식 등의 기저질환은 없는가?
- 눈의 위화감, 통증, 충혈, 눈물 흘림은 없는가?
- 피부 통증, 발적, 발진은 없는가?

초기 대응 포인트

1. 경구 노출

입안의 물질을 제거하고 입을 헹군다.

【즉시 진료】
- 구토, 복통 등 소화기 증상이 나타난 경우, 대량으로 섭취했을 가능성이 있는 경우
- 증상은 없더라도 실내 폭죽(메타알데히드)을 삼켰을 가능성이 있는 경우
- 크래커 볼 등이 입안에서 파열되어 출혈이나 화상이 있는 경우

【경과 관찰】
- 장난감 폭죽을 소량 씹거나 삼켜서 증상이 없는 경우
- 실내 폭죽(메타알데히드)을 핥은 정도로 증상이 없는 경우(몇 시간은 주의한다)

2. 흡입한 경우

【즉시 진료】
- 연기를 흡입하여 목 자극, 기침, 호흡곤란이 있고 신선한 공기를 마셔도 개선되지 않는 경우

3. 눈에 들어간 경우

눈을 비비지 않도록 주의하고 즉시 눈을 씻는다.

【즉시 진료】 눈 뜨기 어려운 경우, 눈 씻기가 어려운 경우와 콘택트렌즈가 빠지지 않는 경우

【만약을 위한 진료】 눈을 씻은 후에도 통증, 충혈이 있는 경우

4. 피부 노출

【만약을 위한 진료】 물로 씻은 후에도 발적, 통증, 발진이 있는 경우

▌ 해설

1. 제품에 대하여

1) 장난감 폭죽(완구 폭죽)

- 화약류를 연소 또는 폭발시킴으로써 빛(색화), 소리, 연기를 발생시키는 제품으로 가정 등에서 사용되는 장난감 폭죽은 일본 법률상으로 '완구 폭죽'으로 불린다.

- 폭죽에 사용되는 화약에는 산화제(질산칼륨, 질산바륨, 과염소산칼륨), 가연제(유황이나 목탄), 색화제(알루미늄, 마그네슘, 스트론튬, 바륨, 나트륨 등), 발연제(염료, 안료)가 함유되며, 종류에 따라 성분과 조성에는 차이가 있다. 크래커나 분출 등 폭발 소리를 내는 것은 폭약(황산염)을 함유한다.

- 장난감 폭죽의 화약량은 일본의 화약취급법시행규칙에 따르면 15g 이하로 규정되어 있다. 주요 장난감 폭죽의 종류와 화학, 폭약의 양은 다음과 같다.

  - 모기향 폭죽: 화약 0.5g 이하
  - 분출·통 형태(통 모양의 폭죽): 화약 15g 이하
  - 요리모노(화약을 얇은 종이에 넣어 대나무 줄에 붙인 폭죽): 화약 10g 이하
  - 네리모노(철사나 대나무 줄에 화약을 바른 폭죽): 화약 15g 이하
  - 서치라이트(두 장의 종이 사이에 화약을 풀칠해 끼우고, 세로로 길게 자른 폭죽: 화약 10g 이하
  - 크리스마스 크래커: 폭약 0.05g 이하
  - 폭죽: 화약 1g 이하, 폭약 0.05g 이하
  - 크래커 볼: 폭약 0.08g 이하

- 기본적으로 실외에서 사용하지만, 실내 폭죽용으로 판매되고 있는 제품도 있다.

2) 실내 폭죽

• 실내에서 사용할 수 있는 제품으로, 화약을 사용하지 않으며 착화하면 색이 가미된 작은 불꽃
이 흩어져 튄다. 물에 뜰 수 있고 파티나 결혼식 피로연의 연출에 사용된다.
• 인화성인 메타알데히드에 염색 반응을 나타내는 요오드, 리튬, 구리 등을 첨가한 정제형 제품
이 있다. 정제의 중량은 1개 약 1g이다.

2. 사고 발생 상황

▌JPIC 수신 상황

연간 건수	약 40여 건(일반 93%, 의료기관 6%, 기타 1%)
환자 연령층	1세 미만 24%, 1~5세 74%, 기타·불명 2%
사고 상황	소아의 잘못된 섭취 등 100%(폭죽을 핥거나 씹은 경우, 연기를 흡입한 경우 등)
증상 출현율	8%(구역질, 구토, 연기를 흡입해 기침)

▌JPIC에서 파악한 의료기관 진료 예

【1986~2009년까지 24년간 파악한 소아(12세 이하)의 불의의 사례】
• 폭죽 26건 중, 심각한 사례는 연기를 흡입한 1건 있었다.
  사례: 5세, 폭죽놀이 중 연기를 흡입하여 기침, 천식, 크룹과 유사한 기침이 나타났고 천식
  과 유사한 기관지염으로 진단받았다.
• 메타알데히드를 주성분으로 하는 실내용 폭죽 3건 중, 심각한 사례는 2건 있었다.
  사례: 2세, 실내용 폭죽을 4분의 1개 먹어 가벼운 의식 장애, 안면 창백, 건반사 항진이 나타
  났다. 대사성 산성혈증, 크룹과 유사한 증상, 발열이 나타났다.
【1986~2010년까지 25년간 파악한 고령자(65세 이상)의 불의의 사례】
폭죽에 의한 사례는 없었다.

3. 독성

1) 장난감 폭죽

화약의 성분 조성은 종류에 따라 다르며 중독량, 치사량은 확립되어 있지 않다.

2) 실내용 폭죽

메타알데히드의 체중당 섭취량과 증상

• 수 mg/kg: 구역질, 구토, 복부 경련, 발열, 안면홍조, 침 흘림
• 50mg/kg까지: 상기의 증상과 함께 졸림, 잦은 맥박, 이자극성, 근육 경련
• 50mg/kg 이상: 상기의 증상과 함께 근육 긴장 증대, 운동실조, 경련, 반사항진, 근육 연축, 혼수

4. 중독학적 약리작용

1) 장난감 폭죽

• 질산염 및 체내에서 생성된 아황산염의 산화작용에 의한 메타헤모글로빈혈증
• 질산염은 사이클릭 GMP를 통해 혈관 평활근을 이완시켜 혈압 저하를 일으킨다.

2) 실내용 폭죽

마우스에서 신경전달물질(GABA, 노르아드레날린, 세로토닌 등)의 의미 있는 감소가 보고되었다.

5. 증상

1) 경구

【장난감 폭죽】

• 소아가 잘못 섭취한 경우 구토, 복통, 설사 등의 소화기 증상이 있고, 심각한 증상이 나타날 가능성은 적다.
• 대량 섭취하여 심각한 경우는 메트헤모글로빈혈증이 나타날 수 있다.
• 크래커 볼 등이 입안에서 파열된 경우는 출혈이나 화상 등

【실내용 폭죽】

• 일반적으로 섭취 후 1~3시간 후에 증상이 나타난다. 구역질, 구토, 격렬한 복통 등의 소화기 증상
• 심각한 경우는 중추억제, 경련, 긴장 항진, 호흡 억제 등

2) 흡입

- 연기를 흡입한 경우는 기침, 인두통, 호흡곤란, 천식 등
- 천식 등의 기저질환이 있는 경우는 흡입으로 발작이 유발될 수도 있다.

6. 처치

▌가정에서의 응급처치

1) 경구

① 제거: 입안에 남아 있는 것을 뱉게 한다. 소아나 고령자의 경우는 입안을 확인하여 제거하고 닦아낸다.

② 헹굼: 물로 입을 헹구고 가글한다. 가글할 수 없는 경우는 젖은 거즈로 닦아낸다.

③ 수분 섭취: 특별한 주의 사항은 없다.

2) 흡입

신선한 공기가 있는 장소로 이동한다.

3) 눈

- 눈을 비비지 않도록 주의하고 즉시 물로 씻는다.
- 콘택트렌즈를 착용하고 있는 경우, 쉽게 뺄 수 있으면 뺀다.

4) 피부

① 제거: 피부에 부착된 것을 제거하고 닦아낸다. 부착된 옷은 벗는다.

② 세척: 물로 충분히 씻는다.

▌의료기관에서의 처치

1) 경구

【장난감 폭죽】

대량 섭취한 경우, 메트헤모글로빈 농도 측정, 필요에 따라 메틸렌블루를 투여한다.

【실내용 폭죽】

• 증상이 없는 경우도 섭취 후 적어도 24시간은 경과를 관찰한다.

• 특별한 치료법은 없고 필요에 따라 소화관 제염 및 대증치료(경련 대책 등)를 한다.

2) 흡입

연기를 흡입한 경우, 증상에 따라 산소 투여, 호흡 관리를 한다.

3) 눈

진료 전, 눈을 충분히 씻지 못했다면 의료기관에서 눈을 충분히 씻는다.

4) 피부

부착 부위를 물로 충분히 씻는다. 증상이 있으면 대증치료를 한다.

7. 치료상의 주의점

실내용 폭죽

• 중증 사례에서도 몇 시간의 잠복 기간이 있으므로 섭취한 것이 확실하다면 증상이 없어도 초기 치료를 시작한다.

• 위세척은 경련을 유발할 가능성이 있으므로 신중하게 한다.

8. 체내 동태

메타알데히드

【배설】 메타알데히드를 20% 함유한 민달팽이 구제제를 35~50ml 경구 섭취한 사례의 혈중 반감기는 26.9시간이다(Moody, JP, et al.: Hum Exp Toxicol 1992; 11: 361-362).

70
워터 비즈

█ 개요

제품 고흡수성 수지를 성형, 착색한 제품으로 작은 비즈를
물에 담그면 크게 부풀어 올라 겔 상태가 된다. 팽윤하는 재
미와 컬러풀한 외관, 촉감을 지니고 있기에 완구로 판매되
고 있으며, 보수력을 이용한 식물 재배용 제품도 있다.

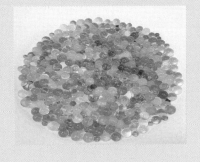

문제가 되는 성분과 증상 고흡수성 수지는 소화관에서 흡
수되지 않기 때문에 경구 독성은 낮지만, 대량으로 잘못 섭
취했거나 크기가 큰 비즈를 섭취한 경우에는 기도나 소화관 등의 물리적인 폐색이 문제가 된다.
또한, 체내에서 수분을 흡수하여 부풀어 오르기 때문에 잘못 섭취한 후 시간이 경과한 후에 물
리적 폐색이 나타날 가능성이 있다.

JPIC 수신 상황 연간 약 20여 건의 문의가 있으며, 소아의 잘못된 섭취가 많다. 문헌에서는 워
터비즈 1개로 소화관 폐색이 나타나 개복수술로 적출한 사례가 있다. 또한, 귀 안에서 부풀어
올라 수술로 제거한 사례도 있으며, 코 안에서도 부풀어 오를 가능성이 있다.

1. 제품

• 부풀어 오르기 전의 비즈(건조한 제품)인가, 수분을 흡수하여 부풀어 오른 비즈인가?

• 비즈의 크기(건조할 때 1cm 정도의 비즈인가, 팽윤 후 약 5cm까지 커질 수 있다)

2. 노출 상황·경로

• 잘못 섭취한 경우, 몇 개 먹었는가, 대량으로 먹었을 가능성은 없는가?

• 귀나 코에 들어가지 않았는가?

3. 환자 상태·증상

• 질식하지 않았는가? 호흡기관에 들어간 기미는 없는가?

• 구토, 복통, 변비, 식욕부진 등의 소화기 증상은 없는가?

초기 대응 포인트

잘못된 섭취를 비롯하여 귀나 코에 들어갈 가능성이 있다.

1. 경구 노출

입안의 물질을 제거하고 입을 헹군다. 우유나 이온음료를 마시게 한다(물보다 구슬이 잘 부풀지 않는다).

【즉시 진료】

• 구토, 복통, 변비, 식욕부진 등이 있는 경우, 특히 목에 막히거나 호흡기관에 들어갔을 가능성이 있는 경우

• 귀나 코에 넣어서 꺼낼 수 없는 경우

【만약을 위한 진료】 증상이 없어도 부풀기 전의 비즈를 잘못 섭취한 경우(지름 수 mm 정도라도 직경 3cm로 부풀어 올라 소화관 폐색으로 인정된 사례도 있다)

【경과 관찰】 수분을 흡수하여 부풀어 오른 비즈를 잘못 섭취한 경우(보통은 대변과 함께 배설되지만, 며칠간은 주의한다)

2. 흡입한 경우

제품 성질상 흡입해서 문제가 발생하기는 어렵다.

3. 눈에 들어간 경우

제품 성질상 눈에 들어가서 문제가 발생하기는 어렵다.

4. 피부 노출

제품 성질상 피부에 부착해서 문제가 발생하기는 어렵다.

▌해설

1. 제품에 대하여

- 작은 비즈를 물에 담그면 크게 부풀어 올라 겔 상태가 되는 제품이다. 보수력을 이용하여 식물 재배용으로도 판매되며, 또 팽윤하는 재미와 컬러풀한 외관, 촉감을 지니고 있기에 완구로 판매되고 있다.
- 물을 흡수하여 팽윤하는 폴리아크릴산나트륨과 같은 고흡수성 수지를 성형, 착색한 제품으로 사용 시에 물로 팽윤시키는 비즈 상태의 건조한 제품과 미리 팽윤시킨 겔 상태의 제품이 있다.
- 건조시킨 제품은 물에 담가 적시면 체적이 최대 수백 배로 팽윤한다. 미리 팽윤시킨 제품도 물을 흡수하여 더욱 팽윤할 가능성이 있다. 방치하면 서서히 건조해져서 작아지고 딱딱해지지만, 물에 담가 적시면 다시 팽윤한다.
- 식물 재배용 비즈는 비료 성분으로 미량의 요소(尿素)를 함유한 제품도 있다.
- 형태는 구슬 모양이 많지만, 장난감으로는 하트 모양과 별 모양, 사각형 등의 제품도 있다.
- 일본의 여름 축제의 노점 등에는 팽윤시킨 겔 상태의 제품을 금붕어 잡기 놀이처럼 건져 올리면서 노는 놀이도 있다.

2. 사고 발생 상황

▌JPIC 수신 상황

연간 건수   약 20여 건(일반 86%, 의료기관 8%, 기타 6%)

환자 연령층   1세 미만 8%, 1~5세 80%, 6~12세 6%, 65세 이상 6%

사고 상황   소아나 치매가 있는 고령자가 잘못 섭취한 경우 등 99%, 기타·불명 1%

증상 출현율   4%(구토나 변비)

▌JPIC에서 파악한 의료기관 진료 예

【1986~2009년까지 24년간 파악한 소아(12세 이하)의 불의의 사례】
워터 비즈에 의한 심각한 사례는 없었다.

【1986~2010년까지 25년간 파악한 고령자(65세 이상)의 불의의 사례】
워터 비즈에 의한 심각한 사례는 없었다.

▌문헌 보고 예

- 십이지장 또는 소장에 막힌 비즈를 개복수술로 적출한 증례가 있다.
  - 8개월 유아, 폐색 부위: 원위 회장, 적출된 비즈의 지름: 3.5cm(Zamora IJ et al.: Pediatrics 2012; 130: e1011-1014)
  - 1세 6개월 유아, 폐색 부위: 공장(空腸), 적출된 비즈의 지름: 3cm(Moon JS et al.: J Pediatr Surg 2012; 47: E19-22)
  - 2세 유아, 폐색 부위: 십이지장, 적출된 비즈의 지름: 4cm(독립행정법인국민생활센터: 유아가 물에서 부푸는 공 모양의 수지제품을 잘못 삼킴 2015.10.1)
- 생후 1년 6개월 유아에게서 회장 천공이 일어난 증례가 있다. 팽윤한 비즈에 의해 장관 벽의 압박 괴사가 일어났기 때문으로 추정된다(Mirza B., et al.; J Indian Assoc Pediatr Surg 2011; 16: 106-107).
- 기도, 기관지, 식도에 막힌 비즈 타입 방향제를 기관지경과 소화관 내시경으로 제거한 증례가 있다(쿠누기 치카라 외: 중독 연구 2012; 25: 333).
- 귀 안에서 비즈가 팽윤하여 수술로 제거한 증례가 있다(독립행정법인국민생활센터: 상담 해결을 위한 테스트 12 2011.12.8).

3. 독성

고흡수성 수지의 경구 독성은 낮으나 물리적인 폐색이 문제가 된다.

- 비즈 형태 건조 제품의 팽윤 전후 지름
  - 팽윤 전 0.35±0.04cm → 팽윤 후 2.03±0.23cm
  - 팽윤 전 0.95±0.13cm → 팽윤 후 5.55±0.06cm

4. 중독학적 약리작용

기도 폐색이나 소화관 폐색 등의 물리적인 폐색이 문제가 된다.

5. 증상

체내에서 팽윤해서 물리적 폐색을 일으킬 수 있으므로 시간이 지난 후 증상이 나타날 가능성이 있다.

경구

• 기도 폐색이 나타난 경우는 질식
• 소화관 폐색이 나타난 경우는 구토, 복통, 복부 팽만감, 변비 등의 소화기 증상

6. 처치

▎가정에서의 응급처치

경구

① 제거: 입안에 남아 있는 것을 뱉게 한다. 소아나 고령자의 경우는 입안을 확인하여 제거하고 닦아낸다.

② 헹굼: 물로 입을 헹구고 가글한다. 가글할 수 없는 경우는 젖은 거즈로 닦아낸다.

③ 수분 섭취: 우유 또는 이온음료를 마시게 한다. 마시는 양은 보통 마시는 정도(120~240ml, 소아 체중 1kg당 15ml 이하, 수분 때문에 비즈가 팽윤하므로 너무 많이 마시지 않도록 주의한다).

【이유】 소화관 벽에 수지가 부착되어 정체되는 것을 막기 위해서다. 우유나 이온음료는 물보다 침투압이 높고 폴리아크릴산의 구조에 물이 결합하기 어렵다. 또한 2가의 금속이온(칼슘이온, 마그네슘이온)은 폴리아크릴산의 구조에 가교를 형성하는 특징이 있기에 물과 비교해서 수지가 팽윤하기 어렵기 때문이다.

▌ 의료기관에서의 처치

경구

• 기도나 소화관의 폐색이 있는 경우는 내시경을 이용하거나 외과 수술로 적출한다.
• 폐색이 확인되지 않더라도 대량으로 잘못 섭취했거나 사이즈가 큰 비즈를 잘못 섭취한 경우에는 소화관 폐색의 위험이 있고 CT, 초음파검사 등으로 비즈가 소화관 내에 잔존하고 있는 것이 확인되었을 때는 가능한 한 적출한다.

7. 치료상의 주의점

1. 고흡수성 수지는 단순 X선 촬영에서는 확인이 어렵다. CT나 초음파검사에서는 소화관 내의 고흡수성 수지가 확인된 증례가 있다.
2. 내시경에 의한 제거에 대해서,
   • 비즈는 공 모양이어서 미끄러지기 쉬우므로 바스켓 겸자가 효과적이다.
   • 극단적으로 팽윤한 비즈는 강도가 저하되므로 겸자로 집거나 찌르면 형태가 무너질 가능성도 있다.

8. 체내 동태

고흡수성 수지

【흡수】 소화관에서 흡수되지 않는다.
【배설】 보통은 대변과 함께 1~2일 만에 체외로 배설된다. 축적성은 없다.

방향제류

71

방향제·소취제 – 스프레이·적하 타입

█ 개요

제품 악취의 제거와 완화, 공간이나 물품에 좋은 향기를 더하기 위한 목적으로 사용하는 방향제·소취제 중, 필요할 때 사용하는 제품으로 공간, 의류나 천 제품, 신발 등에 분사하는 에어로졸이나 핸드 스프레이, 침구류나 변기의 물이 고인 부분에 몇 방울 떨어뜨려 사용하는 적하 타입이 있다(설치 타입에 대해서는 594쪽 참조). 방향·소취 성분을 용제(물, 에탄올 등)에 용해한 것이 대부분으로 에어로졸 제품이나 제균·소취를 목적으로 한 제품은 에탄올 함유율이 높고 에어로졸 중에는 90% 이상 함유한 제품이 많다.

문제가 되는 성분과 증상 알코올 함유율이 높은 제품을 한 모금 이상 섭취한 경우 중추신경 억제 작용이 문제가 된다. 특히 소아는 저혈당에 의한 경련의 가능성도 있어 의료기관에서 진료를 받을 필요가 있다.

JPIC 수신 상황 연간 약 200여 건의 문의가 있으며, 소아의 잘못된 섭취가 많지만, 분사 방향을 착각하거나 적하 타입의 제품을 안약으로 착각한 경우 등 성인이 잘못 사용해 발생한 사고가 2배 이상이다.

제품에 따라 성분이 다르므로 제품표시, 형태, 사용 방법 등을 가능한 한 정확하게 확인한다.

1. 제품

- 형태(에어로졸인가, 핸드 스프레이인가, 적하 타입인가?)
- 용도(공간용, 천 제품용, 신발용 등 제균을 강조한 제품은 아닌가?)
- 제품표시의 성분(에탄올 표시는 없는가?)

2. 노출 상황·경로

- 잘못 삼킨 경우, 핥은 정도인가, 마셨을 가능성은 있는가, 구취가 나는가?
- 얼굴이나 입을 향해서 분사하거나, 눈에 들어가거나, 피부에 부착되지 않았는가? 화장실 등 좁은 공간에서 대량으로 분사하여 흡입했을 가능성은 없는가?
- 적하 용기의 제품을 눈에 넣었는가, 액이 묻은 손으로 눈을 비비지 않았는가?

3. 환자 상태·증상

- 구토, 안면홍조, 흥분 상태, 비틀거림 등 술에 취한 듯한 증상은 없는가?
- 기침, 호흡곤란은 없는가? 호흡기관에 들어간 기미는 없는가?
- 악취로 인한 불쾌감은 없는가?
- 눈의 위화감, 통증, 충혈, 눈물 흘림은 없는가?
- 피부 통증, 발적, 발진은 없는가?

에어로졸 제품에서 성분 조성이 불분명한 경우, 에탄올을 고농도로 함유한 제품으로 대응한다. 특히 소아는 알코올 민감도가 높고 저혈당성 경련을 일으킬 가능성도 있기 때문에 주의가 필요하다.

1. 경구 노출

입안의 물질을 제거하고 입을 헹군다.

【즉시 진료】

- 구토, 안면홍조, 흥분 상태 등이 있는 경우, 기침 등 잘못 삼켰을 가능성이 있는 경우(음주 이력이 있는 고령자는 증상이 있으면 진찰을 받는다)
- 증상은 없더라도 알코올 함유율이 높은 제품을 마신 경우(체중 1kg당 0.5ml 이상)

【경과 관찰】 용기를 핥거나 입을 향해서 분사한 정도로 증상이 없는 경우(몇 시간은 주의한다)

2. 흡입한 경우

알코올 함유율이 높은 제품은 증기를, 스프레이 제품은 미스트를 흡입할 가능성이 있다.

【만약을 위한 진료】 불쾌감, 목 통증, 기침, 안면홍조가 있고 신선한 공기를 마셔도 개선되지 않는 경우

3. 눈에 들어간 경우

눈을 비비지 않도록 주의하고 즉시 눈을 씻는다.

【즉시 진료】 눈 뜨기 어려운 경우, 눈 씻기가 어려운 경우와 콘택트렌즈가 빠지지 않는 경우

【만약을 위한 진료】 눈을 씻은 후에도 통증, 충혈이 있는 경우

4. 피부 노출

【만약을 위한 진료】 물로 씻은 후에도 발적, 통증, 발진이 있는 경우 술에 취한 듯한 증상이 있는 경우

▌해설

1. 제품에 대하여

방향이나 소취가 필요할 때 실내 공간(거실, 현관, 화장실 등), 의류나 천 제품, 반려동물 용품, 신발, 음식물 쓰레기 등에 직접 분사하거나 적하하는 액체 타입 제품이다.

1) 에어로졸

• 분사 버튼을 눌러 분사하면 방향·소취 성분이 분무되어 공간에 퍼진다. 용도나 사용법, 디자인의 관점에서 버튼의 위치나 분사 방향이 고안된 제품이 많으며, 용량은 수십 ml~500ml 정도다.

• 인감 센서나 타이머에 의해 자동 분사되는 자동 분사형 에어로졸은 기구의 바로 위에 분사되는 제품이 많고 용량은 수십 ml 정도다.

• 자동차용 등으로 공간의 문을 닫고 한 번에 전량 분사하여 소취 성분을 공간에 확산시키는 전량 분사식 에어로졸도 있다. 용량은 수십 ml 정도다.

• 모두 방향·소취 성분(식물추출물, 계면활성제, 향료 등)을 용제(에탄올)에 용해한 액체를 에어로졸 캔에 담은 것으로, 에탄올을 90% 이상 함유한 제품도 있다.

2) 핸드 스프레이

- 트리거가 달린 핸드 스프레이나 애토마이저 타입의 제품이 있다. 펌프 부분은 쉽게 분리할 수 있으며 리필용 제품도 판매되고 있다.
- 방향·소취 성분(계면활성제, 식물추출물, 유기산, 향료 등)을 용제(물, 에탄올)에 용해한 것으로, 제균 성분(양이온 계면활성제, 유기산 등)을 함유한 것도 있다. 에탄올 함유량은 공간용이나 천 제품용은 10% 이하인 제품이 많고, 신발용 등 제균을 강조한 제품은 50% 이상인 제품도 있다.

3) 적하 타입

- 침구류, 가습기의 물 등에 몇 방울 떨어뜨려 좋은 향을 내거나 변기의 물이 고인 부분에 몇 방울을 떨어뜨려 오일 막을 쳐서 악취의 발산을 막아주는 제품으로 점안약과 같은 적하 용기에 담긴 약 20ml의 소용량 제품이 있다.
- 향료 또는 향료를 용제로 희석한 액으로 용제로는 향을 내는 타입에는 알코올류(에탄올 등)가, 막을 치는 타입에는 글리콜에테르류 등이 사용된다.

2. 사고 발생 상황

▌JPIC 수신 상황

연간 건수	약 200여 건(일반 92%, 의료기관 6%, 기타 2%)
환자 연령층	1세 미만 17%, 1~5세 47%, 20~64세 19%, 65세 이상 7%, 기타·불명 10%
사고 상황	소아나 치매가 있는 고령자가 잘못 삼킨 경우 등 74%(스프레이 끝을 핥았거나 얼굴을 향해 분사한 경우 등), 잘못된 사용 24%(분사 방향을 착각하여 분사한 경우, 안약으로 착각하여 적하 용기의 제품을 점안한 경우 등), 기타·불명 1%
증상 출현율	34%(구강의 위화감이나 통증, 구역질, 구토, 안면홍조, 기침, 숨 쉬기 힘듦, 눈 자극감·충혈·통증, 피부 발적·붉은 반점 등)

▌JPIC에서 파악한 의료기관 진료 예

【1986~2009년까지 24년간 파악한 소아(12세 이하)의 불의의 사례】

방향제·소취제·탈취제에 의한 사례는 566건으로 스프레이 타입과 적하 타입 제품에 의한 심각한 사례는 없었다.

【1986~2010년까지 25년간 파악한 고령자(65세 이상)의 불의의 사례】

방향제·소취제·탈취제에 의한 사례는 173건으로 스프레이 타입과 적하 타입 제품에 의한 심각한 사례는 없었다.

3. 독성

에어로졸 제품이나 알코올 함유량이 높은 핸드 스프레이 제품을 섭취한 경우는 알코올의 독성을 고려할 필요가 있다.

에탄올

95~99% 에탄올은 성인의 경우 체중 1kg당 1ml의 섭취로 경증~중등증의 중독이, 소아는 1kg당 0.5ml의 섭취로 심각한 중독 증상이 나타난다고 알려져 있다. 단, 개인차는 크며 중독량은 확립되어 있지 않다.

4. 중독학적 약리작용

에탄올

점막 자극 작용, 중추신경 억제 작용

5. 증상

1) 경구

- 알코올 함유 제품을 경구 섭취하면 중추신경 억제에 의한 증상이 나타날 가능성이 있다.
- 소아는 알코올 감수성이 높다. 특히, 소아는 저혈당성 경련이 생길 가능성이 있기 때문에 혈당 저하에 주의가 필요하다.
- 혈중 에탄올 농도
  0.01% 전후: 가벼운 취기, 상쾌한 기분
  0.05% 전후: 가벼운 어지러움

0.10% 전후: 지각 능력 저하 및 반응 둔화

0.15% 전후: 감정 불안정

0.20% 전후: 비틀거림, 구역질, 구토, 정신착란

0.30% 전후: 대화 불명료, 지각 상실, 시각의 흐트러짐

0.40% 전후: 저체온, 저혈당, 근육 조절 부전, 경련, 동공산대

0.70% 전후: 의식장애, 반사 감퇴, 깊은 혼수, 호흡부전, 사망

- 기타 증상으로 피부홍조, 저혈압, 잦은 맥박, 대사성 산성혈증, 케톤산증 등
- 혼수가 12시간 이상 지속되면 예후 불량으로 여겨진다.
- 잘못 삼키면 화학성 폐렴을 일으킬 가능성이 있다.

2) 흡입

에탄올의 증기나 스프레이 제품의 미스트를 흡입하면 상기도의 자극에 의해 기침, 목 통증 등이 생길 가능성이 있다.

3) 눈

에탄올에 의한 일과성 통증이나 자극감이 있다.

4) 피부

에탄올에 의한 자극이 나타날 가능성이 있다.

6. 처치

에탄올의 중추신경 억제에 의한 증상이 나타난 경우는 급성 알코올 중독에 준하여 치료한다.

▌가정에서의 응급처치

1) 경구

① 제거: 입안에 남아 있는 것을 뱉게 한다. 소아나 고령자의 경우는 입안을 확인하여 제거하고 닦아낸다.

② 헹굼: 물로 입을 헹구고 가글한다. 가글할 수 없는 경우는 젖은 거즈로 닦아낸다.

③ 수분 섭취: 특별한 주의 사항은 없다.

2) 흡입

신선한 공기가 있는 장소로 이동한다.

3) 눈

• 눈을 비비지 않도록 주의하고 즉시 물로 충분히 씻는다.
• 콘택트렌즈를 착용하고 있는 경우, 쉽게 뺄 수 있으면 뺀다.

4) 피부

① 제거: 피부에 부착된 것을 제거하고 닦아낸다. 부착된 옷은 벗는다.
② 세척: 물로 충분히 씻는다.

▌의료기관에서의 처치

1) 경구

알코올을 함유한 제품을 대량 섭취한 후 1시간 이내이면 위세척을 고려한다. 필요에 따라 수액, 산성혈증 보정, 호흡·순환 관리, 보온, 혈당을 확인한다. 중증일 경우는 혈액 투석이 효과가 있다.

2) 흡입

신선한 공기가 있는 장소로 이동하고 호흡 기능을 확인한다. 필요에 따라 산소 투여를 한다.

3) 눈

진료 전, 눈을 충분히 씻지 못했다면 의료기관에서 눈을 충분히 씻는다.

4) 피부

부착 부위를 충분히 씻는다. 증상이 있으면 대증치료를 한다.

7. 치료상의 주의점

1. 흡착제로서의 활성탄은 에탄올의 흡수를 저지하는 효과는 없다.
2. 혈액 투석은 자연대사의 2~4배의 속도로 혈중에서 에탄올을 제거한다.
3. 에탄올 중독의 입원 기준
   - 성인: 중추신경 억제가 계속되는 경우, 호흡·순환 관리가 필요한 경우, 수액 등으로 신속하게 보정할 수 없는 알코올성 케톤산증이 있는 경우 등
   - 소아: 현저한 중추신경 억제, 경련, 산염기평형 이상, 저혈당인 경우 등

8. 체내 동태

에탄올

【흡수】 위, 소장에 빠르게 흡수되어 최고혈중농도 도달시간은 30분~2시간이다. 흡입이나 피부를 통해 흡수된다.

【대사】 간장에서 아세트알데히드로, 뒤이어 초산으로 대사되어 물과 이산화탄소로 분해된다.

【배설】 약 5~10%는 미변화체로 날숨, 소변, 땀, 대변으로 배설된다.

72

방향제·소취제 – 설치 타입
액체 방향제, 겔 방향제, 고형 방향제, 화장실 볼

▌ 개요

제품 악취의 제거와 완화, 공간이나 물품에 좋은 향기를 더하기 위한 목적으로 사용하는 방향제·소취제 중, 미리 설치해 두는 제품으로, 서서히 방향·소취 성분이 확산하는 액체, 겔형, 고체로 크게 구분할 수 있다. 액체는 용제로 물이나 에탄올, 이소파라핀계 용제, 글리콜에테르류 등이 사용되고 자동차용은 에탄올을 60% 이상 함유한 제품도 있다. 겔형은 겔화제를 사용한 덩어리 모양의 제품과 고흡수성 수지를 사용한 부드러운 과립형 제품이 대부분이다. 고체는 방향·소취 성분을 실리카겔이나 종이에 함침시킨 제품과 구슬 모양의 파라디클로로벤젠에 향료를 첨가하여 서서히 기화시키는 화장실 볼이 있다. 그 외 야자 활성탄 등의 물리 흡착을 이용한 탈취제가 있다.

※ 스프레이·적하 타입에 대해서는 586쪽 참조.

문제가 되는 성분과 증상 액체 제품은 에탄올, 화장실 볼은 파라디클로로벤젠에 의한 중추신경 억제 작용이 문제가 될 가능성이 있다. 또한 고흡수성 수지의 독성은 낮지만 체내에서 수분을 흡수하여 부풀어 오르기 때문에 시간이 지남에 따라 물리적 폐색이 나타날 가능성이 있다.

JPIC 수신 상황 연간 약 600여 건의 문의가 있다. 대부분은 소아가 잘못 삼키거나 섭취한 경우지만, 치매가 있는 고령자가 잘못 삼키거나 섭취한 경우도 있으며 겔형 제품을 섭취하여 오연성 폐렴이나 기도 폐색이 나타난 사례도 있다.

초기 대응을 위한 확인 사항

제품에 따라 성분이 다르므로 제품표시, 형태, 사용 방법 등을 가능한 한 정확하게 확인한다.

1. 제품

- 종류(방향제인가, 소취제인가, 탈취제인가?), 용도
- 형태(액체, 겔형, 고체), 용량, 사용 방법
- 제품표시의 성분(계면활성제, 에탄올, 기타 용제), 액체일 경우 포장에 '화기 엄금', '화기 주의'라고 기재되어 있는가?(기재되어 있으면 에탄올을 60vol% 이상 함유하거나 인화성이 있는 용제를 사용)
- 설치 후의 경과 시간, 액체나 겔의 잔량

2. 노출 상황·경로

- 잘못 삼켰거나 잘못 섭취한 경우, 핥은 정도인가? 대량으로 마셨을 가능성은 있는가? 입에서 방향제의 냄새가 나는가?
- 들이마신 경우나 냄새가 신경 쓰이는 경우, 설치 장소, 사용량, 환기 상태를 확인한다.
- 눈에 들어간 기미는 없는가, 제품을 만진 손으로 눈을 비비지 않았는가?
- 피부에 부착되지 않았는가? 옷에서 방향제의 냄새가 나지 않는가?
- 부드러운 과립형 제품을 귀나 코에 넣지 않았는가?(특히 소아)

3. 환자 상태·증상

- 구토, 안면홍조, 흥분 상태, 비틀거림 등 술에 취한 듯한 증상은 없는가?
- 부드러운 과립형 제품이 구강에 부착되지 않았는가?
- 질식하지 않았는가? 기침, 숨 막힘 등 호흡기관에 들어간 기미는 없는가? 냄새로 인한 불쾌감은 없는가?
- 눈의 위화감, 통증, 충혈, 눈물 흘림은 없는가?
- 피부의 발적, 통증, 발진은 없는가?

초기 대응 포인트

1. 경구 노출

- 입안의 물질을 제거하고 입을 헹군다.
- 부드러운 과립형 제품(고흡수성 수지)의 경우, 우유 또는 이온음료를 마시게 한다.
- 화장실 볼(파라디클로로벤젠)의 경우, 수분을 섭취하려면 우유, 알코올, 지방을 함유한 음료는 피한다.

【즉시 진료】

- 구토, 안면홍조, 흥분 상태 등이 있는 경우, 기침하는 등 잘못 삼켰을 가능성이 있는 경우
- 목이 막혔을 가능성이 있는 경우
- 증상은 없더라도 대량 섭취했을 가능성이 있는 경우(특히 고령자의 경우), 알코올 함유량이 높은 액체 제품을 한 모금 이상 마신 경우(체중 1kg당 1ml 이상), 섭취량이 불분명한 경우

【만약을 위한 진료】

- 증상은 없더라도 화장실 볼을 삼킨 경우
- 부드러운 과립형 제품을 몇 알 이상 잘못 섭취한 경우

【경과 관찰】 핥거나 한 모금 마신 정도로 증상이 없는 경우(고령자는 증상을 호소하기 어려우므로 충분히 주의한다)

2. 흡입한 경우

【만약을 위한 진료】 불쾌감, 기침, 콧물이 나타나고 환기해서 신선한 공기를 마셔도 개선되지 않는 경우

3. 눈에 들어간 경우

눈을 비비지 않도록 주의하고 즉시 눈을 씻는다.

【즉시 진료】 눈 뜨기 어려운 경우, 눈 씻기가 어려운 경우와 콘택트렌즈가 빠지지 않는 경우

【만약을 위한 진료】 눈을 씻은 후에도 통증, 충혈이 있는 경우

4. 피부 노출

【즉시 진료】 부드러운 과립형 제품을 귀나 코에 넣어 꺼낼 수 없는 경우

【만약을 위한 진료】 물로 씻은 후에도 발적, 통증, 발진이 있는 경우, 술에 취한 듯한 증상이 있는 경우

▌해설

1. 제품에 대하여

- 불쾌한 악취를 제거 또는 완화하고 향을 즐기는 등의 목적으로 사용하는 방향제·탈취제·소취제 중, 미리 설치해 두는 제품으로 실내 공간용(거실, 현관, 화장실 등), 냉장고나 신발장용, 자동차용, 담배 냄새 탈취용이나 반려동물용 등 다양한 제품이 판매되고 있다.
- 형태는 액체, 겔, 고체로 크게 나눌 수 있으며, 사용법은 다양하다. 용기의 색이나 디자인에 공들인 제품이 많다.

1) 액체 제품

- 개봉하여 설치하면 서서히 성분이 확산하고 액체가 없어질 때까지 수개월 정도 사용할 수 있다. 전기로 가열하여 향기를 증산시키는 제품도 있다.
- 주로 사용되는 것은 디퓨저(여과지나 부직포, 스펀지, 리드 스틱, 초벌구이 도자기 등)에 방향액·소취액을 빨아올리는 타입으로, 넘어져서 안의 액체가 쏟아지지 않도록 안정된 장소에 설치할 필요가 있다.
- 휴지통의 뚜껑에 부착하거나 자동차 에어컨의 분출구 등에 장착하는 타입으로 투과성 필름의 봉지에 5ml 정도의 방향액·소취액이 봉입되어 있는 소형 제품도 있다.
- 전기로 가열하여 향기를 증산시키는 타입은 방향액·소취액이 봉입되어 있는 카트리지를 본체에 세팅하여 플러그를 콘센트나 시거잭 소켓에 꽂아 사용한다.
- 모든 것이 방향·소취 성분(향료, 정유, 식물성 추출물, 유기산, 계면활성제 등)을 용제에 용해시킨 것으로 용제는 제품 용량으로 크게 나눌 수 있다. 용량이 100ml를 초과하는 제품은 용제로서 물이나 에탄올(10% 전후)을 함유하고 식물추출물이나 유기산(수 %), 계면활성제(약 10~20%)를 배합한 제품도 있다.
- 용량이 수 ml~수십 ml 정도인 제품은 향료 그 자체, 또는 향료나 정유를 용제(이소파라핀계 용제, 글리콜에테르류 등 약 30~70%)로 희석한 휘발성이 낮은 액체이다.
- 자동차용으로 판매되는 병에 든 액체는 에탄올을 50% 이상 함유한 제품도 있고, 함유량이 60% 이상인 경우는 '화기 엄금' 표시가 있다.

2) 겔형 제품

- 사용 전에는 덩어리 또는 부드러운 알맹이 상태이며 시간이 지남에 따라 건조해지고 딱딱해지며 작아진다.
- 방향·소취 성분(계면활성제, 식물추출물, 유기산, 향료 등)을 물에 용해하여 기제에 흡수시킨 제품이 많으며 기제로는 덩어리 모양에서 겔화제(카라기난, 젤란검, 한천 등), 부드러운 알갱이 모양에서 고흡수성 수지가 사용된다. 레몬 유칼리 등의 식물성 추출물을 함유하고 불쾌 해충의 기피를 강조한 제품도 있다.
- 부드러운 과립형 제품은 리필용을 비롯하여 작아진 알갱이를 재차 팽윤시키는 추가용 방향액·소취액, 사용 직후에 건조 상태인 알맹이에 방향액·소취액을 첨가하여 팽윤시키는 제품도 있다.
- 캔에 넣어 리모넨에 계면활성제나 증점제를 첨가해 겔화한 제품이나 향료를 파라핀왁스 등에 첨가한 유성 제품도 있다.

3) 고체형 제품

- 방향액·소취액을 펄프나 무기 다공질(버미큘라이트, 실리카겔, 제올라이트 등), 수지 등에 함침시킨 고체 제품이다. 매달거나, 재떨이 안에 넣거나, 음식물 쓰레기에 직접 살포하기도 한다.
- 방향액·소취액은 방향·소취 성분(계면활성제, 식물추출물, 유기산, 향료 등)을 용제(이소파라핀계 탄화수소)에 녹인 액체로, 제품당 함침량은 극히 소량이라고 생각된다.

4) 화장실 볼

화장실의 악취를 방지하기 위한 제품으로, 화장실 안에 설치하면 서서히 기화되어 수개월 만에 없어진다. 공 모양의 파라디클로로벤젠에 향료를 첨가한 것으로 1개의 중량은 약 40~150g이다.

5) 탈취제

흡착 등의 물리적 작용으로 악취를 제거하거나 완화하는 제품으로 냉장고나 신발장 등 냄새가 깃들기 쉬운 곳의 소취·탈취를 목적으로 한 제품이다. 야자 활성탄, 제올라이트, 숯 알갱이 등을 조합한 제품이 대부분이고 겔형 소취제와 조합한 제품도 있다.

2. 사고 발생 상황

▮ JPIC 수신 상황

연간 건수	약 600여 건(일반 87%, 의료기관 9%, 기타 4%)
환자 연령층	1세 미만 32%, 1~5세 56%, 20~64세 3%, 65세 이상 7%, 기타·불명 2%
사고 상황	소아나 치매가 있는 고령자가 잘못 삼키거나 섭취한 경우 등 98%(액체를 용기에서 바로 마신 경우, 치매가 있는 고령자가 겔 제품을 과자로 착각하여 스푼으로 떠먹은 경우 등), 잘못된 사용 2%(리필할 때 액이 튀어 눈에 들어간 경우, 사용할 때 향기가 신경 쓰인 경우 등).
증상 출현율	15%(구역질, 구토, 구강·인두의 위화감, 불쾌감, 눈 이물감·충혈이나 통증, 피부 위화감이나 발적 등)

▌JPIC 에서 파악한 의료기관 진료 예

【1986~2009년까지 24년간 파악한 소아(12세 이하)의 불의의 사례】

방향제·소취제·탈취제에 의한 사례는 566건으로, 설치 타입 제품에 의한 심각한 사례는 없었다.

【1986~2010년까지 25년간 파악한 고령자(65세 이상)의 불의의 사례】

방향제·소취제·탈취제에 의한 사례는 173건으로, 설치 타입 제품에 의한 심각한 사례는 14건(겔형 제품 8건, 액체 제품 4건, 화장실 볼 2건)으로 불명확한 1건을 제외한 13건에서 치매가 나타났다. 8건에서 오연성 폐렴이 의심되었다.

사례: 치매를 앓고 있는 80대 고령자가 부드러운 알갱이 모양의 방향제·소취제를 잘못 섭취했다. 기관지와 식도에 들어간 고흡습성 수지의 알갱이가 수분으로 인해 부풀어 올라 4일째에 질식을 일으켰다.

3. 독성

- 펄프나 무기 다공질에 함침한 고체 제품이나 야자 활성탄 등 물리적 작용을 이용한 탈취제는 무독 또는 독성이 낮은 물질로 분류되므로 소량~중등량을 섭취한 경우 사실상 독성이 없다. 단, 제품의 맛이나 감촉에 의해 가벼운 복부 불쾌감이 일어날 가능성이 있다.
- 액체 제품은 용제(에탄올, 탄화수소류, 글리콜에테르류 등), 화장실 볼은 파라디클로로벤젠의 독성을 고려한다.
- 겔화제, 고흡수성 수지의 경구 독성은 낮으나 물리적인 폐색이 문제가 된다. 겔형 제품이 한곳에 계속 방치될 경우에는 방향액·소취액에 배합된 계면활성제에 의해 점막에 대한 자극이 강해질 가능성이 있다.

1) 에탄올

95~99% 에탄올은 성인의 경우 체중 1kg당 1ml의 섭취로 경증~중등증의 중독이, 소아는 체중 1kg당 0.5ml의 섭취로 심각한 중독 증상이 나타난다고 알려져 있다. 단, 개인차는 크며 중독량은 확립되어 있지 않다.

2) 파라디클로로벤젠

수 g 섭취한 경우는 소화기 증상을 비롯한 중독 증상이 나타날 가능성이 있다.

4. 중독학적 약리작용

1) 에탄올, 탄화수소류, 글리콜에테르류

- 점막 자극 작용, 중추신경 억제 작용
- 잘못 삼키면 화학성 폐렴을 일으킬 가능성이 있다.

2) 겔화제, 고흡습성 수지

기도 폐색이나 소화관 폐색 등 물리적인 폐색이 문제가 된다.

3) 파라디클로로벤젠

중추신경 억제 작용, 간 장애 작용

4) 계면활성제

- 피부·점막 자극 작용
- 체순환에 들어가면 전신 작용으로 혈관 투과성 항진·세포 팽화 작용

5. 증상

핥은 정도나 소량 섭취한 경우, 심각한 중독에 걸리지는 않고 점막 자극에 의한 구역질, 구토 등의 가벼운 소화기 증상이 나타나는 정도이다. 대량 섭취한 경우는 에탄올, 고흡습성 수지, 파라디클로로벤젠에 의한 증상이 나타날 가능성이 있다. 잘못 삼킨 경우, 화학성 폐렴을 일으킬 수 있고 특히 고령자는 심각해질 수 있다.

1) 경구

【에탄올 함유 액체 제품】 에탄올의 중추신경 억제에 의해 만취 상태, 구역질, 구토, 의식장애 등의 증상이 나타날 가능성이 있다. 소아는 알코올 민감도가 높아 저혈당성 경련이 생길 가능성이 있으므로 혈당 저하에 주의가 필요하다.

【부드러운 과립 제품】
- 수분으로 인해 팽윤하면 기도 폐색이나 소화관 폐색 등이 나타날 가능성이 있다.
- 체내에 머무를 경우, 방향액·소취액에 배합된 계면활성제 때문에 점막의 자극에 의한 상해

가 심해질 가능성이 있다.

【파라디클로로벤젠】
- 핥은 정도나 조각을 삼킨 정도면 소화기 자극 증상(구역질, 구토)
- 대량으로 섭취한 경우는 구역질, 구토, 설사, 복통을 비롯하여 가벼운 간 장애, 신장 장애가 나타날 가능성이 있다.

2) 흡입

【에탄올 함유 액체 제품】에탄올 증기를 흡입하면 상기도의 자극에 의해 기침, 목 통증 등이 생길 가능성이 있다.

【화장실 볼】증기에 장기 노출된 경우 눈, 코 점막의 자극통

3) 눈

액체 제품에 배합되어 있는 계면활성제나 용제의 자극에 의해 결막 충혈, 눈 통증, 눈물 흘림 등

4) 피부

- 액체 제품의 경우 배합되어 있는 계면활성제나 용제에 의한 자극
- 화장실 볼(파라디클로로벤젠)에 의한 홍반성 피부염

6. 처치

▌가정에서의 응급처치

1) 경구

① 제거: 입안에 남아 있는 것을 뱉게 한다. 소아나 고령자의 경우는 입안을 확인하여 제거하고 닦아낸다.
② 헹굼: 입을 헹구고 가글한다. 가글할 수 없는 경우는 젖은 거즈로 닦아낸다.
③ 수분 섭취: 제품에 따라 다르다.
　　【부드러운 과립 제품】우유 또는 이온음료를 마시게 한다. 마시는 양은 보통 마시는 정도 (120~240ml, 소아는 1kg당 15ml 이하, 수분으로 비즈가 팽윤하므로 너무 많이 마시지 않도록 주의한

다). 【이유】 소화관 벽에 수지가 부착되어 머무르는 것을 막기 위해서다. 우유나 이온음료
는 물보다 침투압이 높고 폴리아크릴산의 구조에 물이 들어가기 어렵다. 또한 2가 금속 이
온(칼슘 이온, 마그네슘 이온)은 폴리아크릴산의 구조에 가교를 형성한다. 이러한 특징이 있
기에 물보다 수지가 팽윤하지 않는다.

【화장실 볼】 우유, 지방식, 알코올은 피한다. 우유 등은 지용성이며 유분이기에 흡수가 촉
진되기 때문이다.

【기타 제품】 특별한 주의 사항은 없다. 평소대로 하면 된다.

2) 흡입

신선한 공기가 있는 장소로 이동한다.

3) 눈

- 눈을 비비지 않도록 주의하고 즉시 물로 충분히 씻는다.
- 콘택트렌즈를 착용하고 있는 경우, 쉽게 뺄 수 있으면 뺀다.

4) 피부

① 제거: 피부에 부착된 것을 제거하고 닦아낸다. 부착된 옷은 벗는다.
② 세척: 물로 충분히 씻는다.

▌ 의료기관에서의 처치

1) 경구

【에탄올을 함유한 액체 제품】 대량 섭취한 후 1시간 이내이면 위세척을 고려한다. 필요에 따
라서 수액, 산성혈증의 보정, 호흡·순환 관리, 보온, 혈당을 확인한다. 중증일 경우는 혈액
투석이 효과적이다.

【부드러운 과립 제품】
- 기도나 소화관의 폐색이 있는 경우는 내시경을 이용하거나 외과 수술로 적출한다.
- 폐색이 확인되지 않더라도 대량 섭취한 경우나 크기가 큰 것을 잘못 섭취한 경우에는 소화
관 폐색의 위험이 있으므로 CT, 초음파검사 등으로 겔이 소화관 내에 잔존하는 것이 확인
될 때는 가능한 한 적출한다.

【화장실 볼】

- 특별한 치료법은 없다. 필요에 따라 소화관 제염 및 대증치료를 한다.
- 금기: 피마자유와 같은 유성 설사약 투여(지용성이며 유분에 의해 흡수가 촉진되기 때문이다)
- 위 내용물 제거: 위 내에 있는 경우 최대한 회수한다. 큰 조각은 위 튜브가 통과하지 않기 때문에 겸자 등을 이용하여 내시경을 통해 제거하는 것이 효과적일 가능성이 있다.
- 활성탄, 염류 설사약 투여
- 혈액 정화: 일반적인 혈액 투석이나 강제 이뇨는 효과가 없다.

2) 흡입

증상에 따라 산소 투여, 호흡 관리를 한다.

3) 눈

- 진료 전 눈을 충분히 씻지 못했다면 의료기관에서 눈을 충분히 씻는다.
- 증상이 남아 있는 경우, 안과 진료가 필요하다.

4) 피부

부착 부위를 충분히 씻는다. 증상이 있으면 대증치료를 한다.

7. 치료상의 주의점

1) 에탄올 함유 액체 제품

- 흡착제로서의 활성탄은 에탄올의 흡수를 저지하는 효과는 없다.
- 혈액 투석은 자연대사의 2~4배의 속도로 혈중에서 에탄올을 제거한다.
- 에탄올 중독의 입원 기준
  - 성인: 중추신경 억제가 계속되는 경우, 호흡·순환 관리가 필요한 경우, 수액 등으로 신속하게 보정할 수 없는 알코올성 산성혈증이 있는 경우 등
  - 소아: 현저한 중추신경 억제, 경련, 산염기평형 이상, 저혈당의 경우 등

2) 부드러운 과립 제품(고흡습성 수지)

- 고흡습성 수지는 단순 X선 촬영으로 확인하기 어렵다. CT나 초음파검사에서는 소화관 내의

고흡습성 수지가 확인된 증례가 있다.

- 내시경에 의한 제거에 대해서: 고흡습성 수지의 알갱이는 공 모양이어서 미끄러지기 쉬우므로 바스켓 겸자가 효과적이다. 극단적으로 팽윤한 고흡습성 수지는 강도가 저하되므로 겸자로 집거나 찌르면 형태가 무너질 가능성도 있다.

8. 체내 동태

1) 에탄올

【흡수】 위, 소장에서 빠르게 흡수되어 최고혈중농도 도달시간은 30분~2시간이다. 흡입이나 피부를 통해 흡수된다.

【대사】 간장에서 아세트알데히드로, 뒤이어 초산으로 대사되어 물과 이산화탄소로 분해된다.

【배설】 약 5~10%는 미변화체로 호흡, 소변, 땀, 대변으로 배설된다.

2) 고흡습성 수지

【흡수】 소화관에서 흡수되지 않는다.

【배설】 일반적으로 1~2일이면 대변과 함께 체외로 배설된다. 축적성은 없다.

3) 파라디클로로벤젠

【흡수】 경구 및 흡입에 의해 잘 흡수되고 지방조직에 축적된다.

【분포】 파라디클로로벤젠 및 대사산물은 지방, 간장, 신장의 각 조직에 많이 분포한다.

【배설】 간장에서 대사되어 소변으로 90% 이상 배설되고, 대변 또는 날숨으로는 아주 조금 배설된다.

73

향류

향, 말향, 선향, 원추형 향

█ 개요

제품 불교 의식이나 향도 등에 이용되는 선향이나 향을 비롯하여 실내 방향제로 이용된다. 분말 상태의 분향이나 말향은 가라, 침향, 백단 등 천연물 유래의 향나무를 잘게 다져 조합한 것이며, 막대기 모양의 선향이나 스틱, 원뿔형의 콘 인센스 등은 후박나무 껍질을 건조시킨 분말 등에 향나무나 향료를 첨가하여 만든 것이다.

문제가 되는 성분과 증상 독성이 낮으므로 소아가 잘못 삼킨 경우에는 무증상 또는 가벼운 소화기 증상 정도다. 체질에 따라서는 천연물 유래 성분에 의한 알레르기 증상이 나타날 가능성이 있다.

JPIC 수신 상황 연간 약 100여 건의 문의가 있으며, 대부분이 소아의 잘못된 섭취로 인한 사고다. 재를 머리에서 뒤집어써서 기침이 계속해서 난 사례도 있다.

초기 대응을 위한 확인 사항

1. 제품

- 종류·형태(분말인 분향이나 말향인가, 막대기 모양의 선향이나 스틱인가, 원뿔형의 콘 인센스인가?)

2. 노출 상황·경로

- 잘못 삼켰거나 섭취한 경우, 핥은 정도인가, 씹은 정도인가, 대량으로 섭취하지 않았는가, 향을 피우고 난 후의 재인가?
- 재를 머리에 뒤집어쓰거나 연기를 흡입하지는 않았는가?
- 눈에 들어가지 않았는가, 재가 묻은 손으로 눈을 비비지 않았는가?
- 피부에 분말이나 재가 부착되지 않았는가?

3. 환자 상태·증상

- 구역질, 구토, 복통 등의 소화기 증상은 없는가? 인두나 식도에 걸린 기미는 없는가?
- 기침, 숨 막힘 등, 호흡기관에 들어간 기미는 없는가?
- 눈 위화감, 통증, 충혈, 눈물 흘림은 없는가?
- 피부 통증, 발적, 발진은 없는가?

초기 대응 포인트

1. 경구 노출

입안의 물질을 제거하고 입을 헹군다.

【즉시 진료】 목에 걸린 기미가 있는 경우와 구역질, 구토 등이 있는 경우

【만약을 위한 진료】 핥거나 씹은 정도로 증상이 없는 경우

2. 흡입한 경우

【즉시 진료】 연기나 재를 들이마셔서 목 통증, 불쾌감, 기침이 나타나고 신선한 공기를 마셔도 개선되지 않는 경우

3. 눈에 들어간 경우

눈을 비비지 않도록 주의하고 즉시 눈을 씻는다.

【즉시 진료】 눈 뜨기 어려운 경우, 눈 씻기가 어려운 경우와 콘택트렌즈가 빠지지 않는 경우

【만약을 위한 진료】 눈을 씻은 후에도 통증, 충혈이 있는 경우

4. 피부 노출

【만약을 위한 진료】 물로 씻은 후에도 발적, 통증, 발진이 있는 경우

해설

1. 제품에 대하여

- 가라, 침향, 백단 등의 향나무나 향기가 좋은 한방약·생약 원료 등으로 만들어진 향료를 태우기 위한 제품으로 불교 의식과 같은 종교 의식을 할 때 혹은 향을 피워 그 향기를 즐기는 생활 문화권(일본의 향도)에서 사용된다.
- 형태로는 분말형의 분향이나 말향, 막대기 모양의 선향이나 스틱, 원뿔형의 콘 인센스나 소용돌이 모양 등이 있다.
- 분향은 천연물 유래의 향나무를 잘게 썰어 조합한 향으로, 주로 불교 의식에 이용된다. 향로 안의 불씨(향탄 또는 말향)에 얹어 사용한다.
- 선향은 주로 후박나무 껍질을 건조시킨 불소화성의 다당류를 중점제로 만든 것으로, 불교 의식에 사용된다. 한쪽 편에 점화하여 향로재에 세우거나 눕혀서 사용한다.
- 일본의 향도에서는 향로에 재와 불을 붙인 숯덩이를 넣어 재를 만든 후, 그 위에 운모판을 얹고 몇 mm 모서리에 얇게 썬 향목을 달구어 향기를 즐긴다.
- 실내 방향제 등에 사용되는 향(콘 인센스 등)은 목분에 향료(프래그런스 오일이나 합성향료)를 첨가해서 만든 제품도 있다.

2. 사고 발생 상황

■ JPIC 수신 상황

연간 건수	약 100여 건(일반 97%, 의료기관 2%, 기타 1%)
환자 연령층	1세 미만 35%, 1~5세 64%, 기타·불명 1%
사고 상황	소아가 잘못 섭취한 경우 등 100%(재를 머리에서부터 뒤집어쓰면서 눈에 들어간 경우, 흡입한 경우 등)
증상 출현율	6%(구역질, 구토, 기침 등)

▌JPIC 에서 파악한 의료기관 진료 예

【1986~2009년까지 24년간 파악한 소아(12세 이하)의 불의의 사례】
선향·향에 의한 심각한 사례는 없었다.

【1986~2010년까지 25년간 파악한 고령자(65세 이상)의 불의의 사례】
선향·향에 의한 심각한 사례는 없었다.

3. 독성

향, 연소 후의 재와 함께 무독 또는 독성이 낮은 물질로 분류되므로 소량~중소량을 섭취한 경우
에는 사실상 독성이 없다. 단, 제품의 맛이나 감촉에 의해 경도의 복부 불쾌감이 발현할 가능성
이 있다.

4. 중독학적 약리작용

• 호흡기나 소화기에 대한 물리적인 자극 작용
• 천연물 유래 성분에 의한 알레르기

5. 증상

1) 경구

가벼운 복부 불쾌감, 대량 섭취한 경우 증점제 등에 의한 구역질, 구토, 복통, 설사가 나타날 가
능성이 있다.

2) 흡입

연기나 재가 상기도 점막을 자극하므로 기침, 콧물이 생길 수 있다.

3) 눈

물리적인 자극에 의한 동통이 있을 수 있다.

4) 피부

체질에 따라 천연물 유래 성분에 의한 알레르기 증상이 생길 수 있다.

6. 처치

▋ 가정에서의 응급처치

1) 경구

① 제거: 입안에 남아 있는 것을 뱉게 한다. 소아나 고령자의 경우는 입안을 확인하여 제거하고 닦아낸다.
② 헹굼: 입을 헹구고 가글한다. 가글할 수 없는 경우는 젖은 거즈로 닦아낸다.
③ 수분 섭취: 특별한 주의 사항은 없다. 평소대로 하면 된다.

2) 흡입

신선한 공기가 있는 장소로 이동한다.

3) 눈

- 눈을 비비지 않도록 주의하고 즉시 물로 충분히 씻는다.
- 콘택트렌즈를 착용하고 있는 경우, 쉽게 뺄 수 있으면 뺀다.

4) 피부

① 제거: 피부에 부착된 것을 제거하고 닦아낸다. 부착된 옷은 벗는다.
② 세척: 물로 충분히 씻는다.

▋ 의료기관에서의 처치

1) 경구

적극적인 처치는 필요 없고 증상이 있으면 대증치료를 한다.

2) 흡입

연기나 재를 대량 흡입하여 호흡곤란이 온 경우에는 증상에 따라 산소 투여, 호흡 관리를 한다.

3) 눈

진료 전 눈을 충분히 씻지 못했다면 의료기관에서 눈을 충분히 씻는다.

4) 피부

• 부착 부위를 충분히 씻는다. 증상이 있으면 대증치료를 한다.
• 발적, 부종, 피부염 등의 증상이 남아 있을 때는 알레르기도 고려한다.

74
정유(에센셜 오일)

▌개요

제품 정유(에센셜 오일)은 식물(꽃, 잎, 열매껍질, 나무껍질, 뿌리, 종자 등)에서 추출하여 얻을 수 있는 유기화합물의 혼합물이다. 쉽게 증발하여 향기를 남기므로 향료나 아로마 세러피에 사용된다. 아로마 세러피에서는 아로마 세러피용으로 조합된 정유(아로마 세러피 오일)를 가열하여 기화한 것을 흡입하거나 희석하여 피부에 사용한다. 또한 일부 방향제나 화장품 등에도 아로마 오일, 프래그런스 오일을 강조한 제품이 있고, 정유 외에 유기용제를 함유한 제품도 있다.

문제가 되는 성분과 증상 정유는 식물의 종류나 부위에 따라 수백 가지가 있으며, 조합해서 사용하는 경우도 많아 독성이 다양하다. 그중에서도 일부 정유 중에는 경구 섭취에 의한 심각한 중독 증례의 보고가 있고, 이러한 정유를 함유한 경우에는 특히 주의해야 한다('초기 대응을 위한 확인 사항' 참조). 또한 유기용제를 함유한 제품은 유기용제가 문제가 된다.

JPIC 수신 상황 연간 약 200여 건의 문의가 있으며, 소아가 작은 병에 든 정유를 핥았거나 아로마 포트를 핥았다는 문의가 많다.

초기 대응을 위한 확인 사항

정유에 따라 독성이 다르므로 제품표시를 가능한 한 정확하게 확인한다.

※ 심각한 중독 증례의 보고가 있는 정유

① 윈터그린 오일(동록유), ② 캠퍼(장뇌), ③ 클로브 오일(정향유), ④ 사사프라스 오일, ⑤ 시트로넬라 오일, ⑥ 시나몬 오일(계피유), ⑦ 세이지 오일, ⑧ 투야 오일, ⑨ 육두구 오일, ⑩ 향쑥 오일(압생트 오일), ⑪ 파슬리 종자유, ⑫ 히솝 오일, ⑬ 페니로얄 오일, ⑭ 페퍼민트 오일(박하 오일), ⑮ 유칼리 오일(주성분은 시네올), ⑯ 웜시드 오일

1. 제품

• 정유의 명칭, 심각한 중독 증례의 보고가 있는 정유가 배합되어 있지 않은가?

• 제품표시의 성분을 확인한다. 유기용제나 알코올 등의 기재는 없는가?

• 용기(적하 용기인가, 일반 병인가), 용량

2. 노출 상황·경로

• 잘못 섭취한 경우, 원액인가, 희석한 것인가, 핥은 정도인가, 대량으로 섭취하지 않았는가?

• 용기에서 직접 마신 경우 용기의 용량

• 삼킨 경우나 냄새가 신경 쓰이는 경우, 설치 장소, 사용량, 환기 상태

• 눈에 들어가지 않았는가, 제품을 만진 손으로 눈을 비비지는 않았는가?

• 피부에 부착되지는 않았는가, 옷 등에 쏟아지지 않았는가?

3. 환자 상태·증상

• 구취의 유무(입에서 정유 냄새가 나는가?)

• 구역질, 구토, 안면홍조, 현기증, 비틀거림, 의식 수준의 저하, 경련 등은 없는가?

• 기침, 호흡곤란은 없는가? 호흡기관에 들어간 기미는 없는가?

• 정유의 냄새로 인한 불쾌감이나 두통은 없는가?

• 눈 충혈, 통증은 없는가, 시야가 희미해지지 않았는가?

• 피부 자극감, 발진, 통증은 없는가?

1. 경구 노출

- 토하게 하지 말고 입안의 물질을 제거하고 입을 헹군다.
- 얼굴, 손발, 옷에 부착되어 있을 가능성이 있으면 샤워 등으로 전신을 씻고 옷을 갈아입는다.

【즉시 진료】
- 여러 번의 구토, 의식 수준의 저하, 경련이 나타난 경우
- 기침, 숨 막힘이 있고 잘못 섭취했을 가능성이 있는 경우

【만약을 위한 진료】
- 구역질, 구토, 구강의 위화감이 있는 경우, 흥분 상태, 안면홍조, 비틀거림이 있는 경우
- 증상이 없더라도 심각한 중독 증례의 보고가 있는 정유('초기대응을 위한 확인 사항' 참조)나 이러한 정유가 블렌딩된 정유, 종류를 알 수 없는 정유를 마셨을 가능성이 있는 경우

【경과 관찰】
- 심각한 중독 증례의 보고가 있는 정유('초기대응을 위한 확인 사항' 참조)나 이러한 정유가 블렌딩된 정유를 핥은 정도로 증상이 없는 경우
- 심각한 중독 증례의 보고가 있는 정유에 해당하지 않는 정유를 핥거나 한 모금 마신 정도로 증상이 없는 경우

2. 흡입한 경우

【만약을 위한 진료】
- 두통이나 호흡곤란이 있고 신선한 공기를 마셔도 개선되지 않는 경우

3. 눈에 들어간 경우

눈을 비비지 않도록 주의하고 즉시 눈을 씻는다.

【즉시 진료】
- 눈 뜨기 어려운 경우, 눈 씻기가 어려운 경우와 콘택트렌즈가 빠지지 않는 경우

【만약을 위한 진료】
- 눈을 씻은 후에도 통증, 충혈이 있는 경우

4. 피부 노출

【만약을 위한 진료】
- 물로 씻은 후에도 자극이나 부종, 발진이 있는 경우

▌해설

1. 제품에 대하여

- 식물(꽃, 잎, 열매껍질, 나무껍질, 뿌리, 종자, 수지 등)에서 추출하여 얻을 수 있는 유기화합물의 혼합물이다. 쉽게 증발하여 향기를 남기므로 향료나 아로마 세러피에 사용된다. 추출 방법으로는, 수증기증류법, 침출법, 압착법 등이 있다.
- 아로마 세러피에서는 아로마 세러피용으로 조합된 정유(아로마 세러피 오일)를 가열하여 기화한 것을 흡입하거나 희석한 것을 피부에 사용한다.
- 일부 방향제나 화장품 등에도 아로마 오일, 프래그런스 오일을 강조한 제품이 있고, 정유 외에 알코올류나 탄화수소류 등의 유기용제를 함유한 제품도 있다.
- 정유는 식물의 종류나 부위에 따라 수백 종류나 되며 조합해서 사용할 때도 많다. 독성이 문제가 되는 정유는 아래와 같다.

  ① 윈터그린 오일(동록유): 살리실산메틸을 98% 함유한다. 시중에 판매되는 윈터그린 오일은 합성 살리실산메틸이 대부분이다.
  ② 캠퍼(장뇌): 고리형 테르펜인 캠퍼를 비롯하여 시네올을 함유한다.
  ③ 클로브 오일(정향유): 오이게놀을 약 80% 함유한다.
  ④ 사사프라스 오일: 사프롤을 85~90% 함유한다.
  ⑤ 시트로넬라 오일: 주성분으로 게라니올, 시트로넬랄, 시트로넬롤을 함유한다.
  ⑥ 시나몬 오일(계피유): 신남알데히드와 오이게놀을 함유한다. 시나몬 잎의 증류물은 오이게놀이 주성분이다.
  ⑦ 세이지 오일: 튜존과 캠퍼가 주성분이다.
  ⑧ 투야 오일: 주요 독성 성분은 튜존이다.
  ⑨ 육두구 오일: 미리스티신을 비롯하여 오이게놀, 리나롤, 게라니올 등도 함유한다.
  ⑩ 향쑥 오일(압생트 오일): 영문명은 '웜 우드(worm wood)'로, 튜존을 함유한다. 압생트 술의 주성분이다.
  ⑪ 파슬리 종자유: 아피올과 미리스티신을 함유한다. 과거에는 인공 유산에 이용되었다.
  ⑫ 히숍 오일: 피노칸폰을 함유한다.
  ⑬ 페니로얄 오일: 주성분은 모노테르펜의 풀레곤이다.
  ⑭ 페퍼민트 오일(박하 오일): 멘톨을 약 50% 함유하며, 멘톤을 함유한다.

⑮ 유칼리 오일(주성분은 시네올): 시네올(유칼립톨)을 최대 70% 함유하고, 약용으로 사용된다.

   ※ 주: 유칼리 정유 중에는 시네올 이외를 주성분으로 하는 것이 있다. 레몬 유칼리 오일은 시트로넬랄, 초산

     게라닐을 함유하고 주로 향료로 사용된다.

⑯ 웜시드 오일: 아스카리돌을 60~80% 함유한다. 과거에는 구충제로 사용되었다.

2. 사고 발생 상황

▌JPIC 수신 상황

연간 건수	약 200여 건(일반 92%, 의료기관 7%, 숙박 시설, 점포 등 기타 1%)
환자 연령층	1세 미만 20%, 1~5세 70%, 20~64세 5%, 65세 이상 2%, 기타·불명 3%
사고 상황	소아나 치매가 있는 고령자가 잘못 삼킨 경우 등 92%, 잘못된 사용 8%(용기가 비슷한 영양 드링크로 착각하여 마신 경우, 안약으로 착각하여 점안한 경우 등)
증상 출현율	21%(구역질, 구토, 구강·인두의 위화감, 기침, 눈 통증·위화감, 피부의 발적이나 통증 등)

▌JPIC 에서 파악한 의료기관 진료 예

【1986~2009년까지 24년간 파악한 소아(12세 이하)의 불의의 사례】

에센셜 오일에 의한 사례는 64건으로, 심각한 사례는 없었다.

【1986~2010년까지 25년간 파악한 고령자(65세 이상)의 불의의 사례】

에센셜 오일에 의한 사례는 10건으로, 심각한 사례는 1건 있었다.

사례: 유칼리 오일을 물로 착각하여 섭취해서 스스로 토하고 30분 후 의식장애, 호흡 제어가

나타났다.

3. 독성

- 정유는 종류가 많고, 대부분의 정유는 소량 섭취 시 문제가 되지 않지만, 독성이 강한 정유도 있다.
- 심각한 중독 증례의 보고가 있는 정유('초기 대응을 위한 확인 사항' 참조)의 대부분은, 몇 ml(1 티스푼 이하), 경우에 따라서는 몇 방울로도 중독을 일으킬 수 있다.

4. 중독학적 약리작용

1) 윈터그린 오일(동록유)

유독 성분: 살리실산 화합물. 살리실산메틸에 의한 중추신경 흥분 작용, 미토콘드리아에서 산화적 인산화의 탈공역 작용.

2) 캠버(장뇌)

유독 성분: 캠퍼. 중추신경에 대한 작용(먼저 자극, 뒤이어 억제)

3) 클로브 오일(정향유)

유독 성분: 오이게놀. 중추신경 억제 작용, 간독성, 혈액 응고 방지 작용, 점막 자극 작용.

4) 사사프라스 오일

유독 성분: 사프롤. 중추신경 억제 작용

5) 시트로넬라 오일

• 유독 성분: 게라니올, 시트로넬롤. 점막 자극 작용
• 1세 유아가 잘못 삼켜 사망했다는 보고가 있지만 정유 내 독성과의 인과관계는 불명확하다
  (Temple WA, et al.: Clin Toxicol 1991; 29: 257-262).

6) 시나몬 오일(계피유)

유독 성분: 오이게놀, 신남알데히드. 피부, 점막에 대한 중간 정도의 자극 작용

7) 세이지 오일

유독 성분: 튜존, 캠퍼. 중추신경 자극 작용

8) 투야 오일

유독 성분: 튜존. 중추신경 자극 작용

9) 육두구 오일

유독 성분: 미리스티신. 중추신경 억제 작용(모노아민산화효소 저해 작용)

10) 향쑥 오일(압생트 오일)

유독 성분: 튜존. 중추신경 자극 작용

11) 파슬리 종자유

유독 성분: 아피올, 미리스티신. 미리스티신은 중추신경 억제 작용(모노아민산화효소 저해 작용). 아피올의 중독학적 약리작용은 불명확하다.

12) 히솝 오일

유독 성분: 피노칸폰. 중추신경 억제 작용

13) 페니로얄 오일

유독 성분: 풀레곤. 간 독성(대사산물이 직접적으로 간독성을 나타낸다).

14) 페퍼민트 오일(박하 오일)

유독 성분: 멘톨. 중간 정도의 점막 자극 작용. 중추신경 억제 작용

15) 유칼리 오일(주성분은 시네올)

유독 성분: 시네올(유칼립톨). 중추신경 억제 작용

16) 웜시드 오일

유독 성분: 아스칼리돌. 신경 독성(사망 사례에서 뇌부종이 나타났다), 가벼운 자극성

5. 증상

심각한 중독 보고가 있는 정유의 경우, 경련이나 의식장애, 간 장애 등이 나타날 수 있다. 그 밖의 정유에서도 점막 자극에 의한 소화기 증상이나 피부 자극에 의한 피부염 등이 나타날 수 있다. 또한 섭취량과 관계없이 잘못 삼킨 경우에는 화학성 폐렴이 나타날 수 있다.

1) 윈터그린 오일(동록유)

• 증상은 6~12시간 지난 후에 나타날 수 있다.
• 초기 증상: 구역질, 구토, 과호흡, 호흡성 산성혈증, 이명, 난청, 발한 등
• 지발 증상: 대사성 산성혈증, 저혈압, 고체온, 간독성, 혈액 응고 장애 등

2) 캠버(장뇌)

• 증상은 30분 정도면 나타난다.
• 구역질, 구토, 현기증, 흥분, 경련, 일과성 간 장애 등

3) 클로브 오일(정향유)

의식장애, 경련, 대사성 산성혈증, 간 장애 등

4) 사사프라스 오일

• 증상은 10~90분이면 나타난다.
• 구역질, 구토, 현기증, 환각, 혼미, 운동실조, 쇼크, 호흡 억제 등

5) 시트로넬라 오일

증상은 즉시 나타난다. 점막 자극에 의한 구토, 잘못 삼키면 화학성 폐렴 등이 나타난다.

6) 시나몬 오일(계피유)

• 증상은 60분 정도면 나타난다.
• 구강 점막의 자극, 흉부·위의 작열감, 구역질, 구토, 복통, 현기증, 복시 등
• 피부에 부착하면 타는 듯한 감각이 느껴지고, 때로는 수포가 생기는 경우도 있다.

7) 세이지 오일

경련이 나타난 사례가 다수 있다.

8) 투야 오일

경련이 나타난 사례가 다수 있다.

9) 육두구 오일

- 증상은 3~6시간이면 나타나지만 더 일찍 나타날 가능성도 있다. 증상이 오래 지속될 수 있다.
- 중추신경 자극 증상(조바심, 불안, 환각, 피부홍조, 갈증, 복통, 잦은 맥박 등) 후, 호흡 억제, 의식장애가 나타난다.

10) 향쑥 오일(압생트 오일)

장기간 섭취 시 신경 증상이 나타난다. 감각 이상, 구토, 현기증, 악몽, 의식장애, 경련, 혼수 등

11) 파슬리 종자유

발열, 구토, 설사, 심한 복통. 임신부는 질 출혈에 이어 유산이 될 수 있다.

12) 히솝 오일

경련이 나타난 사례가 다수 있다.

13) 페니로얄 오일

- 일반적으로 1~2시간 정도면 증상이 나타나지만 10분 이내에 나타날 수도 있다.
- 비틀거림, 무기력, 현기증, 구역질, 구토, 흥분, 경련, 혼수, 간·신장 장애 등

14) 페퍼민트 오일(박하 오일)

- 증상은 6시간 이내에 나타난다. 급격하게 나타날 가능성이 있다.
- 점막 자극에 의한 증상, 중추신경 억제 증상, 호흡곤란, 신생아 무호흡 등

15) 유칼리 오일(주성분은 시네올)

- 증상은 급격히 나타나지만 3시간 정도 늦게 나타날 수도 있다.
- 현기증, 의식장애가 일반적이다. 구토, 설사, 다행감, 두통, 경련, 혼수, 호흡 억제 등

16) 웜시드 오일

두통, 현기증, 이명, 난청, 복시, 구역질, 구토, 변비, 간장·신장·심장 장애

6. 처치

▌가정에서의 응급처치

경련을 일으킬 수 있는 성분이 많으므로 충분히 주의해야 한다.

1) 경구

【금기】 토하게 해서는 안 된다.

【이유】 경련을 유발할 가능성이 있기 때문이다.

① 제거: 입안에 남아 있는 것을 뱉게 한다. 소아나 고령자의 경우는 입안을 확인하여 제거하고 닦아낸다.

② 헹굼: 입을 헹구고 가글한다. 가글할 수 없는 경우는 젖은 거즈로 닦아낸다.

③ 수분 섭취: 적극적으로 수분을 섭취하는 것은 피하는 것이 좋다(억지로 마시게 해서 구토를 유발하지 않도록 주의한다).

2) 흡입

신선한 공기가 있는 장소로 이동한다.

3) 눈

• 눈을 비비지 않도록 주의하고 즉시 물로 충분히 씻는다.

• 콘택트렌즈를 착용하고 있는 경우, 쉽게 뺄 수 있으면 뺀다.

4) 피부

① 제거: 피부에 부착된 것을 제거하고 닦아낸다. 부착된 옷은 벗는다.

② 세척: 물로 충분히 씻는다. 가능하면 비누와 물로 씻는다.

▌의료기관에서의 처치

1) 경구

• 심각한 중독 증례의 보고가 있는 정유('초기 대응을 위한 확인 사항' 참조)나 블렌딩된 정유의 경

우, 소량 섭취했어도 적극적으로 대응한다. 몇 종류의 정유를 제외하고는 해독제와 같은 특별한 치료법은 없고 호흡·순환 관리와 대중치료를 한다. 대량 섭취한 경우 경련이나 의식 수준의 저하 등이 없으면 기도를 확보한 후 잘못 삼키지 않도록 주의하고 위세척 등을 고려한다.

- 심각한 중독 증례의 보고가 있는 정유 중 클로브 오일과 페니로얄 오일은 간 장애에 대하여 해독제(아세틸시스테인)가 효과가 있을 수 있다. 증상이 있고 섭취한 것이 확실하거나 또는 섭취했을 가능성이 있는 경우에는 투여를 고려하지만, 반감기가 비교적 짧고 데이터가 부족하므로 사용하려면 충분한 주의가 필요하다.
- 심각한 중독 증례의 보고가 있는 정유에 해당하지 않는 정유를 잘못 삼킨 정도면 적극적인 처치는 하지 않아도 된다. 증상이 있으면 대중치료를 한다.
- 에탄올이 함유된 제품을 대량 섭취한 지 1시간 이내이면 위세척을 고려한다. 필요에 따라서 수액, 산성혈증의 보정, 호흡·순환 관리, 보온, 혈당을 확인한다. 중증일 경우는 혈액 투석이 효과적이다.

2) 흡입

증상에 따라 산소 투여, 호흡 관리를 한다.

3) 눈

- 진료 전 눈을 충분히 씻지 못했다면 의료기관에서 눈을 충분히 씻는다.
- 증상이 남아 있는 경우에는 안과 진료가 필요하다.

4) 피부

부착 부위를 충분히 씻는다. 증상이 있으면 대중치료를 한다.

7. 체내 동태

심각한 중독 증례가 보고된 정유는 소량 섭취해도 중추신경 억제 증상이나 경련이 발병하는 경우가 많고 구토는 금기이다. 또 처치할 때도 중추신경 억제에 의한 잘못된 섭취 및 경련에 주의가 필요하다.

※ 참고: 소아가 잘못 삼킨 정도로는 문제가 되지 않는 정유

정유의 안전성 가이드[로버트 티저랜드(Robert Tisserand), 기타, 프래그런스 저널]에서 설치류의 급성 경구 독성이(LD$_{50}$값) C 또는 D로 분류되어 비독성으로 알려져 있는 주요 정유

(A < 1.0g/kg, B 1~21.0g/kg, C 2~51.0g/kg, D > 51.0g/kg)

이모텔	팔마로사	코리앤더	생강	마조람(스패니시)
일랑일랑	히바우도	사이프레스	제라늄	마조람(스위트)
오렌지	펜넬	백단	터머릭	만다린
카모마일(저먼)	포레스트 파인	시더우드(아틀라스)	타임	메이찬
카모마일(로만)	페티그레인	시더우드(버지니안)	네롤리	라임
카더멈	블랙 페퍼	자스민 앱솔루트	파촐리	라벤더
당근	베티버	주니퍼	로즈우드	레몬
클라리세이지	베르가모트(베르갑텐 제거)	로즈마리	로즈오토	레몬그라스
자몽	마조람 (스패니시)	로즈마리	월계수	
코리앤더	마조람(스위트)			

75

휴대용 화장실용 소취제

█ 개요

제품 침대 옆 등에 놓고 사용하는 휴대용 화장실용 소취제이다. 액체나 분말, 정제를 미리 휴대용 화장실의 물통 내 물에 희석하거나 용해해서 사용하는 제품과 수면이나 배설물에 직접 분사하여 악취의 확산 방지를 기대하는 폼 타입 제품이 있다. 용해하여 사용하는 제품은 사용 시 액성이 중성인 경우가 많지만, 유기산을 함유한 제품은 산성이다. 폼 타입 제품은 알칼리성이다.

문제가 되는 성분과 증상 용해하여 사용하는 제품, 폼 타입 제품의 액체를 잘못 삼킨 정도면 계면활성제나 유기산 등의 점막 자극에 의한 구역질, 구토, 설사 정도가 많지만, 분말이나 정제를 그대로 섭취한 경우에는 소화관 점막에 부착하여 국소 미란이나 궤양 등을 일으킬 가능성이 있다. 또한, 잘못 삼키면 화학성 폐렴이 발병할 가능성이 있으며 특히 고령자는 주의가 필요하다.

JPIC 수신상황 연간 약 30여 건의 문의가 있다. 그중 고령자가 80% 이상을 차지하며 용기에서 직접 마신 경우, 봉지에 든 분말 제품을 약으로 착각하여 마신 경우 등의 사례가 있다.

초기 대응을 위한 확인 사항

1. 제품

- 형태, 사용 방법(액체나 분말, 정제를 물에 녹여서 사용하는 제품인가, 직접 분사하는 폼 타입인가?)
- 제품표시의 성분, 액성(중성, 약알칼리성, 산성 등)

2. 노출 상황·경로

- 잘못 삼켰거나 섭취한 경우, 핥은 정도인가, 대량으로 섭취했을 가능성은 없는가?
- 분말이나 정제를 그대로 섭취했는가, 용해(희석)액을 마셨는가?
- 분말 제품의 경우, 흡입했을 가능성은 없는가?
- 눈에 들어간 기미는 없는가? 제품이 묻은 손으로 눈을 만지지 않았는가?
- 피부에 부착되지 않았는가?

3. 환자 상태·증상

- 입안에 제품에 의한 착색(청색 등)은 없는가? 입에서 제품의 냄새는 나지 않는가?
- 정제나 분말을 그대로 삼킨 경우, 구강에 부착되지 않았는가, 정제가 인두나 식도에 걸린 기미는 없는가?
- 구강의 위화감, 구역질, 구토, 복통 등의 소화기 증상은 없는가?
- 기침, 호흡곤란은 없는가? 호흡기관에 들어간 기미는 없는가?
- 눈 위화감, 통증, 충혈, 눈물 흘림은 없는가?
- 피부의 발적이나 통증, 발진은 없는가?

초기 대응 포인트

1. 경구 노출

- 입안의 물질을 제거하고 입을 헹군 후, 유제품 또는 물을 마시게 한다.
- 얼굴, 손발, 옷에 부착되어 있을 가능성이 있으면 샤워 등으로 전신을 씻고 옷을 갈아입는다.

【즉시 진료】
- 여러 번의 구토나 기침 등의 호흡기 증상이 있는 경우, 잘못 삼켰을 가능성이 있는 경우
- 분말이나 정제를 그대로 삼켜 인두나 식도에 걸린 기미가 있는 경우
- 증상은 없더라도 제품을 대량으로 섭취했을 가능성이 있는 경우

【만약을 위한 진료】 제품을 핥거나 용해(희석)액을 잘못 삼킨 정도로 구토, 구강의 이상이 있는 경우

【경과 관찰】
- 제품을 핥거나 용해(희석)액을 잘못 삼킨 정도로 증상이 없는 경우
- 고령자는 증상을 호소하기 어려우므로 충분히 주의한다.

2. 흡입한 경우

【즉시 진료】 분말을 흡입하여 기침이나 천식 등이 있는 경우

3. 눈에 들어간 경우

눈을 비비지 않도록 주의하고 즉시 눈을 씻는다.

【즉시 진료】
- 눈 뜨기 어려운 경우, 눈 씻기가 어려운 경우와 콘택트렌즈가 빠지지 않는 경우
- 산성 제품의 경우

【만약을 위한 진료】 산성 제품 이외의 제품이 눈에 들어가서 눈을 씻은 후에도 통증, 충혈이 있는 경우

4. 피부 노출

【만약을 위한 진료】 물로 씻은 후에도 발적, 통증, 발진이 있는 경우

▌해설

1. 제품에 대하여

침대 옆 등에 놓고 사용하는 휴대용 화장실용 소취제이다. 액체나 분말, 정제를 미리 휴대용 화장실의 물통 내 물에 희석하거나 용해해서 사용하는 제품과 수면이나 배설물에 직접 분사하여 피막을 만들어 악취의 확산 방지를 기대하는 폼 타입 제품이 있다.

1) 용해(희석)해서 사용하는 제품

살균제(유기브로민계 화합물 등), 계면활성제, 소취제(글리옥살, 식물추출물 등)를 각각 수 % 함유하고 착향제가 첨가되어 있다. 사용 시 액성은 중성 또는 산성으로, 산성 제품은 암모니아를 중화하는 목적으로 유기산(사과산, 구연산, 숙신산 등)을 수 %~ 약 10%가량 함유한다. 분말, 정제 제품은 상기 성분 외에 황산나트륨 등의 무기염류, 발포제로 탄산나트륨을 함유한 제품도 있다.

2) 폼 타입 제품

에어로졸 스프레이로 계면활성제, 고급 알코올 등을 수 % 함유하고 약알칼리성이다. 그밖에 소취 성분(식물추출물 등)을 함유하고 화학적인 소취 효과를 기대한 제품도 있다.

2. 사고 발생 상황

▌JPIC 수신 상황

연간 건수　　약 30여 건(일반 28%, 의료기관 35%, 고령자 시설 등 기타 37%)

환자 연령층　1~5세 3%, 20~64세 9%, 65세 이상 86%, 기타·불명 2%

사고 상황　　소아나 치매가 있는 고령자가 잘못 삼키거나 섭취한 경우 등 89%,

　　　　　　잘못된 사용8%(약이나 식품으로 착각하여 마신 경우 등), 기타·불명 3%

증상 출현율　17%(구강의 위화감, 구역질, 구토, 설사 등)

▌JPIC에서 파악한 의료기관 진료 예

【2003~2007년까지 파악한 83건】

전체 사례가 경구 섭취로, 그중 고령자가 74건으로 90%를 차지하며, 증상이 나타난 23건 중 80%가 액체나 분말 제품을 그대로 섭취한 경우였다. 증상은 구강 점막 이상이나 구역질, 구토 등이 대부분이었고, 소화관의 염증이나 미란을 일으킨 사례도 있었다. 오연성 폐렴이 나타난 사례가 3건 있었고 일주일 이상 입원을 요하는 사례도 있었다. 착색 제품을 섭취하여 대소변이 청색으로 물든 사례가 3건 있었다.

【1986~2009년까지 24년간 파악한 소아(12세 이하)의 불의의 사례】

휴대용 화장실용에 의한 사례는 2건으로 심각한 사례는 없었다.

【1986~2010년까지 25년간 파악한 고령자(65세 이상)의 불의의 사례】

휴대용 화장실용에 의한 사례 108건 중 심각한 사례는 5건으로 그중 4건에서 잘못 삼켜 화학성 폐렴이 나타났다.

3. 독성

노출 경로나 노출 양에 따라 계면활성제나 유기산 등으로 피부 및 점막에 대한 자극이 발생해 문제가 된다. 자극의 정도는 농도와 접촉 시간에 따라 다르다.

4. 중독학적 약리작용

용해(희석)하여 사용하는 제품, 폼 타입 제품과 함께 계면활성제, 글리옥살, 유기산(사과산, 구연산, 숙신산 등), 탄산나트륨 등에 의한 피부·점막에 대한 자극 작용이 있다.

1) 계면활성제

- 피부·점막 자극 작용
- 체순환에 들어가면 전신 작용으로 혈관 투과성 항진·세포 팽화 작용

2) 구연산

- 산으로서 피부·점막 자극 작용
- 흡수된 구연산에 의한 체액의 pH 변화
- 구연산과 칼슘의 결합에 의한 저칼슘혈증, 고칼륨혈증

3) 사과산, 숙신산

산으로서 피부 및 점막 자극·부식 작용(저농도의 경우는 자극성, 고농도의 경우는 화학 손상)

5. 증상

1) 경구

- 용해하여 사용하는 제품은 자극에 의한 구강의 위화감이나 혀 자극감, 구역질, 구토나 설사 등의 소화기 증상이나 위염
- 분말이나 정제가 구강 점막 등의 소화관에 장시간 부착되면 국소 미란이나 궤양이 생길 가능성이 있다.
- 자극에 의해 구토 등이 유발되면 특히 고령자는 잘못 삼켜 화학성 폐렴이 발병할 가능성이 있다.
- 구연산을 함유하는 제품을 대량 섭취한 경우는 대사성 산성혈증, 저칼슘혈증, 고칼륨혈증에 의한 혈압 저하나 동성빈맥 등의 전신 증상이 나타날 가능성이 있다.
- 청색 제품을 섭취한 경우 대소변이 청색으로 나타날 수가 있다.

2) 흡입

분말의 흡입은 코나 목을 자극할 수 있다. 기침, 콧물, 천명, 쉰 목소리 등

3) 눈

눈 통증, 충혈, 눈물 흘림 등

4) 피부

가려움이나 통증, 붉은 반점, 발진, 수포가 나타날 수 있다(자극성 접촉피부염).

6. 처치

▌가정에서의 응급처치

1) 경구

① 제거: 입안에 남아 있는 것을 뱉게 한다. 소아나 고령자의 경우는 입안을 확인하여 제거하고 닦아낸다.
② 헹굼: 입을 헹구고 가글한다. 가글할 수 없는 경우는 젖은 거즈로 닦아낸다.
③ 수분 섭취: 유제품(우유나 요구르트) 또는 물을 마시게 한다. 마시는 양은 보통 마시는 정도 (120~240ml, 소아는 1kg당 15ml 이하, 무리하게 마시게 하여 구토를 유발하지 않도록 주의한다).
　【이유】단백질에 의한 점막 보호나 희석을 통한 자극의 완화를 기대할 수 있다.

2) 흡입

신선한 공기가 있는 장소로 이동한다.

3) 눈

• 눈을 비비지 않도록 주의하고 즉시 흐르는 물로 충분히 씻는다.
• 콘택트렌즈를 착용하고 있는 경우, 쉽게 뺄 수 있으면 뺀다.

4) 피부

① 제거: 피부에 부착된 것을 제거하고 닦아낸다. 부착된 옷은 벗는다.
② 세척: 물로 충분히 씻는다.

▌의료기관에서의 처치

1) 경구

- 특별한 치료법은 없고 우유나 물로 희석하거나 대증치료를 한다.
- 제품을 그대로 섭취한 경우에는 진료 시 증상이 없더라도 소화관 점막에 부착되어 증상이 악화할 가능성을 고려하여 대응한다.

2) 흡입

증상에 따라 산소 투여, 호흡 관리를 한다.

3) 눈

- 진료 전 눈을 충분히 씻지 못했다면 의료기관에서 눈을 충분히 씻는다.
- 증상이 남아 있는 경우는 안과적 진찰이 필요하다.

4) 피부

- 부착 부위를 충분히 씻는다.
- 증상이 있으면 대증치료를 한다. 산성 제품은 화상에 따라 치료한다.

7. 치료상의 주의점

1. 분말이나 정제 제품을 그대로 삼켰거나 장시간 핥은 경우에는 구강·인두에서의 접촉 시간이 길어져 궤양 등이 발생할 가능성이 있기 때문에 점막의 상태를 확인할 필요가 있다.
2. 정제가 인두나 식도에 머물러 있을 가능성이 있으면 내시경 등으로 확인하여 제거할 필요가 있다.
3. 구연산의 대량 섭취가 의심되는 경우, 칼륨과 칼슘 등의 전해질, 산성혈증의 유무를 확인한다.

8. 체내 동태

1) 구연산

【흡수】 소화관에서 잘 흡수된다.

【대사】 구연산 리아제에 의해 옥살로초산과 초산으로 분해된다.

2) 계면활성제

【흡수】 분자구조에 따라 차이는 있지만 기본적으로 소화관에서 흡수된다.

【대사·배설】 간장에서 대사된 후, 소변 또는 대변으로 배설된다.

식품류

76

염분 다량 함유 식품

▌개요

제품 식품 중에서도 식염, 고체형 스프, 두반장, 간장 등의 조미료나 매실 장아찌, 젓갈, 염장
다시마 등의 농산물·수산물 가공식품에는 염분이 많이 함유되어 있다.

문제가 되는 성분과 증상 고농도의 염화나트륨 용액은 점막 자극 작용이 있고, 구역질, 구토,
설사, 복부 불쾌감이 나타난다. 과잉 섭취하면 혈장 나트륨 농도가 높아지면서 혈장 삼투압이
상승하고 세포 내 탈수에 의해 조직 상해가 일어난다. 과도한 갈증, 탈수에 의한 발열, 중증의
경우 불온, 경련 등이 나타날 수 있다.

JPIC 수신 상황 연간 약 50여 건의 문의가 있으며, 소아가 잘못 삼킨 경우가 90% 가까이 된다.
잘못된 섭취에 의한 심각한 사례는 파악되지 않았다.

초기 대응을 위한 확인 사항

1. 제품

- 식품의 종류, 제품표시의 염분량(식염 상당량 또는 나트륨량)

2. 노출 상황·경로

- 잘못 섭취한 경우, 핥은 정도인가, 용기에서 직접 마셨는가?
- 대량으로 섭취한 경우, 용기의 용량이 얼마나 줄었는가?
- 고농도의 액이 눈에 들어갔을 가능성은 없는가?

3. 환자 상태·증상

- 갈증, 구역질, 구토, 설사, 복부 불쾌감 등의 소화기 증상이나 발열은 없는가?
- 기침, 숨 막힘 등 호흡기관에 들어간 기미는 없는가?
- 눈 통증, 충혈은 없는가?

초기 대응 포인트

1. 경구 노출

토하게 하지 말고 입안의 물질을 제거하고 입을 헹군 후 물을 마시게 한다.

【즉시 진료】

- 갈증, 구역질, 구토, 설사, 복부 불쾌감, 발열이 있는 경우, 기침을 하는 등 잘못 삼켰을 가능성이 경우
- 염화나트륨을 체중 1kg당 0.5g 이상 섭취했을 가능성이 있는 경우(체중 10kg일 경우 5g 이상, 진한 간장은 30ml 이상)

【만약을 위한 진료】 염화나트륨을 체중 1kg당 0.2g 이상 섭취한 경우(체중 10kg일 경우 2g 이상, 진한 간장은 15ml, 1큰술 이상)

【경과 관찰】 핥거나 한 모금 마신 정도로 증상이 없는 경우

2. 흡입한 경우

제품 성질상 흡입해서 문제가 발생하기는 어렵다.

3. 눈에 들어간 경우

눈을 비비지 않도록 주의하고 즉시 눈을 씻는다.

【즉시 진료】 눈 뜨기 어려운 경우, 눈 씻기가 어려운 경우와 콘택트렌즈가 빠지지 않는 경우

【만약을 위한 진료】 눈을 씻은 후에도 통증, 충혈이 있는 경우

4. 피부 노출

제품 성질상 피부에 부착해서 문제가 된다고 보기 어렵다.

▌해설

1. 제품에 대하여

- 식품 중에서도 조미료나 농산물·수산물 가공품 등에는 염분이 많이 포함되어 있다.
- 식품 내 염분량 기준으로 일본 식품표준성분표에는 100g당 식염 상당량이 게재되어 있다(3번 항목의 '주' 참조). 아래의 식품들은 염분량이 많은 식품의 일례이다.

1) 조미료

식염 99.1g, 고체형 스프 43.2g, 두반장 17.8g, 묽은 간장 16.0g, 진간장 14.5g, 쌀된장(붉은 것) 13.0g, 굴 소스 11.4g, 카레루 10.7g, 면 간장(3배 진함) 9.9g, 우스터 소스 8.4g, 논오일 일본식 드레싱 7.4g, 진한 소스 5.6g, 마요네즈(노른자형) 2.3g, 토마토케첩 3.3g, 프렌치 드레싱 3.0g, 소금 버터 1.9g

2) 농산물·수산물 가공품

매실 장아찌(염장) 22.1g, 새우 젓갈 19.8g, 염장 다시마 18.0g, 자차이(절임) 13.7g, 성게알 8.4g, 다시마조림 7.4g, 초생강 7.1g, 오징어 진미채 6.9g, 갓 절임 5.8g, 생햄(장기 숙성) 5.6g, 매운 명란젓 5.6g, 드라이 소시지 3.6g, 찐 어묵 2.5g

3) 기타

컵라면 6.9g, 인스턴트 라면(기름에 튀기지 않은 면) 6.4g, 레토르트 카레 1.3g

> 주) 식염 상당량은 나트륨량에 2.54를 곱해 산출한 값. 나트륨량에는 식염에서 유래한 것 외에도, 글로타민산나트륨, 아스코르브산나트륨, 인산나트륨, 탄산수소나트륨 등에서 유래한 나트륨도 포함되어 있어 실제보다 많이 나온다. 또한, 식염 상당량은 식품 100g당 함유량이며 수분 함유량이 낮은 식품은 상대적으로 높아진다(소시지의 경우, 드라이 소시지 > 세미 드라이 소시지 > 소시지).

2. 사고 발생 상황

▌JPIC 수신 상황

연간 건수	약 500여 건(일반 92%, 의료기관 6%, 고령자 시설 등 기타 2%)
환자 연령층	1세 미만 16%, 1~5세 71%, 20~64세 7%, 기타·불명 6%
사고 상황	소아나 치매가 있는 고령자가 잘못 삼키거나 섭취한 경우 등 88%, 잘못된 사용 6%(설탕으로 오인한 경우 등), 기타·불명 6%
증상 출현율	37%(갈증, 구토, 복통 등)

▌JPIC에서 파악한 의료기관 진료 예

【1986~2009년까지 24년간 파악한 소아(12세 이하)의 불의의 사례】

간장에 의한 사례는 7건으로 심각한 사례는 없었다.

【1986~2010년까지 25년간 파악한 고령자(65세 이상)의 불의의 사례】

간장에 의한 사례는 없었다.

3. 독성

염화나트륨

- 경구 중독량: 염화나트륨은 체중 1kg당 0.5~1g(8.6~17.2mEq)이다.
- 독성은 혈청나트륨값과 밀접하게 관련이 있다. 혈청나트륨값이 150mEq/L을 초과하면 중추신경 증상이 나타나고, 160~185mEq/L에서는 10%에 경련이 나타난다.

4. 중독학적 약리작용

염화나트륨

- 점막 자극 작용
- 세포 내 탈수에 의한 조직 상해: 염화나트륨을 과잉 섭취하면 혈장 나트륨 농도가 높아지면서 혈장 침투압이 상승하고 세포 내 탈수가 일어난다. 뇌세포의 탈수에 의해 중추신경계에 장애가 생긴다.

5. 증상

1) 경구

• 구역질, 구토, 설사, 복부 불쾌감, 과도한 갈증, 탈수에 의한 발열
• 중증화되면 불온, 경련, 우울 상태, 혼수, 저혈압, 호흡 정지가 일어난다.

2) 눈

누액에 의해 고농도의 염화나트륨 용액이 눈에 들어가면 찌르는 듯한 통증을 일으킨다.

6. 처치

▌가정에서의 응급처치

1) 경구

① 제거: 입안에 남아 있는 것을 뱉게 한다. 소아나 고령자의 경우는 입안을 확인하여 제거하고 닦아낸다.
② 헹굼: 입을 헹구고 가글한다. 가글할 수 없는 경우는 젖은 거즈로 닦아낸다.
③ 수분 섭취: 물을 마시게 한다. 마시는 양은 보통 마시는 정도(120~240ml, 소아는 1kg당 15ml 이하, 무리하게 마시게 하여 구토를 유발하지 않도록 주의한다). 【이유】 물을 마심으로써 갈증이 줄어든다.

2) 눈

• 눈을 비비지 않도록 주의하고 즉시 물로 충분히 씻는다.
• 콘택트렌즈를 착용하고 있는 경우, 쉽게 뺄 수 있으면 뺀다.

▌의료기관에서의 처치

1) 경구

혈청나트륨값의 보정, 경련이나 뇌부종에 대한 대증치료를 한다. 중증 시에는 혈액 투석을 고려한다.

2) 눈

진료 전 눈을 충분히 씻지 못했다면 의료기관에서 눈을 충분히 씻는다.

7. 치료상의 주의점

1. 수액 요법에 반응하지 않는 고나트륨혈증이나 난치성 구토 등, 염화나트륨에 의한 전신성 증상·소견이 있는 경우는 입원을 고려한다.
2. 활성탄은 염화나트륨의 흡착제로 효과가 없다.
3. 혈청나트륨값이 200mEq/L을 초과하면 신장 장애가 나타난다. 치사 상태 등인 경우에는 혈액 투석을 실시한다.

8. 체내 동태

염화나트륨

【흡수】 경구, 직장 투여, 피하 주사로도 흡수된다.
【배설】 소변으로 배설된다.

77

카페인 함유 음료

커피, 차, 드링크류

▌개요

제품 커피, 홍차, 녹차, 코코아를 비롯하여 콜라나 에너지 드링크, 졸음 방지를 강조한 청량음료, 지정의약외품에 해당하는 에너지 음료에도 카페인이 함유되어 있다.

문제가 되는 성분과 증상 카페인에는 교감신경 자극 작용이 있어 상용량으로는 각성, 지각·운동 기능을 높일 수 있지만, 급성중독 시에는 잦은 구토, 잦은 호흡, 호흡곤란, 흥분, 경련, 잦은 맥박, 부정맥, 골격근의 과긴장, 저칼륨혈증 등이 생긴다. 일반적인 커피, 녹차, 홍차, 캔·페트병 음료 등의 카페인 함유량은 수백 ml 정도로 카페인에 의한 중독 증상이 나타날 가능성은 낮다. 졸음 방지를 강조한 청량음료나 에너지 음료 중에는 카페인을 많이 함유한 것도 있고, 단기간에 대량으로 마시거나 카페인을 함유한 의약품(졸음 방지약, 감기약, 해열진통제 등)을 병용한 경우는 주의해야 한다.

JPIC 수신 상황 연간 약 40여 건의 문의가 있으며 대부분 5세 이하가 잘못 삼킨 경우다.

1. 제품

- 음료를 마셨는가, 찻잎이나 커피의 원두, 인스턴트 커피의 분말을 먹었는가?
- 음료의 경우 종류, 제품명, 제품표시의 카페인 함유량을 확인한다.

2. 노출 상황·경로

- 잘못 삼킨 경우, 핥은 정도인가, 용기에서 직접 마셨는가?
- 대량으로 마신 경우, 1병의 용량. 얼마만큼 줄었는가, 몇 병이나 마셨을 가능성은 없는가?
- 몇 종류의 카페인 함유 음료를 병용하지 않았는가? 졸음 방지약이나 종합 감기약, 진통제 등 카페인 함유 의약품을 병용하지 않았는가?(병용한 경우 카페인의 총섭취량을 확인한다)

3. 환자 상태·증상

- 구토, 안면홍조, 흥분 상태는 없는가?
- 기침, 목 막힘 등 호흡기관에 들어간 기미는 없는가?

몇 종류의 카페인 함유 음료나 카페인이 함유된 일반의약품(졸음 방지약이나 감기약, 해열진통제)을 병용한 경우는 특히 주의가 필요하다.

1. 경구 노출

토하게 하지 말고 입안의 물질을 제거하고 입을 헹군다.

【즉시 진료】 구토, 안면홍조, 흥분 상태가 있는 경우

【만약을 위한 진료】

- 소아가 잘못 삼켜 카페인을 체중 1kg당 0.02g 정도 마신 경우(체중 10kg일 때, 카페인은 0.2g, 인스턴트 커피의 분말은 5g, 에너지 음료나 졸음 방지 음료는 1병 이상)
- 성인이 카페인을 1g 정도 마신 경우(인스턴트 커피 분말 약 25g, 에너지 음료나 졸음 방지 음료는 5병 이상)

【경과 관찰】 소아가 핥은 정도이거나 몇 모금 마신 정도로 증상이 없는 경우

2. 흡입한 경우

제품 성질상 흡입해서 문제가 된다고 보기는 어렵다.

3. 눈에 들어간 경우

제품 성질상 눈에 들어가서 문제가 된다고 보기는 어렵다.

4. 피부 노출

제품 성질상 피부에 부착해서 문제가 된다고 보기는 어렵다.

▌해설

1. 제품에 대하여

카페인은 녹차나 홍차의 찻잎에 1~5%, 커피의 원두에 0.8~1.75%, 마테차에 0.15~1.85%, 과라나에 5%, 콜라나무 씨(콜라나무의 종자)에 2% 이하 함유되어 있다.

1) 침출액

찻잎(녹차, 홍차)의 침출액에는 100mL에 약 0.01~0.03g, 콜라 침출액에는 100mL에 약 0.06g 함유되어 있다.

2) 인스턴트 커피, 코코아

- 인스턴트 커피의 분말에는 4%, 무카페인의 경우는 약 0.1% 함유되어 있다.
- 순 코코아에는 0.2%, 인스턴트 밀크코코아에는 미량 함유되어 있다. 코코아류에는 카페인 유사물질인 테오브로민(순 코코아 1.7%, 밀크코코아 0.3%)도 함유되어 있다.

3) 캔 · 페트병 음료

- 시중에 판매되는 캔이나 페트병 음료에는 100mL당 약 0.01~0.08g(커피 0.03~0.08g, 홍차 0.01~0.04g, 녹차 0.01~0.03g, 우롱차 0.01~0.02g, 콜라 0.01~0.02g) 함유되어 있다. 보리차에는 카페인이 함유되어 있지 않다.
- 카페인, 비타민, 아미노산 등을 함유한 탄산음료(이른바 에너지 음료)에는 1병(160~500mL)당 0.014~0.18g의 카페인이 함유되어 있다.
- 졸음 방지 청량음료는 1병(약 50mL)당 0.1~0.15g가량의 카페인을 함유한 제품도 있다.

4) 비타민 함유 보건제(특정 의약외품)

지정의약외품에 해당하는 비타민 함유 보건제(이른바 에너지 음료)의 카페인 함유량은 1일 용량 최대 50mg(0.05g)으로 규정되어 있다.

2. 사고 발생 상황

▌JPIC 수신 상황

연간 건수	• 식품으로 분류되는 음료: 약 30여 건(일반 98%, 의료기관 1%, 기타 1%)
	• 지정의약외품의 에너지 음료: 약10여 건(일반 100%)
환자 연령층	• 식품으로 분류되는 음료: 1세 미만 37%, 1~5세 48%, 20~64세 11%, 기타·불명 4%
	• 지정의약외품의 에너지 음료: 5세 미만 53%, 6~12세 13%, 20~64세 15%, 65세 이상 11%, 기타·불명 8%
사고 상황	• 식품으로 분류되는 음료: 소아나 치매가 있는 고령자가 잘못 삼킨 경우 등 82%, 잘못된 사용 12%(착각하여 유아에게 주었거나 성인이 커피를 너무 많이 마신 경우 등), 기타·불명 6%
	• 지정의약외품의 에너지 음료: 소아나 치매가 있는 고령자가 잘못 삼킨 경우 53%, 잘못된 사용 45%(1일 1병인데 2병 마셨거나 대상 연령이 아닌데 마시게 한 경우 등), 기타·불명 2%.
증상 출현율	• 식품으로 분류되는 음료: 23%
	• 지정의약외품인 에너지 음료: 28%(구토, 흥분 등)

▌JPIC 에서 파악한 의료기관 진료 예

【1986~2009년까지 24년간 파악한 소아(12세 이하)의 불의의 사례】
카페인 함유 음료에 의한 사례는 2건으로, 심각한 사례는 없었다.

【1986~2010년까지 25년간 파악한 고령자(65세 이상)의 불의의 사례】
카페인 함유 음료에 의한 심각한 사례는 없었다.

▌문헌 보고 예

커피, 홍차, 녹차, 코코아의 음용에 의한 급성 카페인 중독의 증례 보고는 파악되지 않았다. 단, 에너지 음료는 미국에서는 대량 섭취에 의한 사망 보고(2012년: FDA), 일본에서는 의약품의 카페인 제제와의 병용에 의한 사망 사례(카페인 혈중농도 182μg/mL)가 있다(쿠보신이치 외: 일 알코올·약물의회지 2015; 50: 227).

3. 독성

- 식품의 카페인에 대해서는 일일 섭취허용량(ADI)처럼 건강에 미치는 악영향이 없을 것으로 추정되는 섭취량은 정해져 있지 않다. 10대라면 하루 100mg 이상의 카페인을 섭취해서는 안 된다는 의견도 있다.
- 캐나다 보건성(2010): 성인은 1일 400mg까지, 4~6세 최대 45mg/일, 7~9세 최대 62.5mg/일, 10~12세 85mg/일, 13세 이상 청소년은 체중 1kg당 2.5mg/일(체중 50kg일 때 125mg) 이상의 카페인을 섭취하지 않을 것.

중독량

- 소아: 카페인을 체중 1kg당 0.02g 정도 섭취하면 수차례 구토하는 등의 증상이 나타난다(체중 10kg일 때, 인스턴트 커피 분말 5g, 에너지 음료나 졸음 방지 음료 1병 이상). 체중 1kg당 카페인 0.08~0.1g에서 심각한 중독 증상이 나타난다.
- 성인: 카페인은 1g 이상에서 중독 증상이 나타날 가능성이 있다(인스턴트 커피 분말 25g, 에너지 음료나 졸음 방지 음료 5병 이상). 2g 미만으로도 수차례의 구토, 혈청 칼륨값의 저하 등이 나타날 가능성이 있다.

4. 중독학적 약리작용

카페인

- 테오필린이나 테오브로민과 마찬가지로 메틸크산틴으로 분류되어 교감신경 자극 작용을 한다.
- 중추신경계: 대뇌피질 및 연수 흥분에 의한 수차례 구토, 과호흡, 혈압 상승, 경련
- 심근: 심근 흥분(β_1 작용)에 의해 심기능이 항진하여 잦은 맥박, 부정맥을 일으킨다.
- 평활근: 평활근이완(β_2 작용)에 의한 말초혈관 확장, 기관지근 이완
- 골격근: 카페인의 직접 작용에 의한 진전, 횡문근융해증(테오필린에 의한 골격근 흥분 작용이 강하다)
- 저칼륨혈증, 고혈당

5. 증상

경구

- 커피, 홍차, 녹차, 코코아의 음용만으로는 중독 증상이 나타날 가능성은 낮지만, 졸음 방지를 강조한 청량음료나 에너지 음료 중에는 카페인을 많이 함유한 제품도 있고, 단시간에 대량으로 마시거나 카페인을 함유한 의약품을 병용한 경우에는 심각하게 될 가능성이 있다.
- 테오필린 중독과 유사하고 중추신경계, 소화기계, 순환기계 증상이 일반적이다.
- 경증~중등증: 초기 증상으로 식욕부진, 진전, 불온, 구역질, 구토, 잦은 맥박 등이 일어난다.
- 중증: 저칼륨혈증, 고혈당, 대사성 산성혈증, 횡문근융해, 저혈압, 의식장애, 경련발작, 잦은 맥박, 부정맥 등
- 증상 및 검사치 이상의 대부분은 섭취 후 몇 시간 사이에 나타난다. 약 3.5시간 후 여러 번의 제세동을 필요로 하는 심실세동이 나타난 사례도 있다. 단, 크레아틴키나제(CK)는 섭취 후 24시간 이상 경과 후 상승할 때가 있다.

6. 처치

▌ 가정에서의 응급처치

1) 경구

【금기】 토하게 해서는 안 된다.
【이유】 경련을 유발할 가능성이 있기 때문이다.
① 제거: 입안에 남아 있는 것을 뱉게 한다. 소아나 고령자의 경우는 입안을 확인하여 제거하고 닦아낸다.
② 헹굼: 입을 헹구고 가글한다. 가글할 수 없는 경우는 젖은 거즈로 닦아낸다.
③ 수분 섭취: 특별한 주의사항은 없다. 평소대로 하면 된다.

▌ 의료기관에서의 처치

경구

- 대량으로 섭취한 후 초기일 경우 위세척, 활성탄 투여를 고려한다.

- 호흡·순환 관리를 엄격하게 한다. 경련 대책, 지속적인 심전도 모니터, 시간 경과에 따라 체액 관리와 전해질을 측정(특히 저칼륨혈증에 주의), 부정맥 치료를 중심으로 행한다.
- 배설 촉진 수단으로 혈액 투석, 혈액 관류가 효과적이다.

7. 치료상의 주의점

1. 카페인에 대한 길항제와 해독제는 없다.
2. 카페인은 강제 이뇨가 적용되지 않지만 10%는 미변화체로 소변 중에 배설되므로 탈수가 되지 않도록 충분한 소변량을 확보하는 것이 의미가 있을 것으로 생각된다.
3. 혈액 투석은 카페인의 체외 제거를 도모하는 수단으로 가장 안전하게 범용되고 있다. 활성탄에 의한 혈액 관류보다 효과적이며 합병증의 리스크도 낮다. 경련이나 심실성부정맥 등이 나타난 중증 환자에게는 혈액 투석이 권장된다.
4. 혈액 관류에 관해서는 명확한 증거는 없지만, 테오필린과 약물 동태가 유사하기 때문에 혈액 정화법에 의해 제거가 가능하며 혈중 카페인의 제거에도 효과가 있다.
5. 코코아는 카페인과 같은 크산틴 유도체인 테오브로민을 많이 함유하고 있으며, 대량 섭취는 테오브로민에 의한 중독(중독학적 약리작용은 카페인과 동일)을 일으킬 수 있다.
6. 인스턴트 커피, 홍차, 녹차를 대량 섭취한 경우에는 탄닌에 의한 위장 장애에도 주의한다.

8. 체내 동태

카페인

【흡수】 소화관에서 빠르게 흡수되어 최고혈중농도 도달시간은 30분~2시간이다. 흡수 후 빠르게 체액 속에 분포한다. 유즙 이행성이 있다.

【대사】 주로 간장에서 대사된다. 주요 대사물은 파라크산틴, 1-메틸요산, 1-메틸크산틴, 7-메틸크산틴 등이다.

【배설】 주로 소변으로 1-메틸요산, 1-메틸크산틴으로서 배설되며, 10%는 미변화체로서 소변으로 배설된다. 반감기는 성인은 3~6시간이지만 신생아는 100시간이나 된다. 생후 6개월까지는 간장의 대사기능이 발달하지 않아 미변화체인 채로 소변 중에 배설된다. 간 장애 환자나 임산부는 반감기가 길어진다.

78

알코올 함유 음료·식품
주류, 자양 강장 보건약, 리큐어 함유 양과자

▌개요

제품　알코올 함유 음료(주류)의 경우, 위스키나 브랜디는 약 40%, 맥주는 약 5% 전후의 에탄올을 함유한다. 또한, 양과자나 보존식품, 조미료 등에도 풍미를 부여하거나 식품의 보존 기간을 늘리려는 목적으로 알코올이 함유된 것이 있다.

문제가 되는 성분과 증상　음주 습관이 있는 성인도 섭취량에 따라 급성 알코올 중독에 걸릴 수 있고, 술이 약한 체질인 사람이나 소아는 아주 적은 양의 양주로 맛을 낸 과자로도 알코올에 의한 증상이 나타날 수 있다. 특히 소아는 저혈당에 의한 경련이 나타날 수 있고 술에 취한 증상이 나타날 경우 의료기관에서 진찰을 받을 필요가 있다.

JPIC 수신 상황　연간 약 230여 건의 문의가 있으며, 5세 이하의 잘못된 섭취가 대부분이다.

초기 대응을 위한 확인 사항

1. 제품

- 알코올 함유 음료(주류)의 경우, 술의 종류, 제품표시의 알코올 도수
- 알코올 함유 식품의 경우, 종류, 리큐어 등 알코올 성분의 기재 유무

2. 노출 상황·경로

- 잘못 섭취한 경우, 핥은 정도인가, 용기나 컵에서 직접 마셨는가, 물 등으로 희석한 것인가?
- 대량으로 마신 경우, 용기의 용량이 어느 정도 줄어들었는가?
- 가열한 경우, 흡입했을 가능성은 없는가?
- 눈에 들어갔을 가능성은 없는가?
- 피부에 부착되었을 가능성은 없는가?

3. 환자 상태·증상

- 구토, 안면홍조, 흥분 상태, 비틀거림 등 술에 취한 듯한 증상은 없는가? 입에서 알코올 냄새는 나지 않는가?
- 기침 소리, 숨 막힘 등, 호흡기관에 들어간 기미는 없는가?
- 눈의 위화감, 통증, 충혈, 눈물 흘림은 없는가?

초기 대응 포인트

특히 소아는 알코올 민감도가 높고 저혈당성 경련을 일으킬 가능성이 있으므로 주의가 필요하다.

1. 경구 노출

입안의 물질을 제거하고 입을 헹군다.

【즉시 진료】
- 구토, 안면홍조, 흥분 상태가 있는 경우, 기침 등 잘못 삼켰을 가능성이 있는 경우(음주 이력이 있는 고령자는 증상이 있으면 진료한다)
- 증상은 없더라도 소아가 위스키나 소주 원액을 한 모금 이상 마신 경우(알코올 도수 50도 이하의 술을 체중 1kg당 1ml 이상 마셨을 때)

【만약을 위한 진료】 증상은 없더라도 소아가 위스키나 물로 희석한 소주, 일본 주, 와인을 몇 모금 이상 마신 경우(알코올 도수 20도 이하의 술을 체중 1kg당 2ml 이상 마셨을 때), 맥주를 벌컥벌컥 마신 경우(알코올 도수 10도 이하의 술을 체중 1kg당 5ml 이상 마셨을 때), 섭취량을 알 수 없는 경우

【경과 관찰】 핥거나 맥주를 한 모금 마신 정도로 증상이 없는 경우(몇 시간은 주의한다)

2. 흡입한 경우

가열한 경우 이외에는 흡입하여 문제가 된다고 보기 어렵다.

【만약을 위한 진료】 목 통증, 불쾌감, 기침이 있고 신선한 공기를 마셔도 개선되지 않는 경우

3. 눈에 들어간 경우

눈을 비비지 않도록 주의하고 즉시 눈을 씻는다.

【즉시 진료】 눈 뜨기 어려운 경우, 눈 씻기가 어려운 경우와 콘택트렌즈가 빠지지 않는 경우

【만약을 위한 진료】 눈을 씻은 후에도 통증, 충혈이 있는 경우

4. 피부 노출

【만약을 위한 진료】 물로 씻은 후에도 발적, 통증, 발진이 있는 경우, 술에 취한 듯한 증상이 있는 경우

▌해설

1. 제품에 대하여

주류 이외에 양과자나 보존식품, 조미료 등에도 풍미를 추가하거나 식품의 보존 기간을 늘리기 위해 알코올이 함유된 것이 있다.

1) 알코올 함유 음료(주류)

- 일본 식품표준성분표에 알코올 함유량(용량 %, 알코올 도수)이 기재되어 있다.
  진 47.4%, 위스키·브랜디 40%, 소주 25~35%, 청주 15.1~15.7%, 맛술 14%, 매실주 13%, 와인 10.7~11.4%, 탁주 7.4%, 맥주 4.6~7.6%
- 제품에 따라 알코올 함유량이 다르기 때문에 표시된 알코올 도수를 확인해야 한다.
- 무알코올 음료(무알코올 맥주, 무알코올 와인)나 에너지 음료 등에도 1% 미만의 알코올을 함유한 음료가 있으며, 주류에는 해당하지 않고 청량음료(소프트 드링크)로 분류된다.

2) 자양 강장 보건약(일반의약품)

음료에는 해당하지 않고, 에탄올이 함유된 경우는 성분으로 기재되어 있다. 에너지 음료는 약 1%, 약용주는 12~14%의 알코올을 함유한 제품이 있다.

3) 양과자

- 양주로 맛을 낸 젤리, 초콜릿, 구운 과자, 아이스크림 등은 알코올을 함유한다.
- 나고야시 소비생활센터의 조사에 의하면 '양주', '와인' 등의 표시가 있는 젤리 40개 종류 중 알코올 농도 1.0% 이상의 제품은 10개 종류가 있으며 가장 높은 농도는 2.2%였다. 알코올이라는 기재가 없지만 0.3% 이하의 알코올이 검출된 제품도 있었다. 초콜릿 케이크나 럼 건포도 아이스크림 등에도 알코올 농도 1.0% 이상인 제품이 있었다.

4) 기타 식품

- 된장, 우동, 조미료, 장아찌 등에도 알코올이 함유된 것이 있고, '주정', '술' 등으로 표시되어 있다.
- 나고야시 소비생활센터의 조사에 의하면 제품 대부분은 알코올 함유량이 약 0.5~1.0%였으나 드레싱 제품 중에는 4.0%가 넘는 것이 있었다.

2. 사고 발생 상황

▌JPIC 수신 상황

연간 건수　　약 230여 건(주류 190건, 양과자 등 식품 약 40여 건). 일반 97%, 의료기관 2%, 기타 1%

환자 연령층　1세 미만 15%, 1~5세 82%, 기타·불명 3%

사고 상황　　소아의 잘못된 삼킴 등 88%(테이블에 놓아둔 컵의 맥주를 마신 경우, 저알코올 음료 캔을 주스로 알고 마신 경우 등), 잘못된 사용 11%(페트병에 든 술을 물로 오인하여 아이에게 마시게 한 경우, 양주가 든 젤리나 초콜릿을 먹게 한 경우 등), 기타·불명 1%

증상 출현율　32%(안면홍조, 홍분, 구토, 비틀거림, 불쾌감, 졸림 등)

▌JPIC에서 파악한 의료기관 진료 예

【1986~2009년까지 24년간 파악한 소아(12세 이하)의 불의의 사례】

알코올 함유 음료(주류)는 34건 있었으며, 그중에서 심각한 사례는 3건 있었다.

사례: 3세, 저알코올 음료를 주스라고 생각한 가족이 페트병에 옮겨 담아 냉장고에 넣었고, 이것을 250ml 마셨다. 안면홍조, 구역질, 구토, 홍분이 나타났다.

사례: 2개월, 물로 착각해서 페트병에 든 소주를 포트에 넣고 그 물로 만든 우유를 먹였다. 술 취한 상태에서 구토, 안면홍조가 나타났다.

【1986~2010년까지 25년간 파악한 고령자(65세 이상)의 불의의 사례】

알코올 함유 음료(주류)에 의한 심각한 사례는 없었다.

3. 독성

에탄올의 함유량에 따라서 알코올의 독성을 고려할 필요가 있다.

에탄올

95~99% 에탄올은 성인의 경우 체중 1kg당 1ml의 섭취로 경증~중등증의 중독이, 소아는 체중 1kg당 0.5ml의 섭취로 심각한 중독 증상이 나타난다고 알려져 있다. 단, 개인차는 크며 중독량은 확립되어 있지 않다.

4. 중독학적 약리작용

에탄올

점막 자극 작용, 중추신경 억제 작용

5. 증상

1) 경구

- 에탄올의 중추신경 억제에 의한 중독 증상이 나타날 가능성이 있다.
- 소아는 알코올 민감도가 높다. 특히 유아와 소아는 저혈당성 경련이 생길 가능성이 있으므로 혈당 저하에 주의가 필요하다.
- 혈중 에탄올 농도

  0.01% 전후: 가벼운 취기, 상쾌한 기분

  0.05% 전후: 가벼운 어지러움

  0.10% 전후: 지각 능력 저하 및 반응 둔화

  0.15% 전후: 감정 불안정

  0.20% 전후: 비틀거림, 구역질, 구토, 정신착란

  0.30% 전후: 대화 불명료, 지각상실, 시각의 흐트러짐

  0.40% 전후: 저체온, 저혈당, 근육 조절 부전, 경련, 동공산대

  0.70% 전후: 의식장애, 반사 감퇴, 깊은 혼수, 호흡부전, 사망

- 기타 증상으로 피부홍조, 저혈압, 잦은 맥박, 대사성 산성혈증, 케톤산증 등
- 혼수가 12시간 이상 지속되면 예후 불량으로 여겨진다.
- 잘못 삼키면 화학성 폐렴을 일으킬 가능성이 있다.

2) 흡입

주류의 가열에 의해 발생한 에탄올의 증기를 흡입하면 상기도의 자극에 의해 기침, 목 통증 등이 생길 가능성이 있다.

3) 눈

에탄올에 의한 일과성 통증이나 자극감이 있다.

4) 피부

에탄올에 의한 자극이 생길 가능성이 있다.

6. 처치

에탄올의 중추신경 억제에 의한 증상이 나타난 경우는 급성 알코올 중독에 준하여 치료한다.

▌가정에서의 응급처치

1) 경구

① 제거: 입안에 남아 있는 것을 뱉게 한다. 소아나 고령자의 경우는 입안을 확인하여 제거하고 닦아낸다.
② 헹굼: 입을 헹구고 가글한다. 가글할 수 없는 경우는 젖은 거즈로 닦아낸다.
③ 수분 섭취: 특별한 주의 사항은 없다. 평소대로 하면 된다.

2) 흡입

신선한 공기가 있는 장소로 이동한다.

3) 눈

- 눈을 비비지 않도록 주의하고 즉시 물로 씻는다.

• 콘택트렌즈를 착용하고 있는 경우, 쉽게 뺄 수 있으면 뺀다.

4) 피부

① 제거: 피부에 부착된 것을 제거하고 닦아낸다. 부착된 옷은 벗는다.

② 세척: 물로 충분히 씻는다.

▌의료기관에서의 처치

1) 경구

대량 섭취한 후 1시간 이내이면 위세척을 고려한다. 필요에 따라 수액, 산성혈증의 보정, 호흡·순환 관리, 보온, 혈당을 확인한다. 중증일 경우는 혈액 투석이 효과적이다.

2) 흡입

증상에 따라 산소 투여, 호흡 관리를 한다.

3) 눈

• 진료 전 눈을 충분히 씻지 못했다면 의료기관에서 눈을 충분히 씻는다.

• 증상이 남아 있는 경우는 안과 진찰이 필요하다.

4) 피부

부착 부위를 충분히 씻는다. 증상이 있으면 대증치료를 한다.

7. 치료상의 주의점

1. 흡착제로서의 활성탄은 에탄올 및 불소 이온의 흡수를 저지하는 효과는 없다.

2. 혈액 투석은 자연대사의 2~4배 속도로 혈중에서 에탄올을 제거한다.

3. 에탄올 중독의 입원 기준

• 성인: 중추신경 억제가 계속되는 경우, 호흡·순환 관리가 필요한 경우, 수액 등으로 신속하게 보정할 수 없는 알코올성 케톤산증이 있는 경우 등

• 소아: 현저한 중추신경 억제, 경련, 산염기평형 이상, 저혈당의 경우 등

8. 체내 동태

에탄올

【흡수】 위, 소장에서 빠르게 흡수되어 최고혈중농도 도달시간은 30분~2시간이다. 흡입이나 피부를 통해 흡수된다.

【대사】 간장에서 아세트알데히드로, 뒤이어 초산으로 대사되어 물과 이산화탄소로 분해된다.

【배설】 약 5~10%는 미변화체로 날숨, 소변, 땀, 대변으로 배설된다.

79

건조제·선도 유지제
실리카겔, 알코올 휘산제, 탈산소제, 산소 검지제

█ 개요

제품 품질 유지를 목적으로 주로 식품 포장 안에 봉입하는 제품으로, 물리적 흡착이나 화학반응을 이용한 다양한 제품이 있다. 흡습성이 높은 식품에 봉입되는 건조제를 비롯하여 선도 유지제로서 곰팡이의 제어와 보습을 목적으로 한 알코올 휘산제, 산화나 곰팡이 방지를 위한 탈산소제, 포장 내부가 탈산소 상태인 것을 검지하는 산소 검지제 등이 있다.

   ※ 석회건조제는 "80. 석회건조제"(664쪽) 참조.

문제가 되는 성분과 증상 석회건조제는 수분과 반응하며 그 반응열과 생성된 수산화칼슘의 부식 작용에 의해 점막에 화학 손상을 일으킨다. 치매가 있는 고령자에게서 입술 부종, 인두 부종, 식도 미란, 위궤양이 나타난 사례도 있다. 실리카겔 등의 무기다공질계의 건조제나 알코올 휘산제, 탈산소제, 산소 검지제의 독성은 낮으므로 중독으로 문제가 될 수 있는 것은 거의 없다.

JPIC 수신 상황 연간 약 1800여 건의 문의가 있으며, 소아나 고령자가 잘못 삼킨 경우를 비롯하여 후리가케나 소금으로 착각해서 먹었거나, 봉입된 것을 모르고 식품과 함께 조리한 경우 등 잘못된 사용에 인한 사고도 많다. 고령자가 잘못 섭취하는 경우가 많은 석회건조제는 증상 출현율이 높다.

초기 대응을 위한 확인 사항

제품에 따라 성분이 다르므로 제품표시, 형태, 사용 대상 등을 가능한 한 정확하게 확인한다. 특히 석회건조제는 대처 방법이 다르므로 석회건조제인지 아닌지의 구별이 중요하다.

1. 제품

1) 석회건조제

- 제품표시['석회건조제', '금수(禁水)', 'NSKK 인증'(일본석회건조제협의회의 인증 마크)]
- 동봉된 식품(김, 전병 등)
- 내용물의 형태(회백색 덩어리, 분말)

2) 석회건조제 이외의 제품

- 종류, 제품표시(실리카겔, 알코올 휘산제, 탈산소제 등)
- 동봉된 식품의 종류(수분이 많은 과자나 생면, 가공식품, 건조식품, 병에 든 의약품이나 건강식품 등)
- 내용물의 형태(반투명 알갱이 모양인가, 흰색이나 검은색, 갈색 분말인가, 정제인가?)

2. 노출 상황·경로

- 잘못 삼킨 경우, 핥은 정도인가, 대량으로 섭취했을 가능성은 없는가, 구강에 부착되지 않았는가?
- 식품으로 오인하거나 봉입된 것을 알아차리지 못하고 조리한 경우, 상세한 상황과 섭취량을 확인한다.
- 눈에 들어가지 않았는가?
- 피부에 부착하지는 않았는가?

3. 환자 상태·증상

- 발적이나 부종 등 구강 점막의 이상이나 구강·인두의 통증, 구토, 설사 등의 소화기 증상은 없는가?
- 기침, 호흡곤란 등의 호흡기 증상은 없는가? 천식 등의 기저질환은 없는가?
- 눈의 위화감, 통증, 충혈, 눈물 흘림은 없는가?
- 피부의 발적이나 통증은 없는가?

초기 대응 포인트

석회건조제이거나 석회건조제일 가능성이 있는 경우는 "80. 석회건조제"(664쪽) 참조.

1. 경구 노출

석회건조제 이외의 제품일 경우, 입안의 물질을 제거하고 입을 헹군다. 물을 마시게 한다.

【즉시 진료】 인두나 식도에 걸린 듯한 기미가 있는 경우

【만약을 위한 진료】
- 구역질, 구토, 구강점막의 발적이나 미란이 있는 경우
- 봉지째 삼켰을 가능성이 있는 경우

【경과 관찰】 잘못 섭취한 정도로 증상이 없는 경우

2. 흡입한 경우

석회건조제 이외의 제품은 제품 성질상 흡입해서 문제가 발생하기는 어렵다.

3. 눈에 들어간 경우

눈을 비비지 않도록 주의하고 즉시 눈을 씻는다.

【즉시 진료】 눈 뜨기 어려운 경우, 이물감이 있는 경우, 눈 씻기가 어려운 경우와 콘택트렌즈가 빠지지 않는 경우

【만약을 위한 진료】 눈을 씻은 후에도 통증, 충혈이 있는 경우

4. 피부 노출

【만약을 위한 진료】 물로 씻은 후에도 발적, 통증이 있는 경우

▌해설

1. 제품에 대하여

- 품질 유지를 목적으로 주로 식품 포장 안에 봉입하는 것으로, 물리적 흡착이나 화학반응을 이용한 다양한 제품이 있다. 흡습성이 높은 식품에 봉입되는 건조제 외에 선도 유지제로서 곰팡이 억제와 보습을 목적으로 한 알코올 휘산제, 산화나 곰팡이 방지를 위한 탈산소제, 포장의 내부가 탈산소 상태인 것을 검지하는 산소 검지제 등이 있다.
- 식품 이외에 구두 상자나 가방, 잡화 등에도 'desiccant'라고 쓰인 봉투가 들어 있는 경우가 있으며 JPIC에서 파악한 바로는 실리카겔이 많다.

1) 석회건조제(산화칼슘)

- 주로 김이나 전병 등의 쌀과자에 사용된다. 회백색의 덩어리 또는 분말이며 '석회건조제'라고 기재된 봉지에 들어 있다.

- 수분과 반응하여 발열하고 알칼리인 분말의 수산화칼슘을 생성한다. 공기 중에 장기간 방치하면 이산화탄소와 반응하여 탄산칼슘으로 변화한다.

  ※ 상세한 내용은 "80. 석회건조제"(664쪽) 참조.

2) 염화칼슘

염화칼슘의 조해성을 이용한 것으로, 시트형으로 만들어진 제품이 있다.

3) 무기다공질계 건조제

- 실리카겔(이산화규소)이나 알루미나(산화알루미늄), 클레, 제올라이트 등의 무기다공질에 수분을 흡착하여 건조 효과를 나타낸다.
- 모두 화학적으로는 불활성이다. 비즈형이나 알갱이형이 많고 정제형으로 만들어진 것도 있으며, 의약품이나 건강식품의 용기에 봉입된다.

4) 알코올 휘산제

수분을 함유한 과자나 생면에 사용된다. 실리카겔이나 펄프에 흡착시킨 에탄올이 식품 포장 안에서 서서히 휘발된다. 백색의 분말이나 알갱이가 작은 봉지에 들어 있는 제품과 시트형 제품도 있다.

5) 탈산소제

- 가공식품 전반에 걸쳐 많이 사용된다.
- 주류인 철계 탈산소제의 주성분은 활성 산화철이며, 철의 산화에 의한 산소 흡수를 이용한 흑색 분말이다.
- 비철계 탈산소제로 사용되는 아스코르빈산이나 에리소르빈산은 스스로 산화분해를 하여 식품 포장 내 산소량을 줄인다.
- 사용 목적에 따라 활성탄, 무기다공질, 이산화탄소를 발생시키는 탄산수소나트륨, 이산화탄소를 흡수하는 소석회(수산화칼슘)를 혼합한 제품도 있다.

6) 산소 검지제

포장 중의 산소 농도가 0.5% 이상이면 색이 변화하는 정제나 테이프형으로 탈산소제와 함께 봉입된다. 색소나 기재는 식품이나 의약품에 사용되는 것이다.

▍JPIC 수신 상황

연간 건수	약 1800여 건(실리카겔 1100건, 석회건조제 200건, 알코올 휘산제 200건, 탈산소제 100건, 기타·상세 불명 200건). 일반 93%, 의료기관 5%, 기타 2%
환자 연령층	1세 미만 25%, 1~5세 57%, 20~64세 7%, 65세 이상 7%, 기타·불명 4%
사고 상황	경구 섭취가 대부분이며, 소아나 치매가 있는 고령자가 잘못 섭취한 경우 등 87%, 잘못된 사용이 12%(양념으로 착각하여 뿌려 먹었거나, 봉입된 것을 모르고 식품과 함께 조리하여 먹은 경우 등), 기타·불명 1%
증상 출현율	• 석회건조제: 36%(구강·인두의 위화감·미란·부종 등)
	• 기타 건조제·선도 유지제: 6%(구강·인두의 위화감이나 구역질 등)

▍JPIC에서 파악한 의료기관 진료 예

【2003~2005년에 파악한 예】

• 석회건조제 73건: 모두 경구 섭취에 의한 사례로 고령자가 60% 이상이었다. 섭취량과 관계 없이 구강에서 위에 걸친 소화관 점막의 장애가 대부분이었으며, 출혈이나 궤양이 나타난 사례도 있었다.

• 실리카겔 115건: 모두 경구 섭취에 의한 사례로 80% 이상이 소아의 잘못된 섭취였다. 구토 나 설사, 복통 등의 증상이 나타난 것은 4건(3.5%)으로 모두 처치 없이 좋아졌다.

【1986~2009년까지 24년간 파악한 소아(12세 이하)의 불의의 사례】

석회건조제 30건, 실리카겔 214건, 선도 유지제 134건 중 심각한 사례는 없었다.

【1986~2010년까지 25년간 파악한 고령자(65세 이상)의 불의의 사례】

• 석회건조제 155건 중 심각한 사례는 13건, 그중에서 10건은 치매에 의한 잘못된 섭취, 2건 은 오인이었다.

• 실리카겔 35건 중 심각한 사례는 없었다.

• 선도 유지제 105건 중 심각한 사례는 2건으로, 식품으로 착각하여 먹어 구강 점막에 상해를 입은 사례, 겉 포장째 섭취하여 내시경으로 적출한 사례도 있었다.

▍문헌 보고 예

약병에 봉입되어 있던 원 모양의 건조제를 잘못 섭취하여 소화관 안에 머물러 폐색(협착)을 일 으킨 2건의 증례가 있다(Muhletaler CA, et al.: JAMA 1980; 243: 1921-1922).

3. 독성

석회건조제 이외의 건조제는 무독 또는 독성이 낮은 물질로 분류되므로, 소량~중등량을 섭취한 경우 사실상 독성이 없다. 단, 제품의 맛이나 감촉에 의해 가벼운 복부 불쾌감이 느껴질 가능성이 있다.

1) 석회건조제(산화칼슘)(664쪽 참조)

- 수분과 반응함으로써 반응열에 의해 입을 수 있는 화상과 생성된 수산화칼슘(알칼리성)의 부식성이 문제가 된다.
- 알칼리의 주요 작용인 조직의 부식 정도는 노출 양보다는 농도나 점도, pH, 접촉 시간에 크게 좌우된다.

2) 염화칼슘

물속에서 격렬하게 용해되어 다량의 열을 방출한다. 수용액은 약알칼리성이다. 단 입자를 핥거나 조해액을 조금 마시는 정도로는 심각하게 중독되지 않는다.

3) 무기다공질계 제제(실리카겔, 알루미나, 클레, 제올라이트 등)

전부 화학적으로는 불활성이며 이물질로서 문제가 된다.

4) 알코올 휘산제(에탄올)

흡착되어 있는 에탄올의 독성이 있지만, 식품 개봉 시에는 휘발하기 때문에 중독의 걱정은 거의 없다.

5) 철계 탈산소제(활성 산화철)

활성 산화철을 대량 섭취하여 소화관에 철이 직접 작용하고 흡수될 경우에는 독성이 있을 것으로 짐작되지만, 탈산소제로서의 양을 고려하면 중독될 걱정은 거의 없다.

6) 비철계 탈산소제(아스코르빈산계), 산소 검지제

독성은 낮고 중독의 걱정은 거의 없다.

4. 중독학적 약리작용

1) 석회건조제(산화칼슘)(664쪽 참조)

- 반응열에 의한 화상, 탈수 작용
- 알칼리에 의한 부식 작용(화학 손상), 고농도의 노출에서 방치하면 접촉 부위보다 더 깊은 곳으로 상해가 진행된다.

2) 염화칼슘

피부·점막 자극 작용(국소 부위에서의 탈수 반응에 의한 직접적인 자극 작용과 약알칼리성인 수용액 때문).

3) 무기다공질계 건조제(실리카겔, 알루미나, 클레, 제올라이트 등)

수분을 흡착하는 성질이 있으며, 국소 작용으로 점막의 탈수가 진행된다.

4) 알코올 휘산제(에탄올)

점막 자극 작용, 중추신경 억제 작용

5) 철계 탈산소제(활성 산화철)

- 철의 점막 부식 작용: 위장 점막에 철이 직접 작용하여 출혈성 괴사나 천공을 일으킨다.
- 철이 흡수된 경우 유리된 철 이온에 의한 조직 상해
- 공기에 노출되면 발열할 수 있으며, 화상의 가능성이 있다.

5. 증상

1) 경구

【석회건조제(산화칼슘)(664쪽 참조)】
- 접촉한 점막 표면에 고착되어 제거할 수 없는 경우에는 접촉 시간이 길어지고 화학 손상의 정도도 심각해질 수 있다.
- 작열감, 복통, 위경련, 구토, 설사. 입술, 구강, 인두, 식도, 위 등 직접 접촉한 국소 부위의 미란, 부종, 동통, 때때로 삼키기 힘든 상태. 심각한 경우는 식도 협착.

【석회건조제 이외】

- 많은 경우 증상은 나타나지 않지만 구역질, 구토, 복통, 설사 등의 소화기 증상이 나타날 수 있다.
- 대량 섭취했거나 정제형 등의 제품을 경구 섭취했을 경우, 소화기 이물질로 궤양, 폐색, 협착을 일으킬 가능성이 있다.

2) 흡입

【석회건조제(산화칼슘)(664쪽 참조)】 작열감, 기침, 숨이 참, 인두통. 대량 흡입한 경우는 기도의 화학 손상을 일으킬 가능성이 있다.

【석회건조제 이외】 제품 성질상 흡입해서 문제가 된다고 보기는 어렵다.

3) 눈

【석회건조제(산화칼슘)(664쪽 참조)】 분말 고착에 의한 결막·각막의 극심한 통증, 부종, 궤양

【무기다공질계 건조제, 알코올 휘산제, 철계 탈산소제】 눈에 들어간 경우는 이물질로서 특이적인 장애를 일으킬 가능성이 있다.

4) 피부

【석회건조제(산화칼슘)(664쪽 참조)】 화학 손상에 의한 발적, 동통, 수포 형성, 3도 화상

6. 처치

▌가정에서의 응급처치

1) 경구

【금기】 석회건조제는 토하게 해서는 안 된다.

【이유】 부식성 물질이 재차 식도를 통과하면 염증이 악화하기 때문이다.

① 제거: 입안에 남아 있는 것을 뱉게 한다. 소아나 고령자의 경우는 입안을 확인하여 제거하고 닦아낸다.

② 헹굼: 입을 헹구고 가글한다. 가글할 수 없는 경우는 젖은 거즈로 닦아낸다.

③ 수분 섭취: 석회건조제의 경우 유제품(우유나 요구르트) 또는 물을 마시게 한다. 마시는 양은 보통 마시는 정도(120~240ml, 소아는 1kg당 15ml 이하, 무리하게 마시게 하여 구토를 유발하지 않도록 주의한다). 【이유】 단백질에 의한 점막 보호나 희석에 의해 자극의 완화를 기대할 수 있다. 그밖에 특별한 주의 사항은 없다. 평소대로 하면 된다.

2) 눈

- 눈을 비비지 않도록 주의하고 즉시 물로 씻는다. 석회건조제의 경우 부식 작용이 있는 알칼리의 노출을 고려하여 적어도 30분은 물로 충분히 씻어야 한다.
- 콘택트렌즈를 착용하고 있는 경우, 쉽게 뺄 수 있으면 뺀다.

3) 피부

① 제거: 피부에 부착된 것을 제거하고 닦아낸다. 부착된 옷은 벗는다.
② 세척: 물로 충분히 씻는다. 석회건조제의 경우 부식 작용이 있는 알칼리의 노출을 고려하여 적어도 15분은 물로 충분히 씻어야 한다.

▌ 의료기관에서의 처치

석회건조제에 대해서는 "80. 석회건조제"(664쪽) 참조.

1) 경구

특별한 치료법은 없고 우유나 물로 희석하거나 대증치료가 중심이 된다.

2) 눈

- 진료 전 눈을 충분히 씻지 못했다면 의료기관에서 눈을 충분히 씻는다.
- 증상이 남아 있는 경우는 안과적 진료가 필요하다.

3) 피부

부착 부위를 물로 충분히 씻는다. 증상이 있으면 대증치료를 한다.

7. 체내 동태

1) 석회건조제(산화칼슘)

【흡수】흡수에 의한 독성은 문제가 된다고 보기 어렵다.

2) 염화칼슘

【흡수】주로 소장 상부에서 흡수된다. 흡수된 칼슘의 99%는 뼈에 분포된다.

【배설】주로 분변으로 배설되고 소변으로는 10~30% 배설된다.

3) 무기다공질계 건조제(실리카겔, 알루미나, 제올라이트 등)

【흡수】소화관에서 흡수되지 않는 것으로 보인다.

4) 알코올 휘산제(에탄올)

【흡수】위, 소장에서 빠르게 흡수되어 최고혈중농도 도달시간은 30분~2시간이다. 흡입이나 피부를 통해 흡수된다.

5) 철계 탈산소제(활성 산화철)

【흡수】철이나 산화철은 위산과 반응하여 산화철을 형성하고 흡수될 가능성이 있다.

80
석회건조제

▌개요

제품　습도가 높은 지역에서 많이 사용하는 건조제로, 작은 봉지나 컵에 든 알갱이 모양의 산화칼슘(생석회)이 습기에 약한 전병이나 김 봉지의 내부에 봉입되어 있다. 또한 산화칼슘은 일본술이나 도시락의 온도를 높이는 용도 또는 증산형 살충제의 가열용 등으로도 사용된다.

문제가 되는 성분과 증상　산화칼슘은 수분과 반응하여 발열하며 동시에 알칼리성의 수산화칼슘(소석회)을 생성한다. 이 반응열과 생성한 수산화칼슘의 부식 작용에 의해 점막에 화학 손상을 일으킨다.

JPIC 수신 상황　연간 약 200여 건의 문의가 있으며, 소아나 고령자가 잘못 삼켜 발생하는 사고가 잦다. 고령자에서 증상 출현율이 높고 입술의 부종, 인두 부종, 식도 미란, 위궤양 등이 나타난 사례도 있다.

1. 제품

- 무엇에 사용된 건조제인가?(김과 같은 건조식품인가, 전병이나 아라레 등의 쌀과자인가?)
- 제품표시나 겉포장에 '석회건조제', '금수(禁水)', 'NSKK 인증'(일본 석회건조제협의회의 인증 마크) 등이 기재되어 있는가?
- 봉지 상태, 식품 포장 개봉 후 시간의 경과(봉지를 뜯기 전 덩어리를 확인할 수 있는가, 장시간 방치하여 봉지가 불룩한 상태인가?)
- '석회'라는 것밖에 모를 경우, 용도에 따라 성분이 다르므로 용도를 확인한다[건조제, 운동장 등에 흰 선을 긋기 위한 라인용 석회(530쪽 참조), 농약의 석회질소나 석회유황합제 등]

2. 노출 상황·경로

- 잘못 섭취한 경우, 핥은 정도인가, 대량으로 섭취했을 가능성은 없는가, 구강에 부착되지 않았는가?
- 봉지를 찢었을 때 입자나 가루가 튀어 흩어지지 않았는가?

3. 환자 상태·증상

- 발적이나 부종 등 구강 점막의 이상이나 구강·인두의 통증, 구토, 설사 등의 소화기 증상은 없는가?
- 기침, 호흡곤란은 없는가?
- 눈 위화감, 통증, 충혈, 눈물 흘림은 없는가?
- 피부의 통증이나 발적, 발진은 없는가?

초기 대응 포인트

알칼리의 부식 작용에 의한 상해를 고려하여 대응한다.

1. 경구 노출

- 토하게 하지 말고 입안의 물질을 제거하고 입을 헹군 후 유제품 또는 물을 마시게 한다.
- 얼굴, 손발, 옷에 부착되어 있을 가능성이 있으면 샤워 등으로 전신을 씻고 옷을 갈아입는다.

【즉시 진료】
- 구강 점막의 발적이나 부종, 통증, 소화기 증상이 있는 경우
- 증상은 없더라도 소량이라도 마셨을 가능성이 있는 경우

【경과 관찰】
- 입자나 가루를 핥은 정도거나 봉지를 입에 넣은 정도로 증상이 없는 경우

2. 흡입한 경우

【즉시 진료】목 통증, 불쾌감, 기침, 호흡곤란이 나타나고 신선한 공기를 마셔도 개선되지 않는 경우

3. 눈에 들어간 경우

눈을 비비지 않도록 주의하고 즉시 눈을 씻는다.

【즉시 진료】

• 눈 뜨기 어려운 경우, 눈을 씻은 후에도 통증, 충혈이 있는 경우

• 눈 씻기가 어려운 경우와 콘택트렌즈가 빠지지 않는 경우

4. 피부 노출

【만약을 위한 진료】물로 씻은 후에도 발적, 통증, 발진이 있는 경우

▌해설

1. 제품에 대하여

• 습도가 높은 일본에서 습기에 약한 전병이나 김의 건조제로 많이 사용되며, 식품 패키지 내부에 종이와 같은 작은 봉지나 플라스틱 컵에 든 석회건조제가 봉입된다.

• 성분은 산화칼슘(생석회)으로 물과 반응하여 수산화칼슘(소석회)이 된다. 수산화칼슘 포화수용액의 pH는 12.4이다. 수산화칼슘은 공기 중의 이산화탄소를 흡수하여 물에 녹지 않는 탄산칼슘(가루형)이 된다. 또한 산화칼슘은 물과 반응할 때 발열한다. 산화칼슘에 물을 주입하면 1분 이내에 100℃ 이상, 조건에 따라서는 200℃ 이상에 달한다.

$$산화칼슘(CaO) \rightarrow 수산화칼슘(Ca(OH)_2) \rightarrow 탄산칼슘(CaCO_3)$$

• 일본 석회건조제협의회는 포장의 강도, 치수, 표시(성분, 제조회사명, 주의 사항 등) 등의 자주 기준을 정하여 적합한 것은 'NSKK 인증' 마크를 기재한다. 단, 석회건조제 중에서 '화상을 입지 않는 석회건조제'로 판매되고 있는 제품이나 협의회에 가입하지 않은 기업의 제품은 기재되어 있지 않은 경우가 있다.

• 일본 석회건조제협의회의 규격 치수 기준에 의하면 포장의 표준 치수가 50mm × 65mm인 경우에는 5g, 60mm × 75mm인 경우에는 10g의 산화칼슘이 들어 있다.

- 석회건조제의 봉지가 부풀어 올랐을 경우에는 알갱이 모양의 산화칼슘에서 가루형의 수산화칼슘(부피가 2~2.5배가 된다)으로 나아가 탄산칼슘으로까지 변화되고 있을 가능성이 있다.
- 발열 반응을 이용해 도시락의 온도를 높이거나 증산형 살충제를 가열하는 데 사용하는 경우, 150g 정도의 산화칼슘이 사용된다.
- 유럽과 미국에서는 건조제로 실리카겔 등이 일반적으로 사용되며, 산화칼슘을 식품용 건조제로 사용하는 것을 금지하는 나라도 있다.

2. 사고 발생 상황

▌JPIC 수신 상황

연간 건수	약 200여 건(일반 72%, 의료기관 19%, 기타 9%)
환자 연령층	1세 미만 10%, 1~5세 37%, 6~19세 5%, 20~64세 11%, 65세 이상 36%, 기타·불명 1%
사고 상황	소아나 치매가 있는 고령자가 잘못 섭취한 경우 등 75%(봉지의 윗부분을 핥은 경우, 봉지를 찢어서 먹은 경우, 봉지를 찢었을 때 가루가 흩날려서 들이마시거나 눈에 들어간 경우 등), 잘못된 사용 20%(후리가케나 소금으로 오인하거나 용기 안에서 건조제가 찢어져 있는 것을 알아채지 못한 경우 등), 기타·불명 5%
증상 출현율	36%(구강이나 인두의 위화감·미란·부종 등)

▌JPIC에서 파악한 의료기관 진료 예

【2003~2005년에 파악한 73건】
- 모두 경구 섭취에 의한 사례로 고령자가 60% 이상이었다. 섭취량과 관계없이 구강에서 위에 걸친 소화기 점막의 장애가 대부분이었으며, 심각한 사례에서 출혈, 궤양이 나타났다.
- 증상은 30분 정도에서 발현했고 비교적 이른 시간에 진료받은 사례가 많았다. 단, 고령자에서는 통증 등의 호소가 없었음에도 소화관의 염증 소견이 있었던 사례가 8건 있었다.

【1986~2009년까지 24년간 파악한 소아(12세 이하)의 불의의 사례】
석회건조제에 의한 사례는 30건으로 심각한 사례는 없었다.

【1986~2010년까지 25년간 파악한 고령자(65세 이상)의 불의의 사례】
155건 중, 치매에 의한 잘못 섭취 57%, 식품이나 내복약으로 오인한 사례가 25%였다. 증상

이 있었던 것은 104건으로, 심각한 증상이 나타난 13건 중 10건은 치매에 의한 잘못된 섭취, 2건은 오인이었다.

▌ 문헌 보고 예

- 치매가 있는 고령자가 석회건조제를 대량 섭취하여 60일 후 위궤양에서 천공에 이른 증례(우야마 료우 외: 일 복부응급의회지 2005; 25: 99-102), 고령자가 전병으로 오인하여 소량을 먹고 바로 알아차리고 토했지만 6시간 후부터 삼키거나 호흡하기 곤란한 상황에 처했고 식도 궤양, 인두 및 후두 부종이 나타난 증례(신쇼 유키코 외: 이비임상 2000; 93: 241-245), 지적장애가 있는 15세가 섭취 22일 후에 식도기관루가 나타난 증례(오오타 쥰지 외: 일 소외회지 1991; 24: 846-850) 등이 보고되었다.
- 산화칼슘 운반 중 잘못하여 분말이 얼굴에 뿌려졌을 때 흡인하여 기도의 화학 손상이 나타난 사례가 보고되었다(신 타케히로 외: 기관지학 2006; 28: 129).
- 소아가 석회건조제의 봉지를 장시간 만져서 양손에 궤양이 생기고 일부 흉터가 나타난 사례가 보고되었다(미요시 켄지 외: 화상 1985; 10: 233-236).
- 농약용석회(소석회)가 눈에 들어가 즉시 물로 씻고 안과 진료를 받았지만, 실명에 다다른 사례가 보고되었다(우에다 키이치 외: 안임기 2012; 5: 481-482).

3. 독성

1) 산화칼슘(생석회)

수분과 반응함으로써 반응열에 의해 입을 수 있는 화상과 생성된 수산화칼슘(알칼리성)의 부식성이 문제가 된다.

2) 수산화칼슘(소석회)

- 습기를 흡수해도 발열하지 않지만, 물에 소량 용해한 수용액은 알칼리성($25℃$ 포화수용액의 pH: 12.4)으로, 피부·점막에 대한 부식성을 가진다.
- 알칼리의 주요 작용인 조직의 부식 정도는 노출 양보다는 농도나 점도, pH, 접촉 시간에 크게 좌우된다.

4. 중독학적 약리작용

1) 산화칼슘

알칼리에 의한 부식 작용(화학 손상), 반응열에 의한 화상, 탈수 작용.

2) 수산화칼슘

알칼리에 의한 부식 작용(화학 손상), 고농도의 노출에서 방치하면 접촉 부위보다 더 깊은 곳으로 상해가 진행된다.

3) 탄산칼슘

수용액이 약알칼리성이므로 눈, 피부, 호흡기의 자극 증상이 있을 가능성이 있다.

5. 증상

산화칼슘(생석회)이 접촉한 점막 표면에 고착하여 제거할 수 없는 경우에는 접촉 시간이 길어지고 화학 손상의 정도도 심각해진다. 수산화칼슘(소석회)으로 변화된 제품도 증상은 산화칼슘(생석회)과 비슷하다.

1) 경구

• 입술, 구강, 인두, 식도, 위 등 직접 접촉한 국소 부위에 화학 손상을 일으킨다.
• 작열감, 미란, 부종, 동통, 구토, 설사, 때때로 삼키기 곤란한 상태. 심각한 경우에는 식도 협착을 일으킬 수 있다.

2) 흡입

작열감, 기침, 숨이 참, 인두통. 대량 흡입한 경우는 기도에 화학 손상을 일으킬 가능성이 있다.

3) 눈

분말의 고착, 결막·각막의 극심한 통증, 부종, 궤양

4) 피부

화학 손상에 의한 발적, 동통, 수포 형성, 3도 화상

6. 처치

중요한 것은 약제와의 접촉 시간을 단축하기 위해 즉시 씻고 희석하는 것이다.

▌ 가정에서의 응급처치

1) 경구

【금기】 토하게 해서는 안 된다.

【이유】 부식성 물질이 재차 식도를 통과하여 염증이 악화하기 때문이다.

① 제거: 입안에 남아 있는 것을 뱉게 한다. 소아나 고령자의 경우는 입안을 확인하여 제거하고 닦아낸다.

② 헹굼: 입을 헹구고 가글한다. 가글할 수 없는 경우는 젖은 거즈로 닦아낸다.

③ 수분 섭취: 유제품(우유나 요구르트) 또는 물을 마시게 한다. 마시는 양은 보통 마시는 정도
  (120~240ml, 소아는 1kg당 15ml 이하, 무리하게 마시게 하여 구토를 유발하지 않도록 주의한다)

2) 흡입

신선한 공기가 있는 장소로 이동한다.

3) 눈

• 눈을 비비지 않도록 주의하고 즉시 물로 씻는다. 부식 작용이 있는 알칼리의 노출을 고려하여 적어도 30분간은 물로 씻어야 한다.

• 콘택트렌즈를 착용하고 있는 경우, 쉽게 뺄 수 있으면 뺀다.

4) 피부

① 제거: 피부에 부착된 것을 제거하고 닦아낸다. 부착된 옷은 벗는다.

② 세척: 물로 충분히 씻는다. 소석회의 경우 부식 작용이 있는 알칼리의 노출을 고려하여 적어도 15분간은 물로 씻어야 한다.

■ 의료기관에서의 처치

1) 경구

성분에 따라 대응이 다르다.

【탄산칼슘】 보통 치료는 필요 없다. 증상이 나타나는 경우는 대증치료를 한다.

【황산칼슘】 대량 섭취한 경우는 고화할 가능성이 있으므로, 섭취 후 즉시 글리세린, 젤라틴, 용액, 대량의 물을 투여하여 고화를 늦춘다. 소화관 폐색의 징후가 보일 경우, 필요에 따라 외과적 처리를 검토한다.

【수산화칼슘】 특별한 치료법은 없고, 우유나 물로 희석하거나 대증치료가 중심이 된다. 구토, 산에 의한 중화, 활성탄 및 설사약의 투여는 금기다.

2) 흡입

• 현저한 호흡곤란, 천식, 상기도 부종이 나타난 경우는 적극적인 치료가 필요하다.
• 증상에 따라서 산소 투여, 호흡 관리를 한다.

3) 눈

• 눈물의 pH가 중성이 될 때까지 물로 씻는다.
• 증상이 남아 있는 경우는 안과적 검진이 필요하다.

4) 피부

• 부착 부위를 물로 충분히 세정한다.
• 증상이 있으면 화상에 준하여 치료한다.

7. 치료상의 주의점

1. 석회건조제가 점막 면에 고착되어 있지 않은지 충분히 확인하여 고착물을 제거한다. 제거할 수 없는 경우에는 접촉 시간이 길어지고 화학 손상이 심해진다.

2. 경구 섭취했을 경우, 구강에 이상이 없더라도 인후두나 식도, 위에 석회건조제가 고착해 있을 가능성이 있다.

3. 눈에 들어간 경우, 30분 이상 씻은 후 안과 진료를 받아야 한다. 1~2시간의 세안 혹은 세안을

멈춘 후 30분이 경과한 시점에도 눈물의 액성이 중성 부근인 채로 유지되는지 확인할 것을 권하는 문헌도 있다.

8. 체내 동태

1) 산화칼슘, 수산화칼슘

【흡수】 흡수에 의한 독성은 문제가 된다고 보기 어렵다.

2) 탄산칼슘

【흡수】 물에는 녹지 않으나 위산에 의해 즉시 염화칼슘으로 변하여 소화관에서 흡수되고 고칼슘혈증을 일으킨다. 단, 고칼슘혈증은 만성적인 섭취 때문에 일어난다.

냉각제 · 보온제류

81

냉각제류
보냉제, 순간 냉각제, 냉각 시트, 냉각 스프레이

▌개요

제품 주로 신체나 식품 등을 냉각하는 제품으로, 냉동실에서 얼려서 사용하는 보냉제, 사용 시에 힘이나 물을 추가하면 차가워지는 순간 냉각제, 피부에 부착하는 냉각 시트, 피부나 의류에 분사하는 냉각 스프레이가 있다. 보냉제 중 발열 시 및 여름철 신체의 냉각에 사용하는 꽁꽁 얼지 않는 소프트 타입 제품은 부동액(다가 알코올)을 함유한다. 순간 냉각제는 질산암모늄과 물의 흡열반응을 이용한 제품이다. 냉각 스프레이에는 신체에 직접 분사하는 콜드 스프레이(아이싱 스프레이)와 의류 등에 분사하여 사용하는 냉감 스프레이가 있다. 콜드 스프레이는 분사제의 기화열을 이용한 에어로졸 제품이 많고 냉감 스프레이는 에탄올을 함유한 핸드 스프레이 제품이 많다.

문제가 되는 성분과 증상 냉각 시트나 식품 테이크아웃용과 같은 꽁꽁 얼어버리는 타입의 보냉제는 부동액 성분을 함유하지 않고 독성은 낮다. 부동액을 함유한 소프트 타입 보냉제는 섭취량에 따라 중독을 일으킬 수 있고, 특히 에틸렌글리콜을 함유한 제품은 주의가 필요하다. 순간 냉각제를 대량 섭취한 경우는 질산암모늄에 의한 중독을 일으킬 가능성, 신체에 직접 분사하는 콜드 스프레이는 흡입에 의한 호흡기 증상이나 동상을 일으킬 가능성, 냉감 스프레이는 알코올 중독의 가능성이 있다.

JPIC 수신 상황 연간 약 800여 건의 문의가 있다. 대부분은 보냉제 봉지를 씹어 새어 나온 액체를 마시는 등 소아가 잘못 삼켜 발생한 사고이지만, 치매가 있는 고령자가 사용 중인 보냉 베개의 내용물을 먹은 사례도 가끔 있다.

초기 대응을 위한 확인 사항

제품에 따라 성분이 다르므로, 제품표시, 형태, 사용 방법 등을 가능한 한 정확히 파악한다.

1. 제품

- 종류: 얼려서 사용하는 '보냉제'인가, 사용 시 힘이나 물을 가하면 차가워지는 '순간 냉각제'인가, 피부에 부착하는 '냉각 시트'인가, '냉각 스프레이'인가?
- 보냉제의 경우, 식품 테이크아웃용 등에 쓰이는 꽁꽁 얼어버리는 타입인가, 반복하여 사용할 수 있는 꽁꽁 얼지 않는 소프트 타입인가, 소프트 타입의 경우, 에탄올이 함유되어 있는가?
- 스프레이의 경우, 피부에 사용하는 제품인가, 의류에 사용하는 제품인가, 에어로졸인가, 핸드 스프레이인가?

2. 노출 상황·경로

- 잘못 삼키거나 섭취한 경우, 핥은 정도인가, 대량으로 섭취하지는 않았는가?
- 스프레이를 입으로 분사했거나 바람의 방향 등으로 우연히 흡입하는 등 들이마셨을 가능성은 없는가?
- 눈에 들어갔을 가능성은 없는가? 얼굴이나 입을 향해 분사하거나 튀어서 눈에 들어가지는 않았는가?
- 피부에 부착되었을 가능성은 없는가? 콜드 스프레이를 한곳에 장시간 분사했을 가능성은 없는가?

3. 환자 상태·증상

- 구역질, 구토, 복통 등의 소화기 증상은 없는가? 삼킨 것이 목에 걸린 기미는 없는가?
- 기침, 호흡곤란은 없는가?
- 눈의 위화감, 통증, 충혈, 눈물 흘림은 없는가?
- 피부 통증, 발적, 발진은 없는가?
- 콜드 스프레이로 동상과 같은 증상이 발생하지 않았는가?

초기 대응 포인트

치매가 있는 고령자는 섭취량이 많을 수 있고, 증상을 확인하기 어려운 경우도 있으므로 주의가 필요하다.

1. 경구 노출

입안의 물질을 제거하고 입을 헹군다.

【즉시 진료】

- 구토, 안면홍조, 흥분 상태가 있는 경우, 기침을 하는 등 잘못 삼켰을 가능성이 있는 경우
- 증상은 없더라도 에탄올을 함유한 보냉제를 한 모금 이상 섭취한 경우(특히 고령자의 경우)

- 증상은 없더라도 에탄올을 함유한 냉각 스프레이를 삼킨 경우(체중 1kg당 0.5ml 이상) 또는 섭취량을 알수 없는 경우
- 냉각 시트가 목에 막혔을 가능성이 있는 경우

【만약을 위한 진료】
- 증상은 없더라도 에틸렌글리콜의 함유 여부를 확인할 수 없는 소프트 타입 보냉제를 한 모금 이상 잘못 섭취한 경우(특히 고령자의 경우)
- 에틸렌글리콜을 함유하지 않은 보냉제, 순간 냉각제, 냉각 시트, 에탄올을 함유하지 않은 냉각 스프레이를 많이 섭취한 경우(특히 고령자의 경우)

【경과 관찰】
- 에틸렌글리콜을 함유한 보냉제, 에틸렌글리콜의 함유 여부를 확인할 수 없는 소프트 타입의 보냉제를 핥기만 했을 뿐 증상은 나타나지 않은 경우
- 에틸렌글리콜을 함유하지 않은 보냉제, 순간 보냉제, 냉각 시트, 냉각 스프레이를 핥거나 소량 섭취한 정도로 증상이 없는 경우

2. 흡입한 경우

알코올 함유량이 높은 제품은 증기를, 스프레이 제품은 미스트를 흡입할 가능성이 있다.

【만약을 위한 진료】 목 통증, 불쾌감, 기침이 있고 신선한 공기를 마셔도 개선되지 않는 경우

3. 눈에 들어간 경우

눈을 비비지 않도록 주의하고 즉시 눈을 씻는다.

【즉시 진료】 눈 뜨기 어려운 경우, 눈 씻기가 어려운 경우와 콘택트렌즈가 빠지지 않는 경우

【만약을 위한 진료】 눈을 씻은 후에도 통증, 충혈이 있는 경우

4. 피부 노출

【만약을 위한 진료】
- 물로 씻은 후에도 발적, 통증, 발진이 있는 경우, 술에 취한 듯한 증상이 있는 경우
- 콜드 스프레이를 사용하여 동상과 같은 증상이 있는 경우

▌해설

1. 제품에 대하여

신체나 식품 등을 냉각하는 제품으로 보냉제, 순간 냉각제, 냉각 시트, 냉각 스프레이가 있다.

1) 보냉제

- 얼려서 사용하는 제품으로, 신체의 냉각뿐 아니라 식품의 신선도 유지에도 널리 이용된다. 용도에 따라 겉 포장의 형태와 크기는 다양하다.
- 식품 테이크아웃용 등 일회용을 전제로 한 꽁꽁 얼어버리는 타입의 보냉제는 내용물이 90% 이상 물이며, 겔화제나 다른 성분을 함유하고 있는 것도 있지만 함유량은 적다.
- 반복 사용을 상정한 제품 가운데 발열 시나 여름철 몸을 식히는 데 이용하는, 냉동해도 꽁꽁 얼지 않는 소프트 타입 제품은 부동액으로 프로필렌글리콜이나 글리세린 등의 다가 알코올을 함유하고, 오래된 제품은 에틸렌글리콜을 약 40% 함유한다. 아이스박스용 등으로 마이너스 온도 표시가 있는 제품은 응고점 강하제로 염화암모늄 등의 무기염류를 약 10~20% 함유한다.
- 내용물은 액체가 많지만, 고흡수성 수지를 함유한 알갱이형 제품이나 파우더형 실리카겔을 사용한 제품도 있다.

2) 순간 보냉제

질산암모늄이 수분과 반응하면서 일어나는 흡열 반응을 이용한 것으로, 긴급 시나 보냉제를 준비할 수 없는 실외 등에서 사용한다. 분말·고체로 질산암모늄(20~70%), 요소(0~40%) 등을 함유하고, 사용 시 포장째로 쥐거나 두드리는 등 힘을 가해 안의 물주머니를 깨어 약제와 반응시키는 타입을 비롯하여 용기에 담긴 약제에 물을 적당히 첨가해서 사용하는 제품도 있다. 사용 후에는 냉동실에서 얼려서 반복 사용할 수 있는 제품도 있다.

3) 냉각 시트

기화열을 이용한 제품으로, 냉장고에서 식힐 필요가 없으므로 발열 시 등에 간편하게 이용된다. 수용성 고분자, 다가 알코올(글리세린 등), 멘톨, 향료 등을 물에 첨가한 겔형 냉각제를 부직포와 합쳐 시트 형태로 만든 제품이 많다.

4) 냉각 스프레이

스포츠 상해 시의 응급처치용이나 더위 대책 용품으로 신체에 직접 분사하는 콜드 스프레이(아이싱 스프레이)는 분사제[주로 액화석유가스(LPG)]의 기화열을 이용한 에어로졸 제품이 많다. 의류 등에 분사하여 사용하는 냉감 스프레이는 에탄올의 기화열과 멘톨의 청량감에 의해 냉감을 얻는 것으로 핸드 스프레이 제품이 많다.

2. 사고 발생 상황

▌JPIC 수신 상황

연간 건수   약 800여 건(그중 에틸렌글리콜 함유 제품 약 10여 건, 질산암모늄 함유 제품 약 5건)
            일반 92%, 의료기관 5%, 기타 3%

환자 연령층 1세 미만 20%, 1~5세 71%, 6~19세 2%, 20~64세 2%, 65세 이상 4%,
            기타·불명 1%

사고 상황   소아나 치매가 있는 고령자가 잘못 삼키거나 섭취한 경우 등 97%(보냉제를 들고 있을 때 봉지를 씹어 흘러나온 나온 액체를 마신 경우, 치매가 있는 고령자가 사용 중인 보냉 베개의 내용물을 대량으로 섭취한 경우 등), 잘못된 사용 3%(젤리에 첨부된 보냉제를 시럽으로 착각하여 먹은 경우 등)

증상출현율   5%(구강·인두의 위화감, 구역질, 설사 등)

▌JPIC에서 파악한 의료기관 진료 예

【1986~2009년까지 24년간 파악한 소아(12세 이하)의 불의의 사례】
보냉제에 의한 사례 231건 중, 심각한 사례는 없었다.

【1986~2010년까지 25년간 파악한 고령자(65세 이상)의 불의의 사례】
보냉제에 의한 사례 70건 중, 심각한 사례는 11건 있었다. 전부 에틸렌글리콜 함유 보냉제를 잘못 섭취한 사건으로 9건이 치매가 있는 고령자였다. 모든 사례에서 산염기 평형의 이상이 발견되었고, 3건에서 신부전이 나타났다.

▌문헌 보고 예

프로필렌글리콜을 주성분으로 한 보냉 베개를 고령자가 섭취하여 의식장애, 젖산 산증, 침투압 갭, 급성신부전이 발생한 사례가 있다(Jorens PG, et al.: Clin Toxicol 2004; 42: 163-169).

3. 독성

1) 보냉제

- 꽁꽁 얼려서 사용하는 보냉제는 무독 또는 독성이 낮은 물질로 분류되므로, 소량~중소량 섭취 시 사실상 독성이 없다. 단, 제품의 맛이나 감촉 때문에 가벼운 복부 불쾌감이 발생할 가능성이 있다.
- 꽁꽁 얼지 않는 보냉제 중 에틸렌글리콜을 함유한 제품은 에틸렌글리콜의 독성을 고려한다. 100% 에틸렌글리콜은 체중 1kg당 0.2ml의 섭취로 중독을 일으킬 가능성이 있다. 증기압이 낮고 점막 자극도 있기 때문에 전신 증상을 일으킬 정도의 흡입이나 피부를 통한 노출은 일어나기 어렵다.

2) 순간 보냉제

대량 섭취한 경우, 질산암모늄의 독성을 고려한다.

3) 냉각 시트

사실상 독성이 없다. 단, 제품의 맛이나 감촉 때문에 가벼운 복부 불쾌감이 발생할 가능성이 있고, 물리적인 질식이나 일레우스(장폐색)가 나타날 가능성이 있다.

4) 냉각 스프레이

콜드 스프레이의 경우 LPG, 냉각 스프레이는 에탄올의 독성을 고려한다.

4. 중독학적 약리작용

1) 에틸렌글리콜 함유 보냉제

대사물(글리콜알데히드, 글리콜산, 글리옥실산, 옥살산)에 기인하는 대사성 산성혈증(음이온 갭 상승)이나 석출한 옥살산칼슘의 침착(주로 신장)

2) 순간 보냉제

질산암모늄에 의한 혈관 확장 작용, 산화 작용에 의한 메트헤모글로빈혈증

3) 콜드 스프레이

LPG와 같은 탄화수소에 의한 중추신경 억제 작용(마취 작용), 내인성 카테콜아민의 최부정맥 작용에 대한 심근의 감수성을 증대시킨다. 산소 결핍에 의한 저산소증, 피부 노출 시 동상

4) 냉각 스프레이

에탄올에 의한 점막 자극 작용, 중추신경 억제 작용

5. 증상

제품에 함유된 성분에 따라 일어날 수 있는 증상은 다르다.

1) 보냉제

- 꽁꽁 어는 보냉제: 복부 불쾌감이나 소화기 증상 정도다.
- 꽁꽁 얼지 않는 소프트 타입 중 에틸렌글리콜 함유 제품을 대량으로 섭취한 경우, 증상은 보통 30~60분 이내에 발현하지만, 심각한 증상은 12시간 이상 늦게 나타날 수 있다.
  - 제1단계(섭취 후 0.5~12시간): 구역질, 구토, 에탄올성 만취 상태, 음이온 갭 상승이나 침투압 갭을 동반한 대사성 산성혈증, 경련 등
  - 제2단계(섭취 후 12~24시간): 잦은 맥박, 과호흡, 쇼크, 다장기부전 등
  - 제3단계(섭취 후 24~72시간): 신장 장애
- 프로필렌글리콜 함유 제품: 의식장애, 젖산 산성혈증, 급성신부전이 발생할 가능성이 있다.
- 무기염류 함유 제품: 대량 섭취한 경우 전해질 이상에 기인하는 증상이 나타난다.

2) 순간 보냉제

대량 섭취한 경우, 질산암모늄의 혈관 확장 작용에 의한 두통, 구역질, 구토, 현기증, 홍조, 발한, 실신, 잦은 맥박, 혈압 저하, 헤모글로빈 산화작용에 의한 메트헤모글로빈혈증이 나타날 가능성

3) 냉각 시트

- 복부 불쾌감이나 경미한 소화기 증상을 비롯하여 이물질로서 물리적 장애가 일어날 수 있다.
- 눈에 들어가면 멘톨의 점막 자극에 의한 일과성 통증이나 자극감이 있다.

4) 냉각 스프레이

- 냉각 스프레이를 대량 섭취하면 에탄올의 중추신경 억제 작용에 의해 만취 상태, 구역질, 구토, 의식장애 등의 증상이 나타날 가능성이 있다. 소아는 알코올 민감성이 높고 저혈당성 경련이 생길 가능성이 있기 때문에 혈당 저하에 주의가 필요하다.
- 콜드 스프레이(주로 LPG) 흡입 시, 상기도 점막의 자극에 의한 기침, 천식이 나타나고, 고농도의 증기를 흡입한 경우에는 졸음 등의 중추신경의 억제 증상이 나타날 가능성이 있다. 남용 등 고농도로 흡입한 경우에는 치사적 부정맥이 생기고 돌연사할 수 있다.
- 에탄올의 증기나 스프레이 제품의 미스트를 흡입하면 상기도의 자극에 의한 기침, 목 통증 등이 생길 가능성이 있다.
- 콜드 스프레이는 동일 부위에 장시간 분사하면 동상이, 냉각 스프레이는 에탄올에 의한 자극 등이 생길 가능성이 있다.

6. 처치

▌가정에서의 응급처치

1) 경구

① 제거: 입안에 남아 있는 것을 뱉게 한다. 소아나 고령자의 경우는 입안을 확인하여 제거하고 닦아낸다.
② 헹굼: 입을 헹구고 가글한다. 가글할 수 없는 경우는 젖은 거즈로 닦아낸다.
③ 수분 섭취: 특별한 주의 사항은 없다. 평소대로 하면 된다.

2) 흡입

신선한 공기가 있는 장소로 이동한다.

3) 눈

- 눈을 비비지 않도록 주의하고 즉시 물로 씻는다.
- 콘택트렌즈를 착용하고 있는 경우, 쉽게 뺄 수 있으면 뺀다.

4) 피부

① 제거: 피부에 부착된 것을 제거하고 닦아낸다. 부착된 옷은 벗는다.

② 세척: 물로 충분히 씻는다.

- 콜드 스프레이에 의한 동상이 있는 경우는 환부를 문지르지 말고 체온보다 조금 높은 미지근한 물(40~42℃)에 담가 따뜻하게 한다.

▌ 의료기관에서의 처치

함유 성분에 의한 중독이 예상되는 경우, 물질에 따라 치료한다.

1) 경구

- 에틸렌글리콜, 질산암모늄, 에탄올을 함유한 제품을 대량으로 섭취하고 섭취 후 1시간 이내이면 위세척을 고려한다.
- 필요에 따라 수액, 산성혈증의 보정, 호흡·순환 관리, 보온, 혈당을 확인한다.
- 필요에 따라 에틸렌글리콜 중독에는 해독제(포메피졸)를, 질산암모늄에 의한 메타헤모글로빈혈증에는 메틸렌블루를 투여한다.
- 에틸렌글리콜이나 에탄올에 의한 중증례에는 혈액 투석이 효과적이다.

2) 흡입

냉각 스프레이를 대량으로 흡입한 경우, 호흡 상태를 확인하고 필요에 따라 산소 투여 등의 대증치료를 한다.

3) 눈

진료 전 눈을 충분히 씻지 못했다면 의료기관에서 눈을 충분히 씻는다.

4) 피부

- 부착 부위를 충분히 씻는다. 증상이 있으면 대증치료를 한다.
- 콜드 스프레이에 의해 동상이 발생한 경우, 동상에 대한 처치를 시행하고 중증인 경우는 화상 전문의에게 진료를 받아야 한다.

7. 치료상의 주의점

1. 음이온 갭이 상승한 대사성 산성혈증과 함께 삼투압 갭(osmolal gap)이 있는 경우는 에틸렌 글리콜이나 에탄올을 함유한 제품에 의한 중독을 의심한다.

2. 에틸렌글리콜이나 에탄올은 소화관에서 빠르게 흡수되기 때문에 소화관 제염은 섭취 후 짧은 시간 내에 진행되지 않으면 효과가 낮다. 단, 겔형 보냉제의 경우 에틸렌글리콜이 겔 내부에 유지되어 흡수가 지연될 수 있으므로 섭취 후 1시간 이후에 효과가 있을 수 있다.

3. 활성탄의 에틸렌글리콜이나 에탄올의 흡착능은 낮으며 흡수를 저지하는 효과는 없다.

4. 에틸렌글리콜 중독의 해독제인 포메피졸은 에틸렌글리콜의 대사를 저해하여 해독 효과를 발현하므로 조기에 투여하지 않으면 큰 효과는 기대하기 어렵다.

5. 혈액 투석은 에틸렌글리콜, 에탄올이나 독성 대사물의 배설을 촉진함과 동시에 대사성 산성 혈증을 보정한다.

8. 체내 동태

1) 에틸렌글리콜

【흡수】경구에서 빠르게 흡수된다. 최고혈중농도 도달시간은 30~60분이다.

【대사】흡수량의 80%가 간장에서 대사된다. 대사물은 글리콜알데히드, 글리콜산, 글리옥실 산, 옥살산, 글리옥살, 포름산, 글리신 등이다.

【배설】신장으로 배설된다. 혈중농도 반감기는 3~5시간, 대사물의 반감기는 12시간 이상이다.

2) 질산암모늄

【흡수】소화관에서 빠르게 흡수된다.

【대사】장내 세균에 의해 질산염에서 아질산염으로 변화하고, 아질산염으로 흡수된 후 간장에서 불활성화된다.

【배설】소변으로 배설된다.

3) 에탄올

【흡수】위, 소장에서 빠르게 흡수되어 최고혈중농도 도달시간은 30분~2시간이다. 흡입이나 피부를 통해 흡수된다.

【대사】 간장에서 아세트알데히드로, 뒤이어 초산으로 대사되어 물과 이산화탄소로 분해된다.

【배설】 약 5~10%는 미변화체로 날숨, 소변, 땀, 대변으로 배설된다.

82

보온제류

일회용 손난로, 친환경 손난로, 핫팩, 벤진 손난로

▌개요

제품 주로 신체를 따뜻하게 하는 제품으로, 일회용 손난로, 친환경 손난로, 핫팩, 벤진 손난로 (백금 촉매식 손난로) 등이 있다. 일회용 손난로는 포장에서 꺼내면 손난로 속의 철분이 공기와 접촉하여 산화되어 발열한다. 친환경 손난로는 아세트산나트륨 수용액의 응고열을 이용한 것으로 속에 든 금속에 충격을 가하면 발열한다. 핫팩은 전자레인지로 가열하여 사용한다. 겔형 제품은 보냉제와 같이 물과 겔화제를 함유한다. 벤진 손난로는 기화한 벤진이 산화·분해되어 발열한다.

문제가 되는 성분과 증상 일회용 손난로나 핫팩의 독성은 낮다. 친환경 손난로의 아세트산나트륨 수용액이 피부에 부착되면 자극 증상이 일어날 수 있다. 벤진 손난로에 사용하는 벤진은 잘못 삼켰을 때 가장 문제가 되며 점막 자극에 의한 소화기 증상을 비롯하여 중추신경의 억제에 의한 증상이 나타날 가능성이 있다.

JPIC 수신 상황 연간 약 50여 건의 문의가 있으며, 고령자가 잘못 삼키거나 섭취한 경우가 절반을 차지한다. 소아가 잘못 삼키거나 섭취한 경우는 30% 정도이다. 치매가 있는 고령자가 대량 섭취하는 사고가 잦다.

초기 대응을 위한 확인 사항

제품에 따라 성분이 다르므로 제품표시, 형태, 사용 방법 등을 가능한 한 정확히 파악한다.

1. 제품

- 종류: 봉지를 뜯으면 발열하는 '일회용 손난로'인가, 손난로 안의 금속에 충격을 가하면 발열하는 '친환경 손난로'인가, 전자레인지로 가열하는 '핫팩'인가, 벤진을 사용한 '벤진 손난로'인가?
- 제품표시의 성분(철분, 버미큘라이트, 아세트산나트륨 등)

2. 노출 상황·경로

- 잘못 삼키거나 섭취한 경우, 핥은 정도인가, 대량으로 섭취하지는 않았는가?
- 일회용 손난로의 경우, 새 제품인가, 사용 중인가, 사용 후인가?(새 제품은 발열할 가능성이 있다)
- 사용 시 발생한 사고일 경우, 흡입했는가, 눈에 들어갔는가, 피부에 부착했는가?

3. 환자 상태·증상

- 구역질, 구토, 복통 등의 소화기 증상은 없는가? 목에 걸린 기미는 없는가?
- 기침, 호흡곤란 등은 없는가? 호흡기관에 들어간 기미는 없는가?
- 눈의 위화감, 통증, 충혈, 눈물 흘림은 없는가? 이물감은 없는가? 눈을 비비지 않았는가?
- 피부 통증, 발적, 발진, 낙설, 수포는 없는가?

초기 대응 포인트

치매가 있는 고령자는 섭취량이 많을 수 있고, 증상을 확인하기 어려운 경우도 많으므로 주의가 필요하다.

1. 경구 노출

토하게 하지 말고 입안의 물질을 제거하고 입을 헹군다. 일회용 손난로, 친환경 손난로의 경우는 우유 또는 물을 마시게 한다.

【즉시 진료】
- 여러 번 구토한 경우, 기침 등의 호흡기 증상이 있는 경우
- 증상은 없더라도 대량으로 섭취했을 가능성이 있는 경우(특히 고령자의 경우)
- 일회용 손난로 등이 목에 막혔을 가능성이 있는 경우

【만약을 위한 진료】구역질, 구토, 구강의 위화감 등 가벼운 소화기 증상 정도일 경우

【경과 관찰】핥거나 소량 섭취한 정도로 증상이 없는 경우

2. 흡입한 경우

【즉시 진료】 목 통증, 기침, 호흡곤란이 있고, 신선한 공기를 마셔도 개선되지 않는 경우

【만약을 위한 진료】 벤진을 흡입하여 구역질, 두통, 현기증이 있는 경우

3. 눈에 들어간 경우

눈을 비비지 않도록 주의하고 즉시 눈을 씻는다.

【즉시 진료】
- 눈 뜨기 어려운 경우, 이물감이 있는 경우
- 눈 씻기가 어려운 경우와 콘택트렌즈가 빠지지 않는 경우

【만약을 위한 진료】 눈을 씻은 후에도 통증, 충혈이 있는 경우

4. 피부 노출

【만약을 위한 진료】 물로 씻은 후에도 발적, 통증, 발진이 있는 경우

▌해설

1. 제품에 대하여

주로 신체를 따뜻하게 하는 것으로 일회용 손난로, 친환경 손난로, 핫팩, 벤진 손난로(백금 촉매식 손난로) 등이 있다.

1) 일회용 손난로(핸드 워머, 온열 시트)
- 철이 공기 중의 산소와 반응하여 산화철로 변화할 때 발생하는 열을 이용한 제품으로, 포장에서 꺼내면 발열이 시작된다.
- 부직포 등의 내부 봉지에 들어간 흑색 분말로 철분(40~80%), 물, 염화나트륨(10% 이하), 활성탄, 버미큘라이트, 흡수성 수지 등으로 구성되며, 발열 온도나 발열 시간은 내부 봉지의 통기량과 내용물이 섞인 상태로 조절된다.
- 의류에 부착하는 일회용 손난로를 비롯하여 직접 피부에 붙이는 타입의 온열 시트(온열 패드)가 있으며 어깨결림이나 요통 등의 혈액 순환 개선을 목적으로 한 것은 일반 의료기기(온열 팩)이다.

2) 친환경 손난로(매직 손난로, 똑딱이 손난로)

- 아세트산나트륨 수용액이 결정화될 때의 응고열을 이용한 제품으로, 과냉각 상태의 액체 안에 들어 있는 금속에 충격을 가하면 발열이 시작된다.
- 뜨거운 물로 데우면 액체 상태로 돌아가기 때문에 반복해서 사용할 수 있다.

3) 핫팩

전자레인지로 가열하여 사용하는 타입의 보온제로, 겔 형태인 제품은 보냉제와 같이 물과 겔화제를 함유한다. 그밖에 팥알이나 세라믹 등을 함유한 제품도 있다.

4) 벤진 손난로(백금 촉매식 손난로)

- 기화한 벤진이 백금의 촉매 작용에 의해 천천히 산화하여 이산화탄소와 물로 분해될 때의 발열을 이용한 손난로로, 열원으로 벤진(n = 5~10의 석유계 탄화수소)을 사용한다.
- 처음에는 성냥이나 라이터로 불을 붙이지만, 벤진을 연소시키는 것은 아니다.

2. 사고 발생 상황

▌ JPIC 수신 상황

연간 건수	약 50여 건(일반 62%, 의료기관 15%, 고령자 시설 등 기타 3%)
환자 연령층	1세 미만 9%, 1~5세 26%, 6~19세 9%, 20~64세 5%, 65세 이상 47%, 기타·불명 4%
사고 상황	소아나 치매가 있는 고령자가 잘못 삼키거나 섭취한 경우 등 85%, 잘못된 사용 12%(일회용 손난로를 후리가케나 육수 팩 등의 식품으로 오인하여 먹은 경우, 음료의 형태를 한 친환경 손난로를 잘못 삼킨 경우 등), 기타·불명 3%
증상 출현율	17%(구토, 복통 등)

▌ JPIC에서 파악한 의료기관 진료 예

【1986~2009년까지 24년간 파악한 소아(12세 이하)의 불의의 사례】
보온제, 손난로에 의한 사례는 9건으로 심각한 사례는 없었다.

【1986~2010년까지 25년간 파악한 고령자(65세 이상)의 불의의 사례】
보온제, 손난로에 의한 사례 69건 중, 심각한 사례는 2건 있었다. 치매나 이식 경향이 있는 고령자가 일회용 손난로를 잘못 먹은 사례로 구토, 복통, 신장 장애가 나타났다.

▌문헌 보고 예

【일회용 손난로】

치매가 있는 고령자가 한 봉지를 잘못 먹고 여러 번의 구토, 식도·위의 부식성 상해, 혈청의 철 농도 상승이 나타난 증례 보고(Tseng YJ. et al.: Clin Toxicol 2011; 49: 870-871)가 있다. 증상이 없는 채로 경과한 증례, 수차례의 구토와 혈청의 철 농도가 일회성으로 상승(표준값 범위 내)하여 치료는 필요 없었던 증례(Tam AY, et al.: Clin Toxicol 2008; 46: 900-904)도 보고되었다.

3. 독성

- 일회용 손난로: 대량 섭취했을 경우, 철의 소화관에 대한 직접 작용과 흡수되었을 때의 독성을 고려한다.
- 친환경 손난로: 아세트산나트륨은 눈, 피부를 가볍게 자극한다. 대량 섭취하면 나트륨이 문제가 된다.
- 핫팩: 소량~중소량 섭취 시 사실상 독성이 없다. 단, 제품의 맛이나 감촉 때문에 가벼운 복부 불쾌감이 나타날 가능성이 있다.
- 벤진 손난로: 벤진은 피부·점막 자극이 있으며, 잘못 삼키는 것이 가장 문제가 된다.

4. 중독학적 약리작용

1) 일회용 손난로

- 철의 점막 부식 작용: 위장 점막에 철이 직접 작용하여 출혈성 괴사나 천공을 일으킨다.
- 철이 흡수된 경우, 유리된 철 이온에 의한 조직의 장애

2) 친환경 손난로

아세트산나트륨에 의한 가벼운 피부·점막 자극 작용

3) 벤진 손난로

- 벤진(석유계 탄화수소)을 잘못 삼켜 발생하는 화학성 폐렴
- 피부·점막 자극 작용, 중추신경 억제 작용
- 내인성 카테콜아민의 최부정맥 작용에 대한 심근의 감수성을 증대시킨다.

1) 경구

핥은 정도나 소량 섭취 시 심각한 중독은 일으키지 않으나, 기도로 잘못 삼킨 경우에는 화학성 폐렴을 일으킬 가능성이 있다.

【일회용 손난로】
- 한 봉지에 가까운 양을 대량 섭취한 경우, 구역질, 여러 번의 구토, 복통, 설사, 소화관의 부식성 장애가 일어날 수 있다.
- 혈청 철 농도가 상승할 가능성이 있다.
- 활성탄 등에 의한 물리적 자극, 반응 전 제품의 경우 발열의 영향이 생길 수 있다.

【친환경 손난로, 핫팩】
- 대량 섭취 시 구역질, 구토, 복통, 설사 등의 소화기 증상이 나타날 수 있다.

【벤진 손난로】
- 벤진을 잘못 삼킨 경우, 석유계 탄화수소에 의한 화학성 폐렴
- 섭취량이 많은 경우 두통, 현기증, 졸음, 흥분 등의 중추신경 증상이 나타날 가능성이 있다.

2) 흡입

벤진을 흡입하면 코, 인후의 자극감, 기침, 구역질, 현기증, 두통, 졸음 등의 증상. 대량 흡입한 경우에는 부정맥 등

3) 눈

일회용 손난로는 물리적 자극, 친환경 손난로는 점막 자극 작용에 의한 자극감, 충혈, 동통이 일어날 수 있다.

4) 피부

친환경 손난로, 벤진 손난로가 부착되면 따끔한 느낌, 작열감, 피부에 붉은 반점이 생길 수 있다. 벤진을 부착한 채로 방치하면 수포가 형성될 가능성이 있다.

6. 처치

▌가정에서의 응급처치

1) 경구

【금기】 벤진의 경우, 토하게 해서는 안 된다.

【이유】 잘못 삼키면 화학성 폐렴을 일으키기 쉽기 때문이다.

① 제거: 입안에 남아 있는 것을 뱉게 한다. 소아나 고령자의 경우는 입안을 확인하여 제거하고 닦아낸다.

② 헹굼: 입을 헹구고 가글한다. 가글할 수 없는 경우는 젖은 거즈로 닦아낸다.

③ 수분 섭취: 제품에 따라 다르다.

　【벤진】 적극적으로 수분을 섭취하는 것은 피하는 것이 좋다(억지로 마시게 해서 구토를 유발하지 않도록 주의한다).

　【일회용 손난로, 친환경 손난로】 유제품(우유나 요구르트) 또는 물을 마시게 한다. 마시는 양은 보통 마시는 정도(120~240ml, 소아는 1kg당 15ml 이하, 무리하게 마시게 하여 구토를 유발하지 않도록 주의한다). **【이유】** 일회용 손난로의 경우, 위산과 철의 반응으로 생성되는 염화철이 줄어드는 것을 기대할 수 있다. 친환경 손난로의 경우, 단백질에 의한 점막 보호나 희석에 의해 자극의 완화를 기대할 수 있다.

　【기타 제품】 특별한 주의 사항은 없다. 평소대로 하면 된다.

2) 흡입

신선한 공기가 있는 장소로 이동한다. 실내를 환기한다.

3) 눈

• 눈을 비비지 않도록 주의하고 즉시 물로 씻는다.

• 콘택트렌즈를 착용하고 있는 경우, 쉽게 뺄 수 있으면 뺀다.

4) 피부

① 제거: 피부에 부착된 것을 제거하고 닦아낸다. 부착된 옷은 벗는다.

② 세척: 물로 충분히 씻는다.

▌의료기관에서의 처치

1) 경구

- 특별한 치료법은 없고 대증치료를 한다.
- 잘못 삼킨 경우, 화학성 폐렴에 대한 치료를 한다.

2) 흡입

- 증상에 따라 산소 투여, 호흡 관리를 한다.
- 중추신경 억제 증상(마취 작용)이 나타난 경우는 대증치료를 한다.

3) 눈

- 진료 전 눈을 충분히 씻지 못했다면 의료기관에서 눈을 충분히 씻는다.
- 증상이 남아 있는 경우는 안과적 진료가 필요하다.

4) 피부

부착 부위를 충분히 씻는다. 증상이 있으면 대증치료를 한다.

7. 치료상의 주의점

1. 일회용 손난로를 대량으로 섭취한 환자는 철에 의한 영향을 고려하여 무증상이라도 6시간 정도 경과를 관찰한다.
2. 벤진을 잘못 삼킨 경우, 잘못 마시지 않는 것이 중요하며 구토는 금기다. 잘못 삼킬 위험이 있으므로 위세척은 금지하는 문헌도 많다. 대량 섭취하여 위세척을 시행할 경우, 잘못 삼키는 것을 방지하는 대책을 세운 후 실시한다.

8. 체내 동태

1) 철, 산화철

【흡수】철이나 산화철은 위산과 반응하여 염화철을 형성하고 흡수될 가능성이 있다.

2) 벤진

【흡수】석유계 탄화수소이며, 소화관에서 거의 흡수되지 않는다고 알려져 있다.

전지류

83
건전지

▌개요

제품 가정에서 주로 사용하는 제품은 망간 건전지와 알칼리 건전지로, 크기에 따라 단 1형, 단 2형, 단 3형, 단 4형, 단 5형, 단 6형(전부 1.5V 원통형)과 006P형(9V 각형)이 있다.

문제가 되는 성분과 증상 전지를 삼킨 경우, 전지가 체내에 머무르면 방전되거나, 액체가 새어 나오며 화학 손상과 물리적인 압박에 의한 조직 상해를 일으킨다. 전지의 액체가 새어 나오면 전해액으로 망간 건전지는 염화아연, 염화암모늄에 의한 점막 자극, 알칼리 건전지는 수산화칼륨에 의한 점막 부식이 문제가 된다.

JPIC 수신 상황 연간 약 400여 건의 문의가 있으며, 소아의 사고가 90%를 차지한다. 액체가 새어 나온 전지를 핥거나 만진 사례가 대부분이며, 1세 유아가 단 5형 전지, 4세 소아가 단 4형 건전지를 잘못 섭취한 사례도 있다.

초기 대응을 위한 확인 사항

건전지가 보이지 않아 잘못 삼켰을 우려가 있는 경우에는 귀나 코에 들어갔을 가능성도 확인한다.

1. 제품

- 종류(망간 건전지, 알칼리 건전지), 크기(단 1형, 단 2형, 단 3형, 단 4형, 단 5형 등)
- 전지가 소모된 정도: 새 전지인가, 사용 중인가, 사용을 완료한 것인가?

2. 노출 상황·경로

- 전지를 삼켰는가, 귀나 코 등에 넣었을 가능성은 없는가?
- 액체가 새어 나온 전지나 전해액을 핥거나 만졌는가?
- 새어 나온 전해액이 피부나 옷에 부착되지 않았는가, 전해액이 묻은 손으로 눈을 만지지 않았는가?

3. 환자 상태·증상

- 구역질, 구토, 복통 등의 소화기 증상은 없는가?
- 기침, 천식, 호흡곤란 등의 호흡기 증상은 없는가?
- 귀나 코의 통증, 재채기, 귀 고름, 콧물, 발열은 없는가?
- 눈의 위화감, 통증, 충혈, 눈물 흘림은 없는가?
- 피부의 통증, 발적, 발진은 없는가?

초기 대응 포인트

1. 경구 노출

토하게 하지 말고 입안의 물질을 제거하고 입을 헹군다. 누수된 전해액을 핥은 경우에는 유제품 또는 물을 마시게 한다.

【즉시 진료】
- 구역질, 구토, 복통 등의 소화기 증상이 있거나 기침, 천식, 호흡곤란, 발열 등이 있는 경우
- 증상은 없더라도 전지를 삼킨 경우(다 사용한 전지라도 완전히 방전되었다고는 할 수 없다), 전지를 삼켰는지 판단할 수 없는 경우(X선 검사 등을 통한 전지의 확인이 필요)

【경과 관찰】
- 액체가 새어 나온 전지나 전해액을 핥은 정도로 증상이 없는 경우
- 액체가 새어 나오지 않은 전지를 핥은 경우

2. 흡입한 경우

제품 성질상 흡입해서 문제가 발생하기는 어렵다.

3. 눈에 들어간 경우

전해액이 새어 나온 경우, 눈을 비비지 않도록 주의하고 즉시 눈을 씻는다.

【즉시 진료】

• 눈 뜨기 어려운 경우, 눈을 씻은 후에도 통증, 충혈이 있는 경우
• 눈 씻기가 어려운 경우와 콘택트렌즈가 빠지지 않는 경우

4. 피부 노출

전해액이 새어 나온 경우, 부착된 옷을 벗고 물로 충분히 씻는다.

【만약을 위한 진료】

• 물로 씻은 후에도 발적, 통증, 발진이 있는 경우

5. 귀나 코에 들어간 경우

억지로 제거하려고 하지 않는다.

【즉시 진료】

• 증상의 유무나 전지의 종류, 소모된 정도와 관계없이 외이도나 비강, 직장, 질에 삽입한 경우

▌해설

1. 제품에 대하여

• 가정에서 주로 사용하는 제품은 망간 건전지와 알칼리 건전지로, 크기에 따라 단 1형, 단 2형, 단 3형, 단 4형, 단 5형, 단 6형(전부 1.5V 원통형)과 006P형(9V 각형)이 있다.
• 망간 건전지의 전해액은 염화아연, 염화암모늄, 알칼리건전지의 전해액은 수산화칼륨이다.
• 파열 사고 방지를 위하여 과방전 등으로 인해 전지 내압이 극도로 상승한 경우에는 안전판이 작동하는 구조로 되어 있으며, 그때 전해액도 방출되어 액체가 샌다.

2. 사고 발생 상황

▌JPIC 수신 상황

연간 건수	약 400여 건(일반 95%, 의료기관 4%, 기타 1%)
환자 연령층	1세 미만 27%, 1~5세 60%, 6~19세 5%, 20~64세 6%, 기타·불명 2%
사고 상황	소아의 잘못된 삼킴 등 93%(전지를 씹었거나 누수된 전지를 핥은 경우, 전지를 만진 경우, 단 4형 전지를 잘못 삼킨 경우 등), 잘못된 사용 6%, 기타·불명 1%
증상 출현율	12%(새어 나온 액이 부착된 부위의 위화감, 통증, 미란)

▌JPIC 에서 파악한 의료기관 진료 예

【1986~2009년까지 24년간 파악한 소아(12세 이하)의 불의의 사례】

건전지에 의한 사례는 83건으로, 심각한 사례는 1건 있었다.

사례: 12세, 지적장애가 있으며 대변에 단 3형의 알칼리 건전지가 배설되어 잘못 삼킨 것을 알아차렸다. 장내에 궤양이 나타났다.

【1986~2010년까지 25년간 파악한 고령자(65세 이상)의 불의의 사례】

건전지에 의한 사례는 1건으로, 심각한 사례는 없었다.

▌문헌 보고 예

* 소아가 단 3형의 전지를 잘못 삼키는 경우는 드물지만, 1세 10개월의 유아가 잘못 삼킨 보고가 있다(타카하시 쿄코 외: 임소아의 1994; 42: 45~46).
* 질 내 이물질에 의해 심각한 점막 손상이 발생한 사례가 다수 보고되었으며(요시다 타카시 외: 산모의 실제 2000; 49: 1441~1444; 아츠노 테츠오 외: 일 소아응급의회지 2008; 7: 132), JPIC에서도 청소년과 고령자의 사례를 파악했다.

3. 독성

* 기전력이 남아 있는 전지가 체내(소화관, 외이도, 비강 등)에 머물러 있으면, ① 물리적인 압박에 의한 국소 부위의 혈류 장애, ② 체액이 전기 분해되어 발생하는 수산화물이온, ③ 과방전으로 새어 나온 전해액에 의해 전지 주위의 조직이 상해를 입는다.
* 과방전에 의해 새어 나온 전해액(새어 나온 액체)의 경우, 망간 건전지는 염화아연, 염화암모늄

에 의한 점막 자극, 알칼리 건전지는 수산화칼륨에 의한 점막 부식이 문제가 된다. 점막 자극·부식의 강도는 접촉 시간의 영향을 받는다.

4. 중독학적 약리작용

1. 물리적인 압박에 의한 조직 상해: 국소 부위의 혈류 장애에 기인
2. 방전에 의한 조직 상해: 전지가 체내에 머무르면 점막에 접촉하여 전류가 흐르고 점막 표면의 염화나트륨을 함유한 체액을 전기분해한다. 전기분해에 의해 음극 주위에 발생하는 수산화물이온(OH-)의 부식 작용에 의해 조직 상해가 일어난다. 방치하면 접촉 부위에서 더욱 깊은 곳으로 상해가 진행된다.
3. 과방전 등에 의해 새어 나온 전해액에 의한 피부·점막 자극, 부식 작용

5. 증상

1) 경구

- 삼킨 경우에는 구역질, 구토, 복통, 설사, 국소 부위의 조직 상해(궤양, 괴사, 소화관 천공). 형태와 크기에 따라 장관 내, 특히 회장 말단에 머무를 가능성이 크다.
- 누수된 전해액을 핥은 경우, 접촉 부위에 미란, 궤양을 일으킬 가능성이 있다.

2) 흡입

제품의 특성상 흡입해서 문제가 된다고 생각하기는 어렵다.

3) 눈

- 누수된 전해액이 눈에 들어간 경우는 눈의 자극감, 충혈, 동통, 눈물 흘림, 눈꺼풀 부종 등이 나타날 수 있다.
- 알칼리전지의 액체가 새서 심각한 경우는 알칼리에 의한 각막이나 결막 손상, 시력 장애

4) 피부

- 액체가 샌 전지나 전해액에 접촉한 경우는 피부염을 일으킬 수 있다.
- 알칼리전지의 액체가 새서 심각한 경우는 알칼리에 의한 화학 손상

5) 질 내 삽입

발열, 복통, 대하, 부정 출혈

6. 처치

▌가정에서의 응급처치

1) 경구

【금기】 토하게 해서는 안 된다.

【이유】 전지를 삼킨 경우, 호흡기관을 막거나 기도에 머물러서 위험하기 때문이다. 또한 액체
가 샌 경우에는 부식성 물질이 재차 식도를 통과하여 염증을 악화시키기 때문이다.

① 제거: 입안에 남아 있는 것을 뱉게 한다. 소아나 고령자의 경우는 입안을 확인하여 제거하고
닦아낸다.

② 헹굼: 입을 헹구고 가글한다. 가글할 수 없는 경우는 젖은 거즈로 닦아낸다.

③ 수분 섭취: 액체가 샌 경우, 유제품(우유나 요구르트) 또는 물을 마시게 한다. 마시는 양은 보
통 마시는 정도(120~240ml, 소아는 1kg당 15ml 이하, 무리하게 마시게 하여 구토를 유발하지 않도록
주의한다). 【이유】 단백질에 의한 점막 보호나 희석을 통해 전해액에 의한 자극의 완화를 기
대할 수 있다.

2) 눈

• 액체가 새어 전해액이 눈에 들어간 경우, 눈을 비비지 않도록 주의하고 즉시 물로 씻는다. 부
식 작용이 있는 알칼리의 노출을 고려하여 적어도 30분간 물로 씻어야 한다.

• 콘택트렌즈를 착용하고 있는 경우, 쉽게 뺄 수 있으면 뺀다.

3) 피부

① 제거: 피부에 부착된 것을 제거하고 닦아낸다. 부착된 옷은 벗는다.

② 세척: 물로 충분히 씻는다. 부식 작용이 있는 알칼리의 노출을 고려하여 적어도 15분은 물로
씻어야 한다.

4) 외이도, 비강, 직장, 질에 삽입한 경우

억지로 제거하려고 하지 않는다.

▌의료기관에서의 처치

1) 경구

【전지를 삼킨 경우】

- X선 검사로 전지의 위치(식도~대장)와 크기를 확인한다.
- 식도 정체 시, 급성 복통, 하혈 등 소화기 증상이 나타날 수 있기 때문에 신속하게 제거한다.
- 위 내에 있고 무증상으로 전지의 이동이 나타나지 않을 경우, 적출을 고려한다.
- 장관 내에 있으면 설사약을 투여해 배설을 촉진한다. 장으로 이동하여 체외로 배설되지 않는 경우는 장폐색, 천공 등의 위험이 있으므로 외과적 적출을 고려한다.
- 적출 후에는 전지와의 접촉 부위를 물로 충분히 씻고 내시경으로 상해의 정도를 관찰하여 알칼리 노출과 동일하게 대응한다.

【누수된 전해액을 섭취한 경우】

특별한 치료법은 없고 우유 또는 물로 희석하거나 대증치료가 중심이 된다.

2) 눈

- 누액의 pH가 중성 부근에 있는 것을 확인할 때까지 물로 씻는다.
- 증상이 남아 있는 경우는 안과적 진료가 필요하다.

3) 피부

- 부착 부분을 충분히 세정한다.
- 증상이 있으면 화상에 준하여 치료한다.

4) 외이도, 비강, 직장, 질에 삽입한 경우

- 즉시 제거한다.
- 제거 후에는 충분히 세정하고 대증치료를 진행한다. 부종이 심한 경우나 점막 손상, 괴사가 깊은 경우에는 전문의의 진료가 필요하다.

7. 치료상의 주의점

1. 다 사용한 전지라도 완전히 방전되었다고는 할 수 없으며, 체내에 머물면 조직 상해를 일으킬 가능성이 있다.
2. 전지와 접촉한 부위의 조직 상해는 알칼리가 생성하는 음극 측이 강하다.
3. 전지 제거 후, 몇 일간은 경과 관찰한다. 【이유】 방전에 의해 생성되는 알칼리는 침투성이 있으므로 제거 후에도 조직의 손상이 확대될 가능성이 있다.
4. 치매가 있는 고령의 여성 등에게서 원인불명의 발열, 복통, 대하, 부정 출혈 등이 나타난 경우에는 복강 내 이물질의 하나로 건전지의 질 내 삽입도 고려하여 복부 X선 촬영을 통해 확인한다.

84

단추형 전지

단추형 전지, 코인형 전지

▌개요

제품 단추형 전지로서 알칼리전지(알칼리망간전지, 산화은전지, 수은전지), 공기아연전지를 비롯하여 사이즈가 조금 큰 코인형 리튬전지가 있다. 알칼리전지는 전압 1.5V, 전지의 지름이 10mm 전후, 공기아연 전지는 전압 1.4V, 전지의 지름은 5mm 전후, 코인형 리튬 전지는 전압 3V, 전지의 지름은 20mm 전후인 제품이 주류이다. 전지 표면에 각인된 식별 번호(알파벳과 숫자의 조합)로 전지의 종류와 크기를 알 수 있다. 또한 단추형 수은 전지는 1995년에 일본에서 생산이 중지되었다.

문제가 되는 성분과 증상 방전에 의한 조직 상해가 문제가 된다. 삼킨 경우, 증상 없이 자연 배설되는 사례가 많지만 전지가 식도와 같은 소화관이나 외이도, 비강에 머무르면 방전하여 점막 표면의 체액을 전기분해하고 화학적으로 조직 상해를 일으킨다. 코인형 리튬전지는 단추형 전지보다 크기 때문에 식도 등에 머물기 쉽고 전압이 3V로 높으므로 방전이 빨라 상해가 발생하기까지의 시간이 짧기 때문에 신속한 대응이 필요하다.

JPIC 수신 상황 연간 약 250여 건의 문의가 있으며, 5세 이하가 잘못 삼킨 경우가 대부분이다. 코인형 리튬전지를 삼켜, 전지 적출 후에 식도의 반흔 협착에 이른 사례와 단추형 전지를 비강 내에 삽입하여 비중격천공이 발생한 사례도 있다.

단추형 전지가 보이지 않고 잘못 삼켰을 우려가 있는 경우, 귀나 코에 들어갔을 가능성도 반드시 확인한다.

1. 제품

- 종류(알칼리망간건전지, 산화은전지, 수은전지, 공기아연전지, 코인형 리튬전지), 크기, 제품 표면의 각인(알파벳과 숫자)
- 전지가 소모된 정도: 새 전지인가, 사용 중인가, 사용 완료된 제품인가?

2. 노출 상황·경로

- 전지를 삼켰는가, 귀나 코 등에 넣었을 가능성은 없는가?
- 액체가 새어 나온 전지나 전해액을 핥거나 만졌는가?
- 새어 나온 전해액이 피부나 옷에 부착되지 않았는가? 전해액이 묻은 손으로 눈을 만지지 않았는가?

3. 환자 상태·증상

- 구역질, 구토, 복통 등의 소화기 증상은 없는가?
- 기침, 천식, 호흡곤란 등의 호흡기 증상은 없는가?
- 귀나 코의 통증, 재채기, 귀 고름, 콧물, 발열은 없는가?
- 눈의 위화감, 통증, 충혈, 눈물 흘림은 없는가?
- 피부 통증, 발적, 발진은 없는가?

1. 경구 노출

토하게 하지 말고 입안의 물질을 제거하고 입을 헹군다. 새어 나온 전해액을 핥은 경우는 유제품 또는 물을 마시게 한다.

【즉시 진료】
- 구역질, 구토, 복통 등의 소화기 증상이 있고, 기침, 천식, 호흡곤란, 발열 등이 있는 경우
- 증상은 없더라도 전지를 삼킨 경우(다 사용한 전지라도 완전히 방전되었다고는 할 수 없다), 전지를 삼켰는지 판단할 수 없는 경우(X선 검사 등을 통한 전지의 확인이 필요)

【경과 관찰】
- 액체가 새어 나온 전지나 전해액을 핥은 정도로 증상이 없는 경우
- 액체가 새어 나오지 않은 전지를 핥은 경우

2. 흡입한 경우

제품 성질상 흡입해서 문제가 발생하기는 어렵다.

3. 눈에 들어간 경우

전해액이 새어 나온 경우, 눈을 비비지 않도록 주의하고 즉시 눈을 씻는다.

【즉시 진료】
- 눈 뜨기 어려운 경우, 눈을 씻은 후에도 통증, 충혈이 있는 경우
- 눈 씻기가 어려운 경우와 콘택트렌즈가 빠지지 않는 경우

4. 피부 노출

전해액이 새어 나온 경우, 부착된 옷을 벗고 물로 충분히 씻는다.

【만약을 위한 진료】 물로 씻은 후에도 발적, 통증, 발진이 있는 경우

5. 귀나 코 등에 들어간 경우

억지로 제거하려고 하지 않는다.

【즉시 진료】 증상의 유무나 전지의 종류, 소모된 정도와 관계없이 외이도나 비강, 직장, 질에 삽입한 경우

█ 해설

1. 제품에 대하여

- 단추형 전지로서 알칼리전지(알칼리망간전지, 산화은전지, 수은전지), 공기아연전지를 비롯하여 사이즈가 조금 큰 코인형 리튬전지가 있다. 단추형 수은전지는 1995년에 일본에서 생산이 중지되었다.
- 알칼리전지는 전압 1.5V, 전지의 지름이 10mm 전후가 주류로, 시계, 타이머, 전자식 탁상 계산기, 게임기 등에 사용된다. 전해액은 수산화칼륨 또는 수산화나트륨이다.
- 공기아연전지는 전압 1.4V, 전지의 지름은 5mm 전후가 주류로, 주로 보청기 등에 사용된다. 전해액은 수산화칼륨이다.
- 코인형 리튬전지는 전압 3V, 전지의 지름은 20mm 전후가 주류로, 게임기, 리모컨, 자동차의 전자키 등에 사용된다. 전해액은 유기전해액이다.

• 전지 표면에 각인된 식별 번호로 전지의 종류와 크기를 알 수 있다.

【알파벳 두 글자와 두 자리 숫자로 된 것】

예: S   R   44
     ①   ②   ③

【알파벳 두 글자와 세 자리 이상의 숫자로 된 것】

예: S   R   11   30
     ①   ②   ④   ⑤

① 전지계

   S = 산화은전지(1.55V)   L = 알칼리망간전지(1.5V),

   M = 수은전지(1.35V)   N = 수은전지(1.4V),

   P = 공기아연전지(1.4V)   B = 불화흑연리튬전지(3V)

   C = 이산화망간리튬전지(3V)   G = 산화구리리튬전지(1.55V)

② 형상

   R = 원형, S = 사각형

③ 크기(주요 전지)

숫자	41	43	44	48	54	55
지름(mm)	7.9	11.6	11.6	7.9	11.6	11.6
높이(mm)	3.6	4.2	5.4	5.4	3.0	2.0

④ 지름

소수점을 잘라낸 정수(mm)

⑤ 높이

소수점 한 자리까지의 숫자(소수점은 생략, 단위는 mm)

예: 30은 3.0mm

2. 사고 발생 상황

▌JPIC 수신 상황

연간 건수	약 250여 건(일반 94%, 의료기관 4%, 기타 2%)
환자 연령층	1세 미만 23%, 1~5세 68%, 6~19세 2%, 20~64세 2%, 65세 이상 3%, 기타·불명 2%
사고 상황	소아나 치매가 있는 고령자가 잘못 삼킨 경우 등 96%(삼켰거나 코 안에 넣은 경우 등), 잘못된 사용 4%(조리할 때 들어간 전지가 식사 중에 나온 경우 등)
증상 출현율	9%(구강·인두의 위화감이나 흑색변 등)

▌JPIC에서 파악한 의료기관 진료 예

【1986~2009년까지 24년간 파악한 소아(12세 이하)의 불의의 사례】

단추형·코인형 전지에 의한 사례는 168건으로, 심각한 사례는 8건 있었다.

사례: 9개월, 단추형 알칼리망간전지를 잘못 삼켜 위에서 이동하지 않아 24시간 후에 적출했고 위벽에 궤양이 나타났다.

사례: 11개월, 코인형 리튬전지를 잘못 삼켜 천식, 호흡곤란, 소화관 점막 병변이 나타났고, 전지는 내시경으로 적출했지만 식도의 반흔 협착에 이르렀다.

사례: 2세, 비강 내에 단추형 전지를 삽입했지만 가족이 눈치 채지 못했다. 코 막힘, 콧물, 비출혈이 나타나 진료를 받고 전지를 적출했지만 비중격천공이 발생했다.

【1986~2010년까지 25년간 파악한 고령자(65세 이상)의 불의의 사례】

단추형·코인형 전지에 의한 사례는 17건으로, 심각한 사례는 없었다. 치매로 인한 잘못된 섭취가 절반 가까이이며 식품이나 내복약으로 오인한 사고가 20%를 차지했다.

3. 독성

- 기전력이 남아 있는 전지가 체내(소화관, 외이도, 비강 등)에 머물러 있으면, ① 물리적인 압박에 의한 국소의 혈류 장애, ② 체액이 전기분해되어 발생하는 수산화물이온, ③ 과방전에 의해 새어 나온 전해액에 의해 전지 주위의 조직에 상해를 일으킨다.
- 식도 정체는 큰 코인형 리튬전지에서 발생하기 쉬우며 작은 단추형 전지도 저연령 유아의 경우 발생할 수 있다.

- 조직 상해를 일으킬 때까지의 시간은 전지의 전압이나 소모된 정도의 영향을 받는다. 코인형 리튬전지는 단추형 전지보다 전압이 높고 단시간에 더 많은 화학 손상을 일으킨다.
- 개 식도에 전지를 유치, 고정한 실험에 따르면 코인형 리튬전지에서는 15~30분에 식도근층에 이르는 괴사, 1시간 후에는 호흡기관에 이르는 괴사, 수은전지에서는 8시간 후 약간의 궤양성 변화, 24시간 후에는 깊은 궤양성 변화, 점막 외층에 이르는 괴사가 나타났다(Tanaka J et al.: Vet Human Toxicol 1998; 40: 193-196)(야마시타 에이 외: 응급의학 1987; 11: 483-487).

4. 중독학적 약리작용

1. 물리적인 압박에 의한 조직 상해: 국소의 혈류 장애에 기인
2. 방전에 의한 조직 상해: 전지가 체내에 머무르면 점막에 접촉하여 전류가 흐르고 점막 표면의 염화나트륨을 함유한 체액을 전기분해한다. 전기분해에 의해 음극 주위에 발생하는 수산화물이온(OH^-)의 부식 작용에 의해 조직 상해가 일어난다. 방치하면 접촉 부위에서 더욱 깊은 곳으로 상해가 진행된다.
3. 과방전 등에 의해 누수된 전해액에 의한 피부·점막 자극, 부식 작용

5. 증상

1) 경구

- 소화관에 정체되지 않으면 증상이 나타날 가능성은 낮다.
- 구역질, 구토, 복통, 설사, 국소 부위의 조직 상해(궤양, 괴사, 천공)
- 인두나 식도에 정체한 경우, 기침, 천명, 쉰 목소리, 후두 부종, 궤양, 협착. 심각한 경우는 식도기관루 형성, 대동맥궁 파열 등에 의해 사망할 가능성도 있다.
- 위 내에 머무는 경우, 위 점막의 발적, 미란, 위궤양

2) 흡입

제품 성질상 흡입해서 문제가 된다고 생각하기는 어렵다.

3) 눈

새어 나온 전해액이 눈에 들어간 경우는 눈의 자극감, 충혈, 동통, 눈물 흘림, 눈꺼풀 부종이 나타날 수 있다.

4) 피부

액체가 새어 나온 전지나 전해액에 접촉한 경우는 피부염을 일으킬 수 있다.

5) 외이도 삽입

귀 통증, 귀 고름, 부종, 고막염, 고막천공, 괴사, 이소골 미란, 고막 경화

6) 비강 삽입

재채기, 콧물(점액성·혈성), 코 통증, 발열, 궤양, 부종, 비중격천공

6. 처치

▌가정에서의 응급처치

1) 경구

【금기】토하게 해서는 안 된다.

【이유】전지를 삼킨 경우, 호흡기관을 막거나 기도에 머물러서 위험하기 때문이다. 또한 액체가 샌 경우에는 부식성 물질이 재차 식도를 통과하여 염증을 악화시키기 때문이다.

① 제거: 입안에 남아 있는 것을 뱉게 한다. 소아나 고령자의 경우는 입안을 확인하여 제거하고 닦아낸다.

② 헹굼: 입을 헹구고 가글한다. 가글할 수 없는 경우는 젖은 거즈로 닦아낸다.

③ 수분 섭취: 액체가 샌 경우, 유제품(우유나 요구르트) 또는 물을 마시게 한다. 마시는 양은 보통 마시는 정도(120~240ml, 소아는 1kg당 15ml 이하, 무리하게 마시게 하여 구토를 유발하지 않도록 주의한다). 【이유】단백질에 의한 점막 보호나 희석을 통해, 전해액에 의한 자극의 완화를 기대할 수 있다.

2) 눈

- 액체가 샌 전해액이 눈에 들어간 경우, 눈을 비비지 않도록 주의하고 즉시 물로 씻는다. 부식 작용이 있는 알칼리의 노출을 고려하여 적어도 30분간 물로 씻어야 한다.
- 콘택트렌즈를 착용하고 있는 경우, 쉽게 뺄 수 있으면 뺀다.

3) 피부

① 제거: 피부에 부착된 것을 제거하고 닦아낸다. 부착된 옷은 벗는다.
② 세척: 물로 충분히 씻는다. 부식 작용이 있는 알칼리의 노출을 고려하여 적어도 15분은 물로 씻어야 한다.

4) 외이도 삽입, 비강 삽입

억지로 제거하려고 하지 않는다.

▌ 의료기관에서의 처치

1) 경구

【전지를 삼킨 경우】
- X선 검사로 전지의 위치(식도~대장)와 크기를 확인한다.
- 식도 정체 시, 급성 복통, 하혈 등 소화기 증상이 나타난 경우, 신속하게 적출한다.
- 위 내에 있고 무증상으로 전지의 이동이 나타나지 않을 경우, 적출을 고려한다.
- 장관 내에 있으면 설사약을 투여해 배설을 촉진한다. 장으로 이동하여 체외로 배설되지 않은 경우 장폐색, 천공 등의 위험이 있으므로 외과적 적출을 고려한다.
- 적출 후에는 전지와의 접촉 부위를 물로 충분히 씻고 내시경으로 상해의 정도를 관찰하여 알칼리 노출 시와 동일하게 대응한다.

【누수된 전해액을 섭취한 경우】
특별한 치료법은 없고 우유 또는 물로 희석하거나 대증치료를 한다.

2) 눈

- 누액의 pH가 중성 부근에 있는 것을 확인할 때까지 물로 씻는다.
- 증상이 남아 있는 경우는 안과적 진료가 필요하다.

3) 피부

• 부착 부분을 충분히 세정한다.

• 증상이 있으면 화상에 준하여 치료한다.

4) 외이도, 비강, 직장, 질에 삽입한 경우

제거 후에는 충분히 세정하고 대증치료를 진행한다. 부종이 심한 경우나 점막 손상, 괴사가 깊은 경우는 전문의의 진료가 필요하다.

7. 치료상의 주의점

1. 전지가 보이지 않는 경우 비강이나 외이도도 확인한다.
2. 사용한 전지라도 완전히 방전되었다고는 할 수 없으며 체내에 머물면 조직 상해를 일으킬 가능성이 있다.
3. 전지와 접촉한 부위의 조직 상해는 알칼리가 생성하는 음극 측이 강하다.
4. 전지 제거 후, 수일간은 경과 관찰한다. 【이유】 방전에 의해 생성되는 알칼리는 침투성이 있으므로 제거 후에도 조직의 손상이 확대될 가능성이 있다.

8. 체내 동태

【배설】 단추형 전지를 잘못 섭취한 224건(코인형 리튬전지 21건, 불명 75건, 1세 이하 94%) 중 자연 배설까지의 시간을 파악한 128건에서 배설 시간은 12시간 이내 3%, 24시간 이내 49%, 48시간 이내 81%, 99시간 이내 99%, 최장 142시간이었다(엔도 요코 외: 중독연구 1995; 8: 99-103).

자동차 용품류

85

윈도우 워셔액

█ 개요

제품 자동차 앞 유리의 오염이나 먼지를 제거하는 액체로, 엔진룸 내의 전용 탱크에 넣어 사용한다. 수백 ml~수 L의 폴리 용기로 판매되고 있는 제품이 많으며, 원액 그대로 또는 물로 희석해서 사용한다. 메탄올, 계면활성제가 주성분으로 메탄올의 함유량은 약 10~40%인 제품이 많다.

문제가 되는 성분과 증상 경구 섭취 시 소화관 점막의 자극을 비롯하여 메탄올에 의한 대사성 산성혈증이나 시신경 장애가 문제가 된다. 메탄올 중독에 대한 특이적인 치료로 조기에 해독제를 투여하고 혈액을 투석하는 방법이 있다.

JPIC 수신 상황 연간 약 5여 건의 문의가 있으며, 소아나 치매가 있는 고령자가 잘못 삼킨 경우 등이 50%다. 그 밖에 페트병 등에 옮겨 담은 제품을 잘못 삼킨 사고도 발생한다.

초기 대응을 위한 확인 사항

1. 제품
- 용도(한랭지용, 해빙 효과 등), 사용 방법(원액 그대로 사용하는가, 물로 희석해서 사용하는가?)
- 메탄올 함유량(한랭지용이나 해빙 효과의 표시가 있는 제품, 희석해서 사용하는 제품은 함유율이 높을 가능성이 있다)

2. 노출 상황·경로
- 잘못 삼킨 경우, 핥은 정도인가, 용기에서 직접 마셨는가, 희석액인가, 대량으로 마시지 않았는가?
- 용기에서 직접 마신 경우 용기의 용량이 어느 정도 줄어들었는가?
- 눈에 들어가지는 않았는가?
- 피부에 부착되지는 않았는가?

3. 환자 상태·증상
- 구역질, 구토, 비틀거림, 졸음, 두통, 현기증, 권태감 등의 증상은 없는가?
- 기침, 호흡곤란은 없는가? 호흡기관에 들어간 기미는 없는가?
- 눈의 위화감, 통증, 충혈, 눈물 흘림은 없는가?
- 피부 통증, 발적, 발진은 없는가?

초기 대응 포인트

1. 경구 노출
입안의 물질을 제거하고 입을 헹군다.

【즉시 진료】
- 구역질, 구토, 비틀거림, 졸음이 있는 경우, 기침 등 잘못 삼켰을 가능성이 있는 경우
- 증상은 없더라도 한 모금 이상 마신 경우, 섭취량을 알 수 없는 경우(뒤늦게 시각 이상 등이 나타날 가능성이 있다)

【경과 관찰】
- 핥은 정도로 증상이 없는 경우(서너 시간은 주의한다)

2. 흡입한 경우
【만약을 위한 진료】
- 목 통증, 불쾌감, 기침이 나타나고 신선한 공기를 마셔도 개선되지 않는 경우

3. 눈에 들어간 경우

눈을 비비지 않도록 주의하고 즉시 눈을 씻는다.

【즉시 진료】 눈 뜨기 어려운 경우, 눈 씻기가 어려운 경우와 콘택트렌즈가 빠지지 않는 경우

【만약을 위한 진료】 눈을 씻은 후에도 통증, 충혈이 있는 경우

4. 피부 노출

【만약을 위한 진료】 물로 씻은 후에도 발적, 통증, 발진이 있는 경우

▌해설

1. 제품에 대하여

- 자동차 앞 유리의 오염이나 먼지를 와이퍼로 제거할 때 사용하는 액체로 엔진룸 내의 전용 탱크에 넣어 사용한다.
- 수백 ml~수 L의 폴리 용기로 판매되고 있는 제품이 많으며, 원액 그대로 사용하는 제품과 물로 약 5~100배 희석해서 사용하는 제품이 있다.
- 주성분은 메탄올과 계면활성제로, 실리콘류를 첨가한 발수성 제품도 있다. 메탄올 함유량은 약 10~40%인 제품이 많지만, 한랭지용이나 해빙 효과의 표시가 있는 제품, 희석하여 사용하는 제품은 메탄올의 농도가 높다. 계면활성제의 농도는 최대 10% 정도이다.
- 일본공업규격에 따르면, 원액의 동결온도는 −20℃ 이하로, 액성은 실리콘을 함유하지 않은 비발수성 제품은 pH 6.5~10, 발수성 제품은 pH 4~10으로 정해져 있다.

2. 사고 발생 상황

▌JPIC 수신 상황

연간 건수   약 5여 건(일반 67%, 의료기관 33%)

환자 연령층   1세 미만 8%, 1~5세 29%, 20~64세 46%, 65세 이상 13%, 기타·불명 4%

사고 상황   소아나 치매가 있는 고령자가 잘못 삼킨 경우 등 45%, 잘못된 사용 38%(음료 용기에 옮겨 담은 후 잘못 삼킨 경우 등), 기타·불명 17%

증상 출현율   25%(구토, 권태감, 대사성 산증 등)

【1986~2009년까지 24년간 파악한 소아(12세 이하)의 불의의 사례】

메탄올 함유 자동차 용품에 의한 사례는 5건으로, 심각한 사례는 1건 있었다.

사례: 2세, 윈도우 워셔액 200~250ml를 잘못 삼켜 대사성 산증, 오연성 폐렴이 나타났다.

【1986~2010년까지 25년간 파악한 고령자(65세 이상)의 불의의 사례】

메탄올 함유 자동차 용품에 의한 사례 3건 중 심각한 사례는 2건 있었다. 사례 1은 치매로 잘못 삼킨 사례, 사례 2는 음료 용기에 옮겨 담은 후 위스키로 착각한 사례였고, 만취와 산염기 평형의 이상이 나타났다.

3. 독성

섭취량에 따라서 메탄올과 계면활성제의 독성을 고려할 필요가 있다.

1) 메탄올

경구 섭취 시, 개인차는 크며 중독량은 확립되어 있지 않다. 100% 메탄올로 체중 1kg당 0.25ml를 섭취하면 해독제 투여가 필요한 혈중농도에 도달한다는 견해가 있다.

2) 계면활성제

계면활성제의 작용, 특히 국소 작용은 농도에 의존하고 저농도에서의 증상은 나타나지 않지만, 고농도에서는 중증화한다. 따라서 독성값이 낮아도 고농도의 계면활성제는 위험하다고 생각해야 한다.

4. 중독학적 약리작용

1) 메탄올

• 점막 자극 작용, 중추신경 억제 작용
• 대사물(포름알데히드, 포름산)에 기인하는 산성혈증(음이온 갭 상승), 시신경 장애

2) 계면활성제

- 피부·점막 자극 작용
- 체순환에 들어가면 전신 작용으로 혈관 투과성 항진·세포 팽화 작용

5. 증상

1) 경구

알코올이나 계면활성제의 소화관 점막 자극에 의한 증상을 비롯하여 흡수된 메탄올에 의한 대사성 산성혈증이나 시각 장애 등의 전신 증상이 나타날 가능성이 있다.

【메탄올】

- 3~4시간 이내에 일과성 만취 상태(에탄올보다는 훨씬 가벼운)가, 6~12시간 후에서부터 시각 이상이나 대사성 산성혈증에 의한 전신 권태감, 두통, 구역질, 구토, 복통, 빈호흡이 나타난다. 시각 이상이나 대사성 산성혈증은 발병까지 18~24시간 걸릴 수 있다.
- 중증인 경우 혼수나 경련을 동반하고, 혈압 저하나 호흡부전을 초래하여 사망할 수 있으며 시력 장애가 남을 수 있다.

【음이온·비이온 계면활성제】

- 점막 자극 작용에 의한 소화관 출혈, 마비성 일레우스, 혈관 투과성 항진·세포 팽윤에 기인하는 폐수종을 동반한 전신성 부종, 순환혈액량 감소성 쇼크를 일으킬 가능성이 있다.
- 잘못 삼키면 화학성 폐렴을 일으킬 가능성이 있다.

2) 흡입

메탄올의 증기를 흡입하면 상기도의 자극에 의해 기침, 목 통증 등이 나타날 가능성이 있다. 고농도의 증기를 흡입한 경우 경구 섭취와 유사한 전신 증상이 일어날 수 있다.

3) 눈

- 메탄올: 강한 자극이 있고 눈 통증, 결막염(충혈·부종)을 일으킨다.
- 음이온·비이온 계면활성제: 눈 통증, 눈물 흘림, 결막 충혈, 안와 주위 부종, 각막상피결손

4) 피부

- 메탄올: 자극이 나타날 수 있다.
- 음이온·비이온 계면활성제: 발진, 붉은 반점, 피부병, 수포

6. 처치

▌가정에서의 응급처치

1) 경구

① 제거: 입안에 남아 있는 것을 뱉게 한다. 소아나 고령자의 경우는 입안을 확인하여 제거하고 닦아낸다.
② 헹굼: 입을 헹구고 가글한다. 가글할 수 없는 경우는 젖은 거즈로 닦아낸다.
③ 수분 섭취: 특별한 주의 사항은 없다. 평소대로 한다.

2) 흡입

신선한 공기가 있는 장소로 이동한다.

3) 눈

- 눈을 비비지 않도록 주의하고 즉시 물로 씻는다.
- 콘택트렌즈를 착용하고 있는 경우, 쉽게 뺄 수 있으면 뺀다.

4) 피부

① 제거: 피부에 부착된 것을 제거하고 닦아낸다. 부착된 옷은 벗는다.
② 세척: 물로 충분히 씻는다.

▌의료기관에서의 처치

메탄올에 의한 전신 증상이 나타난 경우나 섭취량이 100% 메탄올로 체중 1kg당 0.25ml를 초과한 경우에는 조기 해독제 투여와 혈액 투석을 고려한다.

1) 경구

대량 섭취 후 1시간 이내면 위세척을 한다. 의식장애, 산성혈증, 시각 이상, 침투압 갭 등의 이상이 없는지 확인한다. 필요에 따라서 수액, 산성혈증의 보정, 해독제(포메피졸)를 투여한다. 중증 사례에는 혈액 투석을 한다.

2) 흡입

증상에 따라 산소 투여, 호흡 관리를 한다.

3) 눈

- 진료 전, 눈을 충분히 씻지 못했다면 의료기관에서 눈을 충분히 씻는다.
- 증상이 남아 있는 경우는 안과적 진찰이 필요하다.

4) 피부

부착 부위를 충분히 씻는다. 증상이 있으면 대증치료를 한다.

7. 치료상의 주의점

1. 활성탄의 메탄올 흡착능은 낮고 유효성이 적다.
2. 포메피졸이나 에탄올은 메탄올의 대사를 저해함으로써 해독 효과를 발현하므로 조기에 투여하지 않으면 큰 효과를 기대할 수 없다.
3. 중증례에는 해독제의 투여와 혈액 투석을 함께 하는 것이 필수다. 혈액 투석은 메탄올 및 독성 대사물의 배설을 촉진함과 동시에 대사성 산성혈증을 보정하여 중독 증상을 개선한다.

8. 체내 동태

1) 메탄올

【흡수】 경구, 흡입, 경피에 의해 빠르게 흡수된다. 최고혈중농도 도달시간은 30분~60분이다. 단, 대사물에 의한 심각한 중독 증상의 발현은 18~24시간 후다.

【대사】 대부분은 주로 간장에서 포름알데히드로, 뒤이어 포름산, 이산화탄소로 대사된다. 메탄올의 대사 속도는 느리고 7일째 정도까지 체내에서 고농도로 존재한다.

【배설】 소변 중에 섭취량의 3~5%는 미변화체로, 5%는 포름산으로 배출되며 날숨 중에 섭취량의 12%까지 미변화체로 배설된다. 반감기는 메탄올 2~24시간, 포름산 20시간이다.

2) 계면활성제

【흡수】 분자구조에 따라 차이는 있지만 기본적으로 소화관에서 흡수된다.

【대사·배설】 간장에서 대사된 후, 소변 또는 대변으로 배설된다.

86

부동액

부동액, 냉각수, 난방용 순환액

▌개요

제품 자동차의 라디에이터액이나 난방용 순환액의 동결 방지와 부식을 막을 목적으로 사용하는 액체이다. 자동차의 경우 라디에이터액(냉각수, LLC)으로 판매되고 있는 제품을 물과 혼합하여 엔진룸 내의 전용 탱크에 넣어서 사용한다. 에틸렌글리콜을 약 85~95% 함유하고, 사용 시에는 25~60% 정도로 희석하지만, 한랭지에서는 고농도로 사용한다. 희석되어 있어서 그대로 사용할 수 있는 제품도 있다.

문제가 되는 성분과 증상 경구 섭취한 경우는 에틸렌글리콜에 의한 소화관 점막의 자극 증상과 대사물에 기인한 대사성 산성혈증, 신장 장애 등의 조직 상해가 문제가 된다. 에틸렌글리콜 중독에 대한 특이적인 치료로 조기 해독제 투여와 혈액 투석이 있다.

JPIC 수신 상황 연간 약 10여 건의 문의가 있으며, 음료 용기에 보존한 것을 잘못 삼킨 사고 등 잘못된 사용에 의한 사고가 40%이다. 경구 섭취가 대부분이며 눈에 노출된 사고도 가끔 발생한다.

초기 대응을 위한 확인 사항

1. 제품

- 에틸렌글리콜, 프로필렌글리콜의 함유량(농도)
- 사용 방법(원액 그대로 사용하는가, 희석해서 사용하는가?)

2. 노출 상황·경로

- 잘못 삼킨 경우, 핥은 정도인가, 용기에서 직접 마셨는가, 희석액인가, 대량으로 마시지 않았는가?
- 용기에서 직접 마신 경우 용기의 용량이 어느 정도 줄어들었는가?
- 눈에 들어가지는 않았는가?
- 피부에 부착되지는 않았는가?

3. 환자 상태·증상

- 구역질, 구토, 비틀거림, 졸음, 두통, 현기증, 권태감 등의 증상은 없는가?
- 기침, 호흡곤란은 없는가, 호흡기관에 들어간 기미는 없는가?
- 눈의 위화감, 통증, 충혈, 눈물 흘림은 없는가?
- 피부 통증, 발적, 발진은 없는가?

초기 대응 포인트

1. 경구 노출

입안의 물질을 제거하고 입을 헹군다.

【즉시 진료】

- 구역질, 구토, 비틀거림, 졸음이 있는 경우, 기침을 하는 등 잘못 삼켰을 가능성이 있는 경우
- 증상은 없더라도 한 모금 이상 마신 경우, 섭취량을 알 수 없는 경우

【경과 관찰】 핥은 정도로 증상이 없는 경우(며칠 정도는 주의하고, 증상이 나타난 경우는 즉시 진료받는다)

2. 흡입한 경우

에틸렌글리콜은 기화하기 어렵지만, 라디에이터 마개를 열었을 때 증기가 되어 분출되는 것을 흡입하는 경우가 있다.

【만약을 위한 진료】

- 목 통증, 불쾌감, 기침이 나타나고 신선한 공기를 마셔도 개선되지 않는 경우

3. 눈에 들어간 경우

눈을 비비지 않도록 주의하고 즉시 눈을 씻는다.

【즉시 진료】눈 뜨기 어려운 경우, 눈 씻기가 어려운 경우와 콘택트렌즈가 빠지지 않는 경우

【만약을 위한 진료】눈을 씻은 후에도 통증, 충혈이 있는 경우

4. 피부 노출

【만약을 위한 진료】물로 씻은 후에도 발적, 통증, 발진이 있는 경우

▌해설

1. 제품에 대하여

1) 자동차 라디에이터액(냉각수)

- 수랭식 엔진의 냉각수 동결을 방지하고 냉각 기구가 녹스는 것을 막기 위한 목적으로 사용하며, 물과 혼합한 후 엔진룸 내 전용 탱크에 넣어 사용한다. 일반용은 수백 ml~수 L의 폴리 용기로 판매되고 있는 제품이 많다.
- 주성분은 에틸렌글리콜 약 85~95%로, 그밖에도 방청제 등을 함유한다. 사용 시 농도는 약 25~60%이며 한랭지에서는 고농도의 제품을 사용한다. 희석되어 있어서 그대로 사용할 수 있는 제품도 있다.
- 일본공업규격에 따르면 한 해 동안 사용할 수 있는 제품을 LLC(롱 라이프 쿨런트)라고 하며 동결 온도는 -14.5℃ 이하(30% 수용액), 액성은 pH 7~11(30% 수용액)로 착색되도록 정해져 있어 적색이나 녹색 등으로 착색된 제품이 많다.

2) 난방용 순환액

농도, 사용 방법은 자동차용과 유사하지만, 에틸렌글리콜 이외에 프로필렌글리콜을 함유한 제품도 있다.

2. 사고 발생 상황

▌JPIC 수신 상황

연간 건수	약 10여 건(일반 51%, 의료기관 49%)
환자 연령층	1세 미만 3%, 1~5세 23%, 20~64세 54%, 65세 이상 11%, 기타·불명 6%
사고 상황	소아나 치매가 있는 고령자가 잘못 삼킨 경우 등 20%, 잘못된 사용 40%(페트병에 보관한 것을 착각해서 마신 경우 등), 산재 14%, 기타·불명 26%
증상 출현율	49%(구역질, 구토, 비틀거림 등)

▌JPIC에서 파악한 의료기관 진료 예

【1986~2009년까지 24년간 파악한 소아(12세 이하)의 불의의 사례】

부동액에 의한 사례는 5건으로 심각한 사례는 없었다.

【1986~2010년까지 25년간 파악한 고령자(65세 이상)의 불의의 사례】

부동액에 의한 사례 4건 중 심각한 사례는 2건 있었다. 모두 치매로 잘못 삼켜 발생한 사고였다.

사례: 치매가 있는 고령자가 부동액을 잘못 삼켜 산염기평형 이상, 신부전이 나타났다.

▌문헌 보고 예

주유소에서 근무하던 18세 남성이 주스로 착각하여 라디에이터액을 250ml 마시고 5시간 후 구역질, 구토가 나타났다. 4일 후에는 의식 수준 저하, 전신 경련과 신장 기능의 급속한 악화가 나타나 입원했다(타도코로 마사토 외: 임상투석 2002; 18: 1091-1094).

3. 독성

에틸렌글리콜의 함유량이 많고 들이마신 경우는 에틸렌글리콜의 독성을 고려할 필요가 있다.

- 경구: 100% 에틸렌글리콜은 체중 1kg당 0.2ml를 섭취 시 중독을 일으킬 가능성이 있다. 미국 중독센터연합의 가이드라인에서는 함유량이 20%를 초과한 제품을, 6세 미만의 소아는 핥는 정도보다 많은 양, 성인은 잘못 삼켜 한 모금(10~30ml) 이상의 양을 섭취한 경우에는 즉시 의료기관에서 진찰받을 것을 권장한다.
- 증기압이 낮고 점막 자극도 있으므로 전신 증상을 일으킬 정도의 흡입이나 경피 노출은 일어

나기 어렵다.

4. 중독학적 약리작용

에틸렌글리콜

- 에틸렌글리콜에 의한 점막 자극 작용, 중추신경 억제 작용
- 대사물(글리콜알데히드, 글리콜산, 글리옥실산, 옥살산)에 기인하는 대사성 산성혈증(음이온 갭 상승), 석출한 옥살산칼슘의 침착(주로 신장)

5. 증상

에틸렌글리콜에 의한 중독 증상이 나타난다.

1) 경구

증상은 보통 30~60분 이내에 발현하지만 심각한 증상은 12시간 이상 늦게 나타날 수도 있다

- 1단계(섭취 후 0.5~12시간): 구역질, 구토, 에탄올성 만취 상태, 음이온 갭 상승이나 침투압 갭을 동반한 대사성 산성혈증, 경련 등
- 2단계(섭취 후 12~24시간): 잦은 맥박, 과호흡, 쇼크, 다장기부전 등
- 3단계(섭취 후 24~72시간): 신장 장애

2) 흡입

코와 목의 자극, 가벼운 두통 등이 나타날 수 있으나, 전신 증상이 출현한 보고는 없다.

3) 눈

눈 통증, 충혈, 부종, 결막염이 나타날 수 있다.

4) 피부

발적 등 가벼운 자극이 나타날 수 있다.

6. 처치

▌ 가정에서의 응급처치

1) 경구

① 제거: 입안에 남아 있는 것을 뱉게 한다. 소아나 고령자의 경우는 입안을 확인하여 제거하고 닦아낸다.

② 헹굼: 입을 헹구고 가글한다. 가글할 수 없는 경우는 젖은 거즈로 닦아낸다.

③ 수분 섭취: 특별한 주의 사항은 없다. 평소대로 한다.

2) 흡입

신선한 공기가 있는 장소로 이동한다.

3) 눈

• 눈을 비비지 않도록 주의하고 즉시 물로 씻는다.

• 콘택트렌즈를 착용하고 있는 경우, 쉽게 뺄 수 있으면 뺀다.

4) 피부

① 제거: 피부에 부착된 것을 제거하고 닦아낸다. 부착된 옷은 벗는다.

② 세척: 물로 충분히 씻는다.

▌ 의료기관에서의 처치

1) 경구

대량 섭취한 후 1시간 이내이면 위세척을 실시한다. 의식장애, 산성혈증, 시각 이상, 침투압 갭, 신장 기능 등의 이상이 없는지 확인한다. 필요에 따라 수액, 산성혈증 보정, 해독제(포메피졸)를 투여한다. 중증 사례에는 혈액 투석을 실시한다.

2) 흡입

증상에 따라 산소 투여, 호흡 관리를 한다.

3) 눈

진료 전, 눈을 충분히 씻지 못했다면 의료기관에서 눈을 충분히 씻는다.

4) 피부

부착 부위를 충분히 씻는다. 증상이 있으면 대증치료를 한다.

7. 치료상의 주의점

1. 활성탄의 에틸렌글리콜 흡착능은 낮고 흡착제로서의 유효성은 낮다.
2. 포메피졸이나 에탄올은 에틸렌글리콜의 대사를 저해해 해독 효과를 발현하므로 조기에 투여하지 않으면 큰 효과를 기대할 수 없다.
3. 중증례에는 해독제의 투여와 혈액 투석을 함께 하는 것이 필수다. 혈액 투석은 에틸렌글리콜 및 독성 대사물의 배설을 촉진함과 동시에 대사성 산성혈증을 보정하여 중독 증상을 개선한다.

8. 체내 동태

에틸렌글리콜

【흡수】 경구에서 빠르게 흡수된다. 최고혈중농도 도달시간은 30~60분이다.

【대사】 흡수량의 80%가 간장에서 대사된다. 대사물은 글리콜알데히드, 글리콜산, 글리옥실산, 옥살산, 글리옥살, 포름산, 글리신 등이다.

【배설】 신장으로 배설된다. 혈중농도반감기는 3~5시간, 대사물의 반감기는 12시간 이상이다.

연료류

87

연료가스

도시가스, LP가스, 가스버너용 가스, 라이터 연료

▍개요

제품 연료가스로 탄소수 1~4의 지방족탄화수소가 널리 사용되고 있으며, 용도에 따라 조성이 다르다. 도시가스의 주성분은 메탄으로 공기보다 가볍고, 액화석유가스(LPG, 프로판가스)의 주성분은 프로판과 프로필렌으로 공기보다 무겁다. 가스버너용 가스의 주성분은 부탄, 아웃도어용 가스는 부탄, 이소부탄, 프로판을 함유하고 라이터 가스의 주성분은 부탄이다. 또한, 오일 라이터의 연료는 벤진이나 석유나프타이다.

문제가 되는 성분과 증상 탄화수소는 흡입하면 흡수될 가능성이 있고, 고농도의 경우 중추신경 억제 작용을 일으킨다. 또한, 공기 중의 산소 분압을 낮추므로 산소 결핍에 의한 저산소증을 일으킨다. 환기가 충분하게 되지 않은 상황에서 불완전 연소한 경우 일산화탄소 중독을 일으키고, 가압용기에서 방출된 액화가스에 직접 노출되면 동상에 걸릴 수 있다. 오일 라이터의 연료를 마신 경우 벤진이나 석유나프타에 의한 화학성 폐렴에 걸릴 가능성이 있다.

JPIC 수신 상황 연간 약 30여 건의 문의가 있다. 오일 라이터 연료 등을 소아가 잘못 삼킨 경우가 50% 이상 차지하지만, 가정에서의 가스 누출이나 부탄가스를 폐기할 때 가스를 흡입한 사고 등도 있다. 라이터 가스나 가스버너용 부탄가스의 남용도 가끔 나타난다.

초기 대응을 위한 확인 사항

제품에 따라서 성분이 다르므로, 제품표시, 형태, 사용 방법 등을 가능한 한 정확하게 파악한다.

1. 제품

- 종류(도시가스, 액화석유가스, 가스버너용 가스, 아웃도어용 가스, 가스라이터, 오일 라이터 연료 등)
- 성분명(부탄, 이소부탄, 프로판 등)

2. 노출 상황·경로

- 연료가스 그 자체인가, 연소로 발생한 가스인가?
- 연료가스를 흡입한 경우 장소, 환기 상태를 확인한다. 가압용기를 폐기한 경우 보호구의 착용 상황(마스크, 보안경)을 확인한다.
- 연소로 발생한 가스의 경우, 불완전 연소는 아닌가, 화재로 연기 등도 흡입하지 않았는가?
- 남용 목적의 흡입은 아닌가?

3. 환자 상태·증상

- 의식장애, 두통은 없는가?
- 구역질, 구토, 복통, 설사 등의 소화기 증상은 없는가?
- 기침, 호흡곤란은 없는가? 오일 라이터 연료의 경우, 호흡기관에 들어간 기미는 없는가?
- 눈의 위화감, 통증, 충혈, 눈물 흘림은 없는가?
- 피부 통증, 발적, 발진은 없는가?

초기 대응 포인트

1. 경구 노출(오일 라이터 연료)

토하게 하지 말고 입안의 물질을 제거하고 입을 헹군다.

【즉시 진료】 구토, 기침이 있는 경우(잘못 삼켰을 가능성이 있다)

【만약을 위한 진료】 증상은 없더라도 대량으로 마셨을 가능성이 있는 경우, 섭취량을 알 수 없는 경우

【경과 관찰】 핥거나 한 모금 마신 정도로 증상이 없는 경우

2. 흡입한 경우

신선한 공기가 있는 장소로 이동한다. 실내를 환기한다.

【즉시 진료】 의식장애, 호흡곤란이 있고 신선한 공기를 마셔도 개선되지 않는 경우

【만약을 위한 진료】 의도적인 흡입이 아니고 증상이 없는 경우

3. 눈에 들어간 경우

눈을 비비지 않도록 주의하고 즉시 눈을 씻는다.

【즉시 진료】 눈 뜨기 어려운 경우, 눈 씻기가 어려운 경우와 콘택트렌즈가 빠지지 않는 경우

【만약을 위한 진료】 눈을 씻은 후에도 통증, 충혈이 있는 경우

4. 피부 노출

부착된 옷을 벗고 비누를 사용하여 충분히 씻는다.

【만약을 위한 진료】 물로 씻은 후에도 발적, 통증, 발진이 있는 경우

▌해설

1. 제품에 대하여

연료가스로 탄소수 1~4의 지방족탄화수소가 널리 사용되고 있으며, 용도에 따라 조성이 다르다.

- 도시가스는 배관으로 공급되는 가스로 주로 액화천연가스(LNG)를 원료로 한다. 주성분은 메탄(약 90%)으로, 에탄, 프로판, 부탄을 수 % 함유한다. 비중은 공기보다 가볍고 냄새가 난다. 이전에는 일본의 일부 지역에서 일산화탄소를 함유한 가스가 공급되었지만, 2010년에 일본 전국 대부분의 도시가스는 일산화탄소를 함유하지 않은 가스가 되었다.
- 액화석유가스(LPG, 프로판가스)는 사업자가 가스봄베로 배송하고, 택시 등의 자동차용 연료로 이용된다. 주성분은 프로판, 프로필렌, 부탄, 부틸렌으로 가정용·업무용 LPG는 프로판 및 프로필렌의 합계 함유율이 80% 이상으로 규정되어 있다. 비중은 공기보다 무겁고 냄새가 난다.
- 가스버너용 가스(휴대용 가스봄베)는 가스버너 등의 용기에 장착하여 사용하는 가스로, 금속제의 봄베에 채워져 있다. 주성분은 부탄(95% 이상)으로 1개당 가스의 양은 220~250g으로 규정되어 있다.
- 아웃도어용 가스는 랜턴이나 휴대용 가스버너에 사용하는 가스로, 세워서 사용하기 위해 밑면적이 넓은 금속제의 봄베로 채워져 있다. 부탄, 이소부탄, 프로판을 함유하고, 사용하는 환경 온도에 따른 배합비를 갖춘 제품이 있다.
- 가스 라이터(가스 점화기, 착화 라이터, 점화봉)에 사용하는 라이터 가스는 일회용과 주입식 모두 주성분이 부탄이다. 또한, 오일 라이터 연료는 벤진이나 석유나프타이다.

2. 사고 발생 상황

▌JPIC 수신 상황

연간 건수	약 30여 건(일반 69%, 의료기관 28%, 기타 3%)
환자 연령층	1세 미만 18%, 1~5세 26%, 6~19세 16%, 20~64세 33%, 65세 이상 4%, 기타·불명 3%
사고 상황	소아나 치매가 있는 고령자가 잘못 삼킨 경우 등 46%, 잘못된 사용 30%(가정에서의 가스 누출, 부탄가스를 폐기할 때 흡입한 경우 등), 남용 등 19%, 기타·불명 5%
증상 출현율	48%(두통, 현기증, 구역질, 구토 등. 남용 시에는 의식장애, 부정맥, 경련, 심폐 정지 등)

▌JPIC에서 파악한 의료기관 진료 예

【1986~2009년까지 24년간 파악한 소아(12세 이하)의 불의의 사례】

프로판가스 2건, 천연가스 1건 중, 심각한 사례는 없었다.

【1986~2010년까지 25년간 파악한 고령자(65세 이상)의 불의의 사례】

프로판가스 3건, 천연가스 3건 중, 심각한 사례는 없었다.

3. 독성

- 액화석유가스는 1000ppm(0.1%) 이하에서 거의 작용하지 않는다.
- 누출된 연료가스나 연소로 발생한 가스의 농도가 상승하여 공기 중의 산소 농도가 15~16% 이하가 되면 저산소증 증상이 나타난다.

4. 중독학적 약리작용

1) 지방족탄화수소(메탄, 에탄, 프로판, 프로필렌, 부탄, 부틸렌)

- 중추신경 억제 작용
- 내인성 카테콜아민의 최부정맥 작용에 대한 심근의 감수성을 증대시킨다.
- 고농도가 되면 공기가 치환되어 산소결핍을 일으킨다.
- 가압용기에서 방출된 액화가스에 노출될 경우, 냉각에 의한 동상

2) 벤진, 석유나프타

- 피부·점막 자극 작용, 탈지 작용
- 중추신경 억제 작용
- 내인성 카테콜아민의 최부정맥 작용에 대한 심근의 감수성을 증대시킨다.

5. 증상

1) 경구

오일 라이터 연료의 경우 두통, 현기증, 졸음, 흥분 등의 중추신경 증상, 부정맥 등이 출현할 가능성이 있다. 잘못 삼켰을 경우는 화학성 폐렴을 일으킬 가능성이 있다.

2) 흡입

- 구역질, 구토, 두통, 현기증, 흥분·졸음, 저산소증 등
- 대량 섭취한 경우는 치사적인 부정맥이 생기고 돌연사할 수도 있다.

3) 눈

오일 라이터 연료의 경우는 일과성의 통증이나 자극감이 있다.

4) 피부

- 가압용기에서 방출된 액화가스가 피부에 부착되면 동상을 일으킬 가능성이 있다.
- 오일 라이터 연료의 경우, 피부의 자극·붉은 반점 등을 일으킬 가능성이 있다.

6. 처치

▌가정에서의 응급처치

1) 경구

【금기】 토하게 해서는 안 된다.
【이유】 잘못 삼키면 화학성 폐렴을 일으키기 쉽기 때문이다.

① 제거: 입안에 남아 있는 것을 뱉게 한다. 소아나 고령자의 경우는 입안을 확인하여 제거하고 닦아낸다.

② 헹굼: 입을 헹구고 가글한다. 가글할 수 없는 경우는 젖은 거즈로 닦아낸다.

③ 수분 섭취: 적극적으로 수분을 섭취하는 것은 피하는 것이 좋다(무리하게 마시게 하여 구토를 유발하지 않도록 주의한다).

2) 흡입

신선한 공기가 있는 장소로 이동한다.

3) 눈

- 눈을 비비지 않도록 주의하고 즉시 물로 충분히 씻는다.
- 콘택트렌즈를 착용하고 있는 경우, 쉽게 뺄 수 있으면 뺀다.

4) 피부

① 제거: 피부에 부착된 것을 제거하고 닦아낸다. 부착된 옷은 벗는다.

② 세척: 물로 충분히 씻는다. 가능하면 비누와 물로 씻는다.

▌ 의료기관에서의 처치

1) 경구

- 특별한 치료법은 없고 대증치료를 한다.
- 잘못 삼킨 경우는 화학성 폐렴에 대한 치료를 한다.

2) 흡입

증상에 따라 산소 투여, 호흡 관리를 한다.

3) 눈

진료 전, 눈을 충분히 씻지 못했다면 의료기관에서 눈을 충분히 씻는다.

4) 피부

부착 부위를 충분히 씻는다. 증상이 있으면 대증치료를 한다.

7. 치료상의 주의점

1. 오일 라이터 연료의 경우 잘못 삼키지 않는 것이 중요하고 구토는 금기이다. 잘못 삼킬 위험이 있으므로 위세척은 금기시하는 문헌도 많다. 대량 섭취하여 위세척을 시행해야 하는 경우, 잘못 삼키는 것을 방지할 대책을 세운 다음 실시한다.

2. 화재나 연소에 의해 발생한 가스의 경우, 일산화탄소가 발생했을 가능성을 상정하여 CO 헤모글로빈 농도의 측정을 고려한다.

88

가솔린

▌개요

제품 자동차의 연료로 사용되며, 세정용 등의 용제나 아웃도어용 연료로 사용된다. 농기구 등의 2사이클 엔진 연료로 사용되는 혼합가솔린(혼합연료)은 가솔린과 엔진유(광물류)를 혼합한 것이다.

문제가 되는 성분과 증상 탄소수 4~12 정도의 지방족탄화수소 및 방향족탄화수소의 혼합물로 점성이 낮고 휘발성이 높은 가연성 액체다. 경구로는 흡수되기 어렵고 흡입하거나 피부를 통해 흡수될 가능성이 있으며, 중추신경 억제 작용, 피부·점막 자극 작용이 있다. 경구 노출 시 소화기 증상을 비롯하여 소량이라도 잘못 삼키면 화학성 폐렴을 일으킨다. 피부에 부착한 경우, 탈지 작용에 의해 피부염이나 화학 손상을 일으킬 가능성이 있다.

JPIC 수신 상황 연간 약 40여 건의 문의가 있으며, 성인이나 고령자의 사고가 잦다. 주유 중에 날아서 튄 것을 뒤집어쓰거나, 호스로 휘발유를 옮겨 담으려고 입으로 빨아들이다가 삼킨 경우와 같이 음료 용기에 옮겨 담는 과정에서 잘못 삼키는 사고도 잦다.

초기 대응을 위한 확인 사항

1. 제품

음료 용기에 옮겨 담는 과정에서 잘못 삼킨 경우, 가솔린이 틀림없는가, 등유일 가능성은 없는가?

2. 노출 상황·경로

- 음료 용기로 옮겨 담은 제품이거나 치매가 있는 고령자가 잘못 삼켰을 경우, 대량으로 마셨을 가능성은 없는가?
- 호스로 옮기려다가 발생한 사고일 경우, 삼켰는가, 호흡기관으로 들이키지는 않았는가?
- 눈에 들어갔을 가능성은 없는가?
- 피부나 옷에 부착되었을 가능성은 없는가?

3. 환자 상태·증상

- 입안이나 부착 부위에 가솔린 냄새가 나지 않는가?
- 구역질, 구토, 복통, 설사 등의 소화기 증상은 없는가?
- 기침, 호흡곤란은 없는가? 호흡기관에 들어간 기미는 없는가?
- 불쾌감, 두통이나 비틀거림은 없는가?
- 눈의 위화감, 통증, 충혈, 눈물 흘림은 없는가?
- 피부의 통증, 발적, 발진, 수포는 없는가?

초기 대응 포인트

1. 경구 노출

- 토하게 하지 말고 입안의 물질을 제거하고 입을 헹군다.
- 얼굴, 손발, 옷에 부착되어 있을 가능성이 있으면 샤워 등으로 전신을 씻고 옷을 갈아입는다.

【즉시 진료】
- 구토, 기침이 있는 경우(잘못 삼켰을 가능성이 있다)
- 대량으로 섭취했을 가능성이 있는 경우(전신 증상 이외에 변과 함께 배설된 가솔린에 의해 둔부 등에 화학 손상이 발생했을 가능성이 있다)

【만약을 위한 진료】
- 핥거나 한 모금 마신 정도로 구역질, 설사, 복통이 있는 경우

【경과 관찰】
- 핥거나 한 모금 마신 정도로 증상이 없는 경우

2. 흡입한 경우

가솔린은 휘발성이 높아서 흡입할 가능성이 있다.

【즉시 진료】 의식장애가 있는 경우

【만약을 위한 진료】 불쾌감이 있고 신선한 공기를 마셔도 개선되지 않는 경우

3. 눈에 들어간 경우

눈을 비비지 않도록 주의하고 즉시 눈을 씻는다.

【즉시 진료】 눈 뜨기 어려운 경우, 눈 씻기가 어려운 경우와 콘택트렌즈가 빠지지 않는 경우

【만약을 위한 진료】 눈을 씻은 후에도 통증, 충혈이 있는 경우

4. 피부 노출

부착된 옷을 벗고, 비누를 사용하여 충분히 씻는다.

【즉시 진료】 몸에 광범위하게 부착되었을 경우, 장시간 부착된 채로 있었을 경우(화학 손상으로 피부를 통해 흡수되었을 가능성이 있다).

【만약을 위한 진료】 물로 씻은 후에도 발적, 통증, 발진이 있는 경우

▌해설

1. 제품에 대하여

- 끓는점 30~120℃의 석유 유분으로 탄소수 4~12 정도의 지방족탄화수소 및 방향족탄화수소의 혼합물이다.
- 상온에서는 무색투명한 액체이며 휘발성이 높고 가연성 물질이다.
- 자동차 가솔린은 자동차 등의 가솔린 엔진에 연료로 사용되며, 오렌지 계열로 착색되어 있고 미량의 첨가제를 함유한다.
- 기계 세정용이나 아웃도어용으로 착색되어 있지 않은 화이트 가솔린도 판매되고 있다.
- 농기구 등의 2사이클 엔진의 연료로 사용되는 혼합가솔린(혼합연료)은 가솔린과 엔진유(광물유)를 혼합한 것으로 기구에 따라 혼합비가 다르다. 시판되고 있는 혼합가솔린은 가솔린과 엔진오일의 비율이 25~100 : 1인 제품이 있다. 사용자가 가솔린과 엔진유를 혼합하여 사용하는 경우도 있다.

▌ JPIC 수신 상황

연간 건수	약 40여 건(일반 59%, 의료기관 38%, 기타 3%)
환자 연령층	1세 미만 2%, 1~5세 15%, 20~64세 48%, 65세 이상 26%, 기타·불명 9%
사고 상황	소아나 치매가 있는 고령자가 잘못 삼킨 경우 등 16%, 잘못된 사용 73%(가솔린을 넣던 중 비산한 것을 뒤집어쓴 경우, 호스로 휘발유를 옮겨 담으려고 입으로 빨아들이다가 삼킨 경우, 음료 용기에 옮겨 담는 과정에서 잘못 삼킨 경우 등), 산재 6%, 기타·불명 5%
증상 출현율	58%(구강·인두의 위화감, 구역질, 구토, 설사, 기침, 눈 통증·위화감, 피부의 위화감·발적·붉은 반점 등)

▌ JPIC에서 파악한 의료기관 진료 예

【1986~2009년까지 24년간 파악한 소아(12세 이하)의 불의의 사례】

가솔린에 의한 사례 5건 중, 심각한 사례는 없었다.

【1986~2010년까지 25년간 파악한 고령자(65세 이상)의 불의의 사례】

가솔린에 의한 사례 38건 중, 페트병에 보관해 둔 것을 잘못 삼킨 사고가 36건, 치매로 잘못 삼킨 사고가 4건 있었고, 심각한 사례는 2건 있었다.

사례: 풀베기 중 페트병에 넣어두었던 혼합연료를 한 모금 마셨다. 구토, 복통, 설사, 혈변이 나타났다.

▌ 문헌 보고 예

소아가 잘못 삼킨 것과 관련하여 심각한 증례 보고가 있다.

- 3세, 페트병에 보관되어 있는 휘발유를 잘못 섭취하여 구토 처치를 받아 심각한 화학성 폐렴을 초래했다(야나기모토 타카스케 외: 소아과임상 2008; 61: 93-97).
- 1세, 급유기를 입에 물고 휘발유를 잘못 삼켜 구강·인두·후두의 미란과 출혈, 폐수종을 초래했다(오니시 켄지: 일임상회지 1985; 5: 600).
- 피부: 피부 자극성이 등유보다 강하고 20분간의 접촉으로 2~3도의 화학 손상, 경피 흡수에 의한 전신 증상으로 흉수저류와 신부전이 나타난 사례가 있다(마스치 유타카 외: 피부과 임상 2011; 53: 1231-1235).

3. 독성

- 경구 노출이나 잘못 삼키면 1ml 이하의 섭취로도 심각한 화학성 폐렴이 나타날 가능성이 있다. 잘못 삼키지 않았으면 잘못 섭취한 정도(체중 1kg당 1~2ml 미만)로 중추신경 억제에 의한 증상이 나타날 가능성은 낮다.
- 휘발성이 높고 기화한 가스를 흡입하면 중추신경 억제가 나타날 가능성이 있다. 500~1,000ppm에서는 0.5~1시간에서 눈·코·목의 자극과 가벼운 현기증이 나타나고, 1,000~3,000ppm에서는 0.5~1시간에 구역질, 두통, 마비가 생기고, 마취 작용이 나타난다. 10,000ppm에서는 4~10분에서 혼수를 초래한다.

4. 중독학적 약리작용

탄화수소류

- 피부·점막 자극 작용, 탈지 작용
- 중추신경 억제 작용
- 내인성 카테콜아민의 최부정맥 작용에 대한 심근의 감수성을 증대시킨다.
- 잘못 삼켜서 발생한 화학성 폐렴
  - 폐렴 출현의 정확한 메커니즘은 불명확하지만, 소화관에서 흡수된 탄화수소에 의한 것이 아니라 잘못 삼킨 탄화수소에 의한 폐 조직의 직접적인 상해에 기인하는 것으로 여겨진다.
  - 탄화수소는 표면장력이 작을수록, 점성이 낮을수록, 휘발성 높을수록 잘못 삼키기 쉽기 때문에 가솔린은 잘못 삼킬 위험성이 높다.

5. 증상

1) 경구

【잘못 삼킨 경우】
- 잘못 삼키지 않으면 무증상, 또는 경미한 소화관 자극에 의해 인두에서 상복부까지의 불쾌감, 작열감, 트림, 구역질, 구토, 설사가 나타나는 정도이다.
- 섭취량에 관계없이 잘못 마시면 화학성 폐렴을 일으킬 가능성이 있다.

【대량 섭취한 경우】

- 잦은 맥박, 심전도 이상, 의식장애, 경련 등의 전신 증상이 나타날 가능성이 있다.
- 대변과 함께 배설되어 설사, 항문 주위나 둔부에 화학 손상이 나타날 가능성이 있다.

2) 흡입

- 구역질, 구토, 두통, 현기증, 흥분, 졸음, 저산소증 등
- 남용 등으로 대량 섭취한 경우, 치사적인 부정맥이 생기고 돌연사할 수도 있다.

3) 눈

눈 자극, 각막 손상

4) 피부

- 가려움이나 통증, 붉은 반점, 발진, 수포가 나타날 가능성이 있다(자극성 접촉피부염).
- 장시간 접촉에 의해 2~3도의 화학 손상을 일으킬 가능성이 있다. 또 경피 흡수에 의해 전신 증상이 나타날 가능성이 있다.

6. 처치

▌가정에서의 응급처치

1) 경구

【금기】 토하게 해서는 안 된다.

【이유】 잘못 삼키면 화학성 폐렴을 일으키기 쉽기 때문이다.

① 제거: 입안에 남아 있는 것을 뱉게 한다. 소아나 고령자의 경우는 입안을 확인하여 제거하고 닦아낸다.

② 헹굼: 입을 헹구고 가글한다. 가글할 수 없는 경우는 젖은 거즈로 닦아낸다.

③ 수분 섭취: 적극적으로 수분을 섭취하는 것은 피하는 것이 좋다(무리하게 마시게 하여 구토를 유발하지 않도록 주의한다).

2) 흡입

신선한 공기가 있는 장소로 이동한다. 실내를 환기한다.

3) 눈

- 눈을 비비지 않도록 주의하고 즉시 물로 씻는다.
- 콘택트렌즈를 착용하고 있는 경우, 쉽게 뺄 수 있으면 뺀다.

4) 피부

① 제거: 피부에 부착된 것을 제거하고 닦아낸다. 부착된 옷은 벗는다.
② 세척: 비누를 사용하여 물로 충분히 씻는다.

▌의료기관에서의 처치

1) 경구

- 특별한 치료법은 없고 대증치료를 한다.
- 잘못 삼킨 경우는 화학성 폐렴에 대한 치료를 한다.

2) 흡입

- 증상에 따라 산소 투여, 호흡 관리를 한다.
- 기침이나 호흡곤란이 있으면 상기도의 자극, 기관지염, 폐렴을 고려한다.

3) 눈

- 진료 전, 눈을 충분히 씻지 못했다면 의료기관에서 눈을 충분히 씻는다.
- 증상이 남아 있는 경우는 안과적 진찰이 필요하다.

4) 피부

부착 부위를 비누를 사용해 충분히 씻는다. 증상이 있으면 대증치료를 한다.

7. 치료상의 주의점

잘못 삼키지 않는 것이 중요하며 구토는 금기이다. 잘못 삼킬 위험이 있으므로 위세척을 금지하는 문헌도 많다. 대량 섭취 등으로 위세척을 실시해야 하는 경우는 잘못 삼키는 것을 방지할 대책을 세운 후 실시한다.

8. 체내 동태

가솔린

【흡수】동물실험으로 소화관에서 거의 흡수되지 않는다고 알려져 있다. 폐에서 흡수된다. 고농도의 경우는 빠르게 흡수되어 2~3분 이내에 증상이 나타난다. 피부를 통해서도 흡수된다.

【배설】대부분 체내에서 대사되지 않고 그대로 폐에서 호출된다고 알려져 있다.

89
등유

█ 개요

제품 스토브 등의 연료로, 가정에서도 많이 사용하며, 특이한 냄새가 나는 점성이 낮은 액체이다.

문제가 되는 성분과 증상 탄소수 11~13 정도의 지방족탄화수소의 혼합물로 중추신경 억제 작용, 피부·점막 자극 작용이 있다. 경구에서는 잘 흡수되지 않고 점막의 자극에 의한 소화기 증상이 나타난다. 또한, 대변과 함께 배설된 등유에 의해 피부염이 생길 수 있다. 점성이 낮아 소량이라도 잘못 삼키면 화학성 폐렴을 일으킨다. 휘발성이 낮아서 흡수는 잘 일어나지 않는다. 피부에 부착했을 경우 탈지 작용에 의해 피부염이 나타나고 장시간 접촉한 경우에는 화학 손상을 일으킬 가능성이 있다.

JPIC 수신 상황 연간 약 200여 건의 문의가 있으며, 소아가 등유 펌프의 끝부분을 핥은 사고가 많고, 페트병에 옮겨 담은 것을 잘못 삼킨 사고도 있다.

초기 대응을 위한 확인 사항

1. 제품
음료 용기에 옮겨 담는 과정에서 잘못 삼킨 경우, 등유가 틀림없는가, 가솔린일 가능성은 없는가?

2. 노출 상황·경로
- 소아가 잘못 삼킨 경우, 등유 펌프에 입을 대었는가, 엎질러진 것을 핥았는가?(펌프의 경우 호흡기관으로 들어갈 가능성이 크다)
- 음료 용기로 옮겨 담은 제품이거나 치매가 있는 고령자가 잘못 삼켰을 경우, 대량으로 마셨을 가능성은 없는가?
- 눈에 들어갔을 가능성은 없는가?
- 피부나 옷에 부착되었을 가능성은 없는가?

3. 환자 상태·증상
- 입안과 부착 부위에 등유 냄새가 나지 않는가?
- 구역질, 구토, 복통, 설사 등의 소화기 증상은 없는가?
- 기침, 호흡곤란은 없는가? 호흡기관에 들어간 기미는 없는가?
- 눈의 위화감, 통증, 충혈, 눈물 흘림은 없는가?
- 피부 통증, 발적, 발진, 수포는 없는가?

초기 대응 포인트

1. 경구 노출
- 토하게 하지 말고 입안의 물질을 제거하고 입을 헹군다.
- 얼굴, 손발, 옷에 부착되어 있을 가능성이 있으면 샤워 등으로 전신을 씻고 옷을 갈아입는다.
【즉시 진료】
- 구토, 기침이 있는 경우(잘못 삼켰을 가능성이 있다)
- 대량으로 섭취했을 가능성이 있는 경우(전신 증상을 비롯하여 변과 함께 배설된 등유에 의해 둔부 등에 화학 손상이 발생했을 가능성이 있다)
【만약을 위한 진료】
- 핥거나 한 모금 마신 정도로 구역질, 설사, 복통이 있는 경우
【경과 관찰】
- 핥거나 한 모금 마신 정도로 증상이 없는 경우

2. 흡입한 경우

등유는 휘발성이 높지 않기 때문에 흡입해서 문제가 발생하기는 어렵다.

【만약을 위한 진료】 등유 냄새로 인해 불쾌감이 있고 신선한 공기를 마셔도 개선되지 않는 경우

3. 눈에 들어간 경우

눈을 비비지 않도록 주의하고 즉시 눈을 씻는다.

【즉시 진료】 눈 뜨기 어려운 경우, 눈 씻기가 어려운 경우와 콘택트렌즈가 빠지지 않는 경우

【만약을 위한 진료】 눈을 씻은 후에도 통증, 충혈이 있는 경우

4. 피부 노출

부착된 옷을 벗고 비누를 사용하여 충분히 씻는다.

【즉시 진료】 몸에 광범위하게 부착되었을 경우, 장시간 부착된 채로 있었을 경우(화학 손상으로 피부를 통해 흡수되었을 가능성이 있다)

【만약을 위한 진료】 물로 씻은 후에도 발적, 통증, 발진이 있는 경우

▌해설

1. 제품에 대하여

- 끓는점이 180~300℃ 인 석유 유분을 정제한 것으로, 탄소수 11~13의 지방족탄화수소로 이루어진 혼합물이다.
- 상온에서 무색 또는 황색의 액체이며, 특이한 냄새가 있고 휘발성 및 점성은 낮다.
- 등유로 시판되고 있는 제품 중에는 난방 등의 가정용 연료로 사용되는 1호 등유(백등유)와 석유발동기 연료 등에 사용되는 2호 등유(차등유)가 있다.
- 연료 이외에 클리닝 등의 세정용, 농약이나 흰개미 구제역의 약제, 액체 모기향, 가정용 살충 스프레이 등의 가정용품에도 용제로서 사용되며 케로신으로 표기되어 있는 제품도 있다.

2. 사고 발생 상황

▌JPIC 수신 상황

연간 건수	약 200여 건(일반 90%, 의료기관 8%, 기타 2%)
환자 연령층	1세 미만 15%, 1~5세 64%, 20~64세 13%, 65세 이상 4%, 기타·불명 4%
사고 상황	소아나 치매가 있는 고령자가 잘못 삼킨 경우 등이 80%(등유 펌프를 만져서 핥은 경우 등), 잘못된 사용이 16%(주유소에서 주유 중에 펌프가 빠져 온몸에 튄 경우, 난로에 기름을 넣을 때 흩날려 눈에 들어간 경우, 페트병에 옮겨 담은 등유를 음료로 착각하여 마신 경우 등), 기타·불명 4%
증상 출현율	20%(기침, 구강·인두의 위화감, 구역질, 구토, 설사, 피부 발적, 눈 통증·충혈 등)

▌JPIC 에서 파악한 의료기관 진료 예

【2003~2007년까지 파악한 98건】

• 경구 84건

- 잘못 삼킴 74건(소아 40건, 지적장애·치매 8건, 음료수 등으로 오인 19건), 의도적 섭취 등 10건.

- 증상이 나타난 것은 53건(63.1%)으로, 구역질, 구토나 설사 등의 소화기 증상 31건, 기침, 폐렴 등의 호흡기 증상 29건으로, 16건에서 오연성 폐렴이 나타났다. 그밖에 잦은 맥박이나 혈압 상승 등의 순환기 증상 5건, 의식장애 4건, 둔부의 화학 손상이나 항문 주위의 미란 3건 등이 나타났다.

• 흡입 3건

전부 실내에서 누출된 등유를 흡입한 사례이며, 일과성 호흡곤란이나 목 동통, 눈 건조 등이 나타났다.

• 경피 11건

- 뜻밖의 사고 8건, 자살 기도 등 의도적인 노출이 3건 있었다.

- 증상이 나타난 것은 8건으로, 피부염이 나타난 7건 중 4건은 등유가 스며든 옷을 벗지 않은 채 방치하여 장시간 피부와 접촉했고, 국소 부위에 미란이나 표피박리 등의 화학 손상이 나타났다.

• 눈 2건

1건으로, 눈 동통이 나타났다.

【1986~2009년까지 24년간 파악한 소아(12세 이하)의 불의의 사례】

등유에 의한 사례 77건 중, 심각한 사례는 15건 있었다. 경구 13건에서는 오연성 폐렴, 경피 2건에서는 화학 손상이 나타났다.

【1986~2010년까지 25년간 파악한 고령자(65세 이상)의 불의의 사례】

등유에 의한 사례 32건 중, 심각한 사례는 13건 있었다. 모두 경구 섭취로 오연성 폐렴이 나타났고 5건에서는 둔부의 화학 손상이 나타났다.

3. 독성

경구 노출 시 잘못 삼키면 1ml 이하의 섭취로도 심각한 화학성 폐렴이 나타날 가능성이 있다. 잘못 삼키지 않았으면 잘못 섭취한 정도(체중 1kg당 1~2ml 미만)로 중추신경 억제에 의한 증상이 나타날 가능성은 낮다.

4. 중독학적 약리작용

탄화수소류

- 피부·점막 자극 작용, 탈지 작용
- 중추신경 억제 작용
- 잘못 삼킴에 의한 화학성 폐렴
  - 폐렴 출현의 정확한 메커니즘은 불명확하지만, 소화관에서 흡수된 탄화수소에 의한 것이 아니라 잘못 삼킨 탄화수소에 의한 폐 조직의 직접적인 상해에 기인하는 것으로 여겨진다.
  - 등유 등의 탄화수소는 표면장력이 작을수록, 점성이 낮을수록, 휘발성이 높을수록 잘못 삼키기 쉽기 때문에 폐 장애의 위험성이 커진다.

5. 증상

1) 경구

【잘못 삼킨 경우】

- 잘못 삼키지 않으면 무증상 또는 경미한 소화관 자극에 의해 인두에서 상복부까지의 불쾌감, 작열감, 트림, 구역질, 구토, 설사가 나타나는 정도다.
- 섭취량에 관계없이 잘못 삼키면 화학성 폐렴을 일으킬 가능성이 있다.

【대량 섭취한 경우】

- 잦은 맥박, 심전도 이상, 의식장애 등의 전신 증상이 나타날 가능성이 있다.
- 대변과 함께 배설되어 설사, 항문 주위나 둔부에 화학 손상이 나타날 가능성이 있다.

2) 흡입

- 휘발성이 높지 않기 때문에 방치 등에 의한 기화물의 흡입은 생각하기 어렵다.
- 특이적인 냄새에 의한 불쾌감 등이 나타날 가능성이 있다.

3) 눈

눈 자극, 각막 손상

4) 피부

- 가려움이나 통증, 붉은 반점, 발진, 수포가 나타날 가능성이 있다(자극성 접촉피부염).
- 장시간 접촉에 의해 2~3도의 화학 손상을 일으킬 가능성이 있다.

6. 처치

토하게 하지 말고 부착 부위는 물로 씻고 증상이 나타난 경우는 대증치료를 한다.

▌ 가정에서의 응급처치

1) 경구

【금기】 토하게 해서는 안 된다.

【이유】 잘못 삼키면 화학성 폐렴을 일으키기 쉽기 때문이다.

① 제거: 입안에 남아 있는 것을 뱉게 한다. 소아나 고령자의 경우는 입안을 확인하여 제거하고 닦아낸다.

② 헹굼: 입을 헹구고 가글한다. 가글할 수 없는 경우는 젖은 거즈로 닦아낸다.

③ 수분 섭취: 적극적으로 수분을 섭취하는 것은 피하는 것이 좋다(무리하게 마시게 하여 구토를 유발하지 않도록 주의한다).

2) 흡입

신선한 공기가 있는 장소로 이동한다. 실내를 환기한다.

3) 눈

- 눈을 비비지 않도록 주의하고 즉시 물로 씻는다.
- 콘택트렌즈를 착용하고 있는 경우, 쉽게 뺄 수 있으면 뺀다.

4) 피부

① 제거: 피부에 부착된 것을 제거하고 닦아낸다. 부착된 옷은 벗는다.

② 세척: 비누를 사용하여 물로 충분히 씻는다.

▌의료기관에서의 처치

1) 경구

- 특별한 치료법은 없고 대증치료를 한다.
- 잘못 삼킨 경우는 화학성 폐렴에 대한 치료를 한다.
- 항문에서 배설된 등유에 의해 피부염이 발생한 사례가 있으므로 배설 후에는 충분한 물 세척과 보호를 한다.

2) 흡입

- 증상에 따라 산소 투여, 호흡 관리를 한다.
- 기침이나 호흡곤란이 있으면 상기도의 자극, 기관지염, 폐렴을 고려한다.

3) 눈

- 진료 전, 눈을 충분히 씻지 못했다면 의료기관에서 눈을 충분히 씻는다.

• 증상이 남아 있는 경우는 안과적 진찰이 필요하다.

4) 피부

부착 부위를 비누를 사용해 충분히 씻는다. 증상이 있으면 대증치료를 한다.

7. 치료상의 주의점

잘못 삼키지 않는 것이 중요하며 구토는 금기다. 잘못 삼킬 위험이 있으므로 위세척을 금지하는 문헌도 많다. 대량 섭취 등으로 위세척을 실시해야 하는 경우에는 잘못 삼키는 것을 방지하는 대책을 세운 후 실시한다.

8. 체내 동태

등유

【흡수】 소화관에서 거의 흡수되지 않는다. 휘발성이 낮으므로 상온에서는 증기를 흡입할 일이 없다.

90
양초
고체형 양초, 겔 양초, 액체 양초, 램프 오일

▌개요

제품 왁스에 비단실 등의 심을 심은 것으로 불을 붙이면 녹은 왁스가 심으로 스며들어 기체가
되고 계속 연소한다. 고체형, 겔형, 액체 제품이 있다.

문제가 되는 성분과 증상 무독 또는 독성이 낮은 물질로 분류되며 경미한 소화기 증상 정도이
지만, 유동파라핀을 주성분으로 하는 액체 양초나 램프 오일을 잘못 삼켜 화학성 폐렴이 나타나
고 입원한 사례가 있다.

JPIC 수신 상황 연간 약 90여 건의 문의가 있으며, 소아가 잘못 삼킨 경우가 대부분이지만 식
품으로 착각하여 섭취한 사고도 발생한다.

1. 제품

- 형태(고체형, 겔형, 액체)
- 제품의 향기(향기가 강한 제품은 아닌가?)

2. 노출 상황·경로

- 잘못 삼키거나 섭취한 경우, 핥은 정도인가, 베어 먹었는가, 씹었는가, 통째로 삼켰는가, 대량으로 섭취하지는 않았는가?
- 눈에 들어갔을 가능성은 없는가, 귀나 코에 들어가지 않았는가?
- 액체 양초나 램프 오일이 피부나 옷에 부착되었을 가능성은 없는가?

3. 환자 상태·증상

- 구역질, 구토, 설사 등의 소화기 증상은 없는가?
- 기침, 호흡곤란은 없는가? 호흡기관에 들어간 기미는 없는가?
- 눈의 위화감, 통증, 충혈, 눈물 흘림은 없는가?
- 피부의 통증, 발적, 발진은 없는가?

초기 대응 포인트

1. 경구 노출

토하게 하지 말고 입안의 물질을 제거하고 입을 헹군다.

【즉시 진료】 기침 등 잘못 삼켰을 가능성이 있는 경우

【만약을 위한 진료】

- 구역질, 구토, 설사가 있는 경우
- 증상이 없더라도 대량으로 섭취했을 가능성이 있는 경우(특히 고령자의 경우)

【경과 관찰】 핥거나 소량 섭취한 정도로 증상이 없는 경우

2. 흡입한 경우

휘발성이 높지 않기 때문에 흡입해도 문제가 되지 않지만, 아로마 양초에서는 향기에 의한 불쾌감이 나타나는 경우가 있다.

【만약을 위한 진료】 불쾌감이나 두통이 있고, 신선한 공기를 마셔도 개선되지 않는 경우

3. 눈에 들어간 경우

눈을 비비지 않도록 주의하고 즉시 눈을 씻는다.

【즉시 진료】눈 뜨기 어려운 경우, 눈 씻기가 어려운 경우와 콘택트렌즈가 빠지지 않는 경우

【만약을 위한 진료】눈을 씻은 후에도 통증, 충혈이 있는 경우

4. 피부 노출

【만약을 위한 진료】물로 씻은 후에도 발적, 통증, 발진이 있는 경우

▌해설

1. 제품에 대하여

- 조명, 종교의식, 인테리어 등에 사용된다. 향을 즐기기 위한 아로마 양초도 있다.
- 왁스에 비단실 등의 심을 심은 것으로, 불을 붙이면 녹은 왁스가 심으로 스며들어 기체가 되고 계속 연소한다. 고체형, 겔형, 액체 제품이 있다.
- 고체형은 파라핀왁스를 주성분으로 하는 제품이 많지만, 식물성 왁스나 동물성 왁스를 사용한 제품(일본 양초, 밀랍 양초)도 있다. 식품과 비슷한 형태를 갖춘 선물용 제품도 있다.
- 액체 양초나 램프 오일의 주성분은 유동파라핀으로 리필용 용기(수백 ml~수 L)도 판매되고 있다. 겔형 양초는 유동파라핀에 겔화제를 첨가하여 겔화한 것이다.
- 아로마 양초는 향료를 함유한다.

2. 사고 발생 상황

▌JPIC 수신 상황

연간 건수   약 90여 건(일반 93%, 의료기관 3%, 기타 4%)

환자 연령층 1세 미만 20%, 1~5세 72%, 6~12세 2%, 20~64세 2%, 65세 이상 4%

사고 상황   소아나 치매가 있는 고령자가 잘못 삼키거나 섭취한 경우 등 97%,
             잘못된 사용 3%(식품으로 착각하여 먹은 경우 등)

증상 출현율 5%(구토, 기침 등)

■ JPIC에서 파악한 의료기관 진료 예

【1986~2009년까지 24년간 파악한 소아(12세 이하)의 불의의 사례】

양초에 의한 사례 18건 중, 심각한 사례는 4건 있었다. 모두 액체 양초를 잘못 삼켜 오연성 폐렴으로 입원한 사례였다.

사례: 1세 11개월, 액체 양초를 잘못 삼켜 엄마가 구토시킨 후, 기침 등이 나타났다. 호흡곤란, 산성혈증, 폐렴이 나타났다.

【1986~2010년까지 25년간 파악한 고령자(65세 이상)의 불의의 사례】

양초에 의한 사례는 3건으로, 심각한 사례는 없었다.

3. 독성

- 양초는 무독 또는 독성이 낮은 물질로 분류되므로, 소량~중소량 섭취할 경우에는 사실상 독성이 없다. 단, 제품의 맛이나 감촉에 의해 가벼운 복부 불쾌감을 일으킬 가능성이 있다.
- 액체 양초나 램프 오일을 경구 섭취한 경우, 유동파라핀(미네랄 오일)은 거의 독성이 없다고 여겨지나, 잘못 삼키면 1ml 이하의 섭취로도 심각한 화학성 폐렴이 나타날 가능성이 있다.

4. 중독학적 약리작용

유동파라핀(미네랄 오일)

- 점막 자극 작용, 설사 작용
- 증기압이 극히 낮아 상온에서 증기를 흡입할 가능성은 낮지만, 잘못 삼키거나 미스트를 흡입하여 화학성 폐렴을 일으킬 가능성이 있다.

5. 증상

1) 경구

- 무증상, 또는 경미한 소화관 자극에 의해 인두에서 상복부까지의 불쾌감, 작열감, 구역질, 구토, 설사가 나타나는 정도이다.
- 액체 양초나 램프 오일은 섭취량과 관계없이 잘못 삼키면 화학성 폐렴을 일으킬 가능성이 있다.

2) 흡입

• 휘발성이 높지 않기 때문에 방치 등에 의한 기화물의 흡입은 생각하기 어렵다.

• 아로마 양초의 향기에 의해 불쾌감이나 두통이 나타날 가능성이 있다.

3) 눈

액체 양초나 램프 오일의 경우 약한 자극에 의한 통증 등

4) 피부

액체 양초나 램프 오일의 경우 피부염, 과민증

6. 처치

▌ 가정에서의 응급처치

1) 경구

【금기】 액체나 겔형 제품은 토하게 해서는 안 된다.

【이유】 잘못 삼키면 화학성 폐렴을 일으키기 쉽기 때문이다.

① 제거: 입안에 남아 있는 것을 뱉게 한다. 소아나 고령자의 경우는 입안을 확인하여 제거하고, 닦아낸다.

② 헹굼: 입을 헹구고 가글한다. 가글할 수 없는 경우는 젖은 거즈로 닦아낸다.

③ 수분 섭취: 액체나 겔형 제품은 적극적으로 수분을 섭취하는 것은 피하는 것이 좋다(무리하게 마시게 하여 구토를 유발하지 않도록 주의한다).

2) 흡입

신선한 공기가 있는 장소로 이동한다.

3) 눈

• 눈을 비비지 않도록 주의하고 즉시 물로 씻는다.

• 콘택트렌즈를 착용하고 있는 경우, 쉽게 뺄 수 있으면 뺀다.

4) 피부

① 제거: 피부에 부착된 것을 제거하고 닦아낸다. 부착된 옷은 벗는다.

② 세척: 비누를 사용하여 물로 충분히 씻는다.

▌의료기관에서의 처치

1) 경구

- 고체형 양초를 잘못 섭취한 정도일 경우 적극적인 처치는 필요 없다.
- 액체 양초나 램프 오일의 경우 특별한 치료법은 없고 대증치료를 한다. 잘못 삼킨 경우는 화학성 폐렴에 대한 치료를 한다.

2) 흡입

증상에 따라 산소 투여, 호흡 관리를 한다.

3) 눈

- 진료 전, 눈을 충분히 씻지 못했다면 의료기관에서 눈을 충분히 씻는다.
- 증상이 남아 있는 경우, 안과적 진찰이 필요하다.

4) 피부

부착 부위를 비누를 사용하여 충분히 씻는다. 증상이 있으면 대증치료를 한다.

7. 치료상의 주의점

잘못 삼키지 않는 것이 중요하며 구토는 금기다. 잘못 삼킬 위험이 있으므로 위세척을 금지하는 문헌도 많다. 대량 섭취 등으로 위세척을 실시해야 하는 경우, 잘못 삼키는 것을 방지할 대책을 세운 후 실시한다.

8. 체내 동태

유동파라핀(미네랄 오일)

【흡수】 소화관에서 거의 흡수되지 않는다. 휘발성이 낮으므로 상온에서 증기로 흡수하는 일은 없다.

91

고형연료·착화제

█ 개요

제품 고형연료는 야외에서 요리할 때나 연회 등의 테이블에서 요리할 때 열원으로 이용된다. 착화제는 불이 잘 붙지 않는 목탄이나 장작 등에 불을 붙이기 위해 사용하며, 블록형(고체), 젤형, 에어로졸 제품이 있다. 주성분은 메탄올, 파라핀(탄화수소류), 메타알데히드, 헥사민(헥사메틸렌테트라민) 등이 사용된다.

문제가 되는 성분과 증상 메틸알코올을 주성분으로 하는 연료는 대사성 산성혈증이나 시신경 장애가 문제가 된다. 파라핀은 독성이 낮으므로 잘못 삼키지 않으면 가벼운 소화관 증상 정도다. 메타알데히드를 주성분으로 하는 고형연료는 독성이 높아서 소아가 잘못 섭취한 정도라도 중추신경, 경련 등을 일으킬 가능성이 있다.

JPIC 수신 상황 연간 약 10여 건의 문의가 있으며, 소아가 잘못 삼킨 사고가 많고 고형연료나 착화제가 혼입된 식품을 먹은 사고도 있다.

제품에 따라 성분이 다르므로 제품표시, 형태, 사용 방법 등을 가능한 한 정확히 확인한다.

1. 제품

- 종류(고형연료인가, 착화제인가?), 용도, 형태, 크기
- 성분(메탄올, 파라핀, 메타알데히드, 헥사민 등)

2. 노출 상황·경로

- 잘못 섭취한 경우, 핥은 정도인가, 대량으로 섭취하지는 않았는가?
- 연소 시 발생한 연기를 흡입했는가?
- 눈에 들어가지 않았는가, 피부에 부착되지 않았는가?

3. 환자 상태·증상

- 두통, 현기증, 만취, 졸음, 비틀거림 등의 신경 증상, 경련은 없는가?
- 기침, 호흡곤란은 없는가? 호흡기관에 들어간 기미는 없는가?
- 눈의 위화감, 통증, 충혈, 눈물 흘림은 없는가?
- 피부 통증, 발적, 발진은 없는가?

초기 대응 포인트

1. 경구 노출

토하게 하지 말고 입안의 물질을 제거하고 입을 헹군다.

【즉시 진료】
- 메탄올 함유 제품: 구역질, 구토, 비틀거림, 졸음이 있는 경우, 기침 등 잘못 삼켰을 가능성이 있는 경우, 증상이 없더라도 들이마셨을 가능성이 있는 경우(뒤늦게 시각 이상 등이 나타날 가능성이 있다)
- 파라핀 함유 제품: 기침하는 등 잘못 삼켰을 가능성이 있는 경우
- 메타알데히드 함유 제품: 증상이 없더라도 들이마셨을 가능성이 있는 경우

【만약을 위한 진료】
- 파라핀 함유 제품: 구역질, 구토, 설사 등이 있는 경우, 증상이 없더라도 대량으로 섭취했을 가능성이 있는 경우
- 헥사민 함유 제품: 구역질, 구토 등의 증상이 있는 경우

【경과 관찰】
- 메탄올 함유 제품: 핥은 정도로 증상이 없는 경우(몇 시간은 주의한다)

- 메타알데히드 함유 제품: 핥은 정도로 증상이 없는 경우
- 헥사민 함유 제품, 파라핀 함유 제품: 핥거나 한 모금 마신 정도로 증상이 없는 경우

2. 흡입한 경우

【즉시 진료】 연기를 흡입하여 목 자극, 기침, 호흡곤란이 있고, 신선한 공기를 마셔도 개선되지 않는 경우

3. 눈에 들어간 경우

눈을 비비지 않도록 주의하고 즉시 눈을 씻는다.

【즉시 진료】 눈 뜨기 어려운 경우, 눈 씻기가 어려운 경우와 콘택트렌즈가 빠지지 않는 경우

【만약을 위한 진료】 눈을 씻은 후에도 통증, 충혈이 있는 경우

4. 피부 노출

【만약을 위한 진료】 물로 씻은 후에도 발적, 통증, 발진이 있는 경우

▌해설

1. 제품에 대하여

고형연료는 야외에서 요리할 때나 연회 등의 테이블에서 요리할 때 열원으로 이용된다. 착화제는 불이 잘 붙지 않는 목탄이나 장작 등에 불을 붙이기 위해 사용되는 약제로 블록형(고체), 젤형, 에어로졸 제품이 있다. 주성분은 메탄올, 파라핀(탄화수소류), 메타알데히드, 헥사민(헥사메틸렌테트라민) 등이 사용된다.

1) 메탄올을 주성분으로 하는 제품

- 고형연료는 메탄올이나 에탄올(약 90%)을 계면활성제나 유지 등으로 고화시킨 것으로, 아웃도어 등으로 쓰이는 깡통에 들어 있는 휴대용, 일회용 알루미늄 컵에 든 테이블 요리용 제품이 많다.
- 팩이나 튜브에 들어 있는 젤 착화제는 메탄올을 50% 이상 함유하고 그밖에도 알코올류(에탄올, 이소프로필알코올 등)이나 글리콜류를 함유한다.

2) 파라핀을 주성분으로 하는 제품

캔에 들어 있는 고형연료나 블록형 착화제로, 파라핀을 주성분으로 하는 제품이 있다. 그밖에도 목재 섬유나 목탄분에 파라핀을 섞어 성형한 제품, 식물성 오일을 종이에 함침한 제품도 있다.

3) 메타알데히드 제품

메타알데히드를 정제로 만든 제품으로, 아웃도어의 예열용 연료나 고형 연료로 사용된다.

4) 헥사민 제품

헥사민을 블록형으로 굳힌 것으로, 아웃도어의 예열용 연료나 착화제로 사용된다. 파라핀과 혼합하여 만든 제품도 있다. 질소를 많이 함유한 화학물이며, 연소 시 포름알데히드, 암모니아, 질소산화물, 시안화수소 등이 발생할 가능성이 있다.

5) 기타

- 연탄은 분말의 석탄을 소석회나 벤토나이트 등으로 굳힌 것, 성형목탄은 목탄 분말로 만든 것이나 톱밥을 굳혀 탄화한 것으로, 표면에 착화제가 도포된 제품도 있다. 환기 불량일 때는 일산화탄소 등이 발생하고, 연탄에서는 유황 화합물이나 악취 물질도 방출된다.
- 불꽃 착화제나 분향의 불씨로 판매되고 있는 향탄은 목탄과 성냥 머리에 사용되는 질산칼륨을 소량 혼합하여 굳힌 것이다.
- 에어로졸 타입의 착화제는 에탄올이나 메탄올, 증점제를 함유하고, 분사제로 이산화탄소나 질소를 함유한다.

2. 사고 발생 상황

▌JPIC 수신 상황

연간 건수	약 10여 건(일반 73%, 의료기관 17%, 기타 10%)
환자 연령층	1세 미만 13%, 1~5세 47%, 20~64세 17%, 65세 이상 19%, 기타·불명 4%
사고 상황	소아나 치매가 있는 고령자가 잘못 삼킨 경우 등 83%, 잘못된 사용 13%(고형연료나 착화제가 혼입된 식품을 먹은 경우 등), 기타·불명 4%
증상 출현율	17%(구역질, 복통, 의식장애 등)

▐ JPIC에서 파악한 의료기관 진료 예

【1986~2009년까지 24년간 파악한 소아(12세 이하)의 불의의 사례】

고형연료에 의한 사례 9건 중, 심각한 사례는 없었다.

【1986~2010년까지 25년간 파악한 고령자(65세 이상)의 불의의 사례】

고형연료에 의한 사례 4건 중, 심각한 사례는 없었다.

3. 독성

1) 메탄올

경구 섭취 시, 개인차는 크며 중독량은 확립되어 있지 않다. 100% 메탄올을 체중 1kg당 0.25ml 를 섭취하면 해독제를 투여해야 하는 혈중농도에 도달한다는 견해가 있다.

2) 파라핀

거의 독성이 없다고 여겨지나, 잘못 삼키면 1ml 이하의 섭취로도 심각한 화학성 폐렴이 나타날 가능성이 있다.

3) 메타알데히드

체중당 섭취량에 따른 증상

- 수 mg/kg: 구역질, 구토, 복부 경련, 발열, 안면홍조, 눈물 흘림
- 50mg/kg까지: 상기의 증상과 함께 졸림, 잦은 맥박, 이자극성, 근육 경련
- 50mg/kg 이상: 상기의 증상과 함께 근육 긴장 증대, 운동 실조, 경련, 반사 항진, 근육 연축, 혼수

4) 헥사민(헥사메틸렌테트라민)

경구 독성은 높지 않으나 위장장애, 대량 섭취 시 신장 장애(요세관이나 신우의 염증)가 보고되어 있다.

4. 중독학적 약리작용

1) 메탄올

- 점막 자극 작용, 중추신경 억제 작용
- 대사물(포름알데히드, 포름산)에 기인하는 산성혈증(음이온 갭 상승), 시신경 장애

2) 파라핀(탄화수소류)

- 점막 자극 작용, 설사 작용
- 증기압이 극히 낮아서 상온에서 증기를 흡입할 가능성은 낮지만, 잘못 삼키거나 미스트를 흡입하면 화학성 폐렴을 일으킬 가능성이 있다.

3) 메타알데히드

마우스를 통해 신경전달물질(GABA, 노르아드레날린, 세로토닌 등)에 대한 의미 있는 감소가 보고되었다.

4) 헥사민

- 점막 자극 작용
- 가열·연소에 의해 분해되어 포름알데히드, 암모니아, 시안화수소, 질소산화물 등의 유독가스를 발생시킨다.

5. 증상

1) 경구

【메탄올】

- 몇 시간 이내에 일과성 만취 상태(에탄올보다는 훨씬 가벼운)가, 6~12시간 정도 후부터 시각 이상이나 대사성 산성혈증에 의한 전신 권태감, 두통, 구역질, 구토, 복통, 빈호흡이 나타난다. 시각 이상이나 대사성 산성혈증은 발병까지 18~24시간 걸릴 수 있다.
- 중증인 경우는 혼수나 경련을 동반하고 혈압 저하나 호흡부전을 초래하여 사망할 수 있으며, 시력 장애가 남을 수 있다.

【파라핀】

- 무증상, 또는 경미한 소화관 자극에 의해 인두에서 상복부까지의 불쾌감, 구역질, 구토, 설사가 나타나는 정도이다.
- 섭취량에 관계없이 잘못 삼키면 화학성 폐렴을 일으킬 가능성이 있다.

【메타알데히드】

- 보통 섭취 1~3시간 후에 증상이 나타난다. 구역질, 구토, 심한 복통 등의 소화기 증상
- 심각한 경우는 중추 억제, 경련, 긴장 항진, 호흡 억제 등

【헥사민】 복통, 구토, 설사 등의 소화기 증상

2) 흡입

- 휘발성이 높지 않기 때문에 방치 등에 의한 기화물의 흡수는 생각하기 어렵다.
- 스프레이의 미스트나 연기를 흡입하여 발생하는 기침, 인두통, 호흡곤란, 천식 등

3) 눈

【메탄올】 강한 자극이 있고, 눈 통증, 결막염(충혈·부종)을 일으킨다.

【메타알데히드】 자극에 의한 통증이나 충혈, 결막염의 가능성이 있다.

【헥사민, 파라핀】 약한 자극에 의한 통증 등

4) 피부

가려움이나 통증, 붉은 반점, 발진, 수포가 나타날 가능성이 있다(자극성 접촉피부염).

6. 처치

▋ 가정에서의 응급처치

1) 경구

【금기】 토하게 해서는 안 된다.

【이유】 메타알데히드는 경련을 유발할 가능성이 있기 때문이다. 또한 파라핀 함유 제품은 잘못 삼키면 화학성 폐렴을 일으키기 쉽기 때문이다.

① 제거: 입안에 남아 있는 것을 뱉게 한다. 소아나 고령자의 경우는 입안을 확인하여 제거하고 닦아낸다.

② 헹굼: 입을 헹구고 가글한다. 가글할 수 없는 경우는 젖은 거즈로 닦아낸다.

③ 수분 섭취: 특별한 주의 사항은 없다. 평소대로 하면 된다.

2) 흡입

신선한 공기가 있는 장소로 이동한다.

3) 눈

• 눈을 비비지 않도록 주의하고 즉시 물로 씻는다.

• 콘택트렌즈를 착용하고 있는 경우, 쉽게 뺄 수 있으면 뺀다.

4) 피부

① 제거: 피부에 부착된 것을 제거하고 닦아낸다. 부착된 옷은 벗는다.

② 세척: 물로 충분히 씻는다.

▌의료기관에서의 처치

1) 경구

【메탄올】 대량 섭취 후 1시간 이내이면 위세척을 실시한다. 의식장애, 산성혈증, 시각 이상, 침투압 갭 등의 이상이 없는지 확인한다. 필요에 따라 수액, 산성혈증의 보정, 해독제(포메피졸)를 투여한다. 중증 사례에는 혈액 투석을 실시한다.

【파라핀】

• 특별한 치료법은 없고 대증치료를 한다.

• 잘못 삼킨 경우는 화학성 폐렴에 대한 치료를 한다.

【메타알데히드】

• 증상이 없더라도 섭취 후 적어도 24시간은 경과 관찰한다.

• 특별한 치료법은 없고, 필요에 따라 소화관 제염 및 대증치료(경련 대책 등)을 한다.

【헥사민】 특별한 치료법은 없고 대증치료를 한다.

2) 흡입

증상에 따라 산소 투여, 호흡 관리를 한다.

3) 눈

진료 전, 눈을 충분히 씻지 못했다면 의료기관에서 눈을 충분히 씻는다.

4) 피부

부착 부위를 충분히 씻는다. 증상이 있으면 대증치료를 한다.

7. 치료상의 주의점

1) 메탄올

- 활성탄의 메탄올 흡착능은 낮고 유효성이 낮다.
- 포메피졸이나 에탄올은 메탄올의 대사를 저해함으로써 해독 효과를 발현하므로 조기에 투여하지 않으면 큰 효과를 기대할 수 없다.
- 중증례에는 해독제의 투여와 함께 혈액 투석도 필수적으로 해야 한다. 혈액 투석은 메탄올 및 독성 대사물의 배설을 촉진함과 동시에 대사성 산성혈증을 보정하여 중독 증상을 개선한다.

2) 파라핀

잘못 삼키지 않는 것이 중요하며 구토는 금기다. 잘못 삼킬 위험이 있으므로 위세척을 금지하는 문헌도 많다. 대량 섭취 등으로 위세척을 실시해야 하는 경우, 잘못 삼키는 것을 방지할 대책을 세운 후 실시한다.

3) 메타알데히드

- 중증 사례에서도 수 시간의 잠복 기간이 있으므로 섭취한 것이 확실하다면 증상이 없어도 초기 치료를 시작한다.
- 위세척은 경련을 유발할 가능성이 있으므로 신중하게 한다.

8. 체내 동태

1) 메탄올

【흡수】 경구, 흡입, 경피에 의해 빠르게 흡수된다. 최고혈중농도 도달시간은 30분~60분이다. 단, 대사물에 의한 심각한 중독 증상의 발현은 18~24시간 후이다.

【대사】 대부분은 주로 간장에서 포름알데히드로, 뒤이어 포름산, 이산화탄소로 대사된다. 메탄올의 대사 속도는 느리기에 7일째 정도까지 체내에서 고농도로 존재한다.

【배설】 소변 중에 섭취량의 3~5%는 미변화체로, 5%는 포름산으로 배출되며 날숨 중에 섭취량의 12%까지 미변화체로 배설된다. 반감기는 메탄올 2~24시간, 포름산 20시간이다.

2) 파라핀

【흡수】 소화관에서 거의 흡수되지 않는다. 휘발성이 낮으므로 상온에서 증기로 흡수하는 일은 없다.

3) 메타알데히드

【배설】 메타알데히드를 20% 함유한 민달팽이 구제제를 35~50ml 경구 섭취한 사례에서 혈중 반감기는 26.9시간이었다(Moody, JP, et al.: Hum Exp Toxicol 1992; 11: 361-362).

4) 헥사민

【대사】 정맥 주사를 놓는 경우, 소변으로 분해되어 포름알데히드를 유리한다.

담배/방수 스프레이/기타

92

윤활유·그리스

▮ 개요

제품 기계류 가동 부분의 마찰 감소, 마모나 열융착 방지, 냉각, 밀봉, 방청 등에 사용된다. 액체 윤활제인 윤활유, 반고체 윤활제인 그리스, 에어졸화한 스프레이 타입 제품 등이 있다.

문제가 되는 성분과 증상 주성분인 광물유(미네랄 오일)는 독성이 낮으므로 가벼운 소화관 증상 정도이지만, 잘못 삼키거나 미스트를 흡입할 경우에는 화학성 폐렴을 일으킬 가능성이 있다.

JPIC 수신 상황 연간 약 60여 건의 문의가 있으며, 소아가 잘못 삼킨 경우가 많지만 음료 용기에 옮겨 담은 제품을 잘못 섭취했거나 스프레이 제품을 실수로 흡입하는 등의 사고도 있다.

초기 대응을 위한 확인 사항

1. 제품
- 종류(엔진오일, 기계유, 방청제 등), 형태(고체, 액체, 에어로졸)
- 제품표시의 품명과 성분

2. 노출 상황·경로
- 잘못 삼키거나 섭취한 경우, 핥은 정도인가, 대량으로 섭취하지는 않았는가?
- 스프레이의 경우, 들이마셨을 가능성은 없는가?
- 눈에 들어가지 않았는가, 피부에 부착되지 않았는가?

3. 환자 상태·증상
- 구역질, 구토, 설사 등의 소화기 증상은 없는가?
- 기침, 호흡곤란은 없는가? 호흡기관에 들어간 기미는 없는가?
- 눈의 위화감, 통증, 충혈, 눈물 흘림은 없는가?
- 피부 통증, 발적, 발진은 없는가?

초기 대응 포인트

1. 경구 노출
토하게 하지 말고 입안의 물질을 제거하고 입을 헹군다.

【즉시 진료】 기침 등 잘못 삼켰을 가능성이 있는 경우

【만약을 위한 진료】
- 구역질, 구토, 설사가 있는 경우
- 증상이 없더라도 대량으로 섭취했을 가능성이 있는 경우(특히 고령자의 경우)

【경과 관찰】
- 핥거나 한 모금 마신 정도로 증상이 없는 경우

2. 흡입한 경우
휘발성이 높지 않기 때문에 스프레이 제품 외에는 흡입해서 문제가 발생하기는 어렵다.

【즉시 진료】 스프레이를 흡입하여 기침, 호흡곤란이 있는 경우

【만약을 위한 진료】 불쾌감과 두통이 있고 신선한 공기를 마셔도 개선되지 않는 경우

3. 눈에 들어간 경우

눈을 비비지 않도록 주의하고 즉시 눈을 씻는다.

【즉시 진료】 눈 뜨기 어려운 경우, 눈 씻기가 어려운 경우와 콘택트렌즈가 빠지지 않는 경우

【만약을 위한 진료】 눈을 씻은 후에도 통증, 충혈이 있는 경우

4. 피부 노출

【만약을 위한 진료】 물로 씻은 후에도 발적, 통증, 발진이 있는 경우

▌해설

1. 제품에 대하여

* 기계류 가동 부분의 마찰을 감소시켜 마모나 열융착을 방지하고 동력 상실을 줄이면서 냉각, 밀봉, 방청 등의 효과도 있다. 액체 윤활제에는 윤활유, 반고체 윤활제에는 그리스 등이 있다.
* 윤활유는 기본 오일로서 광물유(미네랄 오일: 파라핀계 탄화수소, 나프타계 탄화수소 등)가 사용되고 있는 제품이 많고, 용도에 따라 다양한 첨가제를 함유한다. 일반적으로 점성이 높다. 자동차용은 가솔린엔진 오일, 디젤엔진 오일, 트랜스미션 오일, 자동 변속기 오일(AT 유체), 무단변속기 오일(CVT 유체) 등이 있다. 일반 기계용은 기어오일, 피스톨 오일, 기계 오일, 방청제, 접점부활제 등이 있다.
* 그리스는 기본 오일로 광물유나 합성유(실리콘 오일 등), 증조제로 금속비누나 기타 겔화제, 첨가제를 함유한다.
* 에어로졸 타입 윤활제는 광물유나 합성유, 용제로 석유계 탄화수소, 분사제를 함유한다.

2. 사고 발생 상황

▌JPIC 수신 상황

연간 건수　약 60여 건(일반 79%, 의료기관 20%, 기타 1%)

환자 연령층　1세 미만 16%, 1~5세 51%, 20~64세 18%, 65세 이상 10%, 기타·불명 5%

사고 상황　소아나 치매가 있는 고령자가 잘못 삼킨 경우 등 69%,

　　　　　잘못된 사용 21%(음료 용기에 옮겨 담은 제품을 잘못 섭취한 경우, 스프레이 제품을 흡입한 경우 등), 산재 7%, 기타·불명 3%

증상 출현율　27%(구강·인두의 위화감, 구역질, 구토, 설사, 기침 등)

▌JPIC에서 파악한 의료기관 진료 예

【1986~2009년까지 24년간 파악한 소아(12세 이하)의 불의의 사례】

윤활유에 의한 사례 17건 중, 심각한 사례는 없었다.

【1986~2010년까지 25년간 파악한 고령자(65세 이상)의 불의의 사례】

윤활유에 의한 사례 16건 중, 심각한 사례는 없었다.

3. 독성

- 광물유(미네랄 오일)는 무독 또는 독성이 낮은 물질로 분류되므로, 소량~중소량을 섭취 시 상 독성이 없다. 단, 제품의 맛이나 감촉에 의해 가벼운 복부 불쾌감을 일으킬 가능성이 있다.
- 미스트를 흡입하거나 잘못 삼킨 경우, 화학성 폐렴이 나타날 가능성이 있다.

4. 중독학적 약리작용

광물유(미네랄 오일)

- 점막 자극 작용, 설사 작용
- 증기압이 극히 낮아서 상온에서 증기를 흡입할 가능성은 낮지만, 잘못 마시거나 미스트를 흡입하면 화학성 폐렴을 일으킬 가능성이 있다.

5. 증상

1) 경구

- 잘못 삼키지 않으면 무증상, 또는 경미한 소화관 자극에 의해 인두에서 상복부까지의 불쾌감, 구역질, 구토, 설사, 복통이 나타나는 정도이다.
- 섭취량에 관계없이 잘못 마시면 화학성 폐렴을 일으킬 가능성이 있다.

2) 흡입

- 휘발성이 높지 않기 때문에 방치 등에 의한 흡입은 생각하기 어렵다.
- 스프레이를 들이마신 경우, 기침, 호흡곤란, 화학성 폐렴을 일으킬 가능성이 있다.

3) 눈

약한 자극에 의한 통증 등

4) 피부

가려움이나 통증, 붉은 반점, 발진, 수포가 나타나는 경우가 있다(자극성 접촉피부염).

6. 처치

▌ 가정에서의 응급처치

1) 경구

【금기】 토하게 해서는 안 된다.

【이유】 잘못 삼키면 화학성 폐렴을 일으키기 쉽기 때문이다.

① 제거: 입안에 남아 있는 것을 뱉게 한다. 소아나 고령자의 경우는 입안을 확인하여 제거하고 닦아낸다.

② 헹굼: 입을 헹구고 가글한다. 가글할 수 없는 경우는 젖은 거즈로 닦아낸다.

③ 수분 섭취: 적극적으로 수분을 섭취하는 것은 피하는 것이 좋다(무리하게 마시게 하여 구토를 유발하지 않도록 주의한다).

2) 흡입

신선한 공기가 있는 장소로 이동한다.

3) 눈

- 눈을 비비지 않도록 주의하고 즉시 물로 씻는다.
- 콘택트렌즈를 착용하고 있는 경우, 쉽게 뺄 수 있으면 뺀다.

4) 피부

① 제거: 피부에 부착된 것을 제거하고 닦아낸다. 부착된 옷은 벗는다.
② 세척: 비누를 사용하여 물로 충분히 씻는다.

▌의료기관에서의 처치

1) 경구

- 특별한 치료법은 없고 대증치료를 한다.
- 잘못 삼킨 경우에는 화학성 폐렴에 대한 치료를 한다.

2) 흡입

증상에 따라 산소 투여, 호흡 관리를 한다.

3) 눈

- 진료 전, 눈을 충분히 씻지 못했다면 의료기관에서 눈을 충분히 씻는다.
- 증상이 남아 있는 경우는 안과적 진찰이 필요하다.

4) 피부

부착 부위를 비누를 사용하여 충분히 세정한다. 증상이 있으면 대증치료를 한다.

7. 치료상의 주의점

잘못 삼키지 않는 것이 중요하며 구토는 금기다. 잘못 삼킬 위험이 있기 때문에 위세척을 금지하는 문헌도 많다. 대량 섭취 등으로 위세척을 실시해야 하는 경우, 잘못 삼키는 것을 방지할 대책을 세운 후 실시한다.

8. 체내 동태

광물유(미네랄 오일)

【흡수】 소화관에서 거의 흡수되지 않는다. 휘발성이 낮으므로 상온에서 증기로 흡수하는 일은 없다.

93

도료·시너(가정용)

█ 개요

제품 도료는 도막 형성 성분(합성수지, 안료)과 용제로 이루어져 있으며, 용제의 종류에 따라 수성도료와 유성도료로 크게 나누어진다. 유성도료는 유분이 공기 중의 산소와 반응하여 경화하는 유성 페인트, 오일스테인, 니스 등과 유기용제가 휘발하여 도막이 되는 래커계 도료가 있다. 시너(희석액)는 유성도료의 희석, 점도 조절, 도장 용구의 세정에 사용된다.

문제가 되는 성분과 증상 유성도료와 시너(희석액)에 함유되어 있는 유기용제에 의해 피부·점막 자극 작용, 중추신경 억제 작용이 나타나며, 잘못 삼킬 경우에는 화학성 폐렴, 메탄올 함유 제품은 섭취량에 따라 대사성 산성혈증이나 시신경 장애가 나타날 가능성이 있다.

JPIC 수신 상황 도료는 연간 약 100여 건, 시너는 연간 약 40여 건의 문의가 있으며, 도료에서는 페인트를 핥은 경우 등 소아가 잘못 삼킨 경우가 많고, 시너에서는 음료 용기에 옮겨 담은 것을 잘못 삼키는 등 잘못된 사용으로 인한 사고가 많다.

초기 대응을 위한 확인 사항

제품에 따라 성분이 다르므로 제품표시, 형태, 사용 방법 등을 가능한 한 정확히 확인한다.

1. 제품

- 종류: 수성도료인가, 유성페인트·오일스테인·니스 등인가, 래커계 도료인가, 시너(희석액)일 경우, 대응하는 도료의 종류
- 제품표시의 품명과 성분(메탄올이 기재되어 있는가?)
- 업무용인가?(중금속이나 유해성이 높은 용제를 사용했을 가능성이 있다)

2. 노출 상황·경로

- 잘못 섭취한 경우, 핥은 정도인가, 용기에서 직접 마셨는가, 대량으로 섭취하지는 않았는가?
- 흡입한 경우, 환기 상태와 마스크의 착용 유무, 흡입한 시간을 확인한다.
- 눈에 들어갔을 가능성은 없는가?
- 피부나 옷에 부착되었을 가능성은 없는가?

3. 환자 상태·증상

- 입안과 부착 부위에 등유 냄새나 유기용제의 냄새(시너 냄새)가 나지 않는가?
- 구역질, 구토, 복통, 설사 등의 소화기 증상은 없는가?
- 두통, 현기증, 만취, 졸음, 비틀거림 등의 신경 증상은 없는가?
- 기침, 호흡곤란은 없는가? 호흡기관에 들어간 기미는 없는가?
- 눈의 위화감, 통증, 충혈, 눈물 흘림은 없는가?
- 피부의 통증, 발적, 발진은 없는가?

초기 대응 포인트

1. 경구 노출

토하게 하지 말고 입안의 물질을 제거하고 입을 헹군다.

【즉시 진료】

- 운동실조, 의식장애 등 전신 증상이 있거나 구토나 기침을 하는 등 잘못 삼켰을 가능성이 있는 경우
- 메탄올 함유 제품을 한 모금 이상 마신 경우(뒤늦게 시각 이상 등이 나타날 가능성이 있다).
- 래커계 도료나 시너에서 함유 성분을 알 수 없는 경우(특히 고령자의 경우), 섭취량을 알 수 없는 경우

【만약을 위한 진료】 메탄올 미함유 제품을 핥거나 한 모금 마신 정도로 구역질, 설사, 복통이 있는 경우

【경과 관찰】 메탄올 미함유 제품을 핥거나 한 모금 마신 정도로 증상이 없는 경우

2. 흡입한 경우

【즉시 진료】 의식장애가 있는 경우

【만약을 위한 진료】 목 통증, 불쾌감, 기침, 두통이 있고 신선한 공기를 마셔도 증상이 개선되지 않는 경우

3. 눈에 들어간 경우

눈을 비비지 않도록 주의하고, 즉시 눈을 씻는다.

【즉시 진료】 눈 뜨기 어려운 경우, 눈 씻기가 어려운 경우와 콘택트렌즈가 빠지지 않는 경우

【만약을 위한 진료】 눈을 씻은 후에도 통증, 충혈이 있는 경우

4. 피부 노출

【만약을 위한 진료】 물로 씻은 후에도 발적, 통증, 발진이 있는 경우

█ 해설

1. 제품에 대하여

- 도료는 보호, 미관 부여, 기능 부여 등의 목적으로 물체에 칠하는 제품이다. 도막 형성 성분(합성수지, 안료)과 용제로 이루어지며, 솔이나 롤러로 칠하거나 분무하는 등의 방법으로 물체의 표면에 부착시킨 후, 건조·경화하면 도막이 형성된다.
- 용제의 종류에 따라 수성도료와 유성도료로 크게 나누어진다. 가정용 유성도료에는 유성 페인트, 오일스테인, 니스, 래커계 도료 등이 있다.
- 도막 형성 성분인 합성수지는 용도에 따라 다양하며, 가정용에는 아크릴수지, 알키드수지, 우레탄수지, 에폭시수지, 니트로셀룰로오스 등이 사용된다.
- 착색을 위한 안료도 용도나 색상에 따라 다양하며 투명 도료를 클리어 혹은 니스라 부른다.
- 시너(희석액)은 유성도료의 희석, 점도 조절, 도장 용구의 세정에 사용되는 용제로, 사용하는 도료의 용제와 유사한 성분이 함유된다.
- 가정용 도료는 일본의 가정용품품질표시법에 따라 표시 항목이 규정되어 있다. 품명에 '유성도료', '래커', '합성수지도료' 등으로 기재되며, 규정에 정해진 특정 성분에 관하여 기재된다.

1) 수성도료

- 용제의 주성분은 물이며, 알코올류, 글리콜류, 글리콜에테르류 등을 함유한 제품도 있다.
- 수지를 용해한 수용성형과 수지를 분산시킨 에멀션형이 있다.

2) 유성 페인트, 오일스테인, 니스

- 주로 유분을 함유하고 공기 중의 산소에 의해 경화한다.
- 용제로 식물유나 미네랄 스피릿 등의 광물유가 사용되며, 대응하는 시너(도료 희석액, 페인트 희석액, 페인트 시너)의 대부분도 마찬가지다.

3) 래커계 도료

- 수지를 유기용제에 용해한 것으로, 유기용제가 휘발하여 도막이 형성된다.
- 유기용제로 방향족탄화수소(톨루엔, 자일렌 등), 초산에스테르류(초산에틸 등), 케톤류(아세톤 등), 알코올류(메탄올, 에탄올, 이소프로필알코올 등) 등이 사용되며, 대응하는 래커 시너(래커 희석액)도 유사 성분을 함유한다.

2. 사고 발생 상황

▌JPIC 수신 상황

연간 건수	• 도료: 약 100여 건(일반 82%, 의료기관 13%, 기타 5%)
	• 시너: 약 40여 건(일반 57%, 의료기관 39%, 기타 4%)
환자 연령층	• 도료: 1세 미만 31%, 1~5세 35%, 6~19세 6%, 20~64세 18%, 65세 이상 5%, 기타·불명 5%
	• 시너: 1세 미만 6%, 1~5세 22%, 6~19세 8%, 20~64세 46%, 65세 이상 12%, 기타·불명 6%
사고 상황	• 도료: 소아나 치매가 있는 고령자가 잘못 삼킨 경우 등 74%, 잘못된 사용 17%(음료 용기에 옮겨 담은 제품을 잘못 마신 경우 등), 산재 7%, 기타·불명 2%
	• 시너: 소아나 치매가 있는 고령자가 잘못 삼킨 경우 등 27%, 잘못된 사용 47%, 산재 11%, 기타·불명 15%, 흡입이나 피부·눈에 노출된 사고도 있다.
증상 출현율	도료 28%, 시너 61%(구역질, 구토, 기침, 호흡곤란, 두통, 비틀거림, 마비, 무기력, 의식장애, 눈 자극, 피부 자극 등)

■ JPIC에서 파악한 의료기관 진료 예

【1986~2009년까지 24년간 파악한 소아(12세 이하)의 불의의 사례】

도료에 의한 사례는 40건으로, 심각한 사례는 없었다. 시너에 의한 사례 19건 중 심각한 사례는 1건 있었다.

사례: 페트병에 옮겨 담은 시너를 2세 유아가 잘못 삼켜 아버지가 구토시킨 후 병원에서 진료받았다. 잦은 맥박, 혈담, 혈뇨, 간 유래 효소 이상, 잘못 삼켜 폐렴이 나타났다.

【1986~2010년까지 25년간 파악한 고령자(65세 이상)의 불의의 사례】

도료, 니스, 래커류에 의한 사례 14건, 시너에 의한 사례가 19건 있었다. 모두 심각한 사례는 없었다.

3. 독성

가정에서는 도료 형성 성분인 합성수지나 안료, 건조·경화 후의 도막은 거의 문제가 되지 않으나, 유성도료나 시너에 포함된 유분이나 유기용제의 독성이 문제가 된다.

1) 식물유, 광물유

- 무독 또는 독성이 낮은 물질로 분류되므로 소량~중소량 섭취 시에는 사실상 독성이 없다. 단, 제품의 맛이나 감촉에 의해 가벼운 복부 불쾌감을 일으킬 가능성이 있다.
- 미스트를 흡입하거나 잘못 삼킨 경우는 화학성 폐렴이 문제가 된다.

2) 방향족탄화수소(톨루엔, 자일렌 등)

잘못 삼키면 심각한 화학성 폐렴을 일으킬 가능성이 있다. 섭취량에 따라 중추신경 억제를 일으킨다.

3) 초산에스테르류(초산에틸 등)

경구 독성은 높지 않다. 점막 자극이 있으며 대량 섭취에 의해 중추신경 억제가 일어날 수 있다.

4) 케톤류(아세톤 등)

성인이 아세톤 200ml를 복용하여 혼수, 고혈당, 아세톤뇨가 나타난 보고가 있다(Gitelson S et

al.: Diabetes 1966; 15: 810-811).

5) 알코올류(메탄올, 에탄올, 이소프로필알코올 등)

- 메탄올: 개인차는 크며 중독량은 확립되어 있지 않다. 100% 메탄올을 체중 1kg당 0.25ml를 섭취하면 해독제 투여가 필요한 혈중농도에 도달한다는 견해가 있다.
- 에탄올: 95~99% 에탄올은 성인의 경우 체중 1kg당 약 1ml의 섭취로 경증~중등증의 중독이, 소아는 1kg당 0.5ml의 섭취로 심각한 중독 증상이 나타난다고 알려져 있다. 단, 개인차는 크며 중독량은 확립되어 있지 않다.
- 이소프로필알코올: 이소프로필알코올 70%를 함유한 소독용 알코올을 체중 1kg당 0.5~1ml 섭취하면 중독 증상이 나타난다. 단, 개인차가 있다.

4. 중독학적 약리작용

1) 식물유, 광물유

- 점막 자극 작용, 설사 작용
- 증기압이 극히 낮아서 상온에서 증기를 흡입할 가능성은 낮지만, 잘못 삼키거나 미스트를 흡입할 경우 화학성 폐렴을 일으킬 가능성이 있다.

2) 방향족탄화수소(톨루엔, 자일렌 등), 초산에스테르류(초산에틸 등), 케톤류(아세톤 등)

- 피부·점막 자극 작용, 탈지 작용
- 중추신경 억제 작용
- 내인성 카테콜아민의 최부정맥 작용에 대한 심근의 감수성을 증대시킨다.
- 잘못 삼켜 발생하는 화학성 폐렴

3) 알코올류(메탄올, 에탄올, 이소프로필알코올 등)

- 점막 자극 작용, 중추신경 억제 작용.
- 메탄올은 대사물(포름알데히드, 포름산)에 기인하는 산성혈증(음이온 갭 상승), 시신경 장애

5. 증상

1) 경구

【수성도료, 유성페인트 등】

• 잘못 삼키지 않으면 무증상 또는 경미한 소화관 자극에 의해 인두에서 상복부까지의 동통, 작열감, 구역질, 구토, 설사가 나타나는 정도다.

• 잘못 삼키면 화학성 폐렴을 일으킬 가능성이 있다.

【유기용제를 함유한 래커계 도료나 시너】

• 잘못 삼킨 정도이고 오연하지 않았다면 무증상 또는 경미한 소화관 자극에 의해 인두에서 상복부까지의 불쾌감, 작열감, 트림, 구역질, 구토, 설사가 나타나는 정도다.

• 대량 섭취한 경우, 잦은 맥박, 심전도 이상, 의식장애, 경련 등의 전신 증상이 나타날 가능성이 있다.

• 메탄올을 함유한 제품일 경우 대사성 산성혈증, 시신경 장애에 의한 시각 이상 등

• 섭취량에 관계없이 잘못 삼키면 화학성 폐렴을 일으킬 가능성이 있다.

2) 흡입

• 구역질, 구토, 두통, 현기증, 흥분, 졸음, 저산소증 등

• 남용 등 대량으로 흡입한 경우, 치사적인 부정맥이 발생하고 돌연사할 수 있다.

3) 눈

눈 자극감, 각막 손상

4) 피부

가려움이나 통증, 붉은 반점, 발진, 수포가 나타날 가능성이 있다(자극성 접촉피부염).

6. 처치

▌가정에서의 응급처치

1) 경구

【금기】 토하게 해서는 안 된다.

【이유】 잘못 삼키면 화학성 폐렴을 일으키기 쉽기 때문이다.

① 제거: 입안에 남아 있는 것을 뱉게 한다. 소아나 고령자의 경우는 입안을 확인하여 제거하고 닦아낸다.

② 헹굼: 입을 헹구고 가글한다. 가글할 수 없는 경우는 젖은 거즈로 닦아낸다.

③ 수분 섭취: 적극적으로 수분을 섭취하는 것은 피하는 것이 좋다(무리하게 마시게 하여 구토를 유발하지 않도록 주의한다).

2) 흡입

신선한 공기가 있는 장소로 이동한다.

3) 눈

• 눈을 비비지 않도록 주의하고 즉시 물로 씻는다.

• 콘택트렌즈를 착용하고 있는 경우, 쉽게 뺄 수 있으면 뺀다.

4) 피부

① 제거: 피부에 부착된 것을 제거하고 닦아낸다. 부착된 옷은 벗는다.

② 세척: 비누를 사용하여 물로 충분히 씻는다.

▌의료기관에서의 처치

1) 경구

• 메탄올을 함유한 제품일 경우, 대량 섭취 후 1시간 이내면 위세척을 시행한다. 의식장애, 산성혈증, 시각 이상, 침투압 갭 등의 이상이 없는지 확인한다. 필요에 따라 수액, 산성혈증의 보정, 해독제(포메피졸)를 투여한다. 중증일 경우 혈액 투석을 시행한다.

- 기타 성분에 대해서는 특별한 치료법은 없고 대증치료를 한다.
- 잘못 삼킨 경우, 화학성 폐렴에 대한 치료를 한다.

2) 흡입

- 증상에 따라 산소 투여, 호흡 관리를 한다.
- 기침이나 호흡곤란이 있으면 상기도의 자극, 기관지염, 폐렴을 고려한다.

3) 눈

- 진료 전, 눈을 충분히 씻지 못했다면 의료기관에서 눈을 충분히 씻는다.
- 증상이 남아 있는 경우는 안과적 진찰이 필요하다.

4) 피부

부착 부위를 비누를 사용하여 충분히 씻는다. 증상이 있으면 대증치료를 한다.

7. 치료상의 주의점

1) 유성도료일 경우

잘못 삼키지 않는 것이 중요하며 구토는 금기다. 잘못 삼킬 위험이 있기 때문에 위세척을 금지하는 문헌도 많다. 대량 섭취 등으로 위세척을 실시해야 하는 경우, 잘못 삼키는 것을 방지할 대책을 세운 후 실시한다.

2) 메탄올을 함유한 제품일 경우

- 활성탄의 메탄올 흡착능은 낮고 유효성이 낮다.
- 포메피졸이나 에탄올은 메탄올의 대사를 저해함으로써 해독 효과를 발현하므로 조기에 투여하지 않으면 큰 효과를 기대할 수 없다.
- 중증례에는 해독제의 투여와 함께 혈액 투석도 필수적으로 해야 한다. 혈액 투석은 메탄올 및 독성 대사물의 배설을 촉진함과 동시에 대사성 산성혈증을 보정하여 중독 증상을 개선한다.

8. 체내 동태

성분에 따라 체내 동태가 다르다.

1) 광물유

【흡수】 소화관에서 거의 흡수되지 않는다.

2) 톨루엔 · 자일렌 · 아세톤

【흡수】 경구 및 흡입에 의해 빠르게 흡수된다.

3) 초산에틸 · 에탄올 · 이소프로필알코올

【흡수】 경구를 통해 빠르게 흡수된다.

4) 메탄올

【흡수】 경구, 흡입, 경피로 빠르게 흡수된다. 최고혈중농도 도달시간은 30분~60분이다. 단, 대사물에 의한 심각한 중독 증상의 발현은 18~24시간 후이다.

【대사】 대부분은 주로 간장에서 포름알데히드로, 뒤이어 포름산, 이산화탄소로 대사된다. 메탄올의 대사 속도는 느리고 7일째 정도까지 체내에서 고농도로 존재한다.

【배설】 소변 중에 섭취량의 3~5%는 미변화체로, 5%는 포름산으로 배출되며, 날숨 중에 섭취량의 12%까지 미변화체로 배설된다. 반감기는 메탄올 2~24시간, 포름산 20시간이다.

94

방수 스프레이

▌개요

제품   의류나 우산 등 섬유제품이나 가방이나 신발 등 가죽제품의 표면에 분무하여 건조시키면 손쉽게 발수 가공을 할 수 있는 제품이다. 불소수지나 실리콘수지 등의 발수제(몇 퍼센트 정도)를 헥산, 헵탄 등의 석유계 용제, 에탄올이나 이소프로필렌알코올 등의 알코올계 용제, 아세톤이나 초산에틸 등에 용해시킨 스프레이로, 분사제가 포함된 에어로졸 제품이 많다.

문제가 되는 성분과 증상   발수제 입자를 흡입하면 호흡기 장애를 일으킬 가능성이 있고, 심각한 폐렴 등으로 입원 치료가 필요한 경우도 있다.

JPIC 수신 상황   연간 약 50여 건의 문의가 있으며, 밀폐된 실내에서 대량으로 사용하는 등의 흡입 사고가 50% 이상을 차지한다.

초기 대응을 위한 확인 사항

1. 제품

- 형태(에어로졸인가, 핸드 스프레이인가?)
- 제품표시의 성분: 발수제(불소수지, 실리콘수지 등), 용제(석유계 용제, 알코올계 용제 등), 분사제(LPG, DME, CO_2 등)

2. 노출 상황·경로

- 잘못 섭취한 경우, 핥은 정도인가, 얼굴을 향해 분사했는가?
- 사용 시 발생한 사고인 경우, 사용량, 마스크와 보안경 착용 유무를 확인한다.
  실내에서 사용한 경우에는 공간의 넓이나 환기 상태, 실외에서 사용한 경우는 바람의 방향을 확인한다.
- 눈에 들어가지 않았는가?
- 피부에 부착되지 않았는가?

3. 환자 상태·증상

- 기침, 호흡곤란은 없는가, 천식 등의 기저질환은 없는가?(발작의 원인이 될 수 있다)
- 두통, 발열, 인두통, 구역질, 구토는 없는가?
- 눈의 위화감, 통증, 충혈, 눈물 흘림은 없는가?
- 피부 통증, 발적, 발진은 없는가?

초기 대응 포인트

1. 경구 노출

- 토하게 하지 말고 입안이 물질을 제거하고 입을 헹군다.
- 얼굴, 손발, 옷에 부착되어 있을 가능성이 있으면 샤워 등으로 전신을 씻고 옷을 갈아입는다.

【경과 관찰】 핥은 정도로 증상이 없는 경우

2. 흡입한 경우

【즉시 진료】

- 호흡곤란, 기침이 있고 신선한 공기를 마셔도 개선되지 않는 경우
- 증상은 없더라도 환기가 잘 되지 않는 장소에서 대량으로 흡입했을 가능성이 있는 경우
- 천식 등의 기저질환이 있는 경우, 흡연자의 경우(중증화될 수 있다)

【만약을 위한 진료】 두통, 구역질 등 호흡기 외의 증상이 있고 신선한 공기를 마셔도 개선되지 않는 경우

3. 눈에 들어간 경우

눈을 비비지 않도록 주의하고 즉시 눈을 씻는다.

【즉시 진료】 눈 뜨기 어려운 경우, 눈 씻기가 어려운 경우와 콘택트렌즈가 빠지지 않는 경우

【만약을 위한 진료】 눈을 씻은 후에도 통증, 충혈이 있는 경우

4. 피부 노출

【만약을 위한 진료】 물로 씻은 후에도 발적, 통증, 발진이 있는 경우.

▌해설

1. 제품에 대하여

- 의류나 우산 등 섬유제품이나 가방이나 신발 등 가죽제품의 표면에 분무하여 건조시키면 손쉽게 발수 가공을 할 수 있는 제품이다. 발수, 오염 방지, 자외선 방지 등을 강조한 제품도 있다.
- 대부분의 제품은 에어로졸이며 표준 사용량은 스키웨어 1벌에 약 200ml이다.
- 발수제로 불소수지나 실리콘수지(수 %)와 용제, 분사제를 함유한다. 발수성이나 섬유의 주름을 오래 유지하기 위해 섬유와 발수제를 연결하는 아크릴수지가 배합된 제품과 의류 등이 햇볕에 바래는 것을 방지할 목적으로 자외선 흡수제를 배합한 제품도 있다.
- 용제로는 일본에서 1996년에 1,1,1-트리클로로에탄이 환경을 위해 사용 금지되었으므로, 대체품으로 석유계 용제(노르말헥산, 노르말 헵탄, 미네랄 테레핀 등)나 알코올계 용제(에탄올, 이소프로필렌알코올), 아세톤이나 초산에테르 등이 사용되고 있다.
- 분사제는 액화석유가스(LPG), 디메틸에테르(DME), 탄산가스(CO_2) 등이 사용된다.
- 후생노동성의 「가정용 방수 스프레이 등 안전확보 매뉴얼 작성 입문」에는 방수 스프레이를 제조·사용할 경우 등에 발생하는 리스크 및 리스크 요인을 파악하여 사고 방지를 위해 힘쓰는 내용을 담고 있다. 또한, 해당 제품의 물질 및 안전성 향상을 위한 입문서로 2015년에 개정했다.
- 일반사단법인 일본에어로졸협회 방수 스프레이 연락회·소위원회의 「가정용 에어로졸 방수 스프레이 제품 등의 안전성 향상을 위한 자주 기준」에서는 에어로졸 제품에는 "주의, 흡입하면 유해·반드시 실외에서 사용"이라고 표시할 것, 폐심부(폐포)에 도달 가능한 입자 지름 10μm 이하의 미립자는 0.6% 이하의 존재율로 할 것, 분사 후의 총평균 부착률은 60% 이상을 목표로 할 것을 정하고 있다.

2. 사고 발생 상황

▌JPIC 수신 상황

연간 건수   약 50여 건(일반 85%, 의료기관 15%)

환자 연령층   1세 미만 4%, 1~5세 16%, 6~19세 6%, 20~64세 68%, 기타·불명 6%

사고 상황   소아나 치매가 있는 고령자가 잘못 삼킨 경우 등 19%,

잘못된 사용 78%(밀폐된 실내나 욕실, 현관, 차고 등에서 대량으로 사용하여 흡입한 경우, 눈에 들어간 경우 등), 기타·불명 3%

증상 출현율   68%(호흡기 자극, 기침, 숨 막힘, 호흡곤란, 구역질, 두통, 발열, 눈 자극 등)

▌JPIC에서 파악한 의료기관 진료 예

【1996~2007년까지 파악한 사례】

- 흡입 91건 중 90건에서 증상이 나타났고, 호흡곤란 70건(78%), 기침 45건(50%), 산소포화도 저하 38건(42%), 흉부 X선 및 CT 이상 33건(37%), 구역질·구토 23건, 발열·오한 23건, 인두통·인두발적·위화감 11건, 현기증·두통 6건이었다.
- 흉부 X선 및 CT에서 나타난 이상 소견은 간질 음영의 악화 22건, 혈관 음영의 증강 3건, 폐출혈상 1건, 진단은 폐렴, 폐수종이었다.
- 증상 출현 시간은 진찰 시간부터 거꾸로 계산하는 것을 포함해 사용 중~1시간 정도 32건, 3시간 이내 19건, 반나절 이내 23건이었다.
- 결과가 판명된 45건 중 입원이 필요한 사례가 22건(48.9%)이었으며, 입원일 수가 판명된 19건의 평균 입원일 수는 7.3일, 최고 긴 입원일 수는 19일이었다. 추적조사 시점에서 사망한 사례는 없었고 후유증이 나타난 사례도 없었다.

【1986~2009년까지 24년간 파악한 소아(12세 이하)의 불의의 사례】

방수 스프레이에 의한 사례 19건 중, 심각한 사례는 2건 있었고 모두 흡입에 의한 사례였다.

사례: 아버지가 실내에서 방수 스프레이를 사용했을 때 같은 방에 있었다. 그 후 기침, 구토가 나타났고 폐렴으로 진단받았다.

【1986~2010년까지 25년간 파악한 고령자(65세 이상)의 불의의 사례】

방수 스프레이에 의한 사례 6건 중, 심각한 사례는 2건 있었고 전부 흡입에 의한 사례였다.

사례: 좁은 실내에서 방수 스프레이를 2병 사용했다. 다음날 호흡곤란이 나타났고 간질성 폐렴으로 진단받았다.

3. 독성

흡입한 경우 문제가 되는 성분은 주로 불소수지, 실리콘수지와 같은 발수제이다. 발수제 입자가 쉽게 흡수되는 것은 입자 지름, 부착률, 용제의 종류, 온도에 영향을 받는다. 한편, 경구 섭취나 눈·피부 노출 시 문제가 되는 성분은 탄화수소류, 알코올류, 아세톤, 초산에틸 등의 용제이다.

4. 중독학적 약리작용

1. 발수제 입자의 흡입에 의한 호흡기계 장애. 분무된 미세한 입자가 폐 심부까지 도달함에 따라 미만성 폐포허탈이 일어나 저산소혈증을 발생시킨다고 추정된다.
2. 유기용제에 의한 피부·점막 자극 작용, 중추신경 억제 작용
3. 분사제에 의한 산소 결핍, 중추신경 억제 작용

5. 증상

1) 경구

• 핥은 등 소량 섭취한 경우, 보통 증상은 나타나지 않지만 있다 하더라도 가벼운 정도다.
• 대량 섭취한 경우는 유기용제에 의한 상해

2) 흡입

• 호흡곤란, 기침, 구역질, 구토, 발열, 한기, 인두통, 인두의 발적이나 위화감, 현기증, 두통 등
• 산소포화도 저하, 흉부 X선이나 CT 이상(간질 음영의 증강, 혈관 음영 증강 등)
• 증상 출현은 방수 스프레이를 사용한 후 반나절 이내가 많았다.
• 호흡기 증상의 악화 인자로 천식 등의 기저질환이나 흡연(흡연력)을 들 수 있다.

3) 눈

자극, 충혈, 동통, 눈물 흘림, 각막 손상, 결막염. 용제에 따라 상해의 정도는 다르다.

4) 피부

발적, 붉은 반점, 부종, 동통, 소양, 수포 형성. 용제에 따라 상해의 정도는 다르다.

6. 처치

▌ 가정에서의 응급처치

1) 경구

【금기】 대량으로 섭취한 경우 토하게 해서는 안 된다.

【이유】 잘못 삼키면 화학성 폐렴을 일으키기 쉽기 때문이다.

① 제거: 입안에 남아 있는 것을 뱉게 한다. 소아나 고령자의 경우는 입안을 확인하여 제거하고 닦아낸다.

② 헹굼: 입을 헹구고 가글한다. 가글할 수 없는 경우는 젖은 거즈로 닦아낸다.

③ 수분 섭취: 적극적으로 수분을 섭취하는 것은 피하는 것이 좋다(무리하게 마시게 하여 구토를 유발하지 않도록 주의한다).

2) 흡입

신선한 공기가 있는 장소로 이동한다. 실내를 환기한다.

3) 눈

• 눈을 비비지 않도록 주의하고 즉시 물로 씻는다.

• 콘택트렌즈를 착용하고 있는 경우, 쉽게 뺄 수 있으면 뺀다.

4) 피부

① 제거: 피부에 부착된 것을 제거하고 닦아낸다. 부착된 옷은 벗는다.

② 세척: 필요에 따라 비누를 사용하여 물로 충분히 씻는다.

▌ 의료기관에서의 처치

1) 경구

• 특별한 치료법은 없고 대증치료를 한다.

• 잘못 삼킨 경우는 화학성 폐렴에 대한 치료를 한다.

2) 흡입

증상에 따라 산소 투여, 호흡 관리를 한다. 현저한 호흡곤란, 기침, 산소포화도의 저하가 나타난 경우에는 적극적인 치료가 필요하다.

3) 눈

- 진료 전 눈을 충분히 씻지 못했다면 의료기관에서 눈을 충분히 씻는다.
- 증상이 남아 있는 경우에는 안과적 진찰이 필요하다.

4) 피부

부착 부위를 비누를 사용하여 충분히 씻는다. 증상이 있으면 대증치료를 한다.

7. 치료상의 주의점

1. 호흡곤란 등의 호흡기 증상이 나타난 경우는 산소포화도 이외에 흉부 X선이나 CT 촬영으로 이상 음영의 유무를 확인한다.
2. 인공 호흡 관리가 필요한 중증 사례도 있으므로 충분한 호흡 관리가 필요하다.

8. 체내 동태

발수제의 체내 동태는 불분명하나 발수제 입자가 폐포 내에 들어가면 쉽게 제거되지 않는다.

95

비료류(가정용)

비료, 식물활력제, 절화 선도 유지제

▌ 개요

제품 식물에 영양을 공급하기 위한 비료, 식물의 영양 보조적인 식물활력제, 자른 꽃을 오래도록 아름답게 유지하기 위해 꽃병의 물에 첨가하는 절화 선도 유지제가 있다. 비료나 식물활력제의 주성분은 질소, 인산, 칼리(칼륨)이며, 절화 선도 유지제의 주성분은 포도당이다.

문제가 되는 성분과 증상 가정용 비료, 식물활력제, 절화 선도 유지제는 모두 독성이 낮으므로 소량 섭취하면 중독 증상은 거의 나타나지 않지만, 구토, 설사 등의 소화기 증상이 나타날 가능성이 있다.

JPIC 수신 상황 연간 약 400여 건의 문의가 있으며, 소아가 잘못 삼켜 발생한 사고가 대부분이지만, 성인의 경우에는 음료 용기에 옮겨 담은 액체 비료나 절화 선도 유지제를 잘못 삼키는 사고도 발생한다.

초기 대응을 위한 확인 사항

제품에 따라 성분이 다르므로 제품표시, 형태, 사용 방법 등을 가능한 한 정확히 확인한다.

1. 제품

- 종류(비료인가, 식물활력제인가, 절화 선도 유지제인가?)
- 형태(고체, 분말, 액체 등). 액체의 경우, 원액인가, 희석액인가, 분말의 용해액인가?

2. 노출 상황·경로

- 잘못 삼키거나 섭취한 경우, 핥은 정도인가, 들이마셨는가, 대량으로 섭취했을 가능성은 없는가?
- 비료나 식물활력제의 경우, 사용 전의 것인가, 화분에 설치한 것인가?
- 눈에 들어가지 않았는가?

3. 환자 상태·증상

- 구역질, 구토, 복통 등의 소화기 증상은 없는가?
- 기침, 목 막힘 등 호흡기관에 들어간 기미는 없는가?
- 눈의 위화감, 통증, 충혈, 눈물 흘림은 없는가?
- 피부 통증, 발적, 발진은 없는가?

초기 대응 포인트

1. 경구 노출

입안의 물질을 제거하고 입을 헹군다.

【즉시 진료】 기침, 호흡곤란이 있고, 기도 이물질의 가능성이 있는 경우

【만약을 위한 진료】

- 소화기 증상이 있는 경우
- 비료나 절화 선도 유지제의 원액을 대량으로 마셨을 가능성이 있는 경우

【경과 관찰】

- 비료나 절화 선도 유지제를 핥거나 소량 마신 정도일 경우
- 식물활력제를 마시고 증상이 없는 경우

2. 흡입한 경우

제품 성질상 흡입해서 문제가 된다고 생각하기는 어렵다.

3. 눈에 들어간 경우

눈을 비비지 않도록 주의하고 즉시 눈을 씻는다.

【즉시 진료】 눈 뜨기 어려운 경우, 눈 씻기가 어려운 경우와 콘택트렌즈가 빠지지 않는 경우

【만약을 위한 진료】 눈을 씻은 후에도 통증, 충혈이 있는 경우

4. 피부 노출

【만약을 위한 진료】 물로 씻은 후에도 발적, 통증, 발진이 있는 경우

▌해설

1. 제품에 대하여

1) 비료

- 식물에 영양을 공급하기 위한 약제로, 비료의 3대 요소인 질소, 인산, 칼리(칼륨)를 비롯하여 칼슘, 마그네슘, 유황이나 미량요소(철, 망간, 붕소, 아연, 몰리브덴, 구리, 염소) 등을 함유한다. 일본의 비료취급법에 따라 규격 등이 규정되어 있다. 특정 성분을 주성분으로 한 단일 비료와 복수의 성분이 함유되어 있는 복합 비료가 있고, 가정 원예용에서는 복합 비료가 일반적이며 액체, 고체형, 분말형 제품이 있다.

- 가정용 원예에서는 질소로서 질산암모늄(초안), 황산암모늄(유안), 염화암모늄(염안), 요소, 인산으로 인산2수소암모늄, 인산암모늄, 칼륨으로 황산칼륨, 염화칼륨, 마그네슘으로 산화마그네슘(고토) 등이 사용되며, 사용 목적에 따라 배합비가 다르다.

- 액체 비료 중 물로 희석하는 타입의 각 성분 함유량은 10% 이하, 원액을 그대로 사용하는 타입은 각 성분 모두 1% 이하다.

- 고체형 비료는 정제, 구형, 스틱형 등의 제품이 있고 흙에 섞거나 흙 위에 올려두고 물을 뿌리면 성분이 서서히 녹아서 흡수된다. 각 성분은 5~50% 정도 함유하며 외측이 코팅되어 있는 제품이 많다.

- 일본의 비료취급법에 따라 규격 등이 규정되어 있다. 판매되는 비료에 보증표를 의무적으로 표시하게 되어 있고, 비료의 종류, 명칭, 보증 성분량 등이 표시되어 있다. 또한, 포장에 규정된 양식으로 '가정원예 전용'이라는 표시가 있고 순 중량이 10kg 이하인 경우에 한하여 '가정원예용 비료'로 취급된다.

2) 식물활력제

- 식물의 영양 보조적인 약제로, 비료단속법에는 해당하지 않는다. 희석하여 사용하는 액체 타입이나 그대로 화분에 꽂는 앰플 타입 등이 있다.
- 비료 성분 이외에도 아미노산이나 비타민 등을 배합한 제품도 있지만, 모두 함유량은 미량이고 대부분 수분이다.

3) 절화 선도 유지제(절화 영양제)

- 자른 꽃을 오래도록 아름답게 유지하기 위해 꽃병의 물에 첨가하는 약제로, 분말과 액체가 있다.
- 주성분은 포도당(분말: 95% 이상, 액체: 약 50%)이며, 구연산 등의 유기산(분말: 약 2%, 액체: 수 %), 미량의 살균제를 함유한다.
- 액체 제품은 원액이 pH 3 미만인 제품이 많고 50~100배 정도 희석하여 사용한다.

2. 사고 발생 상황

▌JPIC 수신 상황

연간 건수	약 400여 건(일반 90%, 의료기관 8%, 기타 2%)
환자 연령층	1세 미만 30%, 1~5세 60%, 20~64세 4%, 65세 이상 4%, 기타·불명 2%
사고 상황	소아나 치매가 있는 고령자가 잘못 삼킨 경우 등 92%(화분에 꽂아둔 식물활력제를 뽑아서 핥은 경우, 화분의 비료 알갱이를 먹은 경우 등), 잘못된 사용 7%(음료 용기에 옮긴 액체 비료나 절화 선도 유지제를 마신 경우 등), 기타·불명 1%
증상 출현율	8%(구토, 구강·인두의 위화감 등)

▌JPIC에서 파악한 의료기관 진료 예

【1986~2009년까지 24년간 파악한 소아(12세 이하)의 불의의 사례】
비료에 의한 사례 222건 중, 심각한 사례는 없었다.

【1986~2010년까지 25년간 파악한 고령자(65세 이상)의 불의의 사례】
비료에 의한 사례 30건 중, 심각한 사례는 없었다.

▌문헌 보고 예

물로 희석하는 타입의 가정용 액체 비료 원액 150ml를 소주와 함께 복용하여 메트헤모글로빈 혈증이 생긴 성인의 사례가 보고되었다(우에무라 슈지 외: 일 응급의회지 2007; 18: 713-717).

3. 독성

- 화학비료(질소, 인산, 칼륨)로 약한 소화기 자극물로 분류되므로 소량 섭취 시 일반적으로 영향이 없으며 있다 하더라도 극히 미약하다.
- 식물활력제의 독성은 거의 문제되지 않는다.

4. 중독학적 약리작용

- 질산염을 함유한 비료는 소화관 내에서 세균에 의해 아질산염으로 환원됨으로써 메트헤모글로빈혈증을 일으킬 가능성이 있다.
- 구연산 등의 유기산을 함유한 절화 선도 유지제는 산으로서 피부·점막 자극 작용이 있다.

5. 증상

경구

- 질소, 인산, 칼륨 등을 함유한 가정용 비료를 소량 섭취하면 중독 증상이 거의 나타나지 않지만, 구토, 설사 등의 소화기 증상이 나타날 가능성이 있다.
- 질산염을 함유한 비료를 대량 섭취했거나 유아가 섭취한 경우, 메트헤모글로빈혈증이 생길 가능성이 있다.
- 식물활력제는 중독 증상은 거의 나타나지 않는다.
- 절화 선도 유지제를 소량 섭취한 정도로는 중독 증상이 나타나지 않지만, 원액을 섭취하거나 대량 섭취한 경우에는 소화기 자극 작용으로 구토나 설사가 나타날 가능성이 있다.

6. 처치

▌ 가정에서의 응급처치

1) 경구

① 제거: 입안에 남아 있는 것을 뱉게 한다. 소아나 고령자의 경우는 입안을 확인하여 제거하고 닦아낸다.

② 헹굼: 입을 헹구고 가글한다. 가글할 수 없는 경우는 젖은 거즈로 닦아낸다.

③ 수분 섭취: 특별한 주의 사항은 없다. 평소대로 하면 된다.

2) 눈

• 눈을 비비지 않도록 주의하고 즉시 물로 씻는다.

• 콘택트렌즈를 착용하고 있는 경우, 쉽게 뺄 수 있으면 뺀다.

3) 피부

① 제거: 피부에 부착된 것을 제거하고 닦아낸다. 부착된 옷은 벗는다.

② 세척: 물로 충분히 씻는다.

▌ 의료기관에서의 처치

소아가 잘못 삼키거나 섭취한 정도일 경우에는 적극적인 처치는 필요 없고 증상에 따라 대증치료를 한다.

96
온도계류
온도계, 수은체온계, 수은혈압계

▌개요

제품 온도계와 체온계에는 다양한 종류가 있다. 학교나 가정에서 일반적으로 사용하는 감온액이 적색인 알코올온도계에는 등유가 사용되고, 수은체온계나 수은혈압계에는 금속 수은이 사용된다.

문제가 되는 성분과 증상 등유는 점막 자극 작용, 중추신경 억제 작용이 있으며, 경구 섭취하면 소화기 증상이 나타나고 소량이라도 잘못 삼키면 화학성 폐렴을 일으킨다. 금속 수은은 소화관에서는 거의 흡수되지 않고 경구 독성은 거의 없으나, 실온에서도 기화하기 때문에 상황에 따라서는 수은 증기를 흡입하면 발열, 호흡곤란, 두통 등이 나타난다.

JPIC 수신 상황 온도계는 연간 약 30여 건, 수은체온계는 연간 약 200여 건의 문의가 있다. 대부분 5세 이하가 60%를 차지하고, 요리하는 동안 온도계가 깨진 것을 모르고 요리한 것을 먹었거나 체온계가 파손된 것을 모르고 방치한 경우 등 잘못된 사용으로 인한 사고도 발생한다.

1. 제품

- 종류(온도계인가, 체온계인가, 혈압계인가?)
- 온도계의 경우, 알코올온도계(적색)인가, 수은온도계(은색)인가?

2. 노출 상황·경로

- 잘못 삼킨 경우, 핥은 정도인가, 들이마셨는가,

  수은 제품의 경우, 체온계 1개분(약 1g) 이상을 들이마셨는가?
- 파손된 것을 방치하여 흡입하지 않았는가?
- 눈에 들어가지 않았는가?
- 피부나 옷에 부착되지 않았는가?

3. 환자 상태·증상

- 알코올온도계의 경우, 입안이나 부착 부위에 등유 냄새가 나지 않는가?
- 온도계나 체온계의 파손으로 구강 점막 등에 상처가 나지는 않았는가?
- 구역질, 구토, 복통, 설사 등의 소화기 증상은 없는가?
- 기침, 호흡곤란은 없는가? 호흡기관에 들어간 기미는 없는가?
- 눈의 위화감, 통증, 충혈, 눈물 흘림은 없는가?
- 피부 통증, 발적, 발진, 낙설, 수포는 없는가?

초기 대응 포인트

수은 제품의 경우 파손되어 흩어진 금속 수은을 그대로 방치하면 기화하여 증기가 되는데, 이를 흡입하여 증상이 나타날 수 있다. 수은이 산란되지 않도록 주의해서 모아 밀폐 용기에 넣고(청소기로 흡입하지 않는다), 지자체의 지시에 따라 폐기한다.

1. 경구 노출

토하게 하지 말고 입안의 물질을 제거하고 입을 헹군다.

【즉시 진료】 구토나 기침 등 잘못 삼켰을 가능성이 있는 경우

【만약을 위한 진료】

- 구강 점막의 염증, 구역질, 복통이 있는 경우
- 수은 제품을 체온계 1개분(약 1g) 이상 마신 경우, 소화관에 궤양, 염증이 있는데 수은 제품을 마신 경우
  (더 많이 흡수될 가능성이 있다)

- 깨진 유리로 구강 점막 등에 상처를 입은 경우

  【경과 관찰】얕은 정도로 증상이 없는 경우

2. 흡입한 경우

- 등유는 휘발성이 높지 않으므로 흡입해도 문제가 된다고 보기 어렵다.
- 수은은 상온·상압에서 기화하므로 주의가 필요하다.

  【즉시 진료】수은 증기를 흡입하여 발열, 호흡곤란, 두통, 전신의 피진이나 부종이 나타난 경우

  【만약을 위한 진료】알코올온도계의 특이한 냄새로 불쾌감이 느껴지고, 신선한 공기를 마셔도 개선되지 않는 경우

3. 눈에 들어간 경우

눈을 비비지 않도록 주의하고 즉시 눈을 씻는다.

【즉시 진료】눈 뜨기 어려운 경우 눈 씻기가 어려운 경우, 콘택트렌즈가 빠지지 않는 경우

【만약을 위한 진료】눈을 씻은 후에도 통증, 충혈이 있는 경우

4. 피부 노출

【즉시 진료】금속 수은과의 접촉으로 전신의 피진이나 부종이 나타난 경우

【만약을 위한 진료】물로 씻은 후에도 발적, 통증, 발진이 있는 경우

▌해설

1. 제품에 대하여

1) 온도계

- 학교나 가정에서 일반적으로 사용하는 알코올 온도계에는 감온액으로 붉은색으로 착색된 등유가 사용되고 있다.
- 정밀 측정용인 수은온도계의 감온액에는 금속 수은이 사용되며, 1개에 금속 수은을 약 4g 함유한다.

  ※ 참고: U자형 최고최저온도계의 감온액에는 크레오소트와 금속 수은이 사용된다. 실내장식으로 사용되는 갈릴레오 온도계는 알코올이 봉입된 구체가 온도에 따라 파라핀 오일로 채워진 원통 안을 오르내린다.

2) 수은체온계, 수은혈압계

수은체온계 1개에 금속 수은 약 0.5~1.2g, 수은혈압계 1개에는 약 40~55g을 함유한다.

2. 사고 발생 상황

▌JPIC 수신 상황

연간 건수	• 온도계: 약 30여 건(일반 84%, 의료기관 6%, 기타 10%)
	• 수은체온계: 약 200여 건(일반 95%, 의료기관 3%, 기타 2%)
환자 연령층	• 온도계: 1세 미만 12%, 1~5세 56%, 6~19세 13%, 20~64세 12%, 65세 이상 5%, 기타·불명 2%
	• 수은체온계: 1세 미만 5%, 1~5세 52%, 6~19세 12%, 20~64세 25%, 65세 이상 2%, 기타·불명 4%
사고 상황	• 온도계: 소아나 치매가 있는 고령자가 잘못 삼킨 경우 등 73%, 잘못된 사용 26% (요리하는 동안 온도계가 깨진 것을 모르고 요리한 것을 먹은 경우, 수은 증기를 흡입한 경우 등), 기타·불명 1%
	• 수은체온계: 소아나 치매가 있는 고령자가 잘못 삼킨 경우 등 71%, 잘못된 사용 29%(체온 측정 중 파손된 경우, 파손된 것을 모르고 내버려 둔 경우 등)
증상 출현율	• 온도계: 12%(구역질, 기침 등)
	• 수은체온계: 11%(두통, 발열, 호흡기 자극 증상 등)

▌JPIC 에서 파악한 의료기관 진료 예

【1986~2009년까지 24년간 파악한 소아(12세 이하)의 불의의 사례】
체온계, 온도계에 의한 사례 84건 중, 심각한 사례는 없었다.

【1986~2010년까지 25년간 파악한 고령자(65세 이상)의 불의의 사례】
체온계, 온도계에 의한 사례 5건 중, 심각한 사례는 없었다.

3. 독성

온도계는 무독 또는 독성이 낮은 물질로 분류되므로 소량~중소량 섭취 시에는 사실상 독성이 없다. 단, 제품의 맛이나 감촉 때문에 가벼운 복부 불쾌감이 일어날 가능성이 있다. 문제가 되는 것은 알코올온도계의 등유, 수은온도계의 수은 증기이다.

1) 등유

경구 섭취 시, 잘못 삼키면 1ml 이하로도 심각한 화학성 폐렴이 나타날 가능성이 있다. 잘못 삼킨 것이 아니라 잘못 먹은 정도(체중 1kg당 1~2mL 미만)로는 중추신경 억제에 의한 증상이 나타날 가능성은 낮다.

2) 수은

• 금속 수은은 경구 섭취해도 소화관으로 흡수되는 양이 극히 적으며 독성은 거의 없다.
• 수은 증기의 흡수에 따라 중독 증상이 나타날 가능성이 있다. 금속 수은은 냄새가 없는 증기를 발생시키고 실온에서도 기화하지만, 통기성이 좋은 실내에서 체온계 1개가 파손된 정도면 흡입에 의한 독성은 거의 나타나지 않는다. 단, 약 0.5g(체온계 1개 정도)의 금속 수은을 진공청소기로 빨아들인 것이 기화하면 증상이 나타날 가능성이 있다는 자료도 있다.

4. 중독학적 약리작용

1) 식물유, 광물유

• 피부·점막 자극 작용, 탈지 작용
• 중추신경 억제 작용
• 잘못 삼켜서 발생하는 화학성 폐렴

2) 수은

무기수은은 SH기와 결합하여 생체 반응에 있어 중요한 단백질과 효소를 변성·불활성화시킨다. 신장 독성.

5. 증상

1) 경구

【등유】 잘못 삼키지만 않으면 무증상 또는 경미한 소화관 자극에 의한 증상(인두에서 상복부까지의 동통, 작열감, 구역질, 구토, 설사)이 나타나는 정도다. 섭취량과 관계없이 잘못 삼키면 화학성 폐렴을 일으킬 가능성이 있다.

【금속 수은】 소화관에서는 거의 흡수되지 않고 중독 증상은 나타나지 않는다.

2) 흡입

【등유】 휘발성이 높지 않기 때문에 방치 등에 의한 기화물의 흡입은 생각하기 어렵지만, 냄새에 의한 불쾌감이 나타날 가능성이 있다.

【수은 증기】 흡입한 경우 발열, 호흡곤란, 두통 등의 증상이 나타날 가능성이 있다. 경우에 따라서는 전신에 피진, 부종이 나타날 수 있다.

3) 눈

【등유】 결막염이 나타날 가능성이 있다.

4) 피부

【등유】 탈지 작용으로 일시적인 불쾌감이나 홍반 등의 접촉성피부염 증상이 나타날 가능성이 있다. 장시간 접촉에 의해 2~3도의 화학 손상을 일으킬 가능성도 있다.

【수은 증기】 경우에 따라 전신에 피진, 부종이 나타날 수 있다. 피진이 나타나기까지의 기간은 당일에서 길어도 며칠 이내이다.

6. 처치

▌ 가정에서의 응급처치

1) 경구

【금기】 등유는 토하게 해서는 안 된다.

【이유】 잘못 삼키면 화학성 폐렴을 일으키기 쉽기 때문이다.

① 제거: 입안에 남아 있는 것을 뱉게 한다. 소아나 고령자의 경우는 입안을 확인하여 제거하고 닦아낸다.

② 헹굼: 입을 헹구고 가글한다. 가글할 수 없는 경우는 젖은 거즈로 닦아 낸다.

③ 수분 섭취: 등유를 함유한 경우, 적극적으로 수분을 섭취하는 것은 피하는 것이 좋다(무리하게 마시게 하여 구토를 유발하지 않도록 주의한다). 기타 제품은 특별한 주의 사항은 없다. 평소대로 하면 된다.

2) 흡입

- 신선한 공기가 있는 장소로 이동한다.
- 수은체온계의 경우, 수은이 산란하지 않도록 주의 깊게 제거한다(기화하기 쉬워질 가능성이 있으므로 진공청소기로 빨아들이지 않는다).

3) 눈

- 눈을 비비지 않도록 주의하고 즉시 물로 씻는다.
- 콘택트렌즈를 착용하고 있는 경우, 쉽게 뺄 수 있으면 뺀다.

4) 피부

① 제거: 피부에 부착된 것을 제거하고 닦아낸다. 부착된 의복은 벗는다.

② 세척: 비누를 사용하여 물로 충분히 씻는다.

▌ 의료기관에서의 처치

1) 경구

【등유】 특별한 치료법은 없고 대증치료를 한다. 잘못 삼킨 경우, 화학성 폐렴에 대한 치료를 한다.

【금속 수은】 소화관에서는 거의 흡수되지 않으므로 일반적인 처치는 하지 않아도 된다.

2) 흡입

- 증상에 따라 산소 투여, 호흡 관리를 한다.

【수은 증기】 심각한 중독 증상을 일으킨 경우는 킬레이트 요법(페니실라민이나 디메르카프롤 등)을 고려한다.

3) 눈

- 진료 전, 눈을 충분히 씻지 못했다면 의료기관에서 눈을 충분히 씻는다.
- 증상이 남아 있는 경우 안과적 진찰이 필요하다.

4) 피부

부착 부위를 비누를 사용하여 충분히 세정한다. 증상이 있으면 대증치료를 한다.

7. 치료상의 주의점

1. 등유의 경우, 잘못 삼키지 않는 것이 중요하며 구토는 금기다. 잘못 삼킬 위험이 있으므로 위세척을 금지하는 문헌도 많다. 대량 섭취 등으로 위세척을 실시해야 하는 경우, 잘못 삼키는 것을 방지할 대책을 세운 후 실시한다.

2. 수은을 경구 섭취하여 소화관에 누공, 궤양, 염증 등이 발생할 경우, 수은체온계 1개분(약 1g) 보다 많은 양을 섭취한 경우는 며칠 동안 흉부 X선 촬영을 하여 배설 상황을 확인한다.

8. 체내 동태

1) 등유

【흡수】 소화관에서 거의 흡수되지 않는다. 휘발성이 낮으므로 상온에서 증기로 흡입하는 일은 없다.

2) 금속 수은

【흡수】 소화관에서 흡수되는 양은 극히 적다. 수은 증기는 폐에서 70~80% 흡수되어 폐에 고농도로 침적된다.

97

소화약제

분말 소화약제, 강화액 소화약제, 가스계 소화약제, 간이 소화구

▌ 개요

제품 분말 소화약제, 수계 소화약제, 가스계 소화약제로 분류되며, 성분도 다양하다. 일본의
「소화기용 소화약제의 기술상 규격을 정하는 성령(省令)」에 따르면 소화약제의 공통적 성상으
로 "현저한 독성 또는 부식성이 없는 것" 또는 "현저한 독성 또는 부식성이 있는 가스를 발생시
키지 않는 것"이라고 규정되어 있다. 주택용으로는 분말 ABC 소화기와 강화액 소화기가 보급
되어 있고, 그밖에 소규모 화재의 초기 소화에 사용하는 간이 소화구가 있다.

문제가 되는 성분과 증상 약제에 따라 성분이 다르다. 가장 일반적인 분말 ABC 소화약제에서
는 인산2수소암모늄에 의한 피부·점막 자극 작용으로 인해 경구 섭취 시 소화기 증상, 흡입 시
기침이나 호흡곤란이 생길 가능성이 있다. 강화액 소화약제는 탄산칼륨을 함유한 알칼리성 액
체이며 부착 부위에 화학 손상을 일으킨다. 중성 강화액 소화약제는 부동액으로 함유되어 있는
에틸렌글리콜이 문제가 될 가능성이 있다. 가스계 소화약제는 저산소증이 문제가 된다.

JPIC 수신 상황 연간 약 40여 건의 문의가 있다. 분말소화기를 넘어뜨린 경우, 잘못 분사한 경
우 등 보관 중에 일어난 사고가 70% 이상을 차지하고, 화재 발생 시나 훈련 중, 사용 후 뒷정리
할 때 흡입한 사고도 있다.

초기 대응을 위한 확인 사항

제품에 따라 성분이 다르므로 제품표시, 형태, 사용 방법 등을 가능한 한 정확히 확인한다.

1. 제품

- 종류(분말, 수계, 거품, 가스 등)
- 사용 방법(가압 용기에서 분사하는가, 에어로졸을 분사하는가, 발화원에 직접 던져 넣는가?)

2. 노출 상황·경로

- 사용 중이나 사용 시 발생한 사고일 경우, 장소, 공간의 넓이, 노출된 인원 수
- 화재일 경우, 연기나 일산화탄소 등을 흡입하지 않았는가?
- 사용 후 뒷정리를 할 때 일어난 사고일 경우, 마스크, 안경 착용의 유무를 확인한다.
- 눈에 들어가지 않았는가?
- 피부에 부착되지 않았는가?

3. 환자 상태·증상

- 기침, 호흡곤란은 없는가? 천식 등의 기저질환은 없는가?
- 두통, 발열, 인두통, 구역질, 구토는 없는가?
- 눈의 위화감, 통증, 충혈, 눈물 흘림은 없는가?
- 피부의 자극감, 통증은 없는가?

초기 대응 포인트

1. 경구 노출

- 토하게 하지 말고 입안의 물질을 제거하고 입을 헹군다.
- 얼굴, 손발, 의복에 부착되어 있을 가능성이 있으면 샤워 등으로 전신을 씻고 옷을 갈아입는다.

【즉시 진료】
- 구역질, 구토, 불쾌감 등의 증상이 있는 경우
- 증상은 없더라도 강화액 소화약제, 중성 강화액 소화약제를 대량으로 섭취한 경우

2. 흡입한 경우

【즉시 진료】
- 기침, 호흡곤란이 있고, 신선한 공기를 마셔도 개선되지 않는 경우
- 증상은 없더라도 호스를 입에 무는 등 대량으로 흡입했을 가능성이 있는 경우

3. 눈에 들어간 경우

눈을 비비지 않도록 주의하고 즉시 눈을 씻는다.

【즉시 진료】

- 눈 뜨기 어려운 경우, 눈 씻기가 어려운 경우, 콘택트렌즈가 빠지지 않는 경우
- 강화액 소화약제의 경우

【만약을 위한 진료】 강화액 소화약제 외의 소화약제가 눈에 들어가서 눈을 씻은 후에도 통증, 충혈이 있는 경우

4. 피부 노출

【만약을 위한 진료】 물로 씻은 후에도 발적, 통증, 발진이 있는 경우

▌해설

1. 제품에 대하여

- 초기 화재 시 사용하는 소화기에 채워지는 약제로, 냉각 작용·제어 작용·질식 작용으로 불을 끈다.
- 「소화기용 소화약제의 기술상 규격을 정하는 성령(省令)」에 따르면 '소화제의 공통적 성상'으로 "현저한 독성 또는 부식성이 없는 것" 또는 "현저한 독성 또는 부식성이 있는 가스를 발생시키지 않는 것"이라고 규정되어 있다.
- 분말 소화약제, 수계 소화약제, 가스계 소화약제로 분류되며 그 특성에 따라 대응할 수 있는 화재의 종류에 따른 구별(A: 보통 화재, B: 오일 화재, C: 전기 화재)이 다르다.
- 주택용으로는 분말 ABC 소화기와 강화액 소화기가 보급되어 있고, 그밖에도 소규모 화재의 초기 소화에 사용하는 간이 소화구가 있다.

1) 분말 소화약제

- 불길 제어 효과가 높고 즉효성이 있다. 소화 후 분말을 정리해야 한다.
- JIS 규격에 따르면 입자의 지름은 180μm 이하로 정해져 있다.
- 분말 ABC 소화약제는 인산2수소암모늄을 주성분으로 하고, 분말의 색은 담홍색이다. 일본 분말 소화약제의 90%를 차지한다.

- 분말 BC 소화약제는 주성분 외에 탄산수소나트륨(흰색 또는 담녹색으로 착색), 탄산수소칼륨(보라색으로 착색), 탄산수소칼륨과 요소의 반응물(담청색 또는 회색으로 착색)의 세 종류가 있다.

2) 수계 소화약제

- 냉각과 제어 효과로 불을 끄고 다시 불이 나는 것을 방지한다. 부착 장소의 청소가 필요하다.
- 강화액 소화약제는 탄산칼륨 약 40%의 수용액으로, 액성은 pH 12 미만의 알칼리성이다.
- 중성 강화액 소화약제는 인산염 등의 염류, 계면활성제, 에틸렌글리콜 등의 부동액(10% 전후)을 함유하고, 액성은 중성이다.
- 화학포 소화약제는 외통에 A제(탄산수소나트륨 주체)의 수용액, 내통에 B제(황산알루미늄 주체)의 수용액이 채워져 있고, 용기를 거꾸로 하면 반응에 따라 이산화탄소, 수산화알루미늄, 황산나트륨을 함유한 거품을 방출한다.
- 기계 거품 소화약제는 계면활성제, 염류, 부동액을 함유한 중성의 수용액을 발포 노즐에서 거품으로 방출한다.
- 수계(침윤제 등이 들어 있음) 소화약제는, 인산2암모늄, 황산암모늄, 요소, 계면활성제 등의 침윤제가 첨가된 수용액이다.

3) 가스계 소화약제

- 질식 작용으로 불을 끈다. 가스이므로 대상물을 오염시키거나 파손하지 않는다.
- 이산화탄소 소화약제는 액화 이산화탄소의 압력으로 분사한다. 산소 결핍 사고 방지를 위해 설치가 제한되는 장소가 있다.
- 할로겐화 소화약제는 할론 1301(프레온 13B1) 등이 사용되지만, 프레온은 폐기 규제를 받아 대체할 수 없는 용도를 제외하고는 설치 및 판매가 금지되어 있다.

4) 간이 소화구

- 에어졸식 간이 소화구는 소화약제(분말제, 수계)를 충진 가스(공기, 질소, 헬륨, 액화 이산화탄소 등)의 압력으로 분사한다.
- 투척식 소화 용구는 물(침윤제 등이 들어 있음) 소화약제가 든 용기를 발화원에 던진다.
- 튀김 화재용 소화 용구는 탄산칼륨 등의 소화약제가 든 상자나 봉지를 직접 냄비에 넣는다.

2. 사고 발생 상황

▋JPIC 수신 상황

연간 건수	연간 약 40여 건(분말 소화약제 80%, 강화액 소화약제 4%, 거품 소화약제 1%, 기타 15%) 일반 62%, 의료기관 30%, 기타 10%
환자 연령층	1세 미만 2%, 1~5세 23%, 6~19세 22%, 20~64세 37%, 65세 이상 8%, 기타·불명 8%
사고 상황	보관 시 사고 75%(분말 소화기를 넘어뜨린 경우, 잘못 분사한 경우 등), 사용 시 사고 6%(화재 발생 시나 훈련 중, 사용 후 뒷정리), 기타·불명 19%. 주택에서의 사고 이외에 학교, 가게, 작업장 등 사람이 모이는 장소에서의 사고도 많다.
증상 출현율	61%(코와 목 자극 증상, 기침 등)

▋JPIC 에서 파악한 의료기관 진료 예

【1986~2009년까지 24년간 파악한 소아(12세 이하)의 불의의 사례】
소화약제에 의한 사례 44건 중, 심각한 사례는 1건 있었다.
사례: 어린이집에서 소화기를 잘못 분사하여 아이의 두 눈에 분말 소화약제가 들어갔다. 눈의 충혈과 각막의 미란이 나타났다.

【1986~2010년까지 25년간 파악한 고령자(65세 이상)의 불의의 사례】
소화약제에 의한 사례 9건 중, 심각한 사례는 1건 있었다.
사례: 자택에서 잘못 분사한 소화기를 멈추려다가 분말 소화약제를 흡입했다. 사흘이 지나도 호흡곤란은 개선되지 않았다.

3. 독성

1) 분말 소화약제

인산2수소암모늄, 탄산수소나트륨 모두 독성은 높지 않으며 식품첨가물로도 이용된다. 소량 섭취 시 거의 영향이 없지만, 점막 자극성이 있다.

2) 강화액 소화약제

탄산칼륨: 알칼리에 의한 화학 손상. 알칼리의 주요 작용인 조직의 부식 정도는 노출 양보다는

농도나 점도, pH, 접촉 시간에 크게 좌우된다.

3) 중성 강화액 소화약제

• 계면활성제: 독성 작용, 특히 국소 작용은 농도에 의존하고 저농도에서는 증상이 거의 나타나지 않지만, 고농도에서는 중증화한다. 따라서 독성값이 낮더라도 고농도는 위험하다고 생각해야 한다.
• 에틸렌글리콜: 100% 에틸렌글리콜을 체중 1kg당 0.2ml 섭취하면 중독을 일으킬 가능성이 있다. 단, 증기압이 낮고 점막 자극도 있으므로 전신 증상을 일으킬 정도의 흡입이나 경피 노출은 일어나기 어렵다.

4) 가스계 소화약제

• 이산화탄소: 사람에 대한 최저 독성 농도는 공기 중 농도 2%
• 할론(프레온): 저농도, 단시간 흡입 시 일회성 자극 정도

4. 중독학적 약리작용

1) 분말 소화약제

• 인산2수소암모늄: 피부·점막 자극 작용
• 탄산수소나트륨: 위산에 중화되어 이산화탄소가 발생하고 위에 팽만·장애·파열을 일으킬 가능성이 있다.

2) 강화액 소화약제

탄산칼륨: 알칼리에 의한 부식 작용(화학 손상), 고농도의 노출에서 방치하면 접촉 부위보다 더 깊은 곳으로 상해가 진행된다.

3) 중성 강화액 소화약제

• 계면활성제: 피부·점막 자극 작용. 대량 섭취로 인해 체순환으로 들어간 경우, 전신 작용으로 혈관 투과성 항진·세포 팽윤 작용
• 에틸렌글리콜: 에틸렌글리콜에 의한 점막 자극 작용, 중추신경 억제 작용. 대사물(글리콜알데히드, 글리콜산, 글리옥실산, 옥살산)에 기인하는 대사성 산성혈증(음이온 갭 상승), 석출한 옥살산

칼슘의 침착(주로 신장)

4) 가스계 소화약제

이산화탄소·할론(프레온): 중추신경 억제 작용. 내인성 카테콜아민의 최부정맥 작용에 대한 심근의 감수성을 증대시킨다. 고농도가 되면 공기가 치환되어 산소결핍을 일으킨다. 고압에서 방출된 가스에 직접 접촉하면 동상에 걸린다.

5. 증상

1) 분말 소화약제

- 경구 노출 시 구역질, 구토, 설사 등의 소화기 증상
- 흡입 시 인두통, 복부 불쾌감, 기침, 호흡곤란, 불쾌감, 복통, 구역질, 구토, 머리 무거움, 발열 등이 일어날 가능성이 있다.
- 심각한 경우, 고인혈증, 저칼슘혈증, 저마그네슘혈증, 대사성 산성혈액증. 경구나 흡입으로 인한 기도 폐색을 포함하여 호흡곤란이 보고되었다. 급성신부전, 경련, 부정맥에 이은 심정지가 일어날 가능성도 있다.
- 눈에 들어가면 자극감, 충혈, 결막염. 각막 미란이 나타난 사례도 있다.
- 피부에 부착되면 가려움, 자극, 통증

2) 강화액 소화약제

- 알칼리의 작용으로 인해 경구 노출 시에는 구토, 동통, 소화관의 화학 손상, 천공, 협착. 흡입 시에는 상기도 자극, 청명, 호흡곤란, 폐수종이 나타날 가능성이 있다.
- 눈에 들어가면 알칼리에 의한 각막, 결막, 각막상피의 손상, 각막이나 혈관의 내피세포 손상.
- 피부에 부착되면 심각한 피부 자극, 화학 손상, 비후

3) 중성 강화액 소화약제

- 계면활성제에 의한 구강·인두의 염증, 구역질, 구토, 설사, 복통 등
- 에틸렌글리콜에서는 소화관 점막 자극에 의한 소화기 증상, 술 취함이 나타난 뒤에 의식장애, 대사성 산성혈액증. 중증의 경우는 경련, 혼수, 쇼크. 섭취 후 24~72시간 이내에 신장 장애가 일어날 수도 있다.

4) 가스계 소화약제

- 이산화탄소에 의한 두통, 호흡곤란, 마비 작용, 산소 결핍
- 프레온에서는 코와 목 자극. 두통, 현기증, 방향감각 장애, 부정맥, 호흡억제, 폐수종. 눈에 들어가면 자극감
- 방출된 고압가스에 노출되면 동상의 가능성이 있다.

6. 처치

▌가정에서의 응급처치

1) 경구

【금기】 알칼리성의 강화액 소화약제는 토하게 해서는 안 된다.

【이유】 부식성 물질이 재차 식도를 통과함으로써 염증을 악화시키기 때문이다.

① 제거: 입안에 남아 있는 것을 뱉게 한다. 소아나 고령자의 경우는 입안을 확인하여 제거하고 닦아낸다.

② 헹굼: 입을 헹구고 가글한다. 가글할 수 없는 경우는 젖은 거즈로 닦아 낸다.

③ 수분 섭취: 제품에 따라 다르다.

   【알칼리성의 강화액 소화약제】 유제품(우유나 요구르트) 또는 물을 마시게 한다. 마시는 양은 보통 마시는 정도(120~240mL, 소아는 1kg당 15ml 이하, 무리하게 마시게 하여 구토를 유발하지 않도록 주의한다).

   【기타】 특별한 주의 사항은 없다. 평소대로 하면 된다.

2) 흡입

신선한 공기가 있는 장소로 이동한다.

3) 눈

- 눈을 비비지 않도록 주의하고 즉시 물로 씻는다. 강화액 소화약제의 경우는 부식 작용이 있는 알칼리의 노출에 준하여 적어도 30분은 물로 씻어야 한다.
- 콘택트렌즈를 하고 있는 경우, 쉽게 뺄 수 있으면 뺀다.

4) 피부

① 제거: 피부에 부착된 것을 제거하고 닦아낸다. 부착된 의복은 벗는다.

② 세척: 물로 충분히 씻는다. 강화액 소화약제의 경우는 부식 작용이 있는 알칼리의 노출을 고려하여 적어도 15분은 물로 씻어야 한다.

▮ 의료기관에서의 처치

1) 경구

【분말 소화약제】

잘못 섭취한 정도면 적극적인 처치는 필요 없고 증상이 있으면 대증치료를 한다.

【강화액 소화약제】

【금기】 구토, 산에 의한 중화, 활성탄 및 설사약 투여

• 특이적인 치료법은 없고 우유 또는 물로 희석하는 것 이외에 대증치료를 한다.

【중성 강화액 소화약제】

에틸렌글리콜 중독을 고려하여 대량 섭취 후 1시간 이내이면 위세척을 실사한다. 의식장애, 산성혈액증, 삼투압 갭, 신장 장애 등의 이상이 없는지 확인한다. 필요에 따라서 수액, 산성혈액증의 보중, 해독제(포르메피졸)의 투여, 중증일 경우에는 혈액 투석을 한다.

2) 흡입

기침이나 호흡곤란 등이 나타날 수 있으며, 증상에 따라 산소 투여, 호흡 관리를 한다.

3) 눈

• 진료 전 눈을 충분히 씻지 못했다면 의료기관에서 눈을 충분히 씻는다.

• 증상이 남아 있는 경우는 안과적 진찰이 필요하다.

4) 피부

부착 부위를 비누를 사용하여 충분히 세정한다. 증상이 있으면 대증치료를 한다.

7. 치료상의 주의점

강화액 소화약제

- 구토는 금기(부식성 물질이 재차 식도를 통과하여 염증을 악화시키기 때문)
- 위세척을 하는 경우, 가능한 한 빨리 천공에 주의하며 실시한다.
- 내시경검사는 섭취 후 12시간 이내에 천공에 주의하면서 실시한다(24시간을 초과하면 천공의 위험이 높아진다).
- 심각한 경우는 혈청 전해질, 혈액 가스, 심전도 등을 확인하고, 필요에 따라 혈액 투석도 고려한다.

8. 체내 동태

중성 강화액 소화약제

1) 계면활성제

【흡수】 분자구조에 따라 차이는 있지만, 기본적으로 소화관에서 흡수된다.

【대사·배설】 간장에서 대사된 후, 소변 또는 대변으로 배설된다.

2) 에틸렌글리콜

【흡수】 경구에서 빠르게 흡수된다. 최고 혈중농도 도달시간은 30~60분이다.

【대사】 흡수량의 80%가 간장에서 대사된다. 대사물은 글리콜알데히드, 글리콜산, 글리옥실산, 옥살산, 글리옥살, 포름산, 글리신 등이다.

【배설】 신장으로 배설된다. 혈중농도반감기는 3~5시간, 대사물의 반감기는 12시간 이상이다.

98

담배·금연 보조제

▌ 개요

제품 담배에는 연소식 담배(궐련 등), 가열식 담배(전자 담배 등), 비가열식 담배(코담배 등) 등 다양한 종류가 있다. 담배 이외에 니코틴을 함유한 제제로 금연 보조제(니코틴 껌, 니코틴 패치)가 있다.

문제가 되는 성분과 증상 담배나 금연 보조제에 함유된 니코틴에 의한 중독 증상으로 구역질, 구토 등의 소화기 증상과 안면 창백, 두통 등이 나타날 수도 있다. 담배 그 자체를 먹은 경우에는 장내에서 니코틴이 흡수되는 데 시간이 걸리기 때문에 증상이 발생하기까지 30분·2시간 정도 걸릴 수 있다. 또한, 수분 흡수 때문에 니코틴이 녹아서 나오거나 흡수되는 현상이 촉진되므로 주의가 필요하다.

JPIC 수신 상황 담배에 대해서는 연간 약 2400여 건의 문의가 있으며, 소아가 새 궐련 담배나 재떨이의 꽁초를 잘못 섭취하는 사고가 잦지만, 재떨이 대신에 꽁초를 넣은 커피 캔이나 페트병 안의 액체를 본인이나 가족이 실수로 마시는 등 잘못된 사용에 의한 사고도 약 10%를 차지한다. 금연 보조제(껌, 패치)는 연간 약 10여 건 정도로, 성인이 씹고 있던 껌을 삼킨 사고가 잦고 소아가 잘못 삼켜 사고가 발생하기도 한다.

1. 제품
- 종류(궐련 담배인가, 전용 기구를 사용하는 가열식 담배인가, 비가열식 담배인가?)
- 궐련 담배일 경우, 새 담배인가, 꽁초인가, 꽁초일 경우, 담배가 잠긴 액(침지액)을 마시지 않았는가?
- 금연 보조제의 경우, 껌 타입인가, 패치 타입인가?

2. 노출 상황·경로
- 담배 그 자체를 잘못 섭취한 경우, 삼킨 잎의 양. 개수나 길이는 어느 정도 줄어들었는가, 입안에 남아 있는가, 입안의 것은 꺼냈거나 내뱉었는가?(주위에 흩어져 있는 경우는 모아서 새 담배와 비교한다)
- 담배 침지액의 경우, 꽁초의 개수, 수분의 양, 잠긴 시간, 마신 양(곧 알아차리고 내뱉은 정도인가, 몇 모금 마셨을 가능성이 있는가?)
- 금연 보조제의 패치의 경우, 피부에 부착되지 않았는가?

3. 환자 상태·증상
- 입안에서 담배 냄새가 나지 않는가?
- 구역질, 구토 등의 소화기 증상이나 안면 창백, 불쾌감은 없는가?
- 기침, 숨 막힘 등 호흡기관에 들어간 기미는 없는가?

초기 대응 포인트

담배 그 자체를 섭취한 경우, 30분~2시간 정도면 증상이 나타나지만, 침지액은 흡수가 빨라서 15분 이내에 증상이 나타난다.

1. 경구 노출
- 입안의 물질을 제거하고 입을 헹군다.
- 담뱃잎을 섭취했을 경우, 적극적으로 수분을 섭취하는 것은 피하는 것이 좋다(담뱃잎에서 니코틴이 녹아서 나와 쉽게 흡수된다).

【즉시 진료】
- 구토, 안면 창백이 있는 경우
- 소아가 담배 침지액을 섭취한 경우, 사용 전후와 관계없이 금연 보조제를 잘못 삼킨 경우

【만약을 위한 진료】
- 증상이 없더라도 체중 10kg 정도의 소아가 궐련 담배를 4분의 1개(2cm) 이상 섭취한 경우, 섭취량을 알수 없는 경우, 사용 전후와 관계없이 가열식이나 비가열식 담배의 카트리지를 들이마신 경우, 비가열식 포션이나 금연 보조제를 장시간 입에 넣거나 삼킨 경우

- 성인이 담배 침지액이나 금연 보조제를 잘못 삼켜 구역질, 구토, 현기증이 있는 경우

【경과 관찰】

- 궐련 담배를 4분의 1개(2cm) 이하 섭취하거나 가열식·비가열식 담배 카트리지를 핥은 정도, 꽁초 필터의 섭취 등으로 증상이 없는 경우(증상이 나타나기 쉬운 4시간까지는 특히 주의하고 흡수된 니코틴이 소변으로 배출되는 시간을 고려하여 24시간은 경과를 관찰한다)
- 새 제품의 필터를 먹은 경우(니코틴 미함유)
- 성인이 담배 침지액이나 금연 보조제를 잘못 삼킨 후 증상이 없는 경우

2. 흡입한 경우

담배나 금연 보조제 그 자체를 흡입할 가능성은 적다.

【만약을 위한 진료】 연기를 흡입하여 목 통증, 불쾌감, 기침 등의 호흡기 증상이 나타나고 신선한 공기를 마셔도 개선되지 않는 경우

3. 눈에 들어간 경우

담뱃잎은 눈에 들어가도 문제가 되지 않는다.

4. 피부 노출

담뱃잎은 피부에 부착되어도 문제가 되지 않는다.

▌해설

1. 제품에 대하여

담배는 사용 방법에 따라 불을 붙여서 사용하는 연소식 담배(궐련 담배, 잎담배, 파이프 등), 전기적으로 가열하는 가열식 담배, 가열하지 않고 사용하는 비가열식 담배(코담배)로 나누어진다.

1) 연소식 담배

- 일반적인 궐련 담배의 길이는 85~100mm로, 담뱃잎과 소량의 향료, 보습제 등을 함유한다.
- 1개당 니코틴의 함유량은 약 9~28mg이다. 또한 담뱃갑에 기재된 니코틴 양은 '자동흡연기'에서 측정한 값으로 0.1~2.3mg이다.
- 궐련 담배를 물에 침지한 경우, 상온 30분이면 니코틴은 100% 침출된다.

2) 가열식 담배

- 담뱃잎이나 액체가 들어 있는 카트리지를 전용 가열용 기구에 장착하고 전기적으로 가열하여 발생한 증기를 빨아들이는 것으로, 대표적인 것이 액체(니코틴 함유 제품과 미함유 제품이 있다)를 가열하는 전자 담배(e-cigarette)다.
- 해외에서는 전자 담배용의 니코틴 함유 액체 카트리지가 판매되고 있으며 니코틴 농도는 6~36mg/mL이다.
- 일본에서는 담뱃잎을 이용한 포트형이나 궐련 담배형의 카트리지 제품, 니코틴을 함유하지 않은 전자 담배용 액체가 판매되고 있다. 니코틴을 함유한 액체를 담배로 판매하는 것은 인정하지 않으나 니코틴을 함유한 전자 담배용 액체를 해외에서 개인이 수입하는 것은 가능하다.

3) 비가열식 담배 니스

코담배로, 담배가 든 포션(작은 봉지)을 볼과 잇몸 사이에 끼워 사용하는 타입(스누스 타입), 담배가 가득 찬 카트리지를 파이프 모양의 홀더에 넣어 사용하는 타입(스틱 타입) 등이 있다.

4) 금연 보조제(니코틴 제제)

- 니코틴 제제는 니코틴을 서서히 흡수시킴으로써 금연 시 이탈 증상을 줄이고 금연을 보조하는 약제이다. 구강점막을 통해 흡수시키는 껌 타입(니코틴 껌)과 피부를 통해 흡수시키는 패치 타입(니코틴 패치)이 있다.
- 니코틴 껌은 일반용 의약품으로 1개당 니코틴 2mg을 함유한다.
- 니코틴 패치는 의료용 의약품과 일반용 의약품이 있고 1장당 니코틴 17.5~78mg을 함유한다.

2. 사고 발생 상황

▌JPIC 수신 상황

연간 건수	• 담배: 약 2400여 건(일반 98%, 의료기관 1%, 기타 1%)
	• 금연 보조제(니코틴 제제): 약 10여 건(일반 96%, 의료기관 2%, 기타 2%)
환자 연령층	• 담배: 1세 미만 38%, 1~5세 53%, 20~64세 8%, 기타·불명 1%
	• 금연 보조제(니코틴 제제): 1세 미만 10%, 1~5세 24%, 20~64세 46%, 65세 이상 4%, 기타·불명 16%
사고 상황	• 담배: 소아나 치매가 있는 고령자가 잘못 섭취한 경우 등 86%(새 담배나 재떨이

의 꽁초 등), 잘못된 사용 13%(음료 용기를 재떨이 대신에 사용하여 꽁초가 침출한 액을 실수로 마신 경우 등), 기타·불명 1%

- 금연 보조제(니코틴 제제): 소아나 치매가 있는 고령자가 잘못 섭취한 경우 등 32%, 잘못된 사용이 63%(씹고 있던 껌을 삼킨 경우 등), 기타·불명 5%

증상 출현율
- 담배: 14%(구역질, 구토, 불쾌감, 안면 창백 등)
- 금연 보조제(니코틴 제제): 25%(구역질, 구토 등)

▌JPIC에서 파악한 의료기관 진료 예

【2003~2007년까지 파악한 사례】

불의의 사고로 궐련 담배 자체를 섭취한 사례 114건의 증상 출현율은 14%로, 소화기 증상이 주를 이루며 심각한 사례는 없었다. 한편, 담배 침지액을 잘못 삼킨 사고 40건의 45%, 의도적으로 담배 자체나 침지액을 섭취한 사고 41건의 63%에서 구토, 안면 창백 등의 증상이 나타났고, 잦은 맥박이나 심전도 이상이 나타난 사례도 있었다.

【1986~2009년까지 24년간 파악한 소아(12세 이하)의 불의의 사례】

담배류(담배, 침지액 등)에 의한 사례 159건 중, 심각한 사례는 1건 있었다.

사례: 1세, 담배꽁초를 잘못 삼켜 의식장애, 경련이 나타났다.

【1986~2010년까지 25년간 파악한 고령자(65세 이상)의 불의의 사례】

담배류(담배, 침지액 등)에 의한 사례 26건 중, 심각한 사례는 1건 있었다.

사례: 담배꽁초가 들어간 맥주를 잘못 마시고 구토 목적으로 물을 마셨지만 토할 수 없었다. 의식장애, 경련이 나타났다.

3. 독성

문제가 되는 성분은 니코틴이다.

- 궐련 담배를 경구 섭취한 소아 사고 51건(5개월~2세 6개월)에서 궐련 담배 1개의 니코틴 함유량을 13mg으로 하고 니코틴의 경구 섭취량과 출현 증상을 검토한 보고에 따르면 중증 3건의 섭취량은 체중 1kg당 각각 1.4mg, 1.8mg, 1.9mg, 경증 7건의 평균 섭취량은 체중 1kg당 0.8mg(0.2~1.8mg), 무증상 25건의 평균 섭취량은 체중 1kg당 0.5mg(0.3~1mg)이었다(Smolinske SC, et al: Hum Toxicol 1988; 7: 27-31).

- 니코틴 2~5mg로 구역질을 할 가능성이 있다.
- 새 궐련 담배의 필터나 재는 무독 또는 독성이 낮은 물질로 분류되므로 소량~중소량 섭취 시에는 사실상 독성이 없다. 단 제품의 맛이나 감촉 때문에 가벼운 복부 불쾌감이 일어날 가능성이 있다.

4. 중독학적 약리작용

니코틴

자율신경, 중추신경, 골격근에 작용하여 처음에는 자극, 나중에는 억제를 초래한다.

5. 증상

담뱃잎을 섭취한 경우, 니코틴의 녹아서 나오거나 흡수되는 데 시간이 걸리기 때문에 보통 30분~2시간 정도에 증상이 나타나지만, 침지액은 흡수가 빨라서 15분 이내에 증상이 나타난다.

1) 경구
- 담배 자체를 섭취한 경우, 소화기 증상(구역질, 구토, 설사)이 주증상이다. 위에서는 담배의 니코틴이 느리게 녹거나 흡수되며 처음 흡수된 니코틴의 구토 중추 작용으로 인해 구토가 일어나서 위 안에 있는 담배는 거의 다 뱉어져 나오므로 심각한 상태는 되지 않는다.
- 담배 자체보다는 담배 침지액을 섭취한 경우가 증상 출현율이 높다.
- 담배 침지액을 잘못 삼킨 경우나 의도적으로 담배 자체나 담배 침지액을 섭취한 경우, 소화기 증상을 비롯하여 경증~중등증에서는 두통, 현기증, 진전, 발한, 안면 창백, 빈맥, 혈압 상승 등이 나타나고 중증에서는 경련, 느린 맥박, 호흡근 마비가 나타날 가능성이 있다.

2) 흡입
- 연기를 흡입하면 기침, 인두통, 호흡곤란, 천식 등
- 천식 등의 기저질환이 있는 경우 흡입으로 발작이 유발될 수 있다.

▍ 가정에서의 응급처치

1) 경구

① 제거: 입안에 남아 있는 것을 뱉게 한다. 소아나 고령자의 경우는 입안을 확인하여 제거하고 닦아낸다.

② 헹굼: 입을 헹구고 가글한다. 가글할 수 없는 경우 젖은 거즈로 닦아낸다.

③ 수분 섭취: 적극적으로 수분을 섭취하는 것은 피하는 것이 좋다. 【이유】 수분에 의해 소화관에 있는 잎담배에서 니코틴의 용출이 촉진될 가능성이 있다. 또 위액이 희석되어 위 내 pH가 일시적으로 상승하고 위에서 니코틴의 흡수가 촉진될 가능성이 있기 때문이다.

2) 흡입

신선한 공기가 있는 장소로 이동한다.

3) 눈

• 눈을 비비지 않도록 주의하고, 즉시 물로 충분히 씻는다.

• 콘택트렌즈를 하고 있는 경우, 쉽게 뺄 수 있으면 뺀다.

4) 피부

① 제거: 피부에 부착된 것을 제거하고 닦아낸다. 부착된 의복은 벗는다.

② 세척: 물로 충분히 씻는다.

▍ 의료기관에서의 처치

1) 경구

필요에 따라 소화관 제염 및 대증치료(호흡 관리·순환 관리)를 한다.

2) 흡입

증상에 따라 대증치료를 한다.

7. 체내 동태

니코틴

【흡수】 니코틴은 구강점막, 소화관, 폐, 피부에서 빠르게 흡수된다. 경구에서의 궐련 담배, 잎 담배 흡수는 불완전하다. 염기성이 매우 강한 물질로 위에서 흡수하는 데는 한계가 있으며, 장관에서 주로 흡수된다.

【대사】 니코틴의 70~75%는 주로 간장, 일부는 폐와 신장에서 대사된다.

【배설】 대량 섭취를 해도 16~24시간 이내에 소변으로 완전히 배출된다. 약 10%가 미변화체로 배설된다. 반감기는 2~2.2시간, 흡연자 0.8시간, 비흡연자는 1.3시간이다.

99
성냥

█ 개요

제품 성냥의 머리 부분(성냥개비의 머리 부분)과 측면(마찰하는 측면의 갈색 부분)을 마찰하면 발화하며, 머리 부분의 주성분은 염소산칼륨과 유황, 측면의 주성분은 붉은인과 삼황화안티몬이다.

문제가 되는 성분과 증상 머리 부분 1~2개를 먹은 정도라면 증상이 없을 것으로 보인다. 수십 개 이상 섭취한 경우에는 염소산칼륨의 소화관 자극 작용에 의해 소화기 증상이 나타날 가능성이 있다.

JPIC 수신 상황 연간 약 30여 건의 문의가 있으며 대부분 소아의 잘못된 섭취이다.

초기 대응을 위한 확인 사항

1. 제품

성냥의 머리 부분인가, 측면(마찰 면)인가?

2. 노출 상황·경로

- 잘못 섭취한 경우, 핥은 정도인가, 몇 개나 먹었는가?
- 눈에 들어갔을 가능성은 없는가?

3. 환자 상태·증상

- 구역질, 구토, 복통 등의 소화기 증상은 없는가?
- 기침, 숨 막힘, 호흡기관에 들어간 기미는 없는가?
- 눈의 위화감, 통증, 충혈, 눈물 흘림은 없는가?
- 피부 통증, 발적, 발진은 없는가?

초기 대응 포인트

1. 경구 노출

입안의 물질을 제거하고 입을 헹군다.

【즉시 진료】 기침, 호흡곤란이 있고 기도 이물질의 가능성이 있는 경우

【만약을 위한 진료】

- 소화기 증상이 있는 경우
- 증상이 없더라도 성냥의 머리 부분을 대량으로 먹었을 가능성이 있는 경우

【경과 관찰】 성냥의 머리 부분을 1~2개 먹거나 성냥의 마찰 면을 핥은 정도로 증상이 없는 경우

2. 흡입한 경우

제품 성질상 흡입해서 문제가 된다고 생각하기는 어렵다.

3. 눈에 들어간 경우

눈을 비비지 않도록 주의하고 즉시 눈을 씻는다.

【즉시 진료】 눈 뜨기 어려운 경우, 눈 씻기가 어려운 경우, 콘택트렌즈가 빠지지 않는 경우

【만약을 위한 진료】 눈을 씻은 후에도 통증, 충혈이 있는 경우

제품 성질상 피부에 묻어서 문제가 된다고 생각하기는 어렵다.

▌해설

1. 제품에 대하여

- 성냥은 머리 부분(성냥개비의 머리 부분)과 측면(마찰하는 측면의 갈색 부분)을 마찰하면 발화한다.
- 머리 부분은 1개당 약 20mg으로, 주성분은 염소산칼륨(산화제) 약 50%가 유황이다.
- 측면의 주성분은 붉은인(발화제) 약 50%, 삼황화안티몬 약 25%이다.

2. 사고 발생 상황

▌JPIC 수신 상황

연간 건수   약 30여 건(일반 97, 의료기관 3%)

환자 연령층   1세 미만 36%, 1~5세 63%, 기타·불명 1%

사고 상황   소아의 잘못된 섭취 등 100%(성냥의 머리 부분을 몇 개 먹은 경우 등)

증상 출현율   5%(구토, 기침 등)

■ JPIC에서 파악한 의료기관 진료 예

【1986~2009년까지 24년간 파악한 소아(12세 이하)의 불의의 사례】
성냥에 의한 사례는 29건으로, 심각한 사례는 없었다.

【1986~2010년까지 25년간 파악한 고령자(65세 이상)의 불의의 사례】
성냥에 의한 사례는 없었다.

3. 독성

- 성냥은 무독 또는 독성이 낮은 물질로 분류되므로 소량~중소량(종이 성냥 3개 미만, 개수로 보았을 때 수십 개 정도)을 섭취한 경우 사실상 독성이 없다. 단, 제품의 맛이나 감촉에 의해 가벼운 복부 불쾌감이 느껴질 가능성이 있다.
- 머리 부분을 대량 섭취한 경우, 염소산칼륨의 독성을 고려할 필요가 있다.
- 측면(마찰 면)의 붉은인, 삼황화안티몬은 독성이 낮아 문제가 되지 않는다.

4. 중독학적 약리작용

염소산칼륨

- 점막 자극 작용
- 산화 작용에 의한 메트헤모글로빈 생성을 동반한 용혈, 신장 장애, 간 장애

5. 증상

1) 경구

- 잘못 섭취한 정도일 경우, 제품의 맛이나 감촉에 의해 가벼운 복부 불쾌감이 일어날 가능성이 있다.
- 대량 섭취한 경우, 염소산칼륨의 소화관 자극 작용에 의한 증상(구역질, 구토, 복통, 설사), 용혈, 신부전 등이 나타날 가능성이 있다.
- 머리 부분이나 측면뿐만 아니라 성냥의 개비 부분을 잘못 삼킨 경우, 소화관이 손상되는 등의 물리적인 문제가 발생할 수 있다.

2) 눈

점막 자극에 의한 충혈, 통증 등

6. 처치

▌ 가정에서의 응급처치

1) 경구

① 제거: 입안에 남아 있는 것을 뱉게 한다. 소아나 고령자의 경우는 입안을 확인하여 제거하고 닦아낸다.

② 헹굼: 입을 헹구고 가글한다. 가글할 수 없는 경우는 젖은 거즈로 닦아낸다.

③ 수분 섭취: 특별한 주의 사항은 없다. 평소대로 하면 된다.

2) 눈

• 눈을 비비지 않도록 주의하고 즉시 물로 충분히 씻는다.

• 콘택트렌즈를 하고 있는 경우, 쉽게 뺄 수 있으면 뺀다.

▌ 의료기관에서의 처치

1) 경구

증상에 따라 대증치료를 한다.

2) 눈

진료 전, 눈을 충분히 씻지 못했다면 의료기관에서 눈을 충분히 씻는다.

7. 체내 동태

염소산칼륨

【흡수】 경구 섭취로 빠르게 흡수된다.

【배설】 미변화체로 천천히 신장에서 배설된다.

100

최루 스프레이

█ 개요

제품 호신용 또는 동물 격퇴용 에어로졸 스프레이로, 펜형, 립스틱형, 경찰봉형 등 다양한 용기와 용량의 제품이 있다. 최루 성분으로 올레오레진캡시컴(고추 추출액, OC), 클로로아세토페논(CN), 머스터드 오일(이소티오시안산아릴)이 사용되며, 2종류 이상의 성분을 함유한 제품도 있다.

문제가 되는 성분과 증상 올레오레진캡시컴(고추 추출액, OC), 클로로아세토페논(CN), 머스터드 오일(이소티오시안산알릴) 모두 눈에 들어가면 눈의 통증과 눈물 흘림, 흡입하면 기침 등의 증상이 노출 직후 즉시 나타난다.

JPIC 수신 상황 연간 수 건의 문의가 있으며, 증상 출현율은 90%로 높다. 잘못 분사하는 등 잘못된 사용이 50%, 장난이나 싸울 때 분사하는 등 고의에 의한 사고가 40%이다.

초기 대응을 위한 확인 사항

1. 제품
- 종류, 용도(호신용인가, 동물 격퇴용인가?), 용기(펜형, 립스틱형, 경찰봉형 등)
- 제품표시의 성분: 'OC'는 올레오레진캡시컴(고추 추출액), 'CN'은 클로로아세토페논, '머스터드'는 머스터드 오일(이소티오시안산알릴)이 사용되고 있다.

2. 노출 상황·경로
- 잘못 섭취한 경우 핥은 정도인가, 입안에 분사했을 가능성이 있는가?
- 분사한 경우, 실수로 분사했는가, 싸움이나 장난 등 의도적인 분사인가? 피해자 수는 몇 명인가?
- 흡입했는가, 눈에 들어갔는가, 피부에 부착되지 않았는가?

3. 환자 상태·증상
- 구강·인두의 통증, 발적, 구역질, 구토, 설사는 없는가?
- 기침, 호흡곤란은 없는가? 천식 등의 기저질환은 없는가?
- 눈의 위화감, 통증, 충혈, 눈물 흘림은 없는가? 부착된 손으로 눈을 비비지는 않았는가?
- 피부 통증, 발적, 발진은 없는가?

초기 대응 포인트

1. 경구 노출
토하게 하지 말고 입안의 물질을 제거하고 입을 헹군다.
【즉시 진료】 구강·인두의 통증이나 발적, 소화기 증상이 나타난 경우

2. 흡입한 경우
신선한 공기가 있는 장소로 이동한다.
【즉시 진료】 기침 등 호흡기 증상이 나타난 경우

3. 눈에 들어간 경우
눈을 비비지 않도록 주의하고 즉시 눈을 씻는다.
【즉시 진료】 눈 뜨기 어려운 경우, 눈 씻기가 어려운 경우와 콘택트렌즈가 빠지지 않는 경우
【만약을 위한 진료】 눈을 씻은 후에도 통증, 충혈이 있는 경우

4. 피부 노출

부착된 옷을 벗고 물로 충분히 씻는다.

【만약을 위한 진료】 물로 씻은 후에도 발적, 통증, 발진이 있는 경우.

▍해설

1. 제품에 대하여

- 호신용 또는 동물 격퇴용 에어로졸 스프레이로, 펜형, 립스틱형, 경찰봉형 등 다양한 용기와 용량의 제품이 있다.
- 최루 성분으로 올레오레진캡시컴(고추 추출액, OC), 클로로아세토페논(CN), 머스터드 오일(이 소티오시안산알릴)이 사용되며, 두 종류 이상의 성분을 함유한 제품도 있다. 그밖에 용제로서 알코올이나 글리콜류, 분사제를 함유한다. 도료를 함유한 제품도 있다.
- 일본의 문부과학성은 학교의 안전 대책을 위하여 자차나 방패 등과 함께 최루 스프레이 설치 를 추천한다.

2. 사고 발생 상황

▍JPIC 수신 상황

연간 건수	수 건(의료기관 84%, 일반 8%, 기타 8%)
환자 연령층	6~19세 25%, 20~64세 58%, 기타·불명 17%
사고 상황	소아나 치매가 있는 고령자가 잘못 섭취한 경우 등 8%,
	잘못된 사용 50%(실수로 분사한 경우 등),
	의도적 42%(장난 또는 싸울 때 분사한 경우 등), 흡입 44%, 경피 28%, 눈 22%
증상 출현율	92%(코와 목의 자극감, 기침, 눈 통증 등)

■ JPIC 에서 파악한 의료기관 진료 예

【1986~2009년까지 24년간 파악한 소아(12세 이하)의 불의의 사례】

최루제에 의한 사례는 12건으로, 전체 사례에서 기침과 눈물 흘림이 나타났지만, 심각한 사례는 없었다.

【1986~2010년까지 25년간 파악한 고령자(65세 이상)의 불의의 사례】

최루제에 의한 사례는 없었다.

3. 독성

모든 성분의 피부·점막 자극 작용이 문제가 된다.

4. 중독학적 약리작용

- 피부·점막 자극 작용
- 클로로아세토페논(CN)은 활성화된 할로겐족을 지닌 SN2(2분자 치환반응) 알킬화제로, 가역적인 설프히드릴(SH)기 저해 작용이 있다.

5. 증상

1) 경구

- 구강·인두의 작열감, 구토, 설사
- 올레오레진캡시컴(OC)을 대량으로 섭취한 경우는 구역질, 구토, 복통이 나타나고, 배설 시 항문의 작열감이 일어난다.

2) 흡입

인두통, 기침, 기관지 경련, 호흡곤란

3) 눈

눈의 작열감, 통증, 눈물 흘림, 눈꺼풀 경련, 결막염, 각막 박리

4) 피부

- 피부의 작열감, 통증, 붉은 반점
- 클로로아세토페논(CN)의 경우 수포와 같은 화학 손상이 발생할 가능성이 있다.

6. 처치

▌가정에서의 응급처치

1) 경구

① 제거: 입안에 남아 있는 것을 뱉게 한다. 소아나 고령자의 경우는 입안을 확인하여 제거하고 닦아낸다.
② 헹굼: 입을 헹구고 가글한다. 가글할 수 없는 경우 젖은 거즈로 닦아낸다.

2) 흡입

신선한 공기가 있는 장소로 이동한다.

3) 눈

- 눈을 비비지 않도록 주의하고 즉시 물로 충분히 씻는다.
- 콘택트렌즈를 하고 있는 경우, 쉽게 뺄 수 있으면 뺀다.

4) 피부

① 제거: 피부에 부착된 것을 제거하고 닦아낸다. 부착된 의복은 벗는다.
② 세척: 물로 충분히 씻는다.

■ 의료기관에서의 처치

1) 경구

증상에 따라 대증치료를 한다.

2) 흡입

증상에 따라 기도 확보, 산소 투여, 인공호흡을 한다.

3) 눈

- 진료 전 눈을 충분히 씻지 못했다면 의료기관에서 눈을 충분히 씻는다.
- 증상이 남아 있는 경우, 안과적 진찰이 필요하다.

4) 피부

부착 부위를 충분히 씻는다. 증상이 있으면 대증치료를 한다.

7. 치료상의 주의점

올레오레진캡시컴(OC)은 냉수보다 온수에 녹기 쉬우므로 비누와 온수로 노출 부위를 여러 번 씻는다. 손상이 없는 피부에는 소량의 알코올을 사용해도 좋다. 냉수 세척은 권장하지만, 증상의 경감은 오래가지 않는다.

8. 체내 동태

1) 올레오레진캡시컴(OC)

【흡수】 85%가 쥐의 소화관에서 3시간 이내에 흡수된다.

2) 클로로아세토페논(CN)

【증상 발현 시간】 3~10초

【증상 유지 시간】 10~20분

'중독 110번'의 업무 내용을 소개하고,
일본의 중독 사고 발생 상황, 중독 치료, 중독 사고 방지에 대한 개요를 정리했다.

1. 일본중독정보센터 '중독 110번'

1. 일본중독정보센터

공익재단법인 일본중독정보센터는 일본 응급의학회가 설립의 중심이 되어 후생성건강정책국
(현 후생노동성 의정국)의 지도 아래 1986년 7월에 재단법인으로 허가되었고, 2012년 4월 공익재
단법인으로 이행 인정된 기관이다.

일본중독정보센터가 실시하는 공익 목적 사업은 화학물질 등에 기인한 급성중독 사고에 관한
정보와 자료를 수집·정비·해석하여 각종 자료 및 데이터베이스 등을 작성한 후, 이것을 일반
국민, 의료 종사자 및 의료 단체 등에 정보로 제공하고, 일본의 중독 의료 발전과 공익에 널리
이바지하는 사업이다.

2. '중독110번'의 체제

일본중독정보센터가 운영하는 '중독 110번'은 365일 24시간 체제로 화학물질 및 자연독의 급성
중독(1회 대량 섭취 등에 따른 건강 피해)에 관하여 긴급으로 정보를 제공하는 전화 상담 창구이다.
실제로 급성중독 환자가 발생했거나 또는 발생할 우려가 있는 긴급 시에만 대응하고 있다.

표 1에 '중독 110번'의 전화번호를 기술해 두었다. 이바라키현 츠쿠바시와 오사카부 미노오시
두 곳에 있고, 전국 각지에서 오는 문의에 대응하고 있다. '중독 110번'에는 일반 시민 전용 전화
(정보 제공료 무료), 의료기관 전용 전화(1건 2000엔), 찬조회원 전용 전화(유료, 연회비제)의 3회선
이 있다. 그 외 담배 전용 자동 응답 전화(072-726-9922, 테이프 방식으로 정보 제공료는 무료)와 화학
병기 테러 전용 핫라인(소방, 경찰, 보건소에 각 1회선)의 회선이 설치되어 있다.

'중독 110번'의 상담원은 약사와 수의사이며 임상 중독학 전문의가 이를 지원하는 체제로 활동

표 1   중독110번 전화번호

일반 시민 전용 전화(정보 제공료 무료, 통화료만)	찬조회원 전용 전화(연회비제)
• 오사카 072-727-2499 (365일, 24시간) • 츠쿠바 029-852-9999 (365일, 9~21시)	• 비공개(찬조회원: 의료기관, 행정, 기업 등)
의료기관 전용 전화(정보 제공료: 1건당 2000엔)	**찬조회원, 홈페이지 회원의 신청·자료 청구처**
• 오사카 072-726-9923 (365일, 24시간) • 츠쿠바 029-851-9999 (365일, 9~21시)	• 본부 사무국 팩스와 이메일 FAX: 029-856-3633 E-mail: head-jpic@j-poison-ic.or.jp

그림 1   중독110번의 전화 상담 풍경

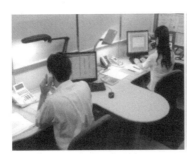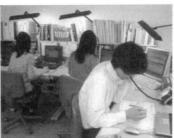

하고 있다(그림 1).

정보 제공 대상 물질은 담배, 화장품, 세제, 살충제 등 가정에서 사용되는 화학제품(가정용품), 의약품, 건강식품, 농약, 연료나 공업적으로 사용되는 화학약품, 황화수소 등의 유독가스, 뱀, 복어, 버섯, 유독식물 등의 자연독, 남용 약물, 사린으로 대표되는 화학병기까지 다양하다. 중독을 일으키지 않는 이물질(종이, 고무, 플라스틱, 유리, 파친코 구슬 등)이나 의약품의 부작용, 임신에 미치는 영향, 알레르기, 만성 중독, 세균성 식중독 등은 전화 상담의 대상이 아니다.

3. '중독110번'의 이용

'중독110번'에서는 제품 정보, 화학물질의 카테고리별 중독 정보, 치료 정보, 증례 정보, 문헌 정보 등을 정비, 데이터화하여 중독 정보 데이터베이스 시스템으로 보유하고 있다. 이러한 데이터를 바탕으로 정보를 제공하지만, 예를 들면 같은 물질, 동일한 섭취량이라도 시간의 경과나 환자 상태, 의료 환경 등도 고려한 후 그 사안에 맞는 조언이나 정보를 제공한다. 즉 전화를 이용한 의사소통을 통해 필요한 정보를 얻을 수 있는 것이 '중독 110번'의 가장 큰 특징이다. 정보 제공의 절차는 다음과 같다.

1) 중독 사고 상황 파악

① 환자 나이, 성별, 체중, 과거 이력

② 노출 가능성이 있는 모든 화학제품과 관련해 제품을 특정할 수 있는 정보

명칭, 표시 성분, 용도, 형태나 성상, 제조사명, 사용 방법 등

③ 상세한 사고 상황

노출 경로, 섭취량(노출 양), 발생 시간, 시간 경과, 발생 상황(의도적인가, 불의의 사고인가?), 환자의 상황(증상 출현 여부) 등

2) 자료 검색

① 제품 정보의 검색, 독성 기인 성분의 특정

함유 성분과 함유량, 제품의 독성이나 성상·액성 등을 확인하고 중독 기인 성분을 특정한다.

② 중독 정보의 확인

일본중독정보센터의 독자적인 데이터베이스 및 일본 국내외의 데이터베이스로 중독 정보를 확인한다.

3) 중독 정보의 제공

① 일반 시민·기타 기관(소방, 약국, 학교, 보육소, 고령자 시설 등)

응급처치 및 의료기관에서의 진찰 필요성에 관한 조언을 '즉시 진료', '경과 관찰 후 진료' 두 가지로 제공한다.

② 의료기관

급성중독을 일으키는 성분에 관한 독성, 체내 동태, 중독 증상, 치료(해독제, 혈액 정화법, 간이 분석 등) 등 전문적인 정보를 제공한다. 예를 들면 환자의 임상 증상을 파악하여 치료의 필요성을 판단하는 데 필요한 '화학물질의 독성이나 중독 증상, 예후에 관한 정보', 호흡·순환의 안정을 도모하는 데 필요한 '금기 약제나 금기 처치 등의 정보', 해독약·길항약의 투여를 고려할 경우에 필요한 '해독약·길항약의 작용 메커니즘, 사용 시작이나 중지 기준, 용법·용량 등의 정보'이다. 필요에 따라 자료를 팩스로 보낼 수도 있다.

'중독110번'에 문의할 때는 먼저 중독 사고 상황에 관한 정보를 확인하므로 가능한 한 기인 물질을 곁에 두고 확인할 수 있는 상태가 좋다.

4. '중독110번' 수신 데이터

'중독110번'에서 수신하여 파악할 수 있는 정보는 개인정보를 제외하고 모두 일본중독정보센터 접수 등록 데이터베이스에 등록되고 축적된다. 설립 이래 30년간 130만 건이 넘는 수신 사례를 보유하고 있다. 또한 문의를 한 의료기관에 대해서는 해당 건이 끝난 후 '급성중독 증례 조사 용지'를 이용하여 추적조사를 실시하고, 그 결과는 급성중독 증례에 관한 데이터로 등록된다.

이러한 데이터를 바탕으로 매년 통계를 활용하여 집계한 결과를 '수신 결과'로 공표하고 있다. 또한 필요에 따라 학회 보고나 계발·교육 활동에 이용하거나 중대 사고는 후생노동성 및 소비자청에 보고하는 경우가 있다.

2. '중독110번' 수신 상황을 통해 본 급성중독 사고 발생 상황

'중독110번'에서 수신하여 파악한 사고는 일본에서 발생한 급성중독 사고 전체로 보면 어디까지나 빙산의 일각이다. 그러나 일본에서는 급성중독에 관해서 시간의 경과에 따라 전국적으로 무증상이나 경증 사례를 포함하여 모니터링하는 기관이 따로 없기 때문에 사고의 발생 상황을 파악하기 위한 유일의 정보원이 '중독 110번' 데이터다.

2015년에 '중독110번'에서 수신한 사람의 급성중독에 관한 문의 건수는 3만 5153건이었다. **그림 2**에 지자체별 '중독110번' 수신 건수(인구 10만 명당) 상황을 나타냈다. 두 개의 '중독 110번'이 위치한 간토 및 킨키 지방에서의 문의 비율이 높지만, 전국에서 문의가 있는 것을 알 수 있다. 의료기관에서의 문의는 2994건(8.5%)이며, 일반 시민은 3만 1161건(88.6%), 기타 기관(소방, 약국, 학교, 고령자 시설 등)은 998건(2.8%)의 문의가 있었다.

기인 물질은 가정용품이 2만 844건(59.3%)을 차지하며, 의료용 의약품이 7735건(22.0%), 일반용 의약품이 3525건(10.0%), 농약 용품이 421건(1.2%), 자연독이 923건(2.6%), 공업용품(등유 포함)이 859건(2.4%), 식품·기타가 846건(2.4%)이었다.

환자의 연령별로는 1세 미만 6983건(19.9%), 1~5세 2만 273건(57.7%), 6~12세 1216건(3.5%), 13~19세 513건(1.5%), 20~64세 3670건(10.4%), 65세 이상이 2160건(6.1%), 불명이 338건(1.0%)이었다. **그림 3**에 연령별·기인 물질별 수신 상황을 나타냈다.

5세 이하의 소아가 잘못 삼키거나 섭취한 사고가 90% 이상을 차지한다. 가정용품(1만 6703건)에서는 화장품에 의한 사고가 가장 잦으며, 뒤이어 담배 관련 제품, 세제·세정제, 건조제·선도유지제, 문구의 순서로 문의가 많았다. 의약품을 잘못 삼키거나 섭취한 사고도 의료용 의약품은 6002건, 일반용 의약품은 2869건이며, 연고제 등의 외피용 약이나 시럽 등의 시판 감기약에 대

그림 2　지자체별 10만 명당 수신 건수(2015)

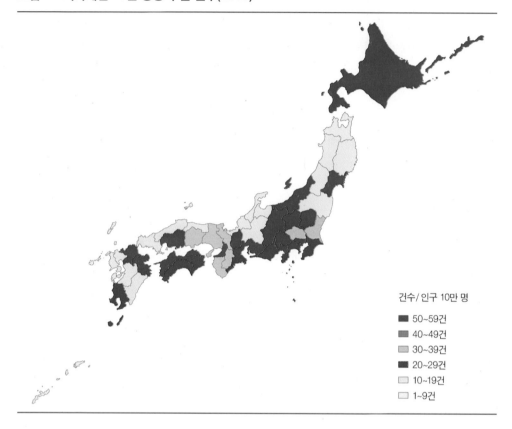

건수/인구 10만 명

- ■ 50~59건
- ■ 40~49건
- ■ 30~39건
- ■ 20~29건
- □ 10~19건
- □ 1~9건

한 문의가 많았다.

한편 성인의 경우, 자살 기도, 산재, 잘못된 사용에 의한 사고 등이 증가하고 있다. 자살 기도에서는 의료용·일반용 의약품의 중추신경계용 약이 전체의 약 80%를 차지하고, 가정용품의 세정제, 농업용품의 살충제가 뒤를 잇는다.

'중독 110번' 수신 시, 이미 어떠한 증상이 나타났던 것은 7044건(20.0%)이었다. 그중에서도 농약용품은 67.5%, 공업용품은 47.8%, 자연독은 35.6%의 문의에서 이미 증상이 나타났고, 긴급성이 높았다(그림 4).

그림 3   연령별·기인 물질별 수신 상황(2015)

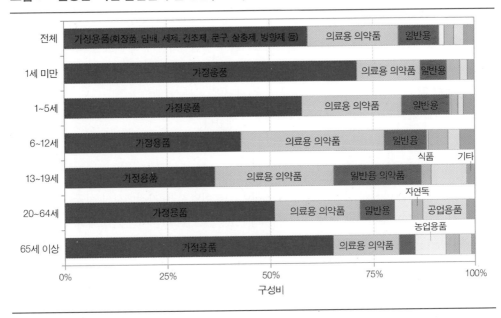

그림 4   수신 시 기인 물질별 증상 유무(2015)

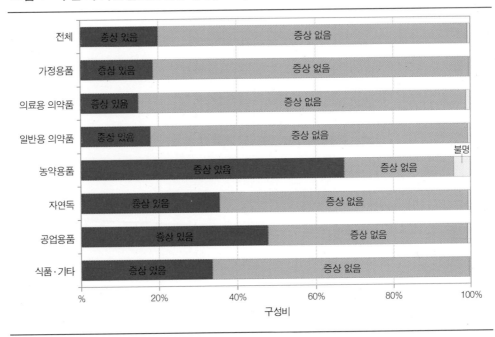

3. 급성중독의 치료

급성중독 사고가 발생한 경우, 응급처치와 의료기관에서 실시하는 중독 치료를 소개한다.

1. 가정에서 할 수 있는 응급처치

먼저 가정에서 할 수 있는 응급처치의 포인트를 소개한다.

1) 잘못 삼키거나 섭취한 경우

지금까지는 물 등을 마시게 해서 토하게 하는 것이 기본이었지만, 가정에서의 성공률은 30% 정도라는 보고가 있고, 토사물에 의해 질식하는 경우도 있으므로 최근에는 가정에서 토하게 하지 않고 경과를 관찰하거나 필요한 경우 의료기관에서 진료받게 되었다.

또한, 토하게 해서는 안 되는 경우나 물 또는 우유를 마시게 해서는 안 되는 경우도 있으므로 주의와 확인이 필요하다.

(1) 토하게 해서는 안 되는 경우

• 의식이 없거나 경련을 일으키고 있는 경우

【이유】 토사물을 잘못 삼키면 화학성 폐렴을 일으킬 우려가 있기 때문

• 강산성·강알칼리성 등 자극이 강한 제품을 섭취한 경우

【이유】 식도를 재차 통과하여 화학 손상이 심각해지기 때문

• 등유, 벤진, 유기용제를 함유한 제품을 섭취한 경우

【이유】 잘못 삼키면 화학성 폐렴을 일으킬 우려가 있기 때문

• 경련을 일으키는 성분(방충제의 장뇌 등)을 함유한 제품을 섭취한 경우

【이유】 토하게 하면 경련을 유발할 우려가 있기 때문

(2) 우유를 마시게 해서는 안 되는 제품

• 방충제의 장뇌(캠퍼), 나프탈렌, 파라디클로로벤젠

【이유】 흡수를 촉진할 수 있기 때문

(3) 물과 우유 모두 마시게 해서는 안 되는 제품

• 담배

【이유】 니코틴이 물에 녹아 나와서 흡수를 촉진할 우려가 있기 때문

• 등유, 벤진, 유기용제를 함유한 제품
【이유】 구토를 유발하고 잘못 삼키면 화학성 폐렴이 발생할 우려가 있기 때문

2) 유독 가스 등을 흡입한 경우

신선한 공기가 있는 장소로 이동하고 안정을 취한다.

3) 눈에 들어간 경우

눈을 비비지 않도록 주의하고 즉시 흐르는 물로 씻어 낸다(상처를 입은 직후 2~3분 이내에 수돗물로도 괜찮으니 약 10분 이상 씻는다).

4) 피부에 부착한 경우

부착한 의류를 벗고 대량의 물로 2회 이상 씻는다.

소량 잘못 삼킨 정도면 응급처치 후, 경과를 관찰해도 좋은 제품(군)을 **표 2**에 기술했다.
어느 경우든 응급처치 후에 어떤 증상이 있으면 의사의 진찰을 받을 필요가 있다. 또한 직후에 증상이 없어도 뒤늦게 증상이 나타날 때가 있으므로 확인하고 싶은 경우 '중독110번'에 문의하길 바란다.

표 2 소량 잘못 삼킨 정도이면 가정에서 경과를 관찰해도 좋은 제품(군)

담배	2cm 이하(마른 잎 부분)
화장품	립스틱, 로션, 크림, 파운데이션, 샴푸, 린스 등
아기용품	아기용 화장품, 종이 기저귀, 목욕제 등
세제류	비누, 중성세제 등
살충제	모기향·매트, 액체 모기향(핥은 정도)
기타	실리카겔 건조제, 선도유지제, 수은온도계 향 없는 타입(피레스로이드) 방충제, 방향·소취제 유아·아동용 문구류, 식물활력제, 양초 등
의약품	기저귀 발진용 연고, 정장제, 항생물질 등

2. 의료기관에서 실시하는 치료

급성중독의 표준 치료에 대하여 구미에서는 1997년 American Academy of Clinical Toxicology (AACT)/ European Association Centers and Clinical Toxicology(EAPCCT)가 급성중독에 대한 Position Statements를 발표하고 소화관 제염에 관한 지식과 기본 기술에 관하여 설명했다. 일본에서도 일본중독학회가 2001년부터 검토를 시작했고, 현재 추천하는 '급성중독의 표준 치료'를 작성하여 서적과 홈페이지에 공개하고 있다(http://jsct-web.umin.jp/link/source/).

급성중독에 대한 치료는 중독의 원인이 되는 화학물질의 제거(소화관 제염, 혈액 정화)와 해독약·길항약의 투여, 전신 관리로 크게 구별할 수 있다(**표 3**). 소화관 제염은 시간이 경과하면 성공하지 않고 해독약의 효과를 기대할 수 있는 것도 한정된 화학물질뿐이며 대증치료인 호흡·순환 관리를 중심으로 한 집중 치료가 치료의 중심이 된다. 여기에서는 급성중독의 근본 치료인 소화관 제염, 혈액 정화법 및 해독약·길항약에 대해서 간단히 소개한다.

표 3 급성중독의 치료

• 화학물질의 제거
소화관 제염
위세척
활성탄·설사약 투여
장세척
혈액 정화
• 해독약·길항약 투여
• 전신 관리

1) 위세척

위 내에 잔류하는 화학물질을 위관을 통해 회수하는 수단이다. 경구 섭취 후 시간이 경과할수록 효과가 떨어지므로 기본적으로는 1시간 이내에 실시하는 것이 바람직하다. 단, 항콜린약 등 장관 연동을 억제하는 약 독물이거나 위 내에서 덩어리가 되기 쉽고 위 내에서 정체할 것으로 보이는 경우에는 몇 시간이 경과해도 위세척의 시행을 고려한다. 위관을 환자의 위 내에 삽입하고 세정액에는 미지근한 물 또는 생리식염수(1회 200~300mL)를 사용하여 좌측으로 누운 자세로 시행한다.

위세척은 다음 세 가지 조건을 모두 충족하는 경우에 적용된다. ① 화학물질을 경구로 섭취하고, ② 대량 음독이 의심되거나, 독성이 높은 물질이며, ③ 위 내에 많이 잔류하고 있다고 추정할 수 있는 이유가 있어야 한다. 금기되는 것은 의식장애가 있고 기관삽관이 이루어지지 않은 경우(잘못 삼킬 우려가 있다), 석유제품이나 유기용제를 섭취한 경우(잘못 삼킬 우려가 있다), 강산·강알칼리 등의 부식성 물질을 섭취한 경우(화학 손상이 확대될 우려가 있다) 등이다.

2) 활성탄 및 설사약 투여

활성탄(약용탄)은 많은 물질과 결합하는 흡착제이며 활성탄 자체는 소화관에서 흡수되지 않으므로 미흡수된 화학물질이 체내로 흡수되는 것을 줄이는 효과가 있다. 또한, 이미 혈액 중에 흡수되어 있어도 활성탄의 반복 투여로 배설이 촉진되는 화학물질도 확인되어 있다. 통상 활성탄 50~100g을 완화제와 함께 현탁하여 위관에서 위 내로 투여한다. 반복 투여의 경우 2회차 이후에는 첫 회량의 절반을 2~6시간마다 24~48시간 반복 투여하고 완화제는 병용하지 않는다. 설사가 나오는 환자에게는 완화제를 투여하지 않아도 된다.

화학물질이 비이온형일수록 활성탄에 흡착이 잘되며 산성 물질은 pH가 낮을수록 염기성 물질은 pH가 높을수록 흡착이 잘된다. 활성탄을 투여했을 때 효과가 없는 물질은 강산·강알칼리, 알코올류 등의 용제, 철, 리튬, 비소, 칼륨, 요소, 붕산, 불화물, 브롬화물 등이다. 또한, 장관폐색, 소화관 천공이 있을 때, 내시경검사 시행 전에는 투여를 금한다.

3) 장세척

장세척은 대량의 세정액을 상부 소화관에서 투여하여 전 장관을 씻어내고 미흡수 화학물질의 배설을 앞당기는 방법이다. 그러나 현재 장세척의 적용이 확립되어 있지 않고, 파라콰트 중독 등 효과적인 치료법이 확립되어 있지 않은 치사적 중독이나 활성탄의 효과가 없어, 흡수가 늦을 것으로 예상되는 화학물질의 과잉 섭취 시에 고려되는 방법이다.

4) 혈액 정화법

이미 체내에 흡수된 화학물질을 제거하는 방법으로 혈액 투석, 혈액 관류·혈액 흡착, 혈액 여과·지속적 혈액 여과·지속적 혈액 여과 투석, 혈장 교환·교환 수혈 등의 방법이 있다. 급성중독에 대한 혈액 정화법은 중독의 원인이 되는 물질의 독성이 높고 분포용적이 작으며 체외 순환에 의한 클리어런스가 내인성 클리어런스보다 높은 경우에는 일정한 치료 효과가 있다고 한다.

혈액 투석은 분자량이 적고 단백결합률이 낮고 분포용적이 작은 화학물질에 적합하며, 메틸알코올(메탄올) 등의 알코올류나 에틸렌글리콜, 리튬 중독에 추천된다. 그밖에 아닐린, 브로모발레릴 요소, 아스피린, 아세트아미노펜, 붕산 중독 등의 경우에 실시를 고려한다. 혈액흡착(DHP)에서는 제거 효율은 혈액 투석과 달리 분자량이나 단백결합률에 거의 좌우되지 않고 농도 구배를 이용하지 않으므로 혈중농도가 낮은 경우에도 화학물질을 제거할 수 있다. 테오필린 중독에 추천되며 그밖에 페노바르비탈, 카르바마제핀, 디기톡신, 파라콰트, 아마니타 독소 중독 등의 경우에 실시를 고려한다.

5) 해독약·길항약

이미 흡수된 화학물질에 대응하는 방법으로는 특이적 해독약·길항약의 투여가 있다. 그러나 해독약·길항약이 존재하는 화학물질은 제한되어 있다. 표 4에 화학물질과 함께 대표적인 해독약·길항약 목록을 기술해 두었으니 참고하길 바란다.

표 4 해독약·길항약 예

중독 원인 물질	해독약·길항약	중독 원인 물질	해독약·길항약
1. 시안화합물	1)히드록소코발라민 2)아질산아밀 아질산나트륨(원내 제제) 티오황산나트륨 3)에데트산디코발트(해외)	6. 동, 수은, 납	페니실라민
		7. 철	데페록사민 메실산염 (적응 외)
		8. 아질산염 등 (메트헤모글로빈혈증)	메틸렌블루
2. 에틸렌글리콜 메탄올	1)포르메피졸 2)에탄올(적응 외)	9. 유기인, 카르바메이트	아트로핀황산염
3. 불화수소	글루콘산칼슘 (원내 제제)	10. 유기인	플라리독심요오드화물 〈PAM〉
		11. 쿠마린유도체	비타민 K 1
4. 비소, 수은, 납	디메르카프롤 〈BAL〉	12. 마약	날록손
		13. 아세트아미노펜	아세틸시스테인
5. 탈륨	헥사시아노철(II)산철(III)수화물 [불용성플루시아노블루]	14. 벤조디아제핀계약	플루마제닐
		15. 다이곡신	다이곡신항체(해외)

4. 중독 사고의 예방

1. 중독 사고 방지 체크리스트

중독 사고를 미연에 방지하기 위해서는 다음 사항이 중요하다. 각 항목의 자세한 내용을 가정에서의 중독사고 방지 체크리스트로 만들어 어린이편(851쪽), 성인·고령자편(852쪽)으로 정리했으므로 사고 방지에 도움이 되길 바란다.

1) 어린이

① 사용 중에는 어린이를 의식한다.
② 사용 후에는 잘 정리한다.
③ 보관 방법을 궁리한다. 어린이의 성장에 따라 보관 장소를 변경한다.

④ 대상 연령을 지킨다.

⑤ 위험한 것은 어린이에게 가르친다.

※ 필요에 따라 음식을 잘못 삼키는 것을 방지하는 검사기나 세이프티 캡을 이용하면 좋다.

2) 성인·고령자

① 사용 방법을 지킨다.

② 사용 전에 제품을 확인한다.

③ 식품이나 약과 그 이외의 것은 나누어 보관한다.

④ 음료, 음식과 혼동하는 상황을 만들지 않는다.

⑤ 치매가 있는 사람이 잘못 섭취하지 않도록 사용과 보관에 주의한다.

2. 일본중독정보센터 홈페이지

중독 사고의 예방과 대응에는 화학제품, 동물·식물·버섯이나 응급처치 등에 관해 정확한 지식을 갖추는 것이 중요하다. 일본중독정보센터 홈페이지에서 전하고 있는 정보에 대하여 간단히 소개한다.

일본중독정보센터 홈페이지에는 일반용(무료, http://www.j-poison.or.jp), 회원용(의료 종사자, 유료), 기업회원용(유료)의 세 종류가 있다. 일반용 홈페이지 뉴스 란에는 버섯중독 등 계절에 따른 특이한 중독에 관한 정보뿐만 아니라 대규모 화학 재해·사건 등이 발생한 경우에는 기인 화학 물질에 관한 중독 정보를 신속히 공유하고 있다. 또한 '일반용'에서는 중독 사고의 응급처치와 예방을 위한 지식, 발생 상황 확인 게임, DVD 동영상 교재 "함께 막자! 주변 중독 사고", 가정에서의 중독 사고 방지 체크리스트 등을 게재하고 있으니 참고하길 바란다. 또한 회원용(의료 종사자) 사이트에서는 아래 네 종류의 중독 정보 데이터베이스를 공개하고 있다.

1) 화학병기 등 중독 대책 데이터베이스

신경제인 사린이나 미란제인 마스터드를 비롯하여 화학병기의 화학제 7유형 23종류에 관하여 독성, 중독 증상, 치료 등의 정보와 방호, 제염, 폐기 방법 등이 포함된 상세한 내용을 망라한 중독 정보 및 해독제 정보 등을 게재

2) 보건사·약사·간호사용 데이터베이스

일반 시민에게 중독 정보를 제공할 때의 포인트에 관해 기술한 정보. 가정용품, 의약품, 농업용품, 공업용품, 자연독 등에 관하여 347건(2016년 7월 현재)의 중독 정보를 게재

3) 의사용 중독 정보 데이터베이스

발생 빈도가 높은 108종류(2016년 7월 현재)의 화학물질(군)·자연독에 대하여 독성, 증상, 치료 등에 관한 상세한 중독 정보를 게재

4) 중독 증례 제시 데이터베이스

277건의 증례(가정용품 57건, 의약품 36건, 농약 56건, 자연독 65건, 공업용품 기타 63건, 2016년 7월 현재)에 관하여 프리 키워드 검색 또는 항목 검색(물질 분류·물질, 경로, 연령층, 전귀, 증상 분류·증상, 처치)을 할 수 있다.

기타 중독 문헌 서지정보, 분석 시설 정보 등을 게재하고 있다.

중독 환자에 대한 대응은 평소부터 대비하는 것이 가장 중요하다. 먼저 홈페이지 회원(유료: 2,000엔/년)으로 등록하여 꼭 이용하는 것을 추천한다.

또한 신청은 일본중독정보센터 본부 사무국에서 받고 있다(신청은 FAX: 029-856-3533 또는 E-mail: head-jpic@j-poison-ic.or.jp로 가능하다. 홈페이지 접속 방법은 회원에게 직접 안내한다).

자료 1

가정에서의 중독 사고 방지 체크리스트 l 어린이편

☐의 사항에 관하여, '예'에 해당하면 체크합니다. 체크한 수가 적을수록 위험합니다.

1. 사용 중에는 어린이를 의식한다.

☐ 바르는 약이나 보냉제 등을 장난감 대신에 가지게 하지 않는다.

☐ 바닥이나 다다미에 놓여 있는 액체모기향, 붕산 경단을 어린이가 바로 발견하여 입에 넣는 것을 의식하여 어린이가 있는 곳에서는 사용하지 않도록 하고 있다.

☐ 화장품은 어린이 앞에서 사용하지 않도록 하고 있다.

☐ 화장품 중에서 매니큐어, 제광액, 향수, 염모제는 특히 위험하다는 것을 알고 있다.

☐ 전기제품의 리모컨이나 장난감 등의 전지 박스의 덮개가 확실히 닫혀 있다, 전지 박스의 나사는 풀리지 않는다.

2. 사용 후에는 잘 정리한다.

☐ 담배는 물론 담배꽁초가 담긴 재떨이도 어린이의 손이 닿지 않는 곳에 정리되어 있다.

☐ 담배나 약이 든 가방 종류도 주의해서 정리하고 있다.

☐ 등유의 급유 펌프, 펌프받이, 폴리 탱크는 어린이 손이 닿지 않는 장소에 정리되어 있다, 현관 등에 방치하고 있지 않다.

3. 보관 방법을 궁리한다, 어린이의 성장에 따라 보관 장소를 변경한다.

☐ 세제, 곰팡이 제거제, 표백제, 화장실용·파이프용 세정제 등을 보관하고 있는 세면대나 싱크대의 문에는, 안전용품 등을 사용하여 어린이가 열지 못하도록 하고 있다.

☐ 아이가 받침대에 올라 높은 곳에 있는 화학제품을 손에 쥐는 것을 의식하여 테이블 위나 선반 안쪽이라도 담배나 약 등은 두지 않고 있다.

4. 대상 연령을 지킨다.

☐ 장난감의 외부 포장에 표시된 '대상 연령'을 지키고 있다.

5. 위험한 것은 어린이에게 가르친다.

☐ 정제나 시럽 등의 약, 알코올 음료는 과자나 주스가 아니라는 것을 어린이에게 가르치고 있다.

공익재단법인 일본중독정보센터

자료 2

가정에서의 중독사고 방지 체크리스트 l 성인·고령자편

□의 사항에 관하여. '예'에 해당하면 체크합니다. 체크 한 수가 적을수록 위험합니다.

1. 사용 방법을 지킨다.

□ 세제·세정제나 살충제, 방수 스프레이 등 화학제품을 사용할 때는 사용 방법(사용량·사용장소), 사용상의 주의와 같은 표시를 반드시 읽고 지키고 있다.

□ 2종류 이상의 화학제품을 혼합하거나 함께 사용하지 않는다.

□ 스프레이식의 화학제품을 사용할 때는 얼굴에 뿌리거나 흡입하지 않도록 분사구와 바람의 방향을 확인하여 사용하고 있다.

□ 훈연 살충제를 사용할 때 사용한다는 것이나 사용 중인 것을 주위에 알리고 충분히 환기한 후에 입실하고 있다.

2. 사용 전에 제품을 확인한다.

□ 화학제품을 사용할 때마다 사용 방법과 사용상의 주의를 재확인하여 지키고 있다.

□ 어두운 곳이나 안경을 쓰지 않는 등, 잘 보이지 않는 상황에서는 화학제품의 표시를 확인하거나 사용하지 않는다.

□ 식품에 첨가된 봉지는 표시된 것을 반드시 읽고 무엇인지 확인한다.

□ 스프레이식 살충제를 사용할 때는 전량 분무식인지 아닌지를 충분히 확인하고 사용한다.

□ 방향제를 젤리로 착각하여 섭취하는 사고가 발생했다는 것을 알고 있다.

3. 식품이나 약과 그 이외의 것은 나누어 보관한다.

□ 식기용 세제는 주스나 식용유와 다른 곳에 보관하고 있다.

□ 외관이 비슷한 약 등(안약과 무좀약, 내복약과 좌약, 트로키와 틀니 세정제)은 보관용기, 보관 장소를 구분하고 있다.

4. 음료, 음식물과 혼동하는 상황을 만들지 않는다.

□ 표백제를 찻잔이나 사기 주전자 등에 직접 넣어 표백하는 일은 없다.

□ 포트 세정제를 사용하고 있을 때는 벽보 등으로 주위에 알린다.

□ 페트병 등에 휘발유, 등유, 살충제를 옮겨 담지 않는다.

□ 냉장고에 식품 이외의 물건은 보관하지 않는다.

□ 차, 맥주 등 음료의 빈 캔을 재떨이 대신으로 사용하지 않는다.

5. 치매가 있는 사람이 잘못 섭취하지 않도록. 사용과 보관에 주의한다.

□ 과자류는, 건조제 등을 제거하고 나서 전달한다.

□ 약은 복용할 때마다 가족이나 간병인이 1회분씩 복용하게 한다.

□ 바르는 약도 가족이나 간병인이 매번 바른다.

□ 치매가 있는 사람은 일회용 손난로, 휴대용 화장실용 방취제, 종이 기저귀, 보냉 베개, 살충제를 잘못 섭취할 위험성을 알고 있다.

□ 치매가 있는 사람 주위에 화학제품을 두지 않는다.

공익재단법인 일본중독정보센터

1. 중독 전반

공익재단법인 일본중독정보센터 홈페이지

http://www.j-poison-ic.or.jp

일반용 홈페이지에서는, 중독사고 방지를 위한 정보, 사고가 발생했을 때의 응급처치, 중독에 관한 뉴스, 토픽, 연보 수신 보고 등을 게재하고 있다.

공식 트위터도 (http://twitter.com/JPIC_Poisoninfo)도 있다.

회원(의료종사자)용 홈페이지(유료)에서는 화학병기 등의 중독 대책 데이터베이스, 의사용 중독 정보 데이터베이스, 응급대용 데이터베이스와 해독제 정보, 증례 정보, 문헌 정보 등도 공개하고 있다.

American Association of Poison Control Centers

http://www.aapcc.org/

미국 독극물통제센터협회(AAPCC) 홈페이지에서 연차 보고를 알 수 있을 뿐만 아니라「ALerts」에서는 AAPCC가 주목하고 있는 중독 정보를 확인할 수 있다.

2. 의약품

의약품의료기기정보제공 홈페이지[독립행정법인 의약품의료기기종합기구(PMDA)]

http://www.pmda.go.jp/

판매명, 일반명(유효 성분명) 등 의료용 의약품, 일반용 의약품, 요지도(要指導) 의약품의 첨부 문서를 검색할 수 있다.

동물의약품검사소 홈페이지(농림수산성 동물의약품검사소)

http://www.maff.go.jp/nval/

「동물용 의약품 등 데이터베이스」에서 상품 명칭, 주성분(유효 성분명) 등, 동물용 의약품에 관한 첨부 문서 정보를 검색할 수 있다.

3. 농약

독립행정법인 농림수산성 소비안전기술센터(FAMIC) 홈페이지

http://www.famic.go.jp/

「농약 등록 정보제공 시스템」에서는 농약의 유효 성분이나 함유량 등을 확인할 수 있다. 「농약 초록(필요한 정보를 정리한 요약서) 및 평가서 등」에서는 내각부 식품안전위원회 등의 평가가 끝난 농약 관련 농약 초록 및 평가서를 확인할 수 있다.

농약 중독의 증상과 치료법(의료종사자용)(농약공업회)

http://www.jcpa.or.jp/labo/poisoning/

농림수산성 소비·안전국 농산안전관리과가 감수, 일본중독정보센터가 개정에 협력하고 농약공업회가 발행한 의사용 자료의 PDF판이다. 농약의 성분별 중독증상과 치료법이 정리되어 있다.

4. 자연독

자연독의 리스크 프로파일(후생노동성)

http://www.mhlw.go.jp/stf/seisakunitsuite/bunya/kenkou_iryou/shokuhin/syokuchu/poison/index.html

동물성 자연독(어패류 독), 식물성 자연독(버섯 독, 고등식물 독)에 대하여 생물로서의 특징(사진 있음), 독 성분, 중독 증상, 중독발생 상황 등이 게재되어 있다.

5. 화학물질

국제 화학물질 안전성 가이드(ICSC) 일본어판(국립의약품식품위생연구소)

http://www.nihs.go.jp/ICSC/

International Chemical Safety Cards(ICSC)의 일본어판이다. 화학물질이 건강에 미치는 영향이나 안전성에 관한 중요한 정보를 물질마다 카드 형식으로 정리한 것으로 물성, 노출 시의 증상이나 예방법, 응급처치 등이 게재되어 있다.

직장의 안전 사이트(후생노동성)

http://anzeninfo.mhlw.go.jp/

「GHS 대응 모델 라벨·모델 SDS 정보」에서는 화학물질과 관련해, GHS(화학품의 분류 및 표시에 관한 세계조화시스템)를 바탕으로 안전 보건 자료(SDS) 작성 시 참고할 수 있도록 작성된 모델 SDS(견본)를 확인할 수 있다. 응급조치나 노출 시의 조치, 물리적 및 화학적 성질, 유해성 정보 (급성중독, 피부 부식성·자극성 등)가 게재되어 있다.

화학물질 관리 분야 홈페이지[독립행정법인 제품평가기술기반기구(NITE)]

http://www.nite.go.jp/chem/

「화학물질 종합정보 제공시스템(CHRIP)」에서는 화학물질명이나 CAS번호 등부터 물리 화학 성상, 건강 독성, 법 규제, 국제기관에 의한 리스크 평가정보 등을 검색할 수 있다.

6. 기타

『건강식품』의 안전성·유효성 정보(국립연구개발법인 의약 기반·건강·영양연구소 국립건강·영양연구소)

http://hfnet.nih.go.jp/

「소재 정보 데이터베이스」에서는 건강식품에 사용되는 소재(성분)별 유효성, 안전성에 관한 정보가 게재되어 있다.

가축중독정보(국립연구개발법인 농업·식품산업기술종합연구기구 동물위생연구소)

http://www.naro.affrc.go.jp/org/niah/disease_poisoning/

가축의 중독에 관한 정보 사이트이지만, 사람의 중독에도 참고가 된다. 식물이나 농약 등에 관한 유독 성분, 중독 증상 등이 게재되어 있다.

▌엮은이

공익재단법인 일본중독정보센터(JPIC)

일본중독정보센터는 1986년 설립되어 공익재단법인으로 운영되고 있다. 생활화학제품, 의약품, 산업용 화학물질 등에 의한 급성중독에 관한 자료를 수집하고 데이터베이스화하여 일반 국민과 의료관계 종사자에게 정보를 제공하고 있다. 풍부한 누적 데이터를 바탕으로 중독 사고 발생 시 효과적인 대응과 예방을 위한 자료를 체계적으로 제공하는 등 공공의 이익을 목적으로 운영되고 있다.

▌감수

총감수 | 요시오카 도시하루

공익재단법인 일본중독정보센터 대표이사(이사장)

모리노미야 의료대학 부학장

감수 | 시마즈 다케시

공익재단법인 일본중독정보센터 업무집행이사(전무이사)

오사카대학 대학원 의학계연구과 응급의학 교수

감수 | 미즈타니 다로

공익재단법인 일본중독정보센터 업무집행이사(상무이사)

지쿠세이시 의료감

▌지은이(오십음순)

이이다 카오루	다카노 히로노리
이마다 유코	다케우치 아키코
이마벳푸 후미아키	하타노 야요이
엔도 요코	요네타니 료
기모토 에미	미세 마사시
구로카와 유리아	무라카미 사치코
구로키 유미코	야마나카 다이스케
자이츠 요시코	와타나베 마사코

▌기획

순천향대학교 부속 구미병원 환경독성환경보건센터

2020년부터 현재까지 환경부 정책지원형 환경보건센터로 지정되어 생활화학제품의 인체 및 건강에 대한 영향을 조사·연구하여 데이터베이스화하고 있다. 생활화학제품의 유해성·위해성에 관한 기초 자료를 수집하고, 중독 사고에 노출된 사례에 관한 조사 및 연구를 수행한다. 연구 결과는 환경보건종합정보시스템을 통해 일반 국민에게 제공하여 환경보건 측면에서 생활환경의 안전과 건전성을 확보해 나가고 있다.

▌옮긴이

책임 역자 | 최성용

전(前) 순천향대학교 부속 구미병원 환경독성환경보건센터 사무국장
현(現) 환경보건센터 자문위원, 바이오헬스코리아(주) 대표

교신 역자 | 윤성용

순천향대학교 부속 구미병원 직업환경의학과 교수
환경부 환경독성환경보건센터장

이지호

울산대학교병원 직업환경의학과 교수
울산대학교병원 환경보건센터장

최재원

순천향대학교 부속 구미병원 환경독성환경보건센터 사무국장

▌감수

대한직업환경의학회
대한응급의학회
대한임상독성학회
한국환경보건학회

한울아카데미 2357

생활화학제품의 급성중독 초기 대응 매뉴얼

엮은이 공익재단법인 일본중독정보센터

지은이 이이다 카오루·이마다 유코·이마벳푸 후미아키·엔도 요코·기모토 에미·구로카와 유리아·구로키 유미코·자이츠 요시코·다카노 히로노리·다케우치 아키코·하타노 야요이·요네타니 료·미세 마사시·무라카미 사치코·야마나카 다이스케·와타나베 마사코

기획 순천향대학교 부속 구미병원 환경독성환경보건센터

옮긴이 최성용·윤성용·이지호·최재원

펴낸이 김종수 | **펴낸곳** 한울엠플러스(주) | **편집책임** 조수임 | **편집** 정은선

초판 1쇄 인쇄 2022년 8월 25일

초판 1쇄 발행 2022년 9월 20일

주소 10881 경기도 파주시 광인사길 153 한울시소빌딩 3층

전화 031-955-0655 | **팩스** 031-955-0656 | **홈페이지** www.hanulmplus.kr

등록번호 제460-2015-000143호

Printed in Korea.
ISBN 978-89-460-7357-9 93510

* 책값은 겉표지에 표시되어 있습니다.